国家卫生健康委员会"十三五"规划教材

全国高等学历继续教育(专科起点升本科)规划教材

供临床、预防、口腔、护理、检验、影像等专业用

药理学

第 2 版

主　编　刘克辛

副主编　魏敏杰　陈　霞　王垣芳

人民卫生出版社

图书在版编目（CIP）数据

药理学 / 刘克辛主编 . —2 版 . —北京：人民卫
生出版社，2018

全国高等学历继续教育"十三五"（临床专升本）规
划教材

ISBN 978-7-117-27087-8

Ⅰ. ①药…　Ⅱ. ①刘…　Ⅲ. ①药理学 – 成人高等教育
– 教材　Ⅳ. ①R96

中国版本图书馆 CIP 数据核字（2018）第 209968 号

人卫智网	www.ipmph.com	医学教育、学术、考试、健康，购书智慧智能综合服务平台
人卫官网	www.pmph.com	人卫官方资讯发布平台

药　理　学
第 2 版

主　　编：刘克辛
出版发行：人民卫生出版社（中继线 010-59780011）
地　　址：北京市朝阳区潘家园南里 19 号
邮　　编：100021
E - mail：pmph @ pmph.com
购书热线：010-59787592　010-59787584　010-65264830
印　　刷：三河市君旺印务有限公司
经　　销：新华书店
开　　本：850×1168　1/16　　印张：29
字　　数：856 千字
版　　次：2013 年 8 月第 1 版　　2018 年 12 月第 2 版
　　　　　2020 年 11 月第 2 版第 2 次印刷（总第 8 次印刷）
标准书号：ISBN 978-7-117-27087-8
定　　价：69.00 元

打击盗版举报电话：010-59787491　E-mail：WQ @ pmph.com
（凡属印装质量问题请与本社市场营销中心联系退换）

数字负责人

　　刘志浩

编　　者（按姓氏笔画排序）

王垣芳 / 滨州医学院　　　　　　　杨丹莉 / 遵义医学院

田　鑫 / 郑州大学　　　　　　　　杨静娴 / 辽宁中医药大学

毕惠嫦 / 中山大学　　　　　　　　宋丽华 / 长治医学院

曲梅花 / 潍坊医学院　　　　　　　陈　霞 / 吉林大学

刘　宇 / 山西医科大学　　　　　　罗学娅 / 大连大学

刘志浩 / 大连医科大学　　　　　　周宇宏 / 哈尔滨医科大学

刘克辛 / 大连医科大学　　　　　　赵晓民 / 泰山医学院

刘英华 / 解放军总医院　　　　　　魏敏杰 / 中国医科大学

编写秘书

　　刘志浩 / 大连医科大学

数字秘书

　　刘志浩 / 大连医科大学

第四轮修订说明

随着我国医疗卫生体制改革和医学教育改革的深入推进，我国高等学历继续教育迎来了前所未有的发展和机遇。为了全面贯彻党的十九大报告中提到的"健康中国战略""人才强国战略"和中共中央、国务院发布的《"健康中国2030"规划纲要》，深入实施《国家中长期教育改革和发展规划纲要（2010—2020年）》《中共中央国务院关于深化医药卫生体制改革的意见》，落实教育部等六部门联合印发《关于医教协同深化临床医学人才培养改革的意见》等相关文件精神，推进高等学历继续教育的专业课程体系及教材体系的改革和创新，探索高等学历继续教育教材建设新模式，经全国高等学历继续教育规划教材评审委员会、人民卫生出版社共同决定，于2017年3月正式启动本套教材临床医学专业（专科起点升本科）第四轮修订工作，确定修订原则和要求。

为了深入解读《国家教育事业发展"十三五"规划》中"大力发展继续教育"的精神，创新教学课程、教材编写方法，并贯彻教育部印发《高等学历继续教育专业设置管理办法》文件，经评审委员会讨论决定，将"成人学历教育"的名称更替为"高等学历继续教育"，并且就相关联盟的更新和定位、多渠道教学模式、融合教材的具体制作和实施等重要问题进行了探讨并达成共识。

本次修订和编写的特点如下：

1. 坚持国家级规划教材顶层设计、全程规划、全程质控和"三基、五性、三特定"的编写原则。

2. 教材体现了高等学历继续教育的专业培养目标和专业特点。坚持了高等学历继续教育的非零起点性、学历需求性、职业需求性、模式多样性的特点，教材的编写贴近了高等学历继续教育的教学实际，适应了高等学历继续教育的社会需要，满足了高等学历继续教育的岗位胜任力需求，达到了教师好教、学生好学、实践好用的"三好"教材目标。

3. 本轮教材从内容和形式上进行了创新。内容上增加案例及解析，突出临床思维及技能的培养。形式上采用纸数一体的融合编写模式，在传统纸质版教材的基础上配数字化内容，以一书一码的形式展现，包括在线课程、PPT、同步练习、图片等。

4. 整体优化。注意不同教材内容的联系与衔接，避免遗漏、矛盾和不必要的重复。

本次修订全国高等学历继续教育"十三五"规划教材临床医学专业专科起点升本科教材29 种，于 2018 年出版。

第四轮教材目录

序号	教材品种	主编		副主编			
1	人体解剖学（第4版）	黄文华	徐 飞	孙 俊	潘爱华	高洪泉	
2	生物化学（第4版）	孔 英		王 杰	李存保	宋高臣	
3	生理学（第4版）	管茶香	武宇明	林默君	邹 原	薛明明	
4	病原生物学（第4版）	景 涛	吴移谋	肖纯凌	张玉妥	强 华	
5	医学免疫学（第4版）	沈关心	赵富玺	钱中清	宋文刚		
6	病理学（第4版）	陶仪声		申丽娟	张 忠	柳雅玲	
7	病理生理学（第3版）	姜志胜	王万铁	王 雯	商战平		
8	药理学（第2版）	刘克辛		魏敏杰	陈 霞	王垣芳	
9	诊断学（第4版）	周汉建	谷 秀	陈明伟	李 强	粟 军	
10	医学影像学（第4版）	郑可国	王绍武	张雪君	黄建强	邱士军	
11	内科学（第4版）	杨 涛	曲 鹏	沈 洁	焦军东	杨 萍	汤建平 李 岩
12	外科学（第4版）	兰 平	吴德全	李军民	胡三元	赵国庆	
13	妇产科学（第4版）	王建六	漆洪波	刘彩霞	孙丽洲	王沂峰	薛凤霞
14	儿科学（第4版）	薛辛东	赵晓东	周国平	黄东生	岳少杰	
15	神经病学（第4版）	肖 波		秦新月	李国忠		
16	医学心理学与精神病学（第4版）	马存根	朱金富	张丽芳	唐峥华		
17	传染病学（第3版）	李 刚		王 凯	周 智		
18*	医用化学（第3版）	陈莲惠		徐 红	尚京川		
19*	组织学与胚胎学（第3版）	郝立宏		龙双涟	王世鄂		
20*	皮肤性病学（第4版）	邓丹琪		于春水			
21*	预防医学（第4版）	肖 荣		龙鼎新	白亚娜	王建明	王学梅
22*	医学计算机应用（第3版）	胡志敏		时松和	肖 峰		
23*	医学遗传学（第4版）	傅松滨		杨保胜	何永蜀		
24*	循证医学（第3版）	杨克虎		许能锋	李晓枫		
25*	医学文献检索（第3版）	赵玉虹		韩玲革			
26*	卫生法学概论（第4版）	杨淑娟		卫学莉			
27*	临床医学概要（第2版）	闻德亮		刘晓民	刘向玲		
28*	全科医学概论（第4版）	王家骥		初 炜	何 颖		
29*	急诊医学（第4版）	黄子通		刘 志	唐子人	李培武	
30*	医学伦理学	王丽宇		刘俊荣	曹永福	兰礼吉	

注：1. *为临床医学专业专科、专科起点升本科共用教材

2. 本套书部分配有在线课程，激活教材增值服务，通过内附的人卫慕课平台课程链接或二维码免费观看学习

3.《医学伦理学》本轮未修订

评审委员会名单

前　言

本版《药理学》是全国高等学历继续教育(专科起点升本科)规划教材第四轮修订第 2 版。

《药理学》第 1 版将坚实的基础理论与临床合理用药有机结合,自 2013 年出版以来,受到了读者的一致好评。本版的撰写以《国家中长期教育改革和发展规划纲要(2010—2020 年)》和教育部等六部门联合印发的《关于医教协同深化临床医学人才培养改革的意见》等文件为指导,以整体提升新时期高等学历继续教育教学水平和人才培养质量为目标。

本教材在编写中依然坚持三基(基本理论、基本知识、基本技能)、五性(思想性、科学性、先进性、启发性、适用性)、三特定(特定的对象、特定的要求、特定的限制)的原则要求。同时强调内容安排合理,深浅适宜,适应高等学历继续教育教学的需求。

本教材共分为 8 篇 41 章,第 1 篇总论分 4 章,重点介绍了药理学的基本概念、研究对象和任务、药代动力学和药效动力学的基本原理及其最新进展;第 2~8 篇各论分为 37 章,着重阐明了各章药物的体内过程、药理作用、作用机制、临床应用、不良反应、药物相互作用和禁忌证等。

本教材在第 1 版的基础上突出了模块的作用。本教材在各章开头有"学习目标",简明扼要指出教学大纲的具体要求。在每章末,用"学习小结"提纲挈领地概述该章节的重点知识,力求使学生消化理解本章所学重点内容;最后的"复习参考题"针对该章节的重点和难点提出问题,引导学生带着问题学习该章节的重要知识点。在每章后还有"案例""思考",是根据教材的重要知识点和临床用药容易出现的问题,结合专升本学生的特点编写的临床用药案例,并指出思考方向,力求达到理论联系实际,使医学生在学习药理学阶段就熟悉早临床、多临床、反复临床的培养模式。为了启发读者阅读和提高临床分析思维能力,特将在线课程、PPT、习题和案例解析置于融合部分,扫描二维码即可查看。此外,在部分章节中还增加了"相关链接""理论与实践"和"问题与思考"模块,"相关链接"模块根据该章节的重点内容引申和扩展了相关知识;"理论与实践"模块则根据基础知识和临床应用相结合介绍了与该章节相关的知识,目的是强化理论联系实际、强调临床应用;"问题与思考"则根据该章节的重点内容,提出问题,并指出思考的出发点。

教材附有中英文名词与药名索引,供读者查阅。

本教材可作为全国高等学历继续教育(专科起点升本科)教材,也可作为临床医师、药师、护师、从事医药学研究以及药厂技术人员的参考书。

编者集繁忙的教学任务和繁重的教材编写于一身,在编写中可能会出现预想不到的不足,敬请广大读者不吝批评和指正,以便在今后再版时加以改正和提高,受益读者。

刘克辛

2018 年 8 月

目　录

第一篇　药理学总论

第一章　　　绪言 ....•003

　　第一节　药理学的概念、研究对象、
　　　　　　内容和任务　004
　　第二节　药理学的发展史　004
　　　　一、古代本草阶段　004
　　　　二、近代药理学阶段　004
　　　　三、现代药理学阶段　005
　　第三节　药理学与新药研究　005
　　第四节　药理学的研究方法　006
　　　　一、基础药理学方法　006
　　　　二、临床药理学方法　006

第二章　　　药物代谢动力学 ....•008

　　第一节　药物的体内过程　009
　　　　一、概述　009
　　　　二、药物的跨膜转运及药物
　　　　　　转运体　009
　　　　三、药物的体内过程　012
　　第二节　药物的速率过程　017
　　　　一、药动学模型　017
　　　　二、药物在体内的速率
　　　　　　过程　018
　　　　三、药动学重要参数及其
　　　　　　临床意义　020

四、基于药代动力学基础的
　　　　临床给药设计　　022

第三章　　　药物效应动力学 ⸱⸱⸱⸱⸱⸱⸱⸱⸱⸱⸱⸱⸱ ▪025

　　　第一节　药物的基本作用　　026
　　　　　　一、药物作用与药理效应　　026
　　　　　　二、治疗作用与不良反应　　027
　　　第二节　药物效应的量效关系和构效
　　　　　　关系　　028
　　　　　　一、药物的量效关系　　028
　　　　　　二、药物的构效关系　　031
　　　第三节　药物作用的机制　　032
　　　　　　一、药物作用的理化机制　　032
　　　　　　二、补充机体缺乏的某些
　　　　　　　物质　　032
　　　　　　三、影响内源性神经递质
　　　　　　　和激素　　032
　　　　　　四、作用于特定的靶位　　032
　　　第四节　药物与受体　　034
　　　　　　一、受体的定义及特征　　034
　　　　　　二、受体与药物相互作用　　035
　　　　　　三、受体的类型及细胞内
　　　　　　　信号转导途径　　037
　　　　　　四、受体的调节　　040
　　　　　　五、受体与疾病的关系　　041
　　　　　　六、受体与临床用药　　041

第四章　　　影响药物效应的因素 ⸱⸱⸱⸱⸱⸱⸱⸱⸱⸱ ▪043

　　　第一节　药物方面的因素　　044
　　　　　　一、药物的剂量和剂型　　044
　　　　　　二、给药方法　　044
　　　　　　三、反复用药　　045
　　　　　　四、食物的影响　　045
　　　　　　五、联合用药和药物相互
　　　　　　　作用　　046
　　　第二节　机体方面的因素　　047

　　　　一、生理因素　　　　　　　047

　　　　二、病理因素　　　　　　　048

　　　　三、心理因素——安慰剂

　　　　　　效应　　　　　　　　049

　　　　四、其他因素　　　　　　　049

第二篇　作用于传出神经系统的药物

第五章　　　　传出神经系统药理学概论 ——————■053

　　　第一节　传出神经系统的分类　　054

　　　第二节　传出神经系统的递质和

　　　　　　　受体　　　　　　　　054

　　　　一、传出神经系统的递质　　055

　　　　二、传出神经系统的受体　　057

　　　第三节　传出神经系统的生理功能　057

　　　第四节　传出神经系统药物的作用

　　　　　　　方式及其分类　　　　059

　　　　一、传出神经系统药物的

　　　　　　作用方式　　　　　　059

　　　　二、传出神经系统药物的

　　　　　　分类　　　　　　　　059

第六章　　　　拟胆碱药和抗胆碱药 ——————■061

　　　第一节　直接激动胆碱受体药　　062

　　　　一、M、N 受体激动药　　　062

　　　　二、M 受体激动药　　　　　063

　　　　三、N 受体激动药　　　　　065

　　　第二节　抗胆碱酯酶药　　　　　065

　　　　一、乙酰胆碱酯酶　　　　　065

　　　　二、抗胆碱酯酶药　　　　　066

　　　第三节　有机磷酸酯类中毒及

　　　　　　　胆碱酯酶复活药　　　067

　　　　一、有机磷酸酯类中毒　　　067

　　　　二、胆碱酯酶复活药　　　　069

　　　第四节　M 胆碱受体阻断药　　　069

　　　　一、阿托品类生物碱　　　　070

二、阿托品的合成代用品　073

第五节　N 胆碱受体阻断药　074

一、神经节阻断药　074

二、骨骼肌松弛药　075

第七章　　肾上腺素受体激动药和阻断药 078

第一节　构效关系及分类　079

一、构效关系　079

二、分类　079

第二节　α、β 受体激动药　081

第三节　α 受体激动药　084

一、α₁、α₂ 受体激动药　084

二、α₁ 受体激动药　085

三、α₂ 受体激动药　085

第四节　β 受体激动药　085

一、β₁、β₂ 受体激动药　085

二、β₁ 受体激动药　086

第五节　α 受体阻断药　087

一、非选择性 α 受体
阻断药　087

二、α₁ 受体阻断药　088

三、α₂ 受体阻断药　089

第六节　β 受体阻断药　089

一、非选择性 β 受体
阻断药　092

二、选择性 β₁ 受体阻断药　093

第七节　α、β 受体阻断药　093

第三篇　作用于中枢神经及传入神经系统的药物

第八章　　麻醉药 097

第一节　局部麻醉药　098

一、概述　098

二、酯类局麻药　099

三、酰胺类局麻药　100

　　　　第二节　全身麻醉药　　　　　　　　101

　　　　　一、吸入麻醉药　　　　　　　101

　　　　　二、静脉麻醉药　　　　　　　102

　　　　　三、复合麻醉　　　　　　　　103

第九章　　镇静催眠药及抗焦虑药━━━━━━━ ▪106

　　　　第一节　苯二氮䓬类　　　　　　　107

　　　　第二节　其他镇静催眠药及抗焦虑药　110

　　　　　一、其他镇静催眠药　　　　　110

　　　　　二、抗焦虑药　　　　　　　　112

第十章　　抗癫痫药及抗惊厥药━━━━━━━━━ ▪114

　　　　第一节　抗癫痫药　　　　　　　　115

　　　　　一、癫痫及其临床分型　　　　115

　　　　　二、常用抗癫痫药　　　　　　115

　　　　　三、应用抗癫痫药注意事项　　118

　　　　第二节　抗惊厥药　　　　　　　　119

第十一章　抗精神失常药━━━━━━━━━━━━ ▪121

　　　　第一节　抗精神病药　　　　　　　122

　　　　　一、药物分类及构效关系　　　122

　　　　　二、精神分裂症的可能机制

　　　　　　　与药物作用靶点　　　　　122

　　　　　三、常用抗精神病药物　　　　123

　　　　第二节　抗抑郁症药　　　　　　　126

　　　　　一、三环类抗抑郁药　　　　　127

　　　　　二、选择性 5-HT 再摄取

　　　　　　　抑制药　　　　　　　　　128

　　　　　三、单胺氧化酶抑制药　　　　129

　　　　　四、NA 再摄取抑制药　　　　130

　　　　　五、5-HT 及 NA 再摄取

　　　　　　　抑制药　　　　　　　　　130

　　　　　六、NA 及特异性 5-HT 能抗

　　　　　　　抑郁药　　　　　　　　　131

七、NA 及多巴胺再摄取

抑制药 131

第三节 抗躁狂症药 131

第四节 抗焦虑药 132

第十二章　**抗帕金森病药及抗阿尔茨**
海默病药 ················ 134

第一节 抗帕金森病药 135

一、拟多巴胺类药 135

二、中枢抗胆碱药 137

第二节 抗阿尔茨海默病药 137

一、胆碱酯酶抑制药 137

二、M 胆碱受体激动药 138

三、NMDA 受体非竞争性

阻断药 139

第十三章　**解热镇痛抗炎药** ············ 141

第一节 概述 142

第二节 非选择性环氧酶抑制药 143

一、水杨酸类 143

二、苯胺类 145

三、吲哚乙酸类 145

四、芳基烷酸类 146

五、邻氨基苯甲酸类 147

六、烯醇酸类 147

第三节 选择性环氧酶 -2 抑制药 148

第四节 抗痛风药 148

一、抑制尿酸生成药 149

二、促进尿酸排泄药 149

三、抑制痛风炎症药 149

第十四章　**镇痛药** ····················· 151

第一节 阿片生物碱类 152

一、来源及构效关系 152

二、阿片受体及阿片肽　152

第二节　阿片受体激动药　153

一、天然阿片受体激动药　153

二、人工合成阿片受体
激动药　156

第三节　阿片受体部分激动药　158

第四节　其他镇痛药　158

第五节　阿片受体阻断药　159

第六节　镇痛药的应用原则　160

第十五章　中枢兴奋药　162

第一节　主要兴奋大脑皮层的药物　163

一、黄嘌呤类　163

二、其他同类药　164

第二节　主要兴奋延脑呼吸中枢的
药物　164

第三节　促进脑功能恢复的药物　165

第四篇　作用于心血管系统的药物

第十六章　利尿药和脱水药　169

第一节　利尿药　170

一、利尿药的分类及概念　170

二、常用利尿药　170

第二节　脱水药　174

第三节　常见水肿的药物处理　175

第十七章　抗高血压药　177

第一节　抗高血压药的概念与分类　178

第二节　肾素 - 血管紧张素系统
抑制药　179

一、血管紧张素转化酶抑制药　179

二、血管紧张素Ⅱ受体阻断药　181

三、肾素抑制药　181

第三节　钙通道阻滞药　182

　　一、二氢吡啶类钙通道
　　　　阻滞药　182

　　二、非二氢吡啶类钙通道
　　　　阻滞药　183

第四节　利尿药　183

第五节　交感神经抑制药　184

　　一、中枢性降压药　184

　　二、神经节阻断药　185

　　三、交感神经末梢抑制药　185

　　四、肾上腺素受体阻断药　185

第六节　血管扩张药　187

　　一、直接扩血管药　187

　　二、钾通道开放药　187

第七节　其他新型抗高血压药　188

　　一、前列环素合成促进药　188

　　二、5- 羟色胺受体阻断药　188

　　三、内皮素受体阻断药　188

第八节　抗高血压药的应用原则　188

第十八章　治疗充血性心力衰竭的药物 ⋯⋯⋯ ▪191

第一节　充血性心力衰竭的病理生理
　　　　变化　192

　　一、交感神经系统的激活和
　　　　β 受体信号转导的变化　192

　　二、肾素 - 血管紧张素 -
　　　　醛固酮系统　192

　　三、醛固酮　192

　　四、心脏重构　192

第二节　治疗充血性心力衰竭药物的
　　　　分类　193

第三节　肾素 - 血管紧张素 - 醛固酮
　　　　系统抑制药　194

　　一、血管紧张素转化酶
　　　　抑制药　194

　　二、血管紧张素 Ⅱ 受体
　　　　阻断药　195

三、醛固酮受体阻断药　195

第四节　β受体阻断药　195

第五节　利尿药　196

第六节　正性肌力药物　197

一、强心苷类　197

二、非强心苷类　200

第七节　扩血管药　201

第十九章　抗心绞痛药　204

第一节　硝酸酯类　205

第二节　β肾上腺素受体阻断药　208

第三节　钙通道阻滞药　209

第四节　其他抗心绞痛药物　210

一、减轻症状、改善心肌
缺血的抗心绞痛药物　210

二、改善预后的药物　210

第二十章　抗心律失常药　212

第一节　心律失常电生理学基础　213

一、正常心肌电生理　213

二、心律失常发生的
电生理学机制　214

第二节　抗心律失常药的作用机制
及分类　215

一、抗心律失常药的作用
机制　215

二、抗心律失常药物的分类　216

第三节　常用抗心律失常药　216

一、Ⅰ类——钠通道阻断药　216

二、Ⅱ类——β肾上腺素
受体阻断药　219

三、Ⅲ类——延长动作
电位时程药　220

四、Ⅳ类——钙通道阻断药　221

五、其他　222

第四节　抗心律失常药临床选用　222

第二十一章 　调血脂药及抗动脉粥样硬化药 ━━━━━ •224

第一节　调血脂药　225
一、HMG-CoA 还原酶
抑制药　225
二、影响胆固醇吸收和
转化的药物　228
三、影响脂蛋白合成、转运
及分解的药物　229
第二节　抗氧化药　231
一、合成型　231
二、天然型　231
第三节　多烯脂肪酸类　232
第四节　动脉内皮保护药　232

第五篇　作用于内脏系统及血液系统的药物

第二十二章 　作用于消化系统的药物 ━━━━━ •237

第一节　抗消化性溃疡药　238
一、抗酸药　238
二、抑制胃酸分泌药　239
三、抗幽门螺杆菌药　241
四、黏膜保护药　242
五、其他同类药　243
第二节　助消化药　243
第三节　止吐药及促胃肠动力药　244
一、H_1 受体阻断药　244
二、M 胆碱受体阻断药　244
三、多巴胺受体阻断药　244
四、5-HT$_3$ 受体阻断药　245
五、促胃肠动力药　245
第四节　泻药　246
一、容积性泻药　246
二、渗透性泻药　246
三、刺激性泻药　246
四、润滑性泻药　247
第五节　止泻药　247

第六节　利胆药　　　　　　　　　248

第二十三章　作用于呼吸系统的药物 ————●250

第一节　平喘药　　　　　　　　251
　　一、支气管扩张药　　　　　251
　　二、糖皮质激素类平喘药　　253
　　三、抗过敏平喘药　　　　　254
第二节　镇咳药　　　　　　　　255
　　一、中枢性镇咳药　　　　　255
　　二、外周性镇咳药　　　　　256
第三节　祛痰药　　　　　　　　256
　　一、痰液稀释药　　　　　　256
　　二、黏痰溶解药　　　　　　257

第二十四章　作用于子宫平滑肌的药物 ————●259

第一节　子宫平滑肌兴奋药　　　260
　　一、垂体后叶激素类　　　　260
　　二、麦角生物碱类　　　　　261
　　三、前列腺素类　　　　　　262
第二节　子宫平滑肌抑制药　　　262
　　一、β_2肾上腺素受体激动药　262
　　二、其他子宫平滑肌抑制药　262

第二十五章　作用于血液及造血系统的药物 ————●264

第一节　抗凝血药　　　　　　　265
　　一、血液凝固的机制　　　　265
　　二、纤维蛋白溶解系统　　　265
　　三、注射用抗凝血药　　　　266
　　四、口服抗凝血药　　　　　267
　　五、体外抗凝血用药　　　　268
第二节　抗血小板药　　　　　　268
　　一、抑制血小板代谢的药物　268
　　二、阻碍 ADP 介导的血小板
　　　　活化的药物　　　　　　269

三、凝血酶抑制药 269

第三节 纤维蛋白溶解药与纤维蛋白
溶解抑制药 269
一、纤维蛋白溶解药 269
二、纤维蛋白溶解抑制药 271
第四节 促凝血药 271
第五节 抗贫血药 272
第六节 用于造血系统的药物和促进
白、红细胞增生药 274
一、造血细胞生长因子 274
二、促红细胞生成素 275
第七节 血容量扩充药 275

第六篇 作用于内分泌系统的药物

第二十六章 肾上腺皮质激素类药物 •279

第一节 糖皮质激素类药物 280
第二节 盐皮质激素 285
第三节 促皮质素及皮质激素抑制药 285
一、促皮质素 285
二、皮质激素抑制药 285

第二十七章 性激素类药及避孕药 •287

第一节 雌激素类药及选择性雌激素
受体调节药 288
一、雌激素类药 288
二、选择性雌激素受体
调节药 289
第二节 孕激素类药及抗孕
激素类药 290
一、孕激素类药 290
二、抗孕激素类药 291
第三节 雄激素类药及抗
雄激素类药 291
一、雄激素类药 291
二、同化激素类药 292

三、抗雄激素类药 292
第四节　避孕药 292
　　一、主要抑制排卵的
　　　　避孕药 293
　　二、抗着床避孕药 293
　　三、主要影响子宫和胎盘
　　　　功能的避孕药 293
　　四、外用避孕药 294

第二十八章　甲状腺激素及抗甲状腺药 ──── 295

第一节　甲状腺激素 296
第二节　抗甲状腺药 297
　　一、硫脲类 297
　　二、碘和碘化物 298
　　三、放射性碘 299
　　四、β肾上腺素受体
　　　　阻断药 299

第二十九章　降血糖药 ──── 301

第一节　胰岛素 302
第二节　口服降血糖药 303
　　一、双胍类 304
　　二、磺酰脲类 304
　　三、胰岛素增敏药 305
　　四、α-葡萄糖苷酶抑制剂 305
　　五、其他新型降血糖药 306

第三十章　组胺及抗组胺药 ──── 308

第一节　组胺及组胺受体激动药 309
　　一、组胺 309
　　二、组胺受体激动药 310
第二节　抗组胺药 310
　　一、H_1 受体阻断药 310
　　二、H_2 受体阻断药 311

第三十一章　抗菌药物概论 ▪315

第一节　抗菌药物基本概念　316
第二节　抗菌药物的作用机制　317
　　一、抑制细菌细胞壁的合成　317
　　二、增加胞质膜的通透性　317
　　三、抑制蛋白质的合成　318
　　四、影响核酸代谢　318
　　五、影响叶酸代谢　318
第三节　细菌的耐药性　318
　　一、耐药性的概念和种类　318
　　二、耐药性产生的机制　319
　　三、耐药基因的转移方式　320
　　四、多重耐药的产生与对策　320
第四节　抗菌药物合理应用　321
　　一、抗菌药物治疗性应用的
　　　　基本原则　321
　　二、抗菌药物预防应用
　　　　基本原则　322
　　三、抗菌药物的联合应用　322

第三十二章　人工合成抗菌药 ▪325

第一节　喹诺酮类　326
　　一、概述　326
　　二、常用氟喹诺酮类药物　328
第二节　磺胺类　328
　　一、磺胺类药物的共同特点　328
　　二、常用磺胺类药物　329
第三节　其他合成抗菌药　330

第三十三章　β-内酰胺类抗生素 ▪333

第一节　概述　334
第二节　青霉素类　334

一、主要作用于革兰氏
阳性菌的青霉素 334

二、广谱青霉素 336

三、抗铜绿假单胞菌广谱
青霉素 336

四、抗革兰氏阴性杆菌
青霉素 337

第三节 头孢菌素类 337

第四节 其他 β- 内酰胺类 338

一、碳青霉烯类 338

二、头霉素类 339

三、氧头孢烯类 339

四、单环 β- 内酰胺类 339

第五节 β- 内酰胺酶抑制药及其
复方制剂 339

第三十四章 大环内酯类、林可霉素类及
多肽类抗生素 341

第一节 大环内酯类 342

一、分类、抗菌作用机制及
耐药机制 342

二、常用大环内酯类抗生素 342

第二节 林可霉素类 344

第三节 多肽类 344

第三十五章 氨基糖苷类抗生素 348

第一节 氨基糖苷类抗生素的共性 349

第二节 常用氨基糖苷类抗生素 350

第三十六章 四环素类及氯霉素类抗生素 352

第一节 四环素类 353

一、四环素类抗生素的共性 353

二、常用四环素类抗生素 353

第二节 氯霉素类 354

第三十七章　抗真菌药、抗病毒药、抗结核病及抗麻风病药 ·········· 357

第一节　抗真菌药　358
　　一、抗生素类　358
　　二、嘧啶类　359
　　三、唑类　359
　　四、丙烯胺类　361
　　五、其他　362
第二节　抗病毒药　362
　　一、广谱抗病毒药　363
　　二、抗 HIV 病毒药　363
　　三、抗流感病毒药　365
　　四、抗疱疹病毒药　367
　　五、抗乙型肝炎病毒药　368
第三节　抗结核病药　369
　　一、第一线抗结核病药　369
　　二、第二线抗结核病药　372
　　三、新一代抗结核病药　372
　　四、抗结核病药的应用
　　　　原则　372
第四节　抗麻风病药　373
　　一、砜类　373
　　二、其他　373

第三十八章　抗寄生虫病药 ·········· 376

第一节　抗疟药　377
　　一、概述　377
　　二、抗疟药的分类　377
　　三、常用的抗疟药　377
第二节　抗阿米巴病药及抗滴虫病药　381
　　一、抗阿米巴病药　381
　　二、抗滴虫病药　382
第三节　抗血吸虫病药　382
第四节　抗丝虫病药　383
第五节　抗蠕虫病药　384

第三十九章　抗恶性肿瘤药 ●386

第一节　抗肿瘤药物的药理学基础　387

　　一、肿瘤细胞增殖动力学　387

　　二、抗肿瘤药物的药理学
　　　　机制　388

　　三、肿瘤的耐药性及其
　　　　机制　389

　　四、抗恶性肿瘤药的分类　390

第二节　常用抗恶性肿瘤药　391

　　一、干扰核酸生物合成的
　　　　药物　391

　　二、直接影响 DNA 结构与
　　　　功能的药物　393

　　三、干扰转录过程和阻止
　　　　RNA 合成的药物　396

　　四、抑制蛋白质合成与
　　　　功能的药物　397

　　五、调节体内激素平衡的
　　　　药物　399

　　六、分子靶向药物　400

第三节　抗恶性肿瘤药物常见的
　　　　不良反应及防治措施　402

第四节　抗恶性肿瘤药的合理应用　403

第八篇　影响免疫功能药、解毒药

第四十章　影响免疫功能的药物 ●407

第一节　免疫抑制药　409

　　一、肾上腺糖皮质激素类　409

　　二、钙调磷酸酶抑制药　409

　　三、抗增殖药与抗代谢药　411

　　四、抗体类　412

　　五、其他类　413

第二节　免疫增强药　413

　　一、微生物制剂　413

　　二、细胞因子类　414

三、化学制剂　　　　414

第四十一章　常见中毒及其解毒药 ————————————■ 416

　　第一节　金属中毒解毒药　　417
　　　　一、巯基络合剂　　417
　　　　二、氨基络合剂　　418
　　　　三、其他络合剂　　418
　　第二节　氰化物中毒解毒药　　418
　　　　一、高铁血红蛋白形成剂　　419
　　　　二、供硫剂　　419
　　第三节　有机氟中毒解毒药　　420

参考文献 ————————————————————————■ 422

索引 ————————————————————————————■ 424

第一篇

药理学总论

第一章　　绪　言

1

学习目标	
掌握	药理学、药物的概念。
熟悉	药理学的研究内容和任务。
了解	新药研究的三个过程。

第一节　药理学的概念、研究对象、内容和任务

药理学(pharmacology)是研究药物与生物体(包括机体和病原体)之间相互作用规律和机制的学科。药理学的发展与药物化学、药物分析、药剂学、药物治疗学及毒理学等学科的发展密切相关,是基础医学与临床医学以及医学与药学的桥梁学科。它运用基础医学理论知识,阐明药物的作用及其机制、明确治疗效果、揭示不良反应,为研究和开发新药奠定理论和实验基础。因此,药理学是医学、药学以及其他和医药相关学科共同的重要课程。

药物(drug)是指具有调节机体各种生理功能和生化过程、改变机体的病理状态,可用以预防、治疗、诊断疾病的化学物质,包括蛋白质。药物可来源于植物、动物、矿物质并可通过化学合成及基因工程获得。药物和毒物(poisons)之间没有严格的界限。任何药物在用量超过治疗浓度时,都可能达到中毒浓度而产生毒性作用。

药理学研究的对象主要是人体、动物,其次是病原体。研究内容主要包括两方面:①药物代谢动力学(亦称药代动力学、药物动力学,简称药动学),即研究药物在机体内所发生的变化及其规律;②药物效应动力学(简称药效学),即研究药物对机体的作用及作用机制。药理学的研究方法主要是通过临床观察和动物实验,在严格控制的条件下对人体、动物以及病原体进行各种指标的观察和测定,分析结果,发现规律和阐明原理。这些原理和规律,是指导合理用药、防治疾病的基础。

药理学的学科任务包括:①阐明药物与机体相互作用的基本规律和原理,即在阐明药效学和药动学基本原理的基础上,正确指导临床合理用药;②研究和发现新的药物,开发老药新用途;③揭示生命活动的规律。

问题与思考

如何判定药物和毒物?

第二节　药理学的发展史

一、古代本草阶段

药理学是在药物学的基础上发展起来的。我国最早的一部药物学著作《神农本草经》是公元1世纪前后著成的,书中记载了动物、植物、矿物药共365种,其中有不少药物至今仍沿用。唐代的《新修本草》是我国第一部由政府颁发的药典,全书共收载药物884种。明朝药物学家李时珍著的《本草纲目》是世界闻名的一部药物学巨著,全书52卷,约190万字,共收载药物1892种,药方11 000余条,插图1160幅。已译成英、日、朝、德、法、俄、拉丁等7种文本,传播到世界各地,是全世界关注的重要药物学文献之一。

二、近代药理学阶段

19世纪初,有机化学和实验生理学的兴起,为药理学的建立奠定了理论和实验的基础。这一阶段对药理学最突出的贡献就是从具有治疗作用的植物中分离提纯有效成分。如1806年从鸦片中提取获得吗啡。这一时期对药理学的另一突出贡献是在化学和实验生理学方法的基础上,建立了实验药理学的整体动物和离体器官研究方法。德国人 Rudolf Buchheim(1820—1879)在世界上创立了第一个药理学实验室,写出第一本药理学教科书,首次使药理学成为一门独立的学科。

三、现代药理学阶段

1909 年德国微生物学家 Ehrlich 发现砷凡纳明(606)能治疗梅毒,从而开创了应用化学合成药物治疗疾病的新纪元。1928 年 A.Fleming 发现了青霉素,后人提取了青霉素,使化学治疗进入抗生素治疗时代。近几十年来,药理学又有了很大发展,已由过去的只与生理学有联系的单一学科发展成为与生物物理学、生物化学以及分子生物学等多学科密切联系的一门综合学科。飞速的科学技术发展促使药理学产生了许多新的分支,如生化药理学、分子药理学、免疫药理学、遗传药理学、临床药理学等。目前,药理学的发展已从整体水平、器官水平上升到分子水平、基因水平。

相关链接

药物的发现主要有两种模式,一是偶然发现,二是主动寻找获得。随着社会的发展,人们对药物的需求还在不断变化,要求将会不断提高。因此,药物发现将是一个永远需要进行的研究课题。

第三节　药理学与新药研究

新药系指未曾在我国境内上市销售的药品。已生产的药品,凡增加新的适应证、改变给药途径和改变剂型的亦属新药范围。新药可以通过实践经验或通过理论指导(如构效关系)合成和筛选而发现,然后经过研究、开发、生产等过程直至应用。新药的研究大致可分为三个过程:临床前研究、临床研究和上市后药物监测,总的目标是证明其安全性和有效性。新药的临床研究一般分为四期,Ⅰ期临床试验是对正常健康志愿者进行的初步药理学及人体安全性试验(观察其耐受情况和药动学);Ⅱ期临床试验为随机、双盲、对照试验,对新药的安全性和有效性作出初步评价,推荐临床用量;Ⅲ期临床试验是在新药批准上市前进行的多中心临床试验,对新药的安全性和有效性进行社会考察;Ⅳ期临床试验是在药品上市后在社会人群范围内继续进行安全性和有效性评价,即上市后药物监测,又称售后调研,是为了考察广泛、长期使用后的疗效和不良反应。

为了更好地控制新药研发过程中的临床风险,美国 FDA 在 2006 年提出了 0 期临床试验。0 期临床试验是指在新药研究完成临床前试验、但还未正式进入临床试验之前,容许新药研制者使用微剂量(一般不大于 100μg,或小于标准剂量的 1%)对少量人群(6 人左右,健康志愿者或者病人)进行药物试验,以收集必要的有关药物安全及药代动力学的试验数据。

在新药研究的漫长过程(平均需要 12~13 年)中,药理学研究是成药性的关键步骤之一。

理论与实践

新药的临床研究

临床分期	研究内容	受试者	试验例数与要求	内涵
Ⅰ	耐受性 药代动力学	健康人 (必要时用患者)	20~30 例	初步的临床药理学及人体安全性评价试验
Ⅱ	随机、双盲、对照试验	患者	≥100 对	治疗作用初步评价阶段
Ⅲ	扩大的多中心临床试验	患者	≥300 例	治疗作用确定阶段
Ⅳ	上市后药物监测	患者	开放试验 >2000 例	申请人自主进行的应用研究阶段

1. Ⅰ期临床试验包括什么内容?

2. 0期临床试验中对少量人群使用微剂量进行药物试验,少量人群一般为多少人? 微剂量一般为多少?

第四节 药理学的研究方法

作为实验性科学的药理学,其研究方法可分为两类。

一、基础药理学方法

该方法是以动物为研究对象,研究药物与动物机体相互作用的规律。其内容包括:①实验药理学:研究对象为清醒或麻醉的健康动物及其正常器官、组织、细胞、亚细胞结构和受体分子等。研究内容为药物在上述对象体内和体外的药效学、毒性等。②实验治疗学:研究对象为病理模型动物或其组织器官,研究内容包括药物对病理模型的影响及其治疗效果,还包括观察毒性作用的靶器官变化等。③药动学:研究药物在动物体内的吸收、分布、代谢、排泄以及血药浓度随时间变化的规律。

二、临床药理学方法

该方法是以人为研究对象,包括健康志愿者和病人。研究内容包括与临床用药有关的各个研究领域。从药物与人体相互作用的规律中阐明药物的临床疗效、临床药动学、新药临床试验、临床疗效评价、不良反应监测、药物相互作用等。

药理学实验包括在体实验(*in vivo*)和离体实验(*in vitro*),前者包括整体实验等体内实验,后者包括用器官、组织、细胞、亚细胞等的体外实验。

案例 1-1

试列举一药物说明药效动力学和药代动力学。

思考:

1. 药理学以什么为研究对象? 研究内容主要包括什么?

2. 如何通过对一个药物的学习,掌握什么是药物,什么是药物的药效动力学和药代动力学的内涵。

(刘克辛)

药理学是研究药物与生物体之间相互作用规律和原理的学科。药理学研究的对象主要是人体、动物,其次是病原体。药理学的研究内容主要包括药物效应动力学和药物代谢动力学。药理学的学科任务包括:阐明药物与机体相互作用的基本规律和原理;研究和发现新的药物,开发老药新用途,揭示生命活动的规律等。药理学与新药研究密切相关,新药的研究大致可分为三个过程:临床前研究、临床研究和上市后药物监测。药理学的研究方法包括基础药理学和临床药理学研究方法。

复习参考题

1. 什么是药理学、药效学和药动学? 药物的本质是什么? 有什么用途?

2. 结合药理学的研究内容和学科任务阐述药理学的意义。

3. 简述新药研究的三个过程和 0 期临床试验的目的。

第二章　药物代谢动力学

2

02 章

学习目标	
掌握	药动学、吸收、分布、代谢、排泄的概念;一级动力学、零级动力学和米 - 曼动力学的特点;各药动学参数的概念及其临床意义。
熟悉	药物主动转运和被动转运的特点、熟悉血浆蛋白结合的临床意义。
了解	房室模型的概念。

药物代谢动力学(pharmacokinetics),是指应用数学原理和动力学模型来研究机体对药物的处置(disposition)过程,即药物在体内的吸收、分布、代谢和排泄过程以及体内药物浓度随时间变化的规律,进而指导临床制订合理的给药方案或对某些药理现象做出正确的解析。

第一节 药物的体内过程

一、概述

药物产生药理作用或产生毒性,必须首先经吸收(absorption)进入血液循环,然后随血流分布(distribution)到靶组织中,部分药物在肝脏等组织中发生代谢(metabolism),药物及其代谢产物经肾脏或胆汁等途径排泄(excretion)到体外。药物在体内的吸收、分布、代谢及排泄过程,统称为药物的体内过程,一般常用吸收、分布、代谢、排泄的英文字头而简称药物的体内过程为ADME(图2-1)。

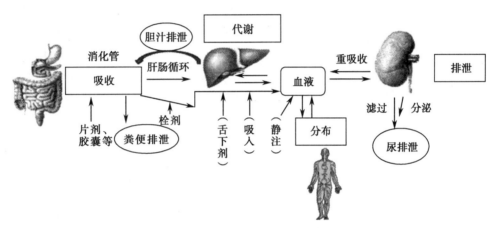

图2-1 药物的体内过程

二、药物的跨膜转运及药物转运体

(一)药物的跨膜转运

药物在体内的 ADME 过程,均需通过多种生物膜,此过程称为药物的跨膜转运(transmembrane transport)。人体的胃肠道黏膜、毛细血管壁及各种生物屏障如血脑屏障等,均由细胞组成。药物首先通过这些生物膜,才能发挥其药理作用(图2-2)。药物的跨膜转运能力与药物的理化性质如脂溶性、极性、解离度及分子量大小有关。其转运方式主要分为被动转运、主动转运和膜动转运(见图2-2)。

1. **被动转运** 被动转运(passive transport)是指药物依赖于生物膜两侧的药物浓度梯度或电位差,从高浓度侧向低浓度侧的扩散过程。又称为顺流转运或下山运动。大多数药物是通过被动转运方式转运的。被动转运可分为简单扩散和易化扩散两种情况:

(1)简单扩散(simple diffusion):简单扩散的特点是:①不消耗能量;②不需要载体;③无饱和现象;④无竞争性抑制现象;⑤转运速度与膜两侧的浓度差成正比。当生物膜两侧药物浓度达到平衡时,转运即停止。简单扩散的跨膜转运过程符合一级动力学。

常见影响简单扩散的因素有:①膜两侧浓度差:药物在浓度高的一侧向浓度低的一侧扩散。浓度差越大,扩散速度越快。当膜两侧浓度相同时,扩散即停止。②药物的脂溶性:是每个药物固有的一种特性,用油/水分配系数表示,分配系数越大,药物在脂质生物膜中溶入越多,扩散越快。③药物的解离度:大多数

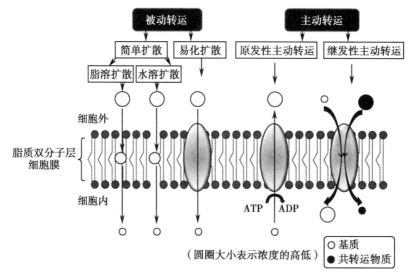

图 2-2　药物的跨膜转运机制及其分类

药物都是弱酸性或弱碱性的解离型分子,在溶液中,都以非解离型(分子型)和解离型(离子型)两种形式存在。通常只有非解离的部分才能以简单扩散方式通过生物膜,而解离部分一般较难通过,被限制在膜的一侧,称为离子障(ion trapping)现象;④药物所在环境的 pH:药物在体液中的解离度,还取决于药物所在体液的 pH。药物的解离型与非解离型的比值取决于药物本身的 pK_a 和所在环境的 pH 值,它们之间的关系可用 Handerson-Hasselbalch 方程式表示:

弱酸性药物

$$HA \rightleftharpoons H^+ + A^-$$

$$K_a = \frac{[H^+][A^-]}{[HA]}$$

$$pK_a = pH - \log \frac{[A^-]}{[HA]}$$

$$pH - pK_a = \log \frac{[A^-]}{[HA]}$$

$$\therefore 10^{pH-pK_a} = \frac{[A^-]}{[HA]} \text{ 即 } \frac{[离子型]}{[非离子型]}$$

当 $[HA] = [A^-]$ 时,$pH = pK_a$

弱碱性药物

$$BH^+ \rightleftharpoons H^+ + B$$

$$K_a = \frac{[H^+][B]}{[BH^+]}$$

$$pK_a = pH - \log \frac{[B]}{[BH^+]}$$

$$pK_a - pH = \log \frac{[BH^+]}{[B]}$$

$$\therefore 10^{pK_a-pH} = \frac{[BH^+]}{[B]} \text{ 即 } \frac{[离子型]}{[非离子型]}$$

当 $[B] = [BH^+]$ 时,$pH = pK_a$

由上式可见,当 $pH = pK_a$ 时,$[HA] = [A^-]$,$[B] = [BH^+]$,即 pK_a 等于弱酸性或弱碱性药物在 50% 解离时溶液的 pH。每个药物都有其固定的 pK_a 值。当 pK_a 与 pH 的差值以数学值增减时,药物的解离型与非解离型的比值以指数值相应变化。因此,药物所在体液 pH 的微小变化,可显著改变药物的解离度,从而影响药物在体内的转运。例如,弱酸性药物在胃液中非解离型多,在胃中即可被吸收;弱碱性药物在酸性胃液中解离型多,不易被吸收,在碱性肠液中非解离型多,因此易在小肠被吸收。当临床上遇到服用弱酸性药物中毒的病人,应该选用弱碱性液体洗胃。

(2) 易化扩散(facilitated diffusion):是载体转运的一种,此种转运的特点是顺浓度差、不消耗能量,但是需要载体或通道介导,因此存在饱和现象和竞争性抑制现象。氨基酸、葡萄糖和体内一些离子如 Na^+、K^+、Ca^{2+} 等都采用此种转运方式。易化扩散可加快药物的转运速率,其扩散速度比简单扩散要快。

2. 主动转运(active transport)　即药物从低浓度一侧跨膜向高浓度一侧的转运,又称逆流转运或上山运动。这种转运方式的特点是:①消耗能量;②需载体参与;③转运有饱和现象;④转运有竞争性抑制现象。

膜一侧的药物转运完毕后转运即终止。如丙磺舒和青霉素在肾小管经同一分泌型有机阴离子转运体转运，二者合用时，前者竞争性抑制后者在肾小管的分泌，从而使青霉素排泄减慢，血中浓度升高，因此增强了青霉素的疗效。常见的主动转运可分为原发性主动转运和继发性主动转运。

（1）原发性主动转运（primary active transport）：又称一次性主动转运。即直接利用 ATP 分解成 ADP 释放出的游离自由能来转运物质的方式。如小肠上皮细胞存在的 Na^+-K^+-ATP 酶（钠钾泵）介导的离子转运、P-gp 等转运体介导的转运。多见于外排性转运体介导的转运。

（2）继发性主动转运（secondary active transport）：又称二次性主动转运。即间接利用细胞内代谢产生的能量来进行转运。这种转运是主动转运的最普遍方式。如小肠上皮细胞上的寡肽转运体介导的转运。多见于摄取性转运体介导的转运。

各种方式的被动转运和主动转运见图 2-2。

3. 膜动转运　大分子物质的转运常伴有膜的运动，膜动转运（cytosis）又分为两种情况：①胞饮（pinocytosis），又名入胞，指某些液态蛋白质或大分子物质可通过生物膜内陷形成的小胞吞噬而进入细胞内的过程。如垂体后叶素粉剂，可从鼻黏膜给药吸收。②胞吐（exocytosis），又名出胞，指将某些液态大分子通过胞裂外排或出胞，从胞内转运到胞外的过程。如腺体分泌物及递质的释放等。

（二）药物转运体

药物转运体（drug transporter）属于跨膜转运蛋白，是药物载体的一种。机体的肠道、肝脏、肾脏、脑等重要器官均存在多种与转运药物及内源性物质相关的转运体（图 2-3）。药物经转运体转运是主动转运过程。按转运机制和方向的不同，转运体可分为摄取性转运体（uptake transporter）和外排性转运体（efflux transporter）两种。摄取性转运体的主要功能是促进药物向细胞内转运，促进吸收，如肝细胞血管侧膜上的有机阴离子转运多肽（OATP）促进他汀类药物的肝摄取，而外排性转运体的主要功能则是将药物从细胞内排出，限制药物的吸收，其功能类似排出泵，如肝细胞胆管侧膜上的 P 糖蛋白（P-glycoprotein），简称 P-gp，可将很多抗肿瘤药物"泵"出肝脏随胆汁排出，起到解毒的作用。但是外排性转运体将抗肿瘤药物排出细胞也是肿瘤细胞产生多药耐药的原因之一。很多药物联合用药时药物相互作用的靶点就在于药物的转运体。药物转运体对 ADME 过程的影响与药物疗效、药物相互作用、药物不良反应以及药物解毒等密切相关。

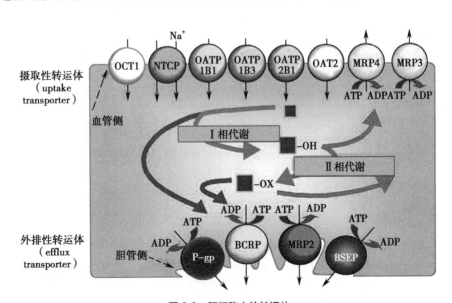

图 2-3　肝细胞上的转运体
（箭头表示转运体转运药物的方向，缩写代表各种转运体）

1. 药物经转运体转运是主动转运过程,经载体转运不一定是主动转运过程,这句话正确吗? 为什么?
2. 为什么说外排性转运体的功能增强可能与肿瘤细胞发生多药耐药有关?

三、药物的体内过程

药物从给药部位进入体内到离开机体可经历 ADME 过程,并由此形成药物在体内的量随时间的推移而变化。

(一) 吸收

吸收是指药物从给药部位进入血液循环的过程。对于静脉注射给药,因药物被直接注入血液中,因此不存在药物的吸收过程。多数药物的吸收过程属于被动转运,极少数药物的吸收为主动转运。

药物的吸收速度决定药物起效的快慢,药物的吸收程度影响药物作用的强弱。一般来说,药物吸收的速度和程度取决于药物的理化性质,包括:

(1) 脂溶性:脂溶性药物可溶于生物膜的类脂质中而扩散,故较易被吸收;水溶性药物单纯经被动扩散不易被吸收,但如果能经主动转运机制吸收,如经转运体转运,则易被吸收。

(2) 解离度:弱酸性药物在碱性环境下解离度大,不易被吸收,因此临床上如遇弱酸性药物中毒,应该采用弱碱性药物碱化尿液,减少弱酸性药物的重吸收,促进其排泄而解毒。

(3) 分子量:分子量大的水溶性药物不易被吸收,分子量小的水溶性药物可以自由通过生物膜的膜孔扩散而被吸收。分子量大,尽管是脂溶性药物,吸收也受限。

除了药物的理化性质决定药物吸收的速度和程度外,还有一些其他因素可以影响药物吸收的速度和程度,其中较重要的是给药途径。不同的给药途径有不同的药物吸收过程和特点。

1. 消化道内的药物吸收

(1) 口服给药:其吸收部位为胃肠道。药物的主要吸收部位在小肠,人的小肠长约 4m,小肠黏膜具有环形皱褶,并有大量的小肠绒毛,可提供较大的吸收面积、并且小肠蠕动快、血流丰富,且多数药物在肠液中的溶解度高,因此大部分药物都是在小肠被吸收入血的。

影响药物经胃肠道吸收的因素:

1) 药物方面:药物的理化性质(脂溶性、解离度、分子量等)、剂型(包括药物粒径的大小、赋形剂种类等)等因素均能影响药物的吸收。

2) 机体方面:①胃肠内 pH 值:胃肠 pH 值决定胃肠道中非解离型药物的药量。弱酸性药物乙酰氨基酚在胃中基本以非解离型存在,易在胃吸收,而弱碱性药物如地西泮或麻黄碱在胃中大部分以解离型存在,不易被胃吸收,但易从小肠吸收。②胃排空速度和肠蠕动:能显著影响药物在小肠的吸收。胃排空速率慢,药物在胃中停留时间延长,与胃黏膜接触机会和接触面积增大,主要在胃中吸收的弱酸性药物吸收会增加。③胃肠内容物:食物中含有脂溶性成分或某些物质与药物形成复合物等均可影响药物的吸收。④首过效应(first-pass effect):又称首过消除(first-pass elimination),是指某些药物首次通过肠壁或肝脏时被其中的酶代谢,使进入体循环的有效药量减少的现象。某些药物尽管已全部被肠黏膜上皮细胞吸收,但其进入体循环的药量仍然很少,其原因就是某些药物具有明显的首过效应。首过效应明显的药物不宜口服给药,如硝酸甘油,首过灭活约 95%。改变给药途径(如舌下、直肠给药)可不同程度克服首过效应。⑤药物转运体:作为外排性转运体的 P-gp 位于小肠绒毛端上皮细胞的顶侧膜(刷状缘膜),其功能是将小肠上皮细胞内的药物"泵"到肠腔而排出,导致吸收减少。如 P-gp 的底物抗癌药物紫杉醇、长春新碱等,为避免其在肠道被 P-gp 外排,常采用静脉给药方式。

（2）舌下给药（sublingual administration）：经口腔黏膜吸收直接进入血液循环，可避免首过消除。但因舌下吸收面积小，吸收量有限，故舌下给药不能成为常规的给药途径。

（3）直肠给药（rectal administration）：是利用药物在直肠部位的吸收，发挥局部或全身的治疗作用。其优点是部分药物经肛管静脉和直肠下静脉吸收后进入下腔静脉，可避开肝脏的首过效应，从而提高药物的生物利用度。直肠给药还可避免药物引起的胃刺激。值得提及的是，如果栓剂插入过深，药物吸收后进入直肠上静脉，则可经过门静脉入肝而不能避开首过效应。由于直肠给药吸收不完全和不规则，很多药物对直肠还有部分的刺激性，因此也不作为常规的给药途径。

2. 消化道外的药物吸收

（1）注射给药：注射给药是将药物直接注射到血管内或注射到血流丰富的某些部位，包括静脉注射、皮下注射、肌内注射等。注射给药的吸收速度一般较口服快，生物利用度较高。需要注意的是，由于静脉注射给药是将药物直接注射到血管内，因此没有吸收过程，且药物 100% 进入血液循环，具有剂量准确和起效迅速等优点，适用于药物容积大、不易吸收或对胃肠道刺激性强的药物。

（2）吸入（inhalation）：给药后，药物的吸收是在肺泡中进行的。人的肺泡大约有 3 亿个，总面积达 200m²，与小肠的有效吸收面积接近。肺泡壁与毛细血管相连，血流非常丰富，药物可直接进入血液循环，避免了首过效应。

（3）经皮给药：经皮给药系统的药物制剂包括贴剂、软膏剂、硬膏剂、涂剂及气雾剂等。对于一些局部外用的药物，可以考虑制成经皮吸收制剂，利用药物皮肤吸收的特点，达到缓释和控释的目的。

（4）鼻腔给药：鼻腔黏膜有大量的细微绒毛，可显著增加药物吸收的表面积，鼻上皮细胞有丰富的毛细血管，能使体液迅速通过血管壁进入血液循环，因此药物吸收迅速、吸收程度高。

相关链接

以药物转运体介导的小肠吸收方面的药物相互作用最能说明药物转运体在临床口服用药时的重要性。头孢氨苄与具有抗肝炎活性的二肽 JBP485（羟脯氨酸 - 丝氨酸）同时口服时，可使头孢氨苄的 AUC 和血药峰浓度（Cmax）显著下降，而相同剂量的二者同时静脉注射时则头孢氨苄的血药浓度几乎不发生变化。进一步的在体小肠灌流、离体翻转肠实验均证明头孢氨苄与二肽 JBP485 相互作用的靶点在小肠。而用 PEPT1 的基因转染细胞，用高表达 PEPT1 基因的细胞进行摄取实验，证明头孢氨苄与 JBP485 竞争性抑制小肠的靶点基因 PEPT1，从而使头孢氨苄的吸收明显减少。这提示在临床上 β- 内酰胺类抗生素与二肽类药物不能联合口服。同理，两种 PEPT1 底物的 β- 内酰胺类抗生素、ACEI、二肽类药物等也不宜联合口服给药。

（二）分布

分布是指吸收入血的药物随血液循环向各个组织器官转运的过程。大多数药物的分布过程属于被动转运，少数为主动转运。多数药物在体内的分布是不均匀的，药物首先分布到血流量大的组织器官，然后再向肌肉、皮肤或脂肪等血流量少的组织器官转移，这种现象称为再分布（redistribution）。影响药物分布的主要因素如下：

1. 药物与血浆蛋白结合　药物进入血液后，与血浆蛋白发生不同程度的结合，成为结合型药物；未与血浆蛋白结合的药物为游离型药物。药物与血浆蛋白结合量取决于游离型药物、药物与血浆蛋白的亲和力及血浆蛋白浓度。需要注意的是，只有游离型药物才具有药理活性，药物与血浆蛋白结合后分子体积增大，妨碍其转运到药物作用部位，使得药物的药理活性暂时丧失。但与蛋白结合的药物可随血液中游离型药物浓度的下降而解离，故血浆蛋白可认为是药物的暂时储库。

药物与血浆蛋白结合能力的强弱可用血浆蛋白结合率来衡量,即血浆中结合型药物浓度与总药物浓度的比值。当两种药物竞争同一血浆蛋白结合位点时,可能引起游离型药物浓度增加,作用和毒性均增强。如血浆蛋白结合率为 99% 的 A 药与血浆蛋白结合率为 98%、且与血浆蛋白结合能力更强的 B 药合用时,前者被后者置换使血浆蛋白结合率下降 1% 时,可使游离型的 A 药由原来的 1% 升高到 2%,即具有药理活性的游离型 A 药的浓度在理论上可达 2 倍,可能导致 A 药的毒性反应。因此,两种血红蛋白结合率高的药物联合应用时,在蛋白结合位点上产生的竞争性抑制现象才有临床意义。

2. 器官血流量与膜的通透性 药物由血液向组织器官的分布速度主要取决于该组织器官的血流量和膜的通透性。其中肝、心、脑、肾等器官血流丰富,药物分布快且组织药物含量高,而皮肤、脂肪、肌肉等组织血流相对较少,药物分布慢且含量较低。

3. 体液的 pH 值和药物的解离度 在生理情况下,细胞内液 pH 值为 7.0,细胞外液 pH 值为 7.4,由于弱酸性药物在弱碱性环境下解离型多,故细胞外液的弱酸性药物不易进入细胞内。因此,弱酸性药物在细胞外液浓度高于细胞内,弱碱性药物则相反。改变血液的 pH 值,可相应改变其原有的分布特点。

4. 细胞膜屏障 有些游离型药物要通过特殊的细胞膜屏障才能到达靶器官而发挥作用。常见的细胞膜屏障如下:

(1) 血脑屏障(blood-brain barrier):是指血管壁与神经胶质细胞形成的血浆与脑细胞外液间的屏障和由脉络丛形成的血浆与脑脊液间的屏障。它们对药物的通过具有重要屏障作用。血脑屏障能阻止许多大分子、水溶性和解离型药物进入脑组织,只有脂溶性较高的药物才能以简单扩散的方式穿过血脑屏障。

(2) 胎盘屏障(placental barrier):是指胎盘绒毛与子宫血窦间的屏障。它能将母体与胎儿的血液分开。胎盘屏障能阻止水溶性和解离型药物进入胎儿体内,但脂溶性较高的药物能通过胎盘屏障。由于有些通过胎盘的药物对胎儿有毒性甚至可以导致畸胎,因此孕妇用药应特别谨慎。

其他生理屏障还有血眼屏障、血-关节囊液屏障等,使药物在关节囊中难以达到有效浓度。对此应该采用局部直接注射给药以达到治疗的目的。

5. 药物与组织的亲和力 药物与组织的亲和力不同可导致药物在体内选择性分布,常可导致某些组织中的药物浓度高于血浆药物浓度。如碘对甲状腺组织有高度亲和力,使碘在甲状腺中的浓度超过在其他组织的 1 万倍左右。所以放射性碘可用于甲状腺功能的测定和对甲状腺功能亢进的治疗。氯喹在肝内的浓度比在血浆中浓度高出 700 多倍,故常选氯喹治疗阿米巴性肝脓肿。

6. 药物转运体 药物转运体可影响药物的分布。特别是在药物相互作用时,可使药物的分布发生明显变化而导致临床出现危象。抗心律失常药物奎尼丁与止泻药咯哌丁胺均为 P-gp 的底物。一般情况下,咯哌丁胺作用于外周肠道的阿片受体起到止泻作用,此时由于中枢 P-gp 的外排作用,咯哌丁胺不能进入中枢。但与奎尼丁合用后,由于奎尼丁抑制了中枢的 P-gp,使一般情况下不能进入中枢的咯哌丁胺可进入中枢并作用于中枢的阿片受体,产生严重的呼吸抑制作用。

(三) 代谢

药物代谢酶的作用下进行化学结构的改变,称为代谢或生物转化(biotransformation)。大多数药物经生物转化后失去药理活性,称为灭活;少数药物经代谢后,由无活性药物转化为有活性的药物或由活性弱的药物转化为活性强的药物,称为活化。药物生物转化的目的就是通过酶促反应,增加脂溶性药物和其他外源性物质的极性,利于其从肾脏排出体外,并终止了药物的药理作用。

1. 药物代谢部位 机体的各组织器官都有不同程度代谢药物的能力,主要与药物代谢酶的分布及局部组织血流量有关。肝脏由于血流量高且含有大部分代谢酶,成为多数药物的主要代谢器官。药物除了可在肝脏代谢外,有的也可在小肠、肾、肺及脑组织等部位进行代谢或被肠内细菌代谢。

2. 药物代谢方式 药物体内代谢通常分为两相反应:Ⅰ 相反应(phase Ⅰ reactions)和 Ⅱ 相反应(phase Ⅱ reactions)。

（1）Ⅰ相反应：包括氧化、还原、水解过程。该反应使大部分药物的药理活性灭活，但也有少数药物被活化而作用增强，甚至形成毒性的代谢物。

（2）Ⅱ相反应：为结合反应，该过程是药物分子结构中暴露出的极性基团与体内的化学成分如葡糖醛酸、硫酸、甘氨酸、谷胱甘肽等经共价键结合，生成易溶于水且极性高的代谢物，以利于迅速排出体外。结合类型有与葡糖醛酸、甘氨酸、牛磺酸、谷氨酰胺、谷胱甘肽、硫酸、甲基或乙酰基等结合。

每种药物代谢的方式不同，有的只需经过Ⅰ相或Ⅱ相反应，但多数药物要经过两相反应。多数药物的代谢是从Ⅰ相到Ⅱ相反应序贯进行，但也有例外。

3. 药物代谢酶　药物转化依赖于酶的催化，主要包括Ⅰ相代谢酶和Ⅱ相代谢酶，前者包括专一性酶和非专一性酶。

（1）专一性酶：如胆碱酯酶和单胺氧化酶分别转化乙酰胆碱和单胺类药物。

（2）非专一性酶：如肝微粒体混合功能氧化酶系统，简称肝药酶。肝微粒体混合功能氧化酶系统中最主要的酶为细胞色素 P450（cytochrome P450，CYP）。CYP 基因超家族的命名是以 CYP 开头，后面的阿拉伯字母表示基因家族，其后的大写英文字母表示亚家族，最后的阿拉伯字母表示某个 CYP 酶的基因号码，如 CYP3A4。在人类肝脏中与药物代谢密切相关的 CYP 主要是 CYP1A2、CYP2A6、CYP2C9、CYP2C19、CYP2D6、CYP2E1 和 CYP3A4，它们占肝脏中 CYP 总含量的 75% 以上。

肝药酶具有以下特性：①选择性低，可催化多种药物；②变异性大，易受多种因素影响，如遗传、年龄、营养状况、机体状态、疾病等的影响，个体差异较大；③活性易受多种因素的影响，可能增强或减弱。

Ⅱ相代谢酶主要包括和葡萄糖醛酸结合的尿苷 -5′- 二磷酸葡糖醛酰转移酶（uridine-5′-diphosphate glucuronosyltransferase，UGTs）、谷胱甘肽 S- 转移酶、磺基转移酶、甲基转移酶和 N- 乙酰基转移酶等。

4. 影响药物代谢的因素　影响药物代谢的因素很多，但均可表现为代谢的加快或减慢。若代谢加快，可能会达不到有效的治疗作用；若代谢减慢，可能会导致药物的体内浓度升高，引起药物蓄积，产生毒性作用。了解影响药物代谢的因素，对于如何根据患者的病理、生理、药物特点等具体情况，充分发挥药物疗效、降低或抑制药物毒副作用，具有重要意义。

（1）酶的诱导和抑制：某些药物可使肝药酶的活性增强或减弱，进而影响药物作用的疗效及与其他药物的相互作用。

1）酶的诱导：某些化学物质能提高肝药酶的活性，从而使药物代谢加快，该现象称为酶的诱导（enzyme induction）。具有酶诱导作用的药物称为酶的诱导剂（enzyme inducing agent）。酶的诱导作用可产生两种临床效果：①使治疗效果减弱：由于药酶诱导后代谢加快、加强，导致血浆药物浓度降低，从而使治疗效果减弱。例如苯巴比妥是典型的酶诱导剂，它能加速华法林的代谢，使其抗凝效果降低。②使治疗效果增强，甚至产生毒性反应。这主要是指那些在体内活化或产生毒性代谢物的药物。例如乙醇是肝 CYP2E1 的酶诱导剂，长期饮酒可增加对乙酰氨基酚的肝毒性。这是因为被乙醇诱导的 CYP2E1 酶能使对乙酰氨基酚转化的高度反应性毒性代谢物增多，因此诱发了肝毒性。

2）酶的抑制：某些化学物质能降低肝药酶的活性，从而使药物代谢减慢，该现象称为酶的抑制（enzyme inhibition）。具有酶抑制作用的药物称为酶的抑制剂（enzyme inhibitory agent）。酶的抑制作用也可产生两种临床效果：①使治疗效果减弱：这主要是指那些在体内活化的药物。这些药物经酶抑制作用后，活性代谢物生成减少，药物作用减弱。②使治疗效果增强：对于在体内灭活的药物经酶抑制作用后，代谢减慢，作用增强，甚至导致毒性反应。如酮康唑是 CYP3A4 的竞争性抑制剂，当与被同酶催化的特非那定合用时，导致特非那定代谢明显减慢，血药浓度明显增加，可诱发致命性的心律失常。

临床上常用的肝 CYP 的诱导剂与抑制剂见表 2-1。

（2）生理因素：影响药物代谢的生理因素主要包括年龄，性别、种族及疾病等。

表 2-1　临床上常用的肝 CYP 的诱导剂与抑制剂

CYP	诱导剂	抑制剂
3A4	苯妥英、苯巴比妥、利福平、地塞米松、卡马西平、醋竹桃霉素、咪达唑仑	西咪替丁、酮康唑、红霉素、孕二烯酮、伊曲康唑、葡萄柚汁、三乙酰竹桃霉素
2C9	苯巴比妥、利福平	氟康唑、苯妥英、磺胺苯吡唑、华法林、甲苯磺丁脲、三甲双酮
1A2	兰索拉唑、奥美拉唑、肼屈嗪、咖啡因	环丙沙星、呋拉茶碱、氟伏沙明、环苯贝特
2C19	苯巴比妥、利福平	氟康唑、S- 美芬妥英、氟伏沙明
2E1	乙醇、异烟肼	环孢霉素、双硫仑、红霉素
2A6	苯巴比妥、地塞米松、利福平	奎尼丁、香豆素、丁呋洛尔、氟西汀
1A1	二噁英、3- 甲基胆蒽	美替拉酮、7,8- 苯并黄酮
2C8	利福平	磺胺苯吡唑

　　1）年龄:不同年龄段的人对药物的代谢可能有明显的差异,如儿童的代谢功能尚未发育完全,而老年人的代谢功能逐渐降低。因此,儿童和老年人用药剂量要比成人低。

　　2）性别:男性和女性体内肝药酶的含量及活性都有差异。女性的 CYP2C19 及 CYP3A4 活性可能高于男性。

　　3）种族与个体差异:人群中药物代谢存在明显的个体差异,造成这种差异的原因有遗传学差异和非遗传学差异。遗传学差异主要由种族或家族遗传特性所引起,而非遗传学差异主要由年龄、性别、肝功能、药物代谢的时间周期节律、营养状态等引起的。

　　4）疾病:疾病可能会影响代谢器官的功能。肝脏是最主要的代谢器官,肝功能障碍可能导致药物代谢能力降低,从而使血药浓度升高、半衰期延长。因此,有些药物在对肝功能不全的患者用药时,需调整剂量。

　　(3) 药物因素:药物的光学异构体、给药剂量及给药途径都可影响体内药物代谢的快慢。

　　(四) 排泄

　　排泄是指药物以原形或代谢产物的形式通过排泄器官或分泌器官排出体外的过程。大多数药物及其代谢产物的排泄为被动转运,少数以主动转运方式排泄,如青霉素。机体排泄或分泌器官主要是肾脏,其次是胆管、肠道、唾液腺、乳腺、汗腺、肺等。

　　1. **肾脏排泄**　肾脏是最主要的排泄器官,大多数游离型药物及其代谢产物能通过肾小球滤过,进入到肾小管而被排泄;少数药物从近球小管主动分泌到肾小管而排泄。药物及其代谢产物经肾脏排泄有三种方式:肾小球滤过、肾小管主动分泌和肾小管被动重吸收。前两个过程是血中药物进入肾小管腔内,后一个过程是将肾小管腔内的药物再转运至血液中。

　　(1) 肾小球滤过:影响药物从肾小球滤过的主要因素是药物与血浆蛋白的结合程度以及肾小球滤过率。肾小球滤过率降低或药物的血浆蛋白结合程度高均可使滤过药量减少。结合型药物分子量较大,不能从肾小球滤过。

　　(2) 肾小管分泌:肾小管分泌为主动转运过程。肾小管上皮细胞主要有两类转运系统,有机酸与有机碱转运系统,分别转运弱酸性和弱碱性药物。分泌机制相同的两药合用,可发生竞争性抑制。如丙磺舒与青霉素合用使青霉素血浆浓度升高、疗效增强的原因是因为丙磺舒竞争性地抑制了肾小管的有机阴离子转运体,从而抑制了青霉素自肾小管的分泌而使血浆药物浓度升高、疗效增强。

　　(3) 肾小管重吸收:游离型药物从肾小球滤过后,经肾小管分泌和重吸收。大多数药物的肾小管重吸收为被动转运,但含锂和氟的化合物以及尿酸是通过主动转运被重吸收的。肾小管有利于脂溶性药物通过,脂溶性低的药物或离子型药物重吸收较为困难,弱酸或弱碱性药物的重吸收依赖于肾小管液的 pH。

2. **胆管排泄** 某些药物也可自胆汁排泄。自胆汁排泄的药物,除需要具有一定的化学基团及极性外,其分子量也有一定阈值的要求,通常分子量大于 500 的化合物可从人体胆汁排出,但分子量超过 5000 的化合物较难从胆汁排泄。

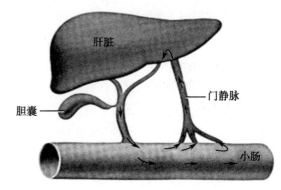

图 2-4 肝肠循环模式图

由胆汁排入十二指肠的药物可从粪便排出体外,但有的药物再经肠黏膜上皮细胞吸收。经门静脉、肝脏重新进入体循环的反复循环过程称为肝肠循环(hepato-enteral circulation)(图 2-4)。肝肠循环的临床意义为可使药物作用时间延长。若中断肝肠循环,利于某些药物解毒。如洋地黄毒苷中毒后,口服考来烯胺可在肠内与洋地黄毒苷形成络合物,中断后者的肝肠循环,加快其从粪便排出而解毒。胆汁清除率高的药物在临床用药上有一定的意义。如氨苄青霉素、利福平、红霉素等主要经胆汁排泄,其胆汁浓度可达血药浓度的数倍至数十倍,故可用于抗胆道感染。主要经胆汁排泄而非肾脏排泄的药物,当在肾功能不全时应用,常可不必调整用量。

3. **其他途径** 有些药物可从乳汁、唾液、泪液或汗液排泄。

理论与实践

排泄角度解释替莫普利用于肾功能障碍的高血压病人的优势

在临床上为合并肾功能障碍的高血压病人选用血管紧张素转化酶抑制剂(ACEI)时,往往选用替莫普利而不选用依那普利,究其原因,替莫普利和依那普利均为 ACEI,依那普利主要经肾脏排泄,因此肾功能损害的病人服用后可导致依那普利的尿排泄受阻,血药浓度升高,有发生药物中毒的危险。替莫普利不仅经肾排泄,还可经胆汁排泄,因此合并肾功能障碍的高血压病人服用替莫普利后,由于替莫普利可从胆汁排泄,不至于导致肾脏负担过重,故血药浓度不会像服用依那普利那样明显升高。

第二节 药物的速率过程

一、药动学模型

房室模型

为了定量地描述药物体内过程的动态变化规律,常常要借助于数学的原理和方法来系统地阐明体内药量随时间变化的规律。房室模型理论将整个机体看成一个系统,并将该系统按动力学特性划分为若干个房室(compartment),把机体看成是由若干个房室组成的一个完整的系统,称之为房室模型(compartment model)。房室的划分主要依据药物在体内各组织器官的转运速率,只要某部位的药物转运速率相同或相似,就可归纳为一个房室。但这里所说的房室只是数学模型中的一个抽象概念,并不代表解剖学上的任何组织器官。同一房室中的各组织部位的药物浓度并不一定相同,但药物在其间的转运速率是相同或相似的。根据药物在体内的动力学特性,房室模型可分为一室模型、二室模型和多室模型。一室模型和二室模型在数学处理上较为简单,应用最为广泛;多室模型的数学处理相当繁琐,因而其应用受到限制。

1. **一室模型** 药物进入体内以后,能迅速地向各组织器官分布,并很快在血液与各组织器官之间达到动态平衡,此时可把整个机体看成一个房室,称之为一室模型(one compartment model)或单室模型。

2. **二室模型**　药物进入体内后,很快进入机体的某些部位,但对另一些部位,则需要一段时间才能完成分布,即二室模型(two compartment model)。二室模型由两个房室组成,即中央室(central compartment)和外周室(peripheral compartment)。中央室是由一些血流比较丰富、膜通透性较好、药物易于灌注的组织(如心、肝、肾、肺等)组成的。药物往往首先进入这类组织,血液中药物可迅速与这些组织中药物达到动态平衡。血流不太丰富、药物转运速度较慢且难以灌注的组织(如脂肪、静止状态的肌肉等)归并成另一个房室,称为外周室,这些组织中的药物与血液中的药物需经一段时间方可达到动态平衡。

图 2-5 描述了一室、二室房室模型的概念图、模型图、血药浓度 - 时间曲线、相应的血药浓度计算公式(图 2-5)。

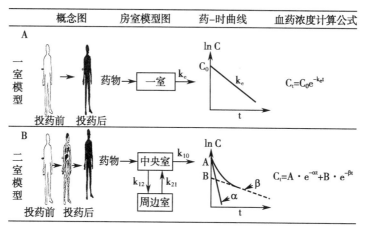

图 2-5　药动学的房室模型

3. **生理药动学模型**　经典的房室模型有许多局限性,它不能直接了解不同组织器官药物浓度的真实情况。当药物在体内分布到具有高亲和力的组织器官、效应靶器官或特殊毒性器官时,房室模型不能描述其特殊的体内过程。生理药动学模型(physiological pharmacokinetic model)是建立在机体的生理、生化、解剖和药物热力学性质基础上的一种整体模型。通常将每个组织器官作为一个单独的房室看待,房室间模拟生理情况,以血液循环连接。因此这种模型与机体的生理、生化和解剖学联系在一起更接近于机体的生理情况。

二、药物在体内的速率过程

药物被吸收进入血液循环后,分布、代谢和排泄过程可使其血药浓度衰减。按药物转运或消除速率与药物浓度间的关系,药物在体内的速率过程分为一级动力学、零级动力学和米 - 曼氏动力学过程(图 2-6)。

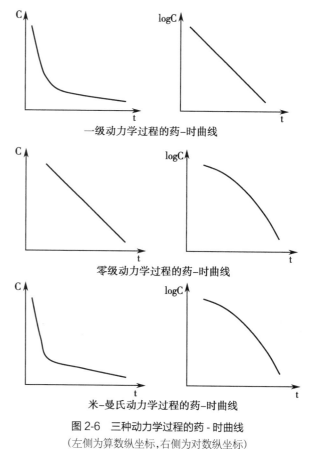

图 2-6　三种动力学过程的药 - 时曲线

(左侧为算数纵坐标,右侧为对数纵坐标)

1. **一级动力学过程**　单位时间内药物量或浓度按恒定比例消除,称为一级速率过程(first order rate process)或一级动力学过程。药物的被动转运速率与膜两侧浓度差成正比,属于一级动力学过程。一级动力学消除的药-时曲线在坐标图上作图时呈反抛物线,但在对数坐标图上则为直线(见图2-6),呈指数衰减,故一级动力学是线性动力学(linear kinetics)。描述药物在体内按一级动力学消除引起的血浆内药物浓度衰减规律的方程式为

$$\frac{dC}{dt} = -k_e C \tag{2-1}$$

C 为体内可消除的药物, k_e 为消除速率常数(elimination rate content),表示体内药物的代谢和排泄速率,负值表示药物经消除而减少, t 为时间。经积分后得到 t 时的药量 C_t 与初始药量($t=0$ 时) C_0 的关系:

$$C_t = C_0 e^{-k_e t} \tag{2-2}$$

式(2-2)两边取对数,转换成自然对数形式为:

$$\ln C_t = -k_e t + \ln C_0 \tag{2-3}$$

或转换成常用对数形式为:

$$\lg C_t = \frac{-k_e}{2.303} t + \lg C_0 \tag{2-4}$$

这是个直线方程式,将实验所得给药后相应时间的药物浓度在对数坐标图上作图,可测到一条直线,其斜率为 $\frac{-k_e}{2.303}$,可据此求出 k_e,根据回归方程可得直线的截距为 $\lg C_0$,从而求出 C_0。

一级动力学过程有被动转运的特点,只要是按浓度梯度控制的简单扩散都符合一级动力学过程。由于多数药物的转运都是简单扩散,故多数药物属一级动力学过程。它的特点是:①药物转运呈指数衰减,每单位时间内转运的百分比不变,即等比转运,但单位时间内药物的转运量随时间而下降;②半衰期、总体清除率恒定,与剂量或药物浓度无关;③血药浓度对时间曲线下的面积与所给予的单一剂量成正比;④按相同剂量相同间隔时间给药,约经5个半衰期达到稳态浓度;约经5个半衰期,药物在体内消除近于完毕。

2. 零级动力学过程 药物在体内以恒定的速率消除,即不论血浆药物浓度高低,单位时间内消除的药物量不变,而单位时间内消除的药物百分率随时间改变。在对数坐标图上药-时曲线的下降部分呈抛物线(图2-6),故属于非线性动力学(nonlinear kinetics)。零级消除动力学通常是由于体内消除药物的能力达到饱和所致。描述零级动力学过程的公式是:

$$\frac{dC}{dt} = -k_0 \tag{2-5}$$

将(2-5)式积分后得:

$$C_t = C_0 - k_0 t \tag{2-6}$$

k_0 是零级速率常数,将 t 时的药物浓度与时间在普通坐标纸上作图可得一条直线,其斜率为 $-k_0$,而大剂量给药后 t 时的药物浓度与时间在半对数坐标纸上作图可得一条曲线(图2-6)。零级动力学过程的特点是:①转运速度与剂量或浓度无关,按恒量转运,即等量转运。但每单位时间内转运的百分比是可变的。②半衰期、总体清除率不恒定。剂量加大,半衰期可超比例延长,总体清除率可超比例减少。③血药浓度对时间曲线下的面积与剂量不成正比,剂量增加,其面积可超比例增加。

产生零级动力学过程的主要原因是药物代谢酶、药物转运体以及药物与血浆蛋白结合的饱和过程。因此零级动力学过程有主动转运的特点,任何耗能的逆浓度梯度转运的药物,因剂量过大均可超负荷而出现饱和限速,称之为容量限定过程(capacity-limited rate processes)。如乙醇、苯妥英钠、阿司匹林、双香豆素和丙磺舒等可出现零级动力学过程。按零级动力学过程消除的药物,在临床上增加剂量时,有时可使血药浓度突然升高而引起药物中毒,因此对于这类药物,临床上增加剂量给药时一定要加倍注意。

3. 米 - 曼动力学过程　米 - 曼动力学（Michaelis-Menten kinetics）过程是包括一级和零级动力学在内的混合动力学。该过程在低浓度时，属于一级动力学过程；而在高浓度时，则属于零级动力学过程。描述米 - 曼速率过程的公式是：

$$\frac{dC}{dt} = \frac{V_m C}{K_m + C} \tag{2-7}$$

(2-7)式中 $\frac{dC}{dt}$ 是指 t 时的药物消除速率，V_m 是该过程的最大速率常数，K_m 表示消除速率达到 V_m 一半时的药物浓度。当药物浓度明显低于 K_m 时，即 $C << K_m$ 时，C 可忽略不计，(2-7)式可简化为：

$$\frac{dC}{dt} = \frac{V_m}{K_m} C \tag{2-8}$$

(2-8)式与描述一级动力学过程的(2-1)式相似，显然，在低浓度时为一级过程。

而当药物浓度明显高于 K_m 时，即 $C >> K_m$ 时，K_m 可忽略不计，(2-7)式可简化为：

$$\frac{dC}{dt} = -V_m \tag{2-9}$$

该式与描述一级动力学过程的(2-5)式相似，即高浓度时为零级过程。

在临床上具有米 - 曼氏速率过程的特点的药物有乙醇、苯妥英钠、阿司匹林、乙酰唑胺、茶碱、保泰松等。

零级动力学过程与米 - 曼氏速率过程均属于非线性动力学过程，由于该过程半衰期等动力学参数随剂量增加而改变，故又称剂量依赖性速率过程。掌握非线性动力学特点对指导临床安全用药具有极其重要的意义。

问题与思考

1. 为什么说属于非线性动力学过程的药物在临床上容易导致药物中毒？
2. 非线性动力学包括哪些动力学过程？

三、药动学重要参数及其临床意义

药动学参数（pharmacokinetic parameter）是反映药物在体内动态变化规律性的一些常数。这些参数反映了药物在体内经时过程的动力学特点及动态变化规律性。药动学参数是临床制订合理给药方案的主要依据之一。

1. 半衰期（half-life）　又称消除半衰期，是指药物在体内的量或血药浓度下降一半所需要的时间，常以 $t_{1/2}$ 表示，单位为分钟或小时。

按一级动力学过程消除的药物半衰期和消除速率常数间的关系可用(2-10)式表示：

$$t_{1/2} = \frac{0.693}{k_e} \tag{2-10}$$

按一级动力学消除的药物，给药后经过一个半衰期后，体内尚存给药量的 50%；经过 2 个半衰期后，尚存给药量的 25%；经过 5 个半衰期后，尚存给药量约 3%，可以认为体内药物基本被消除。(2-10)式表明，按一级动力学消除的药物，其半衰期和消除速率常数 k_e 有关，与血浆药物初始浓度无关，即与给药剂量无关。

半衰期的临床意义如下：

（1）反映药物消除的快慢，根据半衰期可设计最佳给药间隔。

（2）预计停药后药物从体内消除的时间。

（3）预计连续给药后达到稳态血药浓度的时间。

应根据患者生理与病理状态下不同的半衰期来制订个体化给药方案，尤其对治疗浓度范围窄的药物非常重要。

2. 表观分布容积（apparent volume of distribution，V 或 V_d）　指体内药物按血药浓度分布时，所需体液的总体积。其本身不代表真实的容积，因此无生理学意义，主要反映药物在体内分布的程度，单位为 L 或 L/kg。对于一室模型的药物，表观分布容积为

$$V_d = \frac{X}{C} \tag{2-11}$$

X 为体内药量，C 为血药浓度。

药物分布容积的大小取决于药物的脂溶性、膜通透性、组织分配系数及药物与血浆蛋白结合率等因素。其临床意义在于可反映药物在体内分布的广泛程度或与组织中大分子的结合程度。

3. 血药浓度 - 时间曲线下面积（area under concentration-time curve，AUC）　是指血药浓度数据对时间作图所得的曲线下的面积。它是评价药物吸收程度的一个重要指标。它可由积分或累积梯形面积法求得。从给药开始到给药 t 时的面积用 $AUC_{0\rightarrow t}$ 表示；从给药开始到 $t=\infty$ 时间的面积用 $AUC_{0\rightarrow\infty}$ 表示。它是计算生物利用度的基础数值。AUC 在临床上反映药物进入体循环的相对量，与吸收后体循环的药量成正比。

4. 生物利用度（bioavailability，F）　是指药物活性成分从制剂释放经吸收进入血液循环的速度和程度。是评价药物吸收程度的重要指标，分为绝对生物利用度和相对生物利用度。绝对生物利用度用于比较两种给药途径的吸收差异，相对生物利用度用于比较两种制剂的吸收差异，其计算方法如下：

$$绝对生物利用度\ F(\%) = \frac{AUC_{ev}}{AUC_{iv}} \times 100 \tag{2-12}$$

AUC_{ev} 和 AUC_{iv} 分别为血管外给药和静脉注射给药的血药浓度 - 时间曲线下面积。

$$相对生物利用度\ F(\%) = \frac{AUC_{受试制剂}}{AUC_{标准制剂}} \times 100 \tag{2-13}$$

$AUC_{受试制剂}$ 和 $AUC_{参比制剂}$ 分别为受试制剂和参比制剂的血药浓度 - 时间曲线下面积。

5. 总体清除率（total body clearance，CL_{tot}）　又称血浆清除率（plasma clearance，CL_p），是指单位时间内有多少毫升血浆中所含药物被机体清除。它是肝、肾清除率以及其他途径清除率的总和。其计算式为：

$$CL_p = V_d \times k_e \tag{2-14}$$

或
$$CL_p = \frac{D}{AUC} \tag{2-15}$$

（2-15）式中 D 为体内药量，AUC 为血药浓度 - 时间曲线下面积。清除率以单位时间的容积（ml/min 或 L/h）表示。

问题与思考

1. AUC 在临床上反映药物进入体循环的相对量还是浓度？

2. 表观分布容积与机体脏器的大小有关，这句话对吗？为什么？

四、基于药代动力学基础的临床给药设计

(一)稳态血药浓度

临床上,大多数疾病患者往往需要多次给药进行治疗。如按固定间隔时间给予固定药物剂量,在每次给药时体内总有前次给药的存留量,多次给药形成多次蓄积。随着给药次数增加,体内总药量的蓄积率逐渐减慢,直至在给药间隔内消除的药量等于给药剂量,从而达到平衡,这时的血药浓度称为稳态血药浓度(steady-state plasma concentration, C_{ss}),又称坪值(plateau)。假定按半衰期给药,经过相当于 5 个半衰期后血药浓度基本达到稳态。

稳态血药浓度是一个"篱笆"型的血药浓度 - 时间曲线,它有一个峰值(稳态时最大血药浓度,$C_{ss\cdot max}$),也有一个谷值(稳态时最小血药浓度,$C_{ss\cdot min}$)。由于稳态血药浓度不是单一的常数值,故有必要从稳态血药浓度的起伏波动中,找出一个特征性的代表数值来反映多剂量长期用药的血药浓度水平,即平均稳态血药浓度($C_{ss,av}$)。

(二)负荷剂量与维持剂量

半衰期长的药物达到稳态血药浓度需时很长,不利于治疗。为及早达到稳态水平,可给予较大的首次剂量,第一次给药就能使血药浓度达到稳态水平,此剂量称为负荷剂量(loading dose)。而维持剂量即稳态时每一给药间隔时间内消除的药量。

达到 C_{ss} 的时间仅取决于半衰期,与剂量、给药间隔及给药途径无关。但剂量与给药间隔能影响 C_{ss}。剂量大,C_{ss} 高;剂量小,C_{ss} 低。给药次数增加能提高 C_{ss},并使其波动减小,但不能加快到达 C_{ss} 的时间(图 2-7A);增加给药剂量能提高 C_{ss},但也不能加快到达 C_{ss} 的时间(图 2-7B);首次给予负荷剂量,可加快到达 C_{ss} 的时间(图 2-7C)。临床上首剂加倍的给药方法是为了加快到达 C_{ss} 的时间。

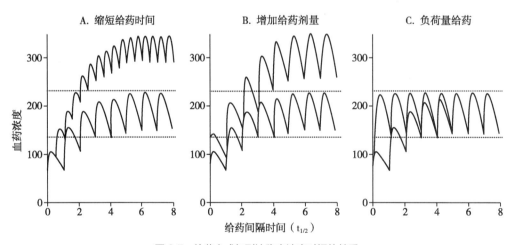

图 2-7　给药方式与到达稳态浓度时间的关系

本章所涉及药动学的研究内容总结为图 2-8。

案例 2-1

　　一位健康受试者接受新药的 I 期临床试验,该药在该受试者体内的总体清除率(CL_{tot})为 1.386L/h,表观分布容积(V_d)为 80L,如何计算该药在该受试者体内的半衰期?

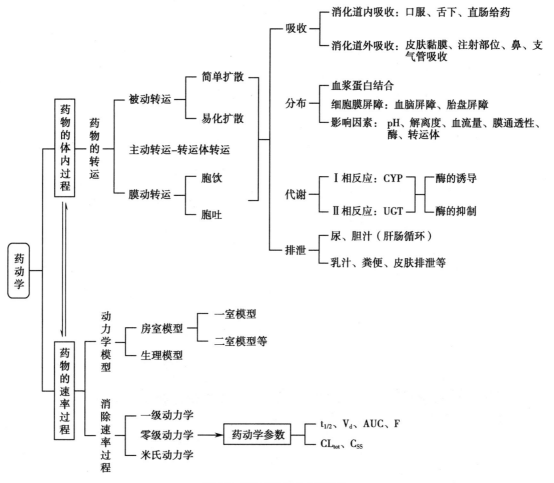

图 2-8　药动学的研究内容总结

（刘克辛）

药物的跨膜转运方式主要有被动转运、主动转运和膜动转运等；被动转运可分为简单扩散、易化扩散。简单扩散的特点是不消耗能量、不需要载体、无饱和现象、无竞争性抑制现象；易化扩散的特点是不消耗能量，需要载体；主动转运的特点是可消耗能量、需载体参与、有饱和现象、有竞争性抑制现象。

药物的吸收可分为消化道内和消化道外吸收。吸收速率和程度受药物的理化性质、剂型、吸收部位的血流量、给药途径等因素影响。药物的分布速率主要取决于药物的理化性质、器官血流量以及膜的通透性。药物 - 血浆蛋白结合率是影响药物分布的重要因素。药物代谢的主要部位是肝，重要的代谢酶为 CYP 酶。酶的诱导剂和抑制剂可调节药物代谢。多数药物经肾排泄，也可经胆汁、乳汁等排泄。

一级动力学属线性动力学，为等比转运，有被动转运的特点；零级动力学属非线性动力学，为等量转运，有主动转运的特点。半衰期等药动学参数对调整给药方案极为重要。

1. 举例说明药物转运的各种方式及其机制。

2. 影响口服药物从消化道吸收的因素有哪些？试举例说明。

3. 一级动力学和零级动力学各有哪些特点？

4. 主要的药动学参数有哪些？试述其临床意义。

第三章　药物效应动力学

3

药物效应动力学(pharmacodynamics,PD)简称药效学,是研究药物对机体的作用及作用机制的一门学科,是药理学的重要分支。研究内容主要涉及药物如何与机体细胞靶点结合或如何改变细胞内外环境,引起生理、生化和病理形态发生改变,以及影响机体生命活动的分子机制。药物效应动力学是指导临床合理用药,发挥药物最佳疗效,避免或减少不良反应发生的重要理论基础,也是药理学的理论基础。

第一节 药物的基本作用

一、药物作用与药理效应

药物作用(drug action)是药物进入体内后与机体生物大分子相互结合所引起的初始作用,是动因;药理效应(pharmacological effect)是药物引起机体生理和生化功能的继发性改变,是机体反应的具体表现,是药物作用的结果。药物作用与药理效应一般通用,仅体现先后顺序。如去甲肾上腺素与血管内皮细胞膜上 α_1 受体结合并激活受体是初始作用,而由于 α_1 受体激动引起的血管平滑肌收缩、血压升高则为其药理效应。

疾病状态是机体生理生化功能失调而引起的,表现为原有功能的降低或增高。药物通过改变机体器官原有功能水平而发挥药理效应,基本作用类型包括以下几种。

(一)兴奋作用和抑制作用

药物使机体原有功能增强称为兴奋作用(excitation),而使原有功能减弱则称为抑制作用(inhibition)。例如,肾上腺素升高血压、呋塞米增加排尿量均属兴奋作用,而苯巴比妥催眠、吗啡镇痛则属抑制作用。

(二)直接作用与间接作用

药物直接作用于靶器官、组织、细胞而产生的作用为直接作用(direct action);在直接作用后通过机体反射机制或生理性调节产生的作用为间接作用(indirect action)。例如,强心苷作用于心脏,使心肌收缩力增强是其直接作用,由于心功能改善,肾血流量增多而使尿量增加则是其间接作用。又如毛果芸香碱直接激动 M 受体,发挥的拟胆碱样作用是直接作用,而新斯的明通过可逆性抑制胆碱酯酶,减少 ACh 的水解,间接的发挥拟胆碱样作用。

(三)药物作用的特异性和选择性

绝大多数药物的生物活性与其化学结构密切相关。它们通过与机体生物大分子的功能基团结合而产生药理效应,这种结合取决于药物和靶点的化学结构,这种对应关系的专一性使药物的作用具有特异性(specificity)。例如,阿托品特异性地阻断 M 胆碱受体,而对其他受体影响不大。药物作用特异性的物质基础是药物的化学结构。

药物作用还有其选择性(selectivity),即指机体不同组织器官对药物的敏感性不同。多数药物被吸收入血之后,仅对某一器官或组织发生明显作用,而对其他组织器官不起作用或作用不明显,说明该药物选择性高;而另一些药物可影响机体的多种功能,则选择性低。

多数情况下,药物作用的特异性与其效应的选择性之间关系密切,例如,青霉素抑制革兰氏阳性菌细胞壁合成的作用特异性很强,其杀灭敏感菌的效应也有很高的选择性。但也有些药物的特异性与选择性并不平行,特异性强的药物并不一定引起选择性高的药理效应,即二者不一定平行。例如,阿托品阻断 M 胆碱受体的作用具有很强的特异性,但其药理效应的选择性并不高,因 M 受体广泛分布于腺体、内脏、血管、心脏、神经系统等,阿托品对这些器官产生多种药理效应,而且有的兴奋、有的抑制。一般而言,作用特异性强和(或)效应选择性高的药物临床应用时针对性强,副作用较少,但剂量增加后往往会因生理性反射或生化反应失衡等使药理效应变得广泛,选择性降低。

选择性的产生与以下几方面有关:①药物在体内的分布不均匀。药物在作用部位必须达到一定浓度才能产生效应,如碘与甲状腺组织有很高的亲和力,在该组织中可达很高的浓度,故放射性碘可用于治疗甲亢;链霉素 90% 以原形从肾脏排泄,因而对泌尿系统感染有较好的治疗效果。但药物的选择性并非完全取决于其体内分布,如吗啡及其代谢产物大部分经肾脏排泄,但主要作用部位却在中枢而不在肾脏。②机体组织器官的结构不同和靶点的分布差异。细菌有细胞壁而哺乳动物没有细胞壁,青霉素能抑制细胞壁合成,因而对细菌有选择性杀灭作用而对哺乳动物细胞则无明显影响。③不同种属之间或同一种属的不同组织之间,生理生化功能存在明显差异,药理效应的选择性也与这些差异有关。例如,喹诺酮类抗菌药在治疗剂量可抑制细菌体内的 DNA 回旋酶,而对哺乳动物细胞内的拓扑异构酶无明显影响,可用于治疗多种敏感菌株引起的感染。

(四) 局部作用与全身作用

根据药物作用的部位分为局部作用(local action)和全身作用(systemic action)。局部作用是指药物无需被吸收入血而在用药部位直接发挥的作用,如局麻药作用于给药部位的神经末梢,阻断神经冲动传导产生的局麻作用;口服硫酸镁后在肠道不易被吸收而产生的导泻作用。全身作用是指药物被吸收入血后分布到机体各组织器官而产生的作用,如地高辛被口服吸收后产生的强心作用。

二、治疗作用与不良反应

药物的治疗作用与不良反应是药物本身所固有的两重性作用,有时根据用药目的的不同两者可相互转换。

(一) 治疗作用

治疗作用(therapeutic effect)是指药物所引起的作用符合用药目的,具有防治疾病的效果。根据治疗目的和效果,可将其分为:

1. **对因治疗(etiological treatment)** 指用药目的是消除原发致病因子,彻底治愈疾病。在中医学上称为"治本"。例如抗生素杀灭体内致病微生物,解毒药促进体内毒物排除等。

2. **对症治疗(symptomatic treatment)** 指用药目的在于改善症状,中医学上称为"治标"。例如高热时用解热镇痛药解除发热,血压过高时用抗高血压药控制血压等。对症治疗虽不能消除病因,但可缓解症状,维持重要的生命指标,赢得对因治疗的时机,例如对休克、心力衰竭、脑水肿、惊厥等临床急症进行分秒必争的抢救多属于对症治疗。

理论上说,对因治疗比对症治疗显得更合理,但临床用药时应根据病人的具体情况,按着"急则治其标(对症),缓则治其本(对因),标本兼治"的原则,妥善处理对症治疗和对因治疗的关系。

(二) 药物的不良反应

凡是不符合药物的治疗目的,并给病人带来不适或痛苦的反应,统称为不良反应(adverse effect)。临床治疗疾病时必须充分考虑用药的安全性和有效性,根据治疗需要权衡利弊,决定取舍。药理学上根据治疗目的、剂量大小、时间长短或所发生不良反应的严重程度,将不良反应用以下不同概念来表述。

1. **副作用(side reaction)** 指药物在治疗剂量时产生的、与治疗目的无关的作用,给病人带来轻微的不舒适或痛苦,多半可以自行恢复。副作用是药物本身所固有的药理作用,其产生的原因是药物选择性低,药理效应涉及的范围广泛,当其中某一效应被用作治疗目的时,其他效应则成为副作用。副作用一般都较轻微,是可逆性的功能变化,并可预知及避免或减轻。例如,阿托品用于解除胃肠痉挛时,可引起口干、心悸、便秘等副作用;麻黄碱在解除支气管哮喘时,也兴奋中枢神经系统,引起失眠,同时给予镇静药可对抗其中枢兴奋作用。

2. **毒性反应(toxic reaction)** 是指用药剂量过大或时间过长,药物在体内蓄积过多而引起的危害性反应,多数比较严重。毒性反应包括急性毒性、慢性毒性和特殊毒性。短期内用药剂量过大引起的毒性反应称急性毒性(acute toxicity),多损害循环、呼吸及神经系统等功能。因用药时间过长,药物在体内蓄积而逐渐发生的毒性反应称为慢性毒性(chronic toxicity),常损害肝、肾、骨髓及内分泌等器官功能。特殊毒性反应包括致畸胎(teratogenesis)、致癌(carcinogenesis)和致突变(mutagenesis)作用,通常称为"三致作用"。毒性反应在性质和程度上与副作用不同,对使用者危害较大,但一般是可以预知和避免的,故临床用药应严格掌握给药剂量和疗程,并定时做相关检测。

3. **变态反应**(allergic reaction) 也称过敏反应(hypersensitive effect),是药物(或杂质)作为抗原或半抗原刺激机体所产生的异常免疫反应,是少数人对某些药物产生的病理性免疫反应,常见于过敏体质的患者。变态反应与药物原有的效应、使用剂量和疗程无关,在治疗量或极低剂量时均可能发生,用特异性拮抗药解救无效。临床表现从轻微的皮疹、发热到造血系统功能抑制、肝肾功能损害、休克等,严重程度差异很大。致敏原可为药物本身、代谢产物、制剂中的杂质或辅剂等。大分子多肽或蛋白质类药物可直接具有抗原性,小分子药物可作为半抗原通过与体内蛋白结合形成抗原。抗体的产生需要 10 天左右的敏化过程,再次与抗原接触即导致发病。

4. **后遗效应**(residual effect) 是指停药后血浆药物浓度已下降至有效浓度以下,但仍存留的药理效应。例如晚上睡前服用长效巴比妥类镇静催眠药后,次晨仍有困倦、头昏、乏力等后遗效应,称"宿醉"现象。

5. **停药反应**(withdrawal reaction) 指某些药物在长期应用后突然停药,原有疾病复发、加剧或出现新症状,又称反跳现象(rebound phenomenon)。例如长期使用 β 受体阻断剂普萘洛尔控制血压后,如突然停药则会出现血压急剧升高或心绞痛发作,甚至危及生命,所以需要特别注意,在停药时务必逐步减少给药量。

6. **特异质反应**(idiosyncratic reaction) 某些药物可引起少数患者出现特异性的不良反应,其反应性质可能与正常人不同,是一类先天遗传异常所致的反应,如红细胞葡萄糖 -6- 磷酸脱氢酶缺损者,服用伯氨喹时可发生严重的溶血性贫血;先天性血浆胆碱酯酶缺乏者用骨骼肌松弛药琥珀胆碱时发生呼吸肌麻痹、严重窒息的特异质反应,这些都是遗传因素造成的异常反应,大都与遗传异常所致的药物代谢酶活性降低有关。

第二节　药物效应的量效关系和构效关系

一、药物的量效关系

药物剂量与效应的关系简称量效关系(dose-effect relationship)。药理效应的强弱与其剂量大小在一定范围内成正比,随着剂量增加其效应也增加,这就是剂量 - 效应关系,但两者并非简单的直线关系。通过对量效关系的分析,可了解药物剂量(或浓度)产生相应效应的规律,有助于阐明药物作用的性质,并为临床安全有效用药提供依据。

（一）剂量

剂量是指药物的每天用量,是决定血药浓度和药物效应的主要因素,可根据需要分次使用(图 3-1)。用药剂量太小往往无效,太大又会出现中毒症状。

1. **无效量**(no-effect dose) 不出现效应的剂量。

2. **最小有效量**(minimum effective dose) 又称阈剂量(threshold dose),指能引起效应的最小药量或最小药物浓度。

3. **治疗量**(therapeutic dose) 是比阈剂量大、比极量小,临床使用时对大多数病人有效而又不出现中毒反应的剂量,又称常用量。

4. **最大有效量**(maximal effective dose) 是引起最大效应而不出现中毒的剂量,又称极量(maximal dose)。

5. **最小中毒量**（minimumtoxic dose） 能引起中毒反应的剂量。

6. **最小致死量**（minimum lethal dose） 刚能引起死亡的剂量。

药物不良反应与剂量的关系见图 3-2。

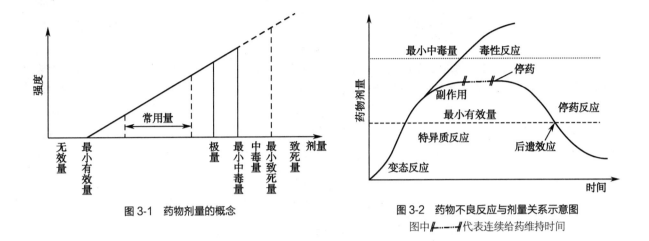

图 3-1 药物剂量的概念

图 3-2 药物不良反应与剂量关系示意图

图中 ⊬——⊬ 代表连续给药维持时间

(二) 量效曲线

以药物的效应强度为纵坐标,剂量或浓度为横坐标作图,得到的曲线即为量效曲线(dose-effect curve)。

药物所产生的药理效应按性质可以分为量反应和质反应两种。量反应(graded response)是指药理效应的强弱呈连续增减的变化,可用具体数值的大小来表示,如血压的高低、心率的快慢、反应时间的长短等,其研究对象为单一的生物单位;质反应(qualitative response)是指药理效应不随药物剂量或浓度的增减呈现量的变化,而仅有质的差别,以阳性或阴性、全或无的方式表现,如存活或死亡、有效或无效等,常用阳性反应的频数或阳性反应率表示,其研究对象为一个群体。如在临床试验中药物的有效或无效、在动物抗惊厥实验中动物出现惊厥(阳性)与不出现惊厥(阴性)等。

1. **量反应的量效曲线** 以药物的剂量(体内实验)或浓度(体外实验)为横坐标,以效应强度为纵坐标作图,可获得一先陡后平的曲线(图 3-3A);如将给药量转化成对数值作图,则量效曲线呈一条对称的 S 形曲线(图 3-3B)。

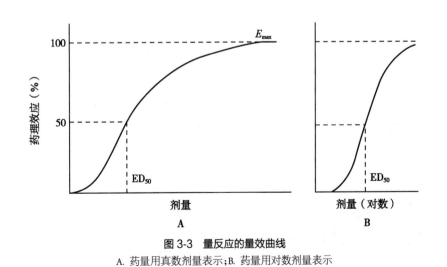

图 3-3 量反应的量效曲线

A. 药量用真数剂量表示;B. 药量用对数剂量表示

对量反应的量效曲线进行分析,可以获得以下几个特征性变量:

(1) **最大效应**(maximal effect,E_{max}):是指药物所能产生的最大效应,亦称效能(efficacy)。随着剂量或浓度的增加,药物效应也随之增加,当效应增加到最大程度后再增加剂量或浓度,效应则不再继续增强,这一药理效应的极限称为最大效应。见图 3-4。

半最大效应浓度(concentration for 50% of maximal effect, EC_{50})是指药物能引起 50% 最大效应时的浓度。

(2)效价强度(potency):是指能引起等效反应(一般采用 50% 效应量)的相对浓度或剂量,其值越小则强度越大。用于作用性质相同的药物之间等效剂量的比较,达到等效时所用药量较小者效价强度大,所用药量大者效价强度小。

药物的效能和效价强度反映药物的不同性质,二者并不平行。例如,将利尿药以每日排钠量作为效应指标进行比较,氢氯噻嗪的效价强度明显大于呋塞米(30mg:90mg),但呋塞米的效能却远大于氢氯噻嗪(150mmol:200mmol,图 3-5),说明呋塞米的每日最大排钠量高于氢氯噻嗪。在临床用药时,应对同类药物的效能和效价强度进行综合比较和评价,药物的最大效应值有较大实际意义,因为效能高的药物能取得更强的治疗效果。而不区分最大效应与效价强度只讲某药较另药强若干倍是易被误解的(图 3-5)。

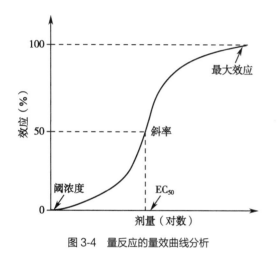

图 3-4 量反应的量效曲线分析

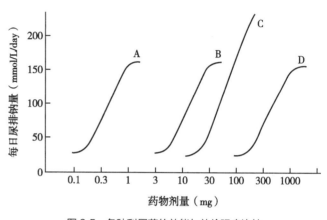

图 3-5 各种利尿药的效能与效价强度比较
A. 环戊噻嗪;B. 氢氯噻嗪;C. 呋塞米;D. 氯噻嗪

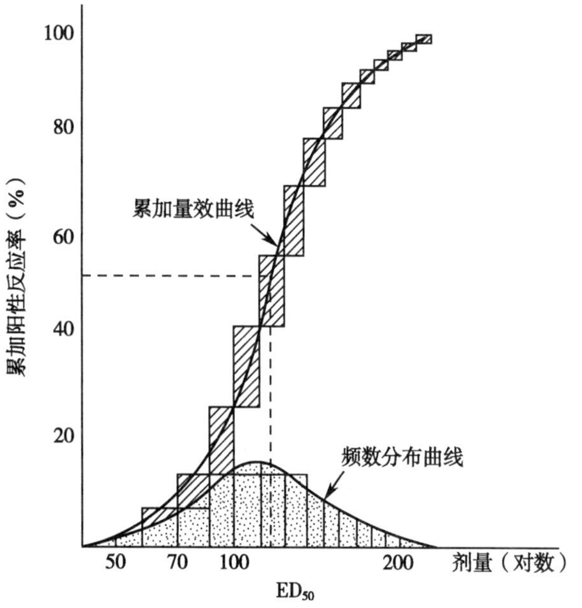

(3)个体差异(individual variability):药理效应的个体差异普遍存在,当给予同等药量时,不同个体间的效应强弱存在明显差异;而达到相同效应时所需的药量在不同个体间也存在明显差别。量效曲线上的某个点是在该条件时一组实验动物产生效应的平均值。

(4)斜率(slope):指量效曲线中段(50% E_{max})的曲线坡度。坡度较陡说明药量的微小变化即可引起效应的明显改变,提示药效较剧烈;坡度较平坦提示药效相对较温和(图 3-4)。

2. 质反应的量效曲线 以剂量或浓度为横坐标,以阳性反应百分率为纵坐标作图,可得到与量反应相似的曲线。如果按照药物浓度或剂量的区段出现阳性反应频率作图,可得到呈正态分布的曲线;如果按照随剂量增加的累计阳性反应百分率作图,则可得到典型的 S 形量效曲线(图 3-6)。

从质反应的量效曲线中可获得用于衡量药理作用的几个参数:

图 3-6 质反应的量效曲线

（1）半数有效量与半数致死量：半数有效量（median effective dose，ED_{50}）在质反应中是指引起 50% 实验对象出现阳性反应的药量，在量反应中指能引起 50% 最大反应强度的药量。随着药物剂量加大，能引起半数动物中毒或死亡的剂量，称为半数中毒量（median toxic dose，TD_{50}）或半数致死量（median lethal dose，LD_{50}）（图 3-7）。质反应药物的作用强度与其半数有效量大小成反比，半数有效量越大，说明药物的作用相对较弱；药物的安全性与其半数致死量大小成反比，半数致死量越大，药物的毒性相对越小，越安全。

（2）治疗指数（therapeutic index，TI）：是指药物的半数致死量与半数有效量的比值，通常以 LD_{50}/ED_{50} 表示，用以表示药物的安全性。药物的安全性与其 LD_{50} 的大小成正比，与 ED_{50} 成反比。治疗指数大的药物相对较安全。但如果某药的 ED 和 LD 两条曲线的首尾有重叠

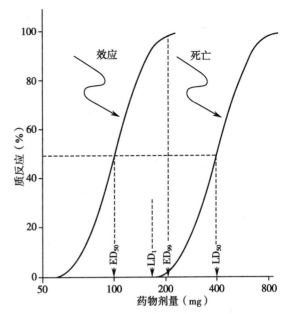

图 3-7　药物效应与毒性的量效曲线

（见图 3-7），即有效剂量与致死剂量之间有重叠，则以 TI 来评价药物的安全性并不完全可靠，故有人用 1% 致死量（LD_1）与 99% 有效量（ED_{99}）的比值或 5% 中毒量（TD_5）与 95% 有效量（ED_{95}）之间的距离来衡量药物的安全性。LD_1/ED_{99} 的比值称为可靠安全系数（certain safety factor，CSF），ED_{95}-TD_5 间距离称为安全范围（margin of safety）（见图 3-7）。

二、药物的构效关系

构效关系（structure-activity relationship）是指药物的化学结构与生物活性之间的关系。药物的化学结构与药理效应密切相关，结构相似的药物可通过同一机制发挥作用，引起相似或相反的效应。化学结构的改变，包括基本骨架、活性基团及侧链长短、立体构型、几何异构的改变等均可影响药物的理化性质，进而影响其体内过程、药效乃至毒性。

药物的构效关系一般有以下特点：①化学结构相似的药物，药理作用可能相似或相反，在一定结构范围内有规律性可循。②化学结构完全相同的光学异构体，作用可能不同或相反。如奎宁为左旋体，有抗疟作用；而其右旋体奎尼丁则有抗心律失常作用。多数药物的左旋体具有药理作用，而右旋体则无作用，如左旋咪唑、左旋多巴等。③侧链的种类和长短可影响药物作用的强弱、起效快慢及持续时间的长短等，如巴比妥类药物。了解药物的构效关系不仅有利于深入了解药物的作用，指导临床合理用药，而且在药物结构定向设计、新药研发等方面都有重要意义。

20 世纪 30 年代后药物研究进入了迅猛发展的时期，科学家们合成并试验了大量结构类似的化合物，发现分子结构与药理活性之间的关系具有一定的规律性，从此开始定性地认识药物的构效关系。

自 20 世纪 60 年代后出现了定量构效关系（quantitative structure-activity relationship，QSAR）研究，即运用数学方法计算一系列类似化合物的生物学活性与化学结构间的关系，并通过一系列已知化合物的生物效应与理化参数间的回归分析来推算未知化合物的生物效应，找出最佳化合物应具备的结构，从而设计新药的分子结构。

近年来，人们开始关注分子空间构象的三维定量构效关系（3D-QSAR）。即利用分子形状分析、距离几何、比较分子力场分析等方法，研究药物分子三维结构与受体作用的相互关系，深入揭示药物与受体相互作用的机制。构效关系研究已在计算机辅助药物设计中发挥作用，而后者已成为新药研究的热点之一。

随着计算机技术和相关学科的不断发展,3D-QSAR 的研究方法将不断完善并发挥更大作用。

第三节　药物作用的机制

药物作用的机制(mechanism of drug action)是研究药物如何与机体细胞结合而发挥作用的,其结合部位就是药物作用的靶点。大多数药物是通过与机体的生物大分子相互作用,改变了大分子成分的功能,引起机体生理生化功能的改变,产生特异性效应。这些和药物发生相互作用的大分子即是受体(receptor)。因此,受体是大多数药物的作用靶点,它与药物的相互作用是大多数药物产生药理作用的机制(详见本章第四节)。此外,药物作用的靶点还包括酶、离子通道、核酸、载体、免疫系统、基因等,几乎涉及生命活动的所有环节;还有些药物通过理化作用或补充机体缺乏的物质而发挥作用。因此,药物作用的机制十分复杂,下面分别予以介绍。

一、药物作用的理化机制

有些药物通过化学反应或物理作用而产生药理效应,其作用是属于非特异性的,概括起来可表现为以下几个方面:

1. **渗透压作用**　如静脉注射甘露醇,利用其在肾小管内提高渗透压而脱水利尿。
2. **脂溶作用**　如全麻药对中枢神经系统的麻醉作用,是因其累积于富含脂肪的神经组织中,达到饱和时使神经细胞膜的通透性发生变化,阻滞钠离子内流而影响神经冲动的传递。
3. **影响 pH 值**　利用药物自身的酸碱性,如口服抗酸药氢氧化铝中和胃酸,用于治疗溃疡病。
4. **结合作用**　螯合剂与重金属阳离子结合治疗金属中毒,如用二巯丙醇络合汞、砷等重金属离子而解毒。

二、补充机体缺乏的某些物质

有些药物能补充机体缺乏的物质,如维生素、微量元素、激素等。

三、影响内源性神经递质和激素

药物通过影响神经递质的合成、摄取、释放、灭活等过程,引起机体功能的改变。如麻黄碱除能直接作用于肾上腺素受体外,还能促进肾上腺素能神经末梢释放去甲肾上腺素,发挥对受体的间接作用;利血平通过耗竭肾上腺素能神经末梢内的递质去甲肾上腺素而产生降压作用。

四、作用于特定的靶位

绝大多数药物的生物活性与其化学结构密切相关,它们与机体生物大分子的功能基团结合而引起一系列生理、生化反应,发挥特异性作用。哺乳动物细胞的药物作用靶点大致可分为受体、离子通道、酶、载体分子等。化疗药物的作用在于抑制机体所感染的病原微生物和肿瘤细胞,其靶点尚有 DNA、细胞壁及其他蛋白。

1. **直接激动或拮抗受体**　如阿托品通过阻断 M 胆碱受体而发挥广泛的副交感神经抑制作用。

2. **影响离子通道活性**　细胞膜上主要的离子通道有 Ca^{2+}、K^+、Na^+ 及 Cl^- 通道,它们调节膜内外的离子分布。这些通道的开放或关闭影响细胞内外离子的转运,能迅速改变细胞功能。有些离子通道是药物作用的靶点,药物能改变离子通道的构象使其开放或关闭。例如钙通道拮抗剂硝苯地平能阻断 Ca^{2+} 通道,降低细胞内钙离子浓度而使血管扩张;局部麻醉药能抑制钠通道而阻断神经冲动的传导等。有些受体和 G 蛋白也可调控离子通道,如激活 N 胆碱受体可引起 Na^+ 通道开放,激活 GABA 受体可引起 Cl^- 通道开放等。近年来应用膜片钳技术对 G 蛋白与离子通道之间的作用机制进行深入研究,发现 G 蛋白能激活 K^+ 和 Ca^{2+} 通道。

3. **影响酶的活性**　酶是由机体细胞产生的具有催化作用的蛋白质,具有高度敏感性、结构特异性和生物活性,能催化各种细胞成分的代谢,是细胞生命活动的重要物质。酶的生成取决于遗传因素,其代谢转化受多种生理、病理、药物及环境等因素的影响。有些药物以酶为作用靶点,产生激活、诱导、抑制或复活等作用。如别嘌呤醇能通过抑制黄嘌呤氧化酶、减少尿酸的合成而改善痛风症状;吲哚美辛、阿司匹林等能抑制环氧化酶,减少前列腺素的合成,发挥抗炎、解热、镇痛的作用;奥美拉唑能抑制胃黏膜 H^+-K^+-ATP 酶而减少胃酸分泌;洋地黄抑制心肌 Na^+-K^+-ATP 酶而产生正性肌力作用。还有些药物本身就是酶,如胃蛋白酶。

4. **影响核酸代谢**　许多药物通过干扰核酸代谢而发挥药理效应,如抗菌药喹诺酮类通过抑制 DNA 回旋酶发挥杀菌作用;磺胺类通过抑制细菌体内叶酸代谢而干扰核酸合成,发挥抑菌效应等。近年来,反义药物的研发已成为热点之一。所谓反义药物(antisense drug)是指人工合成的与体内某种 DNA 或 RNA 有互补序列的寡核苷酸,通过二者杂交影响正常转录或翻译而发挥作用。反义药物具有特异性强的优势,但目前还存在许多问题,预计不久将会有突破性进展。

5. **影响物质转运**　内源性递质或代谢产物在体内的转运受其分子量、电荷及跨膜浓度梯度的影响,需要载体转运。有些药物可抑制某种载体功能而产生效应,例如丙磺舒能竞争性抑制肾小管主动转运弱酸性代谢物的载体,使原尿中尿酸的再吸收减少,可用于防治痛风;利尿药呋塞米能抑制肾小管对钠、钾及氯离子的再吸收,发挥利尿作用等。

6. **影响免疫系统**　正常的免疫反应是机体消除入侵微生物和自身变异细胞的重要机制。某些药物本身就是免疫系统中的抗体或抗原。免疫抑制药如环孢素可用于抑制器官移植后的免疫排异反应、自身免疫病及 Rh 阳性新生儿溶血病等。免疫增强剂可作为辅助治疗药物,用于免疫缺陷病如艾滋病、慢性感染及癌症等。

7. **基因治疗与基因工程药**　基因治疗(gene therapy)是把经过修饰的基因导入体内,通过其表达发挥治疗效应;基因工程药物则是将修饰基因的细胞产物作为药物应用于病人的治疗。20 世纪以来,分子生物学特别是 DNA 重组技术的迅猛发展,使医学和生物学领域产生了巨大进步,出现了基因治疗这一全新的医学方法。基因治疗是指通过基因转移的方式将正常基因或其他功能基因导入体内,并使之表达以获得疗效。例如囊性纤维化(cystic fibrosis,CF)是一种常染色体隐性遗传病,其基因定位在 7q22.3~q23.1,受损细胞的氯离子运转异常,以肺部受累为多见。采用腺病毒和阳离子脂质体为载体,将编码 CF 跨膜导电调节因子(CFTR)基因导入患者呼吸道上皮细胞,治疗后基因转移部位的氯离子转运缺陷可被纠正。

基因工程药物是指应用基因工程技术生产的药品。将目的基因与载体分子重组后转移到新的宿主细胞,使目的基因在新的宿主细胞系统内表达,然后对基因表达产物进行分离、纯化和鉴定,大规模生产目的基因表达的产物。目前已应用于临床的产品有人胰岛素、人生长素、白介素类、干扰素类、组织纤溶酶原激活剂、重组链激酶、促红细胞生成素、乙肝疫苗、嗜血性流感嵌合疫苗等。

第四节　药物与受体

受体理论是药效学的基本理论之一,大多数药物通过与受体结合而发挥作用。受体的概念是 Ehrlich 和 Langley 于 19 世纪末和 20 世纪初提出的。当时 Ehrlich 发现一系列化合物的抗寄生虫作用和其毒性反应具有高度特异性。Langley 根据阿托品和毛果芸香碱对猫唾液分泌的相互拮抗作用,提出在神经末梢或腺细胞中可能存在一种能与化合物特异性结合的接受物质。1908 年 Ehrlich 首先提出受体(receptor)的概念,指出药物必须与受体结合才能发挥作用。同时也提出受体具有两个基本特征:①具有特异性结合与之相适应的配体(ligand)或药物的能力;②药物 - 受体的结合类似锁头与钥匙的特异性关系,这种复合物可引起生物效应。随后药物通过受体发挥作用的学说很快得到了学术界的重视,并提出了药物与受体相互作用的几种假说,如占领学说(occupation theory)、速率学说(rate theory)、二态模型学说(two model theory)等。近年来,随着受体的分离纯化及分子克隆技术的发展,多种受体蛋白已被克隆,并明确了其分子结构与功能,对药物作用机制的研究及新药研制的发展起到了重要促进作用。

一、受体的定义及特征

(一)定义

1. **受体(receptor)**　是存在于细胞膜、细胞质或细胞核内的生物大分子(主要为糖蛋白或脂蛋白,也可以是核酸或酶的一部分),能准确识别其配体及化学结构相似的药物并与之结合,通过信息转导与放大系统引起特定的生理效应。

2. **配体(ligand)**　是指能与受体特异性结合的生物活性物质,也称第一信使,包括内源性递质、激素、自身活性物质或结构特异性的药物等。

配体与受体大分子中一小部分结构特异性的部位结合,该部位称为受点。

多数受体存在于细胞膜上,并镶嵌在双层脂质膜结构中,少数受体存在于细胞内。受体接受到生物活性物质的刺激后,通过一系列信息传递机制引起特异性效应。

(二)受体的特性

1. **特异性(specificity)**　受体对配体具有高度的选择性,只能与特定大小、形状、电荷的分子相结合,且有严格的构象关系,包括空间构型、光学构象等。药物化学结构的任何改变都会显著影响它与相应受体的亲和力,引起治疗效应和毒性大小的改变。

2. **灵敏性(sensitivity)**　受体对其配体具有高度的敏感性,极微量的配体分子即可与受体结合而产生显著的效应。

3. **饱和性(saturability)**　受体是细胞或组织内的大分子蛋白质,数目是有限的,故与配体的结合量也是有限的,当配体足够多时即出现饱和,也决定了药物的最大效应。此时配体浓度再提高也不会增加与受体的结合量。因此配体与受体的结合具有饱和性,作用于同一受体的配体之间存在竞争现象。

4. **可逆性(reversibility)**　配体与受体的结合是可逆的,已结合的配体与受体复合物也可以解离;已与受体结合的配体可被其他特异性配体所置换,因此拮抗药与激动药同时存在时,可出现竞争性拮抗作用。

5. **多样性(multiple-variation)**　同一受体可广泛分布于不同组织中,表现不同的生物效应,甚至在同一组织的不同区域受体分布的密度也不相同。多数情况下同种受体具有一个以上亚型,不同亚型的分子量、功能特性各不相同。如同是肾上腺素的受体在血管平滑肌上可以与哌唑嗪结合,在支气管平滑肌上可以和沙丁胺醇结合,所以肾上腺素受体可分为 α、β 受体,α 受体又可分为 $α_1$、$α_2$ 受体,β 受体又可分为 $β_1$、$β_2$、$β_3$ 受体等;同是乙酰胆碱的受体,在胃肠道平滑肌上可以和毒蕈碱结合,在传出神经神经节上可以和烟碱结合,所以胆碱受体可分为 M、N 受体,M 受体又可分为 M_1、M_2、M_3 等受体,N 受体又可分为 N_1、N_2 受体等。

6. 可调节性（regulability） 受体虽是遗传所固有的蛋白质，但并不是固定不变的，其数量、亲和力及效应经常因各种生理及药理因素的影响而转换，并处于动态平衡之中。受体数量可因反复用药而改变，如连续应用激动药可使受体数目减少，称向下调节（down-regulation）；连续应用拮抗药可使受体数目增加，称向上调节（up-regulation）。

二、受体与药物相互作用

自 Ehrlich 提出的"锁钥假说"作为配体 - 受体相互作用的模型后，经大量试验资料补充，理论上有了较大发展和完善，在不同历史阶段先后提出以下假说。

1. 占领学说（occupation theory） 1937 年由 Clark 提出的受体占领学说（receptor occupation theory）认为，受体必须与药物结合才能被激活产生效应，药物效应的强度与所占领受体的数量成正比，药物占领受体的数目取决于药物结合受体的能力和受体周围的药物浓度。当受体全部被占领时方可产生最大效应。但此学说无法解释一些活性高的药物只需与一小部分受体结合就能发挥最大效能，此时 95%~99% 的受体并未被占领。

1954 年 Ariens 对占领学说进行了修正，认为药物的效应不仅与其占领受体的数目有关，也与占领受体后产生效应的能力有关。因此提出了"内在活性"的概念，认为药物与受体结合产生效应必须具备两个条件：一是亲和力（affinity），表示药物与受体结合的能力，可用一定效应（50% E_{max}）所需药物的浓度表示，亲和力与效价强度概念一致；二是内在活性（intrinsic activity，α），是决定药物与受体结合后产生效应大小的关键性质，用最大效应表示，内在活性与效能概念一致，通常 $0 \leq \alpha \leq 1$。当两药亲和力相等时，其效应强度取决于内在活性强弱，当内在活性相等时，则取决于亲和力大小。只有亲和力而没有内在活性的药物，虽可与受体结合，但不能激动受体，故不产生效应。

1956 年 Stephenson 认为，药物只占领小部分受体即可产生最大效应，未经占领的受体称为储备受体（spare receptor）。因此，当不可逆性结合或其他原因而丧失一部分受体时，并不会立即影响最大效应。进一步研究发现，内在活性不同的同类药物产生同等强度效应时，所占领受体的数目并不相等。激动药占领的受体必须达到一定数目后才开始出现效应。当达到阈值后被占领的受体数目增多时，激动效应随之增强。阈值以下被占领的受体称为沉默受体（silent receptor）。

药物与特异性受体有亲和力是其激活或阻断受体的前提，但与受体结合后的效应如何则取决于药物的内在活性。根据药物与受体结合后产生效应的不同，将作用于受体的药物分为激动药和拮抗药两大类。

（1）激动药（agonist）：是指对受体既有亲和力又有内在活性的药物，它们能与受体结合并激动受体产生效应。根据亲和力和内在活性的大小不同，激动药可分为完全激动药和部分激动药。完全激动药具有较强亲和力和较强内在活性（$\alpha=1$）；部分激动药（partial agonist）与受体有较强亲和力，但内在活性较弱（$\alpha<1$），与激动药并用还可拮抗激动药的部分效应，因此具有激动药和拮抗药双重特性。如喷他佐辛是阿片受体的部分激动药，单独应用有较强的镇痛作用，但与完全激动药吗啡合用时，则减弱吗啡单用时的镇痛作用（图 3-8A 和图 3-8B）。

通常以能产生最大反应的药物的内在活性为 1。因此，完全激动药的内在活性为 1，部分激动药的内在活性介于 1 和 0 之间，而竞争性拮抗药的内在活性为 0（图 3-9）。

（2）拮抗药（antagonist）：是指与受体具有较强亲和力，但无内在活性（$\alpha=0$）的药物。这些药物本身不能引起效应，但因占据一定量受体而拮抗了激动药的效应。如阿托品与 M 受体结合后，阻断了乙酰胆碱对 M 受体的激动作用，表现为胃肠平滑肌松弛等。根据拮抗药与受体的结合是否具有可逆性而将其分为竞争性拮抗药和非竞争性拮抗药。

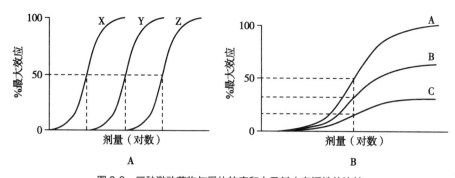

图 3-8 三种激动药物与受体的亲和力及其内在活性的比较

A. 亲和力:X>Y>Z;内在活性:X=Y=ZB. 亲和力:A=B=C,内在活性:A>B>C

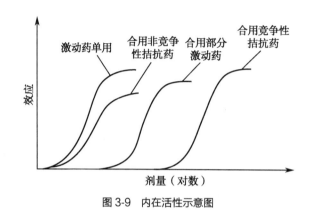

图 3-9 内在活性示意图

1) 竞争性拮抗药(competitive antagonist):能与激动药竞争相同的受体,阻断激动药的作用,且与受体的结合是可逆的。通过增加激动药的剂量可与拮抗药竞争结合部位。一定量的竞争性拮抗药存在时,再测定激动药累积浓度效应曲线,可见量效曲线平行右移,但斜率和最大效应不变(图 3-10)。

竞争性拮抗药与受体的亲和力通常用 pA_2 表示。在实验系统中加入竞争性拮抗药后,若 2 倍浓度的激动药所产生的效应恰好等于未加入拮抗药时激动药引起的效应,则所加入拮抗药的摩尔浓度的负对数称为 pA_2 值。pA_2 是竞争性拮抗药与受体亲和力的定量表示,pA_2 越大,竞争性拮抗药对相应激动药的拮抗作用越强。

2) 非竞争性拮抗药(noncompetitive antagonist):与受体的结合是相对不可逆的,能引起受体构型改变,从而干扰激动药与受体的正常结合,且激动药不能竞争性对抗这种干扰。因此,即使不断增大激动药的剂量也不能使量效曲线的最大作用强度达到原来的水平。随着此类拮抗药剂量的增加,激动药量效曲线逐渐下移(见图 3-10)。pA_2 是非竞争性拮抗药的亲和力参数,又称减活指数,是指使激动药的最大效应降低一半时,非竞争拮抗药摩尔浓度的负对数。

2. 速率学说(rate theory) 1961 年 Paton 提出速率学说,认为药物的药理效应不但与药物结合受体的数目有关,也与药物受体结合后的解离速率有关,即药物分子与受体碰撞的频率。药物作用的效应与其占有受体的速率成正比,效应的产生是一个药物分子和受点相碰撞时产生一定量的刺激,并传递到效应器的结果。药物 - 受体复合物的解离速率越大,产生的最大效应越大,或药物的内在活性越大。

3. 二态模型学说(two state theory) Monod 首先提出二态模型学说,认为受体蛋白有两种可以互变的构型状态,一种是静息态(Ri),即为无活性受体;另一种是活化态(Ra),为活性受体,两者呈动态平衡。平衡趋向的改变主要取决于药物对 Ra 及 Ri 亲和力大小。如激动药对 Ra 的亲和力大于对 Ri 的亲和力,可使平衡趋向 Ra,并激动受体产生药理效应。一个完全激动药对 Ra 有充分的选择性,在药量足够时可以使受体构型完全转为 Ra;部分激动药对 Ra 的亲和力仅比对 Ri 的亲和力大 50% 左右,即使有足够的药量,也只能产生较小的效应;拮抗药对 Ra 及 Ri 的亲和力相等,并不改变两种受体状态的平衡。还有些药物对 Ri 亲和力大于 Ra,与受体结合后引起受体构型向非激活状态转变,因而引起与激动药相反的效应,称为反向激动药(inverse agonists)(图 3-11)。

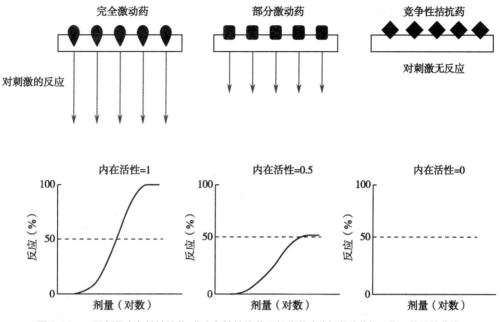

图 3-10　不同剂量竞争性拮抗药、非竞争性拮抗药及部分激动药与激动药相互作用的量效曲线

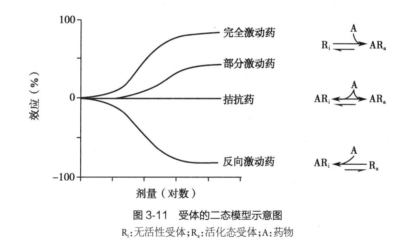

图 3-11　受体的二态模型示意图
R_i:无活性受体;R_a:活化态受体;A:药物

　　1997 年,Leff.P 等在对二态模型学说修改完善后又提出三态模型学说,认为同一受体有激活和静息两种状态,但激活态可与两种 G 蛋白偶联,与 G 蛋白 1(G_1)偶联的激活状态受体为 R*,与 G_2 偶联的为 R**。G_1 和 G_2 可介导相同或不相同的效应,因此配体与受体结合后可产生不同的效应。若配体单独与 R* 或 R** 结合,符合二态模型的效应特点;若配体结合的受体同时偶联 G_1 和 G_2,则表现为三态模型描述的效应特点。

　　4. G 蛋白偶联受体的复合模型　是 1996 年 Kenakin 提出并归纳出的较为实用的动力模型。2012 年,Robert J.Lefkowitz 和 Briank.Kobilka 因在 G 蛋白偶联受体研究领域做出的杰出贡献,获得了诺贝尔化学奖。

三、受体的类型及细胞内信号转导途径

(一) 受体的类型
　　生物活性物质与受体结合是信息传递至细胞的第一步,随后由受体构象的变化引起一系列信息传导

过程。不同的受体传导信息的机制或方式不同。根据受体蛋白结构、信号传导过程、效应性质及受体位置等特点,可将受体分为以下几类。

1. **离子通道受体** 离子通道按生理功能可分为配体门控离子通道和电压门控离子通道。配体门控离子通道受体(ligand gated ion channel receptor)由配体结合部位和离子通道两部分构成,当受体与配体结合后受体变构,使离子通道开放或关闭,细胞膜离子流动状态改变,从而传递信息。此类受体与激动剂结合后导致离子通道开放,促进细胞内、外离子跨膜转运,产生细胞膜去极化或超极化,引起兴奋或抑制效应。如 N 胆碱受体、兴奋性氨基酸受体、γ- 氨基丁酸(GABA)受体及甘氨酸受体等都属于这类受体。N 胆碱受体由 5 个亚基在细胞膜内呈五边形排列围成离子通道,当与乙酰胆碱结合时,膜通道开放,膜外的阳离子(Na^+)内流,引起突触后膜的电位变化。γ- 氨基丁酸(GABA)受体有 A、B 两种亚型,其中 A 型(GABAA 受体)由 α 及 β 两种亚基组成五聚体,所形成的通道控制 Cl^- 的内流,可使突触后膜超极化而对神经元产生普遍的抑制作用。主要的离子通道型受体有:①钠通道:N_2 受体、5-HT$_3$ 受体;②氯通道:GABAA、甘氨酸受体;③钙通道:NMDA 型谷氨酸受体;④钠、钾通道:非 NMDA 型谷氨酸受体。

2. **G 蛋白偶联受体** 是一类由 GTP 结合调节蛋白(简称 G 蛋白)组成的受体超家族,可将配体带来的信号传送至效应器蛋白而产生效应。这一类受体是目前发现的种类最多的受体,遍布于机体的各个组织器官。约 40 多种神经递质或多肽类激素的受体通过 G 蛋白偶联机制产生效应,如肾上腺素、5- 羟色胺、多巴胺、乙酰胆碱、嘌呤类、前列腺素、阿片类及一些多肽激素等的受体,均属于此类受体。G 蛋白的调节效应器包括酶类,如腺苷酸环化酶、磷脂酶等及某些离子通道如 Ca^{2+}、K^+ 离子通道。

G 蛋白偶联受体的主要特征是其本身不具有酶的活性,也不直接导致第二信使的生成,而是必须与 G 蛋白偶联后,经过 G 蛋白的转导而将信号[包括第二信使环腺苷酸(cAMP)、三磷酸肌醇(IP_3)、二酰甘油(DAG)及 Ca^+ 等]传递至效应器,才能产生药理效应。

G 蛋白偶联受体的基本结构都非常相似,均为单一肽链形成 7 个 α- 螺旋(跨膜区段)往返穿透细胞膜,形成三个细胞外环和三个细胞内环。其 N- 端在细胞外,具有糖基化位点,C- 端在细胞内。这两段肽链的氨基酸组成在各种受体差异很大,与其识别配体及转导信息的多样性有关。胞内有 G 蛋白结合区,G 蛋白是由 α、β、γ 3 个亚单位组成的三聚体,含有 300~500 个氨基酸残基,分子量在 40~50kDa 范围内。静息状态时与 GDP 结合,当受体激活时 GDP-αβγ 复合物在 Mg^{2+} 参与下,GDP 与胞质中 GTP 交换,GTP-α 亚基与 βγ 亚基形成 G 蛋白三聚体,恢复原来的静息状态。每一种受体对一种或几种 G 蛋白具有不同的特异性,一个受体可激活多个 G 蛋白,一个 G 蛋白可以转导多个信号给效应器,调节许多细胞的功能。

3. **酪氨酸激酶受体(tyrosine kinase receptor)** 这类受体都是跨膜糖蛋白,由三部分构成,胞外部分是与配体结合的部位,中间有 20 多个疏水氨基酸构成的跨膜段,细胞内侧为酪氨酸激酶活性部位,含有可能被磷酸化的酪氨酸残基。其激动剂与此类受体的识别部位结合后,细胞内的激酶被磷酸化,磷酸根转移至效应器上,使效应器蛋白的酪氨酸残基磷酸化,激活细胞内蛋白激酶,DNA 及 RNA 合成增加,加速蛋白质合成,从而产生细胞生长、分化等效应。胰岛素、表皮生长因子、血小板衍生生长因子及某些淋巴因子受体都属于这一类型。当胰岛素受体或生长因子受体与配体结合后,受体变构,酪氨酸磷酸化,激活酪氨酸蛋白激酶,引起一系列细胞内信息传递。

4. **细胞内受体(intracellular receptor)** 此类受体是存在于细胞质和细胞核中的特异性蛋白质,其配体包括肾上腺皮质激素、雌激素、孕激素、甲状腺素和维生素 D 等,易于透过细胞膜的脂质双层而与细胞内受体结合,产生生理和药理作用。细胞内受体包括细胞核激素受体和某些脂溶性药物的受体。细胞核激素受体(cell nuclear hormone receptor)本质上属于核转录因子(transcript factor),能与细胞核内特异性 DNA 结合而促进其所调节基因的转录。而激素则是这种转录因子的调控物。这类受体能与亲脂性的糖皮质激素、盐皮质激素、性激素、甲状腺激素、维生素 A、维生素 D 及维甲酸等结合,形成激素受体复合物,调控基因表达而发挥作用。在治疗学上有重要意义:①由于促进新的蛋白质合成需要时间,激素应用后一般需要 30 分钟至数小时才能产生疗效,如应用糖皮质激素后不会立即缓解哮喘状态;②大多数酶和蛋白质的更替相对缓慢,当血药浓度降低到 0 以后,激素的作用还能持续数小时或数天,说明停药后激素的作用(毒性)不会立即消失。

5. 细胞因子受体(cytokine receptor) 这类受体由 α 和 β 两个亚基组成,在生理状态下可与细胞因子高亲和力结合。白细胞介素受体、红细胞生成素受体、巨噬细胞集落刺激因子受体、催乳素以及生长激素受体等均属于这一类(图 3-12)。

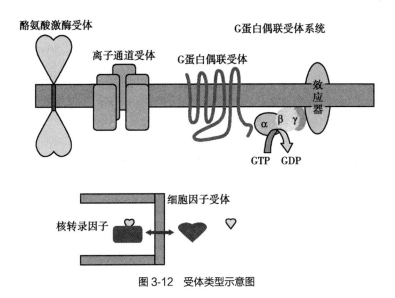

图 3-12 受体类型示意图

(二) 细胞内信号转导途径

药物、激素、神经介质或其他生物活性物质与受体作用后可引起广泛而复杂的效应,主要有赖于细胞内灵敏的信号转导系统。细胞信息传递是细胞外界的信息分子特异地与细胞膜表面受体结合,刺激细胞产生调节信号,以一系列蛋白质构型和功能的改变引发瀑布式级联反应的过程。一个胞外信号逐级经过胞质中雪崩式的酶促放大反应,迅速在细胞中扩布到特定的靶系统,发挥效应。细胞外信号物质种类繁多,受体本身也具有多型性,但目前已知的细胞内传导系统以及效应器种类却很有限。大多数跨膜信号传导过程仅通过几种分子机制完成,因此,可能存在多种细胞外信号物质共用有限的细胞内信使物质和效应体系的现象;可能存在多种介质、激素及调节物质与同一种或几种细胞内信使物质间的相互作用;可能存在一种受体亚型与若干不同的效应器偶联,而若干个不同种受体又可能影响同一效应器的现象(图 3-13)。多数信息传递需要第一信使、第二信使及第三信使的传递。

1. 第一信使(first messenger) 指多肽类激素、神经递质及细胞因子等细胞外信使物质。大多数第一信使不进入细胞,而是与靶细胞膜表面的特异受体结合,改变受体的构象进而激活受体。被激活的受体能引起细胞某些生物学特性的改变,如膜对某些离子通透性及膜上某些酶活性的变化,从而调节细胞功能。

2. 第二信使(second messenger) 是指第一信使作用于靶细胞后,刺激胞质内产生的信息分子,

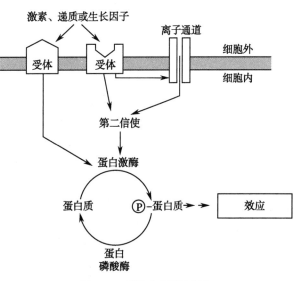

图 3-13 膜信息传递示意图

是胞外信息与细胞内效应器之间必不可少的中介物。受体之所以具有灵敏的识别能力，能与周围微量的配体结合引起广泛而复杂的效应，主要是靠第二信使的作用。第二信使将获得的信息增强、分化、整合，再传递给效应机制，发挥特定的生理功能或药理效应。现已知有许多物质参与细胞内信息传递，研究较多的第二信使有环腺苷酸、环鸟苷酸、肌醇磷脂及钙离子等。

(1) 环腺苷酸(cAMP)：cAMP 是三磷酸腺苷(ATP)经腺苷酸环化酶(AC)作用的产物。cAMP 能激活蛋白激酶A(PKA)而使细胞内多种蛋白磷酸化，如使磷酸化酶、脂酶、糖原合成酶等磷酸化而活化后产生能量。钙通道磷酸化后被激活，引起 Ca^{2+} 内流，从而使神经、心肌、平滑肌等兴奋。肾上腺素、胰高血糖素、多巴胺、前列环素等受体能激活 AC 使 cAMP 增加。cAMP 主要参与调节肝糖原分解、脂肪水解、心脏兴奋、血管舒张、血钙升高及钙通道开放等。

(2) 环鸟苷酸(cGMP)：cGMP 是三磷酸鸟苷(GTP)经鸟苷酸环化酶(GC)作用的产物，可被磷酸二酯酶(phosphodiesterase, PDE)水解灭活。cGMP 与 cAMP 引起的作用相反，使心脏抑制、血管舒张、肠道腺体分泌等。cGMP 可以独立作用而不受 cAMP 制约。cGMP 可激活蛋白激酶 G(PKG)而引起各种效应。

(3) 肌醇磷脂(phosphatidyl inostol)：细胞膜上肌醇磷脂的水解是另一类重要的信息转导系统。α_1、5-HT_2、H_1、M_1、M_2 受体激动药与其受体结合后通过 G 蛋白介导激活磷脂酶 C(PLC)，PLC 使 4,5- 二磷酸肌醇(PIP_2)水解为二酰甘油(DAG)及 1,4,5- 三磷酸肌醇(IP_3)。DAG 在细胞膜上与 Ca^{2+} 协同激活蛋白激酶，使许多靶蛋白磷酸化而产生效应，如腺体分泌、血小板聚集、中性粒细胞活化及细胞生长分化等效应。IP_3 能促进细胞内钙离子池释放 Ca^{2+}，通过钙调蛋白及 PKC 激活多种细胞功能，具有重要的生理意义。

(4) 钙离子：细胞内 Ca^{2+} 浓度不及血浆钙离子浓度的 0.1%，但对细胞功能有着重要的调节作用，如肌肉收缩、腺体分泌、白细胞及血小板活化及脑内多种酶的激活等。细胞外 Ca^{2+} 通过细胞膜上的 Ca^{2+} 通道进入细胞质，也可以从细胞内肌质网等钙池释放，两种途径相互促进。前者受膜电位、受体、G 蛋白、PKA 等调控，后者受 IP_3 作用而释放。细胞内 Ca^{2+} 激活 PKC，与 DAG 协同促进其他信息传递蛋白及效应蛋白活化。

3. 第三信使(third messenger) 是指负责细胞核内外信息传递的物质，包括生长因子、转化因子等。它们传导蛋白以及某些癌基因产物，参与基因调控、细胞增殖和分化，以及肿瘤的形成等过程。

由此可见，众多种类的受体与细胞内信使，受体与效应器之间存在着复杂的调节机制。随着分子生物学和细胞生物学的不断发展，关于受体的结构本质、受体的克隆、受体与配体结合的机制以及受体基因的表达与机体功能的关系正在受到越来越广泛的关注。

四、受体的调节

受体虽是遗传所得的固有蛋白质，但并非固定不变的，而是处于经常代谢更新的动态平衡中，其数量、构象、亲和力以及效应力等受各种生理及药理因素的影响。受体的调节是维持机体内环境稳定的重要因素，其调节方式主要有下列类型：

1. 受体脱敏(receptor desensitization) 即向下调节(down-regulation)，是指受体长期反复与激动药接触后，组织细胞对激动药的敏感性和反应性下降的现象。如长期用异丙肾上腺素治疗哮喘产生的耐受性。如果仅对一种受体激动药反应性下降，而对其他类型受体激动药反应性不变，称之为激动药特异性脱敏(agonist-specific desensitization)；若不仅对一种类型的激动药脱敏，对其他类型激动药也不敏感，则称为激动药非特异性脱敏(agonist-nospecific desensitization)。前者可能与受体磷酸化或受体内移有关；后者则可能与所有受影响的受体有共同的反馈调节机制有关，也可能受调节的是它们信号转导通路上的某个共同环节。

2. 受体增敏(receptor hypersensitization) 即向上调节(up-regulation)，是与受体脱敏相反的一种现象，指受体长期反复与拮抗药接触产生的受体数目增加或对药物的敏感性升高的现象。如长期应用 β 受体阻断药普萘洛尔，突然停药后可致"反跳"现象，这是由于 β 受体的敏感性增高所致。若受体脱敏和增敏只涉及受体密度的变化,则分别称之为下调和上调。

3. **同种和异种调节**　若配体作用于特异性受体,使该受体数量和亲和力发生变化,称同种调节。例如长期使用 β- 肾上腺素受体激动药异丙肾上腺素可导致 β 受体脱敏(结合量下降),长期使用表皮生长因子可引起 EGF 受体减少等。若配体作用于特异性受体后对另一种配体的受体产生了调节作用,称异种调节。如 β- 肾上腺素受体可被甲状腺素、糖皮质激素和性激素所调节;M 受体可被血管活性肽所调节等。同种调节和异种调节的最终结果仍然是使受体产生脱敏或增敏。

五、受体与疾病的关系

受体的正常调节及变化是维持机体内环境稳定的重要因素,而受体的异常变化则是致病的重要因素。因受体的改变而引起的疾病称为受体病(receptor disease)。但因其他原因而产生的某些疾病中也可有受体的改变。导致疾病的受体改变主要包括:异常受体及异常偶联蛋白的表达,受体的数目、亲和力及特异性的改变等。如研究发现,某些病理变化可诱导一些组织产生原先并不表达的新受体,即可诱导受体(inducible receptors),这不仅为病因学研究提供了新的线索,而且为疾病的治疗提供了新的靶点。

受体的化学本质是蛋白质,具有抗原性。只是由于机体自身存在免疫自稳作用,正常个体对自身的受体不产生免疫反应。但是多种因素(如遗传缺陷、感染等)都可破坏这种免疫自稳状态,从而出现自身免疫反应,产生受体的自身抗体。自身抗体按其作用的不同可分为两大类:封闭型抗体和刺激型抗体。

在病理状态下,某些受体的特异性会发生改变,从而与过量的非特异配基相结合并产生效应;而在正常情况下,他们之间可能完全不起反应。如绒毛膜癌患者体内,过量的人绒毛膜促性腺激素(human chorionic gonadotropin,HCG)可激动促甲状腺素(thyrotropin,thyroid stimulating hormone,TSH)受体而出现甲状腺功能亢进症状;在肢端肥大症患者体内,过量的生长激素(human growth hormone,hGH)可作用于催乳素受体而使患者出现泌乳及闭经等现象。

六、受体与临床用药

受体学说对临床用药具有重要指导意义。

1. **有助于理解并认识药物作用的原理和药物间相互作用**　受体的效应涉及面广,致使药物间的应用相互制约。

2. **有助于了解药物发展的动向**　如支气管哮喘患者支气管平滑肌上的 β_2 受体数目,随哮喘发作次数的增加而日益减少,故治疗初期用 β 受体激动剂效果显著,但后期则越来越差。甲状腺功能亢进患者 β 受体数目上调。心力衰竭患者心肌细胞膜上强心苷受体数目上调,故某些患者在体内血药浓度尚未达到有效范围时就已经出现心脏毒性。

3. **根据药物对受体数目的调节作用指导用药**　如长期应用 β 受体阻断药引起 β 受体数目增加,突然停药后会出现"反跳"现象。同理,长期应用某些受体激动药引起相应受体数目减少,停药后产生戒断综合征。

案例 3-1

　　某男性患者,因腹部绞痛、腹泻就诊,诊断为急性胃肠炎,收入院。入院后立即给予阿托品注射剂 1mg 肌内注射,洛美沙星片 0.3g 口服,每天 2 次。给药后腹痛减轻继而消失,但患者出现皮肤干燥、面部潮红、口干、视物模糊、排尿困难。

思考：

1. 两种治疗药物，哪一个是对因治疗？哪一个是对症治疗？两药的作用机制各是什么？

2. 用药后什么症状的改善属于治疗作用？什么症状属于不良反应？这些不良反应是否可以避免？

（杨静娴）

学习小结

药物效应动力学简称药效学，是研究药物对机体的作用及作用机制的学科。药物的不良反应主要包括副作用、毒性反应、变态反应、后遗效应、停药反应、特异性反应等；效能是指药物所能产生的最大效应，效价强度是指引起等效反应的相对剂量，二者反映药物的不同性质；LD_{50}/ED_{50} 的比值称为治疗指数，用以表示药物安全性的大小。绝大多数药物都是通过与受体结合发挥效应的。受体是存在于细胞膜或细胞内、对生物活性物质具有识别能力并可与之选择性结合产生特定效应的生物大分子；与受体既有亲和力又有内在活性、能激活受体产生药理效应的药物称为受体激动药；与受体仅有较强的亲和力，但缺乏内在活性的药物称受体拮抗药，包括竞争性和非竞争性拮抗药两类。

复习参考题

1. 药物的不良反应有哪些？

2. 从量反应的量效曲线上可以获得哪几个特征型变量？

3. 根据受体蛋白结构、信号转导过程、效应性质等特点，受体大致可分为哪五类？

4. 从与受体结合角度说明竞争性拮抗药的特点。

第四章　影响药物效应的因素

4

药物在机体内产生的药理作用是药物与机体相互作用的结果,受药物和机体多方面因素的影响。其中药物方面因素主要有剂型、剂量、给药方法、联合用药及药物相互作用等;机体方面因素主要有年龄、性别、种族、遗传、心理、生理和病理等。这些因素会引起不同个体对药物吸收、分布和消除的变异,导致药物在体内作用部位浓度不同,即药物代谢动力学差异(pharmacokinetic variation);或药物浓度虽相同,但机体反应性不同,即药物效应动力学差异(pharmacodynamic variation)。这两方面的变异,均能引起药物反应的个体差异(interindividual variation)。在绝大多数情况下,这种差异只是"量"的差异,即药物作用强弱或时间长短不同,但性质仍相同;但少数情况下,药物作用也会出现"质"的差异,即产生了不同性质的反应。因此在临床选用药物和剂量时,应熟悉各种因素对药物作用的影响,根据个体的情况选择合适的药物和剂量,做到用药个体化。

第一节　药物方面的因素

一、药物的剂量和剂型

1. **剂量**　同一药物在不同剂量下对机体的作用强度不同。大多数药物剂量与效应的关系符合量效关系,即随着剂量的增加疗效逐渐增强,如苯巴比妥在低于阈剂量时不产生任何效应,随着剂量的增加,依次产生镇静、催眠、抗惊厥、抗癫痫等作用,甚至引起中枢麻痹、死亡。

但少数药物剂量不同时疗效不同甚至相反,如小剂量的碘是合成甲状腺素的原料,而大剂量碘却能抑制甲状腺素的释放;青霉素在低浓度时能抑制细菌生长,而高浓度时能够直接杀灭细菌;小剂量的阿司匹林能抑制血小板聚集用于抗血栓,大剂量的阿司匹林则有解热、抗炎、抗风湿等作用。

2. **剂型**　药物可制成多种剂型,采用不同的给药途径,对体内过程会有明显影响。同种药物可有不同的剂型,从吸收和消除快慢方面的一般规律是:静脉注射 > 吸入 > 肌内注射 > 皮下注射 > 口服 > 经肛 > 贴皮。口服给药的有片剂、胶囊、口服液;注射用的有水剂、乳剂、油剂;还有控制释放速度的控释剂。口服制剂中的溶液剂比片剂和胶囊容易吸收;注射剂的水溶液较油剂或混悬液吸收快,但作用维持时间较短。同剂型药物给药途径不同疗效也不同,如硫酸镁口服可以导泻、利胆,而注射给药则有镇静、降压的作用。

缓释剂(slow release formulation,SLF)可使药物按一级速率缓慢释放而吸收,包括延迟释放剂(extended release formulation)和持续释放剂(sustained release formulation)。控释剂(controlled release formulation,CLF)可以控制药物按零级动力学恒速或近恒速释放,以保持恒速吸收,如透皮贴剂。靶向制剂是药物与载体相连后导向分布到靶细胞,可提高疗效、减少不良反应。

同一剂型如生物利用度不同,进入体循环的药量也明显不同。

二、给药方法

1. **给药时间**　给药时间的确定应根据药物性质、对胃肠道刺激性、病人的耐受能力及需要药物产生作用的时间等来综合考虑。一般情况下,饭前服用吸收较好,发挥作用较快;饭后服用吸收较差,起效也较慢。对胃肠道有刺激性的药物宜饭后服;催眠药物宜睡前服用。

药物通过影响机体的生理生化功能而产生效应,而机体的生理生化功能有着昼夜变化的规律,即生物钟(biological clock),也必然对药物效应带来影响。如人体肾上腺糖皮质激素分泌高峰期是在清晨,低谷期在午夜,长期应用糖皮质激素时可采取隔日清晨服药,以减少药物对自身肾上腺皮质功能的抑制;人体对铁剂的吸收以 21:00 时较快;人体对痛、痒的感觉早上比较敏感;茶碱对小鼠的毒性在夜间 0:00~

4:00时最小,白天12:00~16:00时最大等。研究药物疗效随昼夜规律变化的一门边缘学科即时辰药理学(chronopharmacology)。

2. **给药间隔时间**　一般给药时间间隔应以药物的半衰期为参考依据,结合病人的病情和病程需要而定。对半衰期短的药物给药次数要相应增加;而对毒性大或消除慢的药物,长期用药应规定每日用量和疗程,避免蓄积中毒;对肝肾功能不良患者可适当减少用量或延长给药时间间隔。

3. **疗程**　是指为达到一定治疗目的而连续用药的时间,需根据病情及病程决定,一般在症状消失后即可停药。对于某些慢性病及感染性疾病应按规定时间持续用药,以避免病情复发或加重。

三、反复用药

长期反复用药后,机体对药物的反应可能发生以下改变。

1. **依赖性**　某些药物长期使用后患者会产生依赖性。依赖性又分为精神依赖和躯体依赖性产生后一旦停止给药,患者会出现精神和生理功能紊乱的戒断症状,则称为成瘾性。药物滥用特别是兴奋剂或麻醉剂的滥用是引起依赖性的重要原因。

2. **耐受性(tolerance)**　指同一药物连续使用过程中药效逐渐减弱,需加大剂量才能产生相同的药效;但停用一段时间后机体又可恢复原有的敏感性。少数患者对某些药物存在先天耐受性,又称低敏性。耐受性产生的主要原因可能是药代动力学改变(如吸收转运受阻、消除加快及CYP酶的诱导作用等)、药效学改变(如机体调节适应性改变、受体脱敏等)。根据耐受性产生的时间和表现形式分为两种情况:

(1) 快速耐受性:在短期内连续用药数次后即发生的耐受现象。如短期内反复使用麻黄碱、安非他明、甲基苯丙胺等间接激动肾上腺素受体药,由于使肾上腺素能神经末梢囊泡内的递质迅速耗竭,导致作用减弱。

(2) 交叉耐受性:机体对某药产生耐受性后,对同类的另一药敏感性也降低。

3. **耐药性(resistance)**　长时间使用化疗药后,病原体或肿瘤细胞对药物的敏感性降低,称耐药性或抗药性。产生耐药性的原因可能与病原体发生的基因变异有关。抗病原体药同样可产生快速耐药性和交叉耐药性。

四、食物的影响

胃肠道内食物的多少、理化性质及某些成分影响到药物吸收的快慢和量,必然也会影响到药物的疗效。肠内容物多可阻碍药物与吸收部位的接触,使吸收减慢、减少。对口服药物来讲,一般空腹服用吸收较好,而脂溶性维生素和食物同用则更容易吸收;对胃肠道有刺激性的药物饭后服用可减小刺激性。

食物pH值的变化也影响药物在胃肠道的吸收,如弱酸性食物能加速阿司匹林、磺胺类等药物的吸收,而弱碱性食物能加速氨茶碱、氯喹等的吸收。对药物吸收的影响能明显改变药物的药理作用和毒性。食物中的金属离子如Fe^{2+},Ca^{2+}等因与四环素类药物络合而互相影响吸收。

饮食习惯与嗜好也会影响药物的效应。服用降压药者应严格控制盐的摄入,因高盐能使水分潴留在体内,导致血容量增加,影响降压效果;服用他汀类降血脂药期间要少喝西柚汁,因其中的柚皮素成分会影响肝脏降血脂药代谢酶的活性,使血液中药物浓度过高而造成危险;服用利尿药氨苯蝶啶类时,要避免服用钾补充剂,也不可过量摄取富含钾的食物,以免造成高钾血症,导致心律失常、肌肉无力、腹痛等症状;口服抗凝血药期间要避免过量摄取含有维生素K的食物,包括茼蒿、菠菜、花菜、甘蓝等深绿色蔬菜,以及马铃薯、鱼肝油、蛋黄、乳酪等,以免影响抗凝药的作用。

五、联合用药和药物相互作用

为了达到增强疗效、减少不良反应的治疗目的,临床常采取两种或两种以上药物同时或先后序贯应用,称联合用药(drug combination)。联合用药时常会发生药物之间的相互作用(drug interaction),即协同作用(synergism)和拮抗作用(antagonism)。不恰当的联合用药往往会使疗效降低或出现意外的毒性反应。固定剂量比例的复方制剂虽然应用方便,但针对性不强,较难解决个体差异问题。药物相互作用主要表现在药动学和药效学两个方面。

1. **配伍禁忌**(incompatibility) 药物在体外配伍时直接发生物理或化学性的相互作用而影响疗效或毒性反应,称为配伍禁忌,在静脉滴注时尤应注意配伍禁忌。

2. **药代动力学方面**

(1) 妨碍吸收:空腹服药吸收较快,饭后服药吸收较平稳。促进胃排空的药如甲氧氯普胺能加速药物吸收,抑制胃排空的药如抗 M 胆碱药物能延缓药物吸收。对于吸收缓慢的灰黄霉素加快胃排空反而减少其吸收,而在胃中易被破坏的左旋多巴减慢胃排空反而使吸收减少。

有些药物可改变胃肠道的 pH 值而影响其他药的解离度,进而影响其他药的吸收,如抗酸药可增加弱酸性药物磺胺类等的解离度,因而使磺胺类吸收减少;氢氧化铝凝胶可吸附氯丙嗪;四环素类与钙、镁或铝等离子结合形成不溶性络合物;浓茶中含有的大量鞣酸可与铁制剂或生物碱发生沉淀而阻碍吸收。

(2) 竞争血浆蛋白结合:很多药物吸收入血后与血浆蛋白可逆性结合,对于那些与血浆蛋白结合率高的、分布容积小的、安全范围窄及消除半衰期较长的药物,易受其他药物置换与血浆蛋白的结合而使作用增强,如阿司匹林、对乙酰氨基酚与血浆蛋白的结合力很强,可将双香豆素类从血浆蛋白的结合部位置换出来,使其抗凝血作用增强;早产儿或新生儿服用磺胺类或水杨酸类后,由于这些药物能竞争性与血浆蛋白结合,可将胆红素从血浆蛋白结合位点置换出来,引起脑性核黄疸症。

(3) 影响生物转化:许多药物对肝药酶有诱导或抑制作用,从而影响其他药物在体内的代谢,使其半衰期、药理作用及不良反应等发生改变。肝药酶诱导剂如苯巴比妥、利福平、苯妥英钠及烟、酒等都能增加经肝转化药物的消除而使其药效减弱;肝药酶抑制剂如异烟肼、氯霉素、西咪替丁等能减慢在肝转化药物的消除而使其药效加强。

(4) 影响药物排泄:有些药物可通过改变尿液的 pH 而影响药物的解离度,从而影响药物的排泄。如尿液呈酸性时可使弱碱性药解离型增多,在肾小管的重吸收减少而排出量增加;同样尿液呈碱性时可使弱酸性药解离度增加,排出增多。还有些药物及其代谢产物可竞争转运载体从肾近曲小管主动转运分泌,如水杨酸类、丙磺舒、噻嗪类、乙酰唑胺、青霉素、头孢噻啶等。当这些药物合用时,排泄均可减少,而作用或毒性增加。

3. **药效学方面**

(1) 生理性拮抗或协同:协同作用(synergism)指合用后药物原有作用或毒性增加,如阿司匹林与对乙酰氨基酚合用时,解热镇痛作用相加;磺胺甲噁唑与甲氧苄啶合用后使抗菌作用增加数倍至数十倍,甚至出现杀菌作用;服用镇静催眠药后饮酒会加重中枢抑制作用等。拮抗作用(antagonism)指合用药物后原有作用或毒性减弱。如纳洛酮可拮抗吗啡的作用,普萘洛尔可拮抗异丙肾上腺素的作用。抗凝血药肝素带强大负电荷,过量可引起出血,而此时静脉注射带强正电荷的鱼精蛋白,能与肝素形成稳定复合物,使肝素的抗凝血作用迅速消失。

(2) 受体水平的协同与拮抗:许多抗组胺药、吩噻嗪类及三环类抗抑郁药等都具有抗 M 胆碱的作用,如与阿托品合用可能引起精神错乱、记忆紊乱等不良反应,β 受体阻断药与肾上腺素合用可能导致高血压危象等。

（3）干扰神经递质的转运：三环类抗抑郁药可抑制儿茶酚胺的再摄取，从而增加肾上腺素及其拟似药的升压反应，而抑制可乐定及甲基多巴的中枢降压作用。

（4）无关作用：指联用后的效果未超过其中作用较强者，或各自发挥相应作用，互不干扰。

第二节　机体方面的因素

一、生理因素

1. **年龄**　许多生理功能、血浆蛋白含量、代谢酶活性等可因年龄不同而出现较大差异，从而影响药物的效应和药代动力学。

（1）小儿：特别是新生儿与早产儿，各种生理功能包括自身调节功能尚未发育完善，与成年人有巨大差别，对药物的反应一般比较敏感。①吸收：新生儿的胃液 pH 值较低，胃内容物的排出较慢，对药物的吸收也比较慢。但青霉素类药物也正因此在胃内的分解减少，吸收较成人为好。婴儿期以后的药物吸收基本与成人相同。②分布：新生儿的血浆蛋白含量低，只有成人的 80% 左右，因此当给予血浆蛋白结合率高的药物时，游离型药物浓度会增加，药效增强而易于中毒。③代谢：第一时相，新生儿肝脏功能尚未完全发育好，但一年内即可发育成熟，且其肝脏重量与体重的比例较成人为高，因此对某些药物来说（如茶碱类），婴儿期以后的肝脏代谢功能按体重计算则较成人为高。第二时相，新生儿期的硫酸结合能力与成人无异，但甘氨酸和葡糖醛酸的结合能力还较差，因此新生儿应用氯霉素或吗啡分别易导致灰婴综合征及呼吸抑制。④排泄：新生儿的肾小球滤过率和肾小管分泌功能都比较差，因此对氨基糖苷类和青霉素类的清除率较低，如应用庆大霉素后的血浆半衰期长达 18 小时，为成人（2 小时）的 9 倍。

（2）老年人：老年人的实际年龄与其生理年龄并不完全一致，即老年人生理功能衰退的程度与快慢各不相同，因此没有按年龄计算老年人用药剂量的公式，也没有绝对的年龄划分界限，医学上一般将 65 岁以上人群定义为老年人。

由于老年人生理功能逐渐减退，血浆蛋白浓度降低，肝血流量和肝药酶活性下降，肾血流量和肾小球滤过率降低，肾小管功能逐渐减弱，因而使药物的消除速度减慢，作用或毒性增强。①吸收：老年人胃内容物排出的时间有所延长，但对药物的吸收能力变化不大。②分布：老年人细胞外液的量会随年龄的增长而逐渐减少，但脂肪却会增加，因此水溶性药物的分布容积会降低，血药浓度会增高；相反脂溶性药物的分布容积会增加，其血药浓度会降低。此外，老年人血浆白蛋白浓度较低，白蛋白结合率比较高的药物如香豆素类的游离型浓度升高，作用会增强。③代谢：随着年龄的增加，老年人的肝脏重量和肝血流量都会逐渐减少，对于代谢与肝脏血流量多少密切相关的药物如普萘洛尔、利多卡因等的清除率下降，血药浓度会升高。肝脏重量减少也使那些依靠 CYP 酶进行代谢的药物如苯二氮䓬类、茶碱类的清除率下降。但药物代谢的第二时相（结合）不会因年龄增加而受影响。④排泄：老年人随着年龄的增加，肾功能会下降，因肾小球滤过率的降低而使药物从肾脏的排出减少，如氨基糖苷类、地高辛等。

2. **性别**　除大白鼠外，一般动物对药物反应的性别差异不大。男性对对乙酰氨基酚及阿司匹林的清除率分别高于女性 40% 及 60%。女性在月经、妊娠、分娩、哺乳期时用药应注意。月经期和妊娠期禁用泻药和抗凝药，以免月经过多、流产、早产或出血。有些药物能通过胎盘进入胎儿体内，影响胎儿生长发育，严重的可导致畸胎，故妊娠期用药应十分慎重（表 4-1）。20 世纪 50 年代末期，西欧孕妇因服用沙利度胺（反应停）而生产了 1 万余例海豹畸形婴儿，这个悲剧引起了孕妇用药的警惕。对于已知的有致畸作用的药物如锂盐、酒精、华法林及性激素等在妊娠早期胎儿器官发育期内应严格禁用。临产前禁用吗啡，以免使胎儿的呼吸受到抑制。哺乳期用药应注意药物从乳汁排出对婴儿的影响。

表 4-1　妊娠 16 周后对孕妇或胎儿产生毒性作用的药物

药物	毒性反应
氨基糖苷类抗生素	孕妇和胎儿的第Ⅷ对脑神经损害
大环内酯类抗生素	孕妇肝功能损害
四环素类抗生素	新生儿灰婴综合征
磺胺类抗菌药	新生儿高胆红素血症
非甾体类抗炎药	动脉堵塞、分娩延迟
苯二氮䓬类镇静催眠药	新生儿肌张力下降、嗜睡等
雄性激素	女性胎儿性器官男性化
抗甲状腺药	胎儿和新生儿甲状腺肿大、甲状腺功能减退
糖皮质激素	胎儿和新生儿肾上腺皮质功能不全
米索前列醇	诱发子宫收缩

3. 个体差异　多数病人在基本情况相同时对同一药物的反应差别不大,但也有个别人会表现出有显著差异的反应。个体差异产生的原因是广泛而复杂的,主要是药物体内过程存在差异,相同剂量的药物在不同个体中的血药浓度不同,导致作用强度和持续时间差异很大。故临床用药时,对药理作用强、安全范围小的药物,应根据病人具体情况及时调整剂量,做到给药方案个体化。

(1) 高敏性(hypersensitivity):是指病人对药物的反应特别敏感,用很小剂量就能产生其他人常用量的作用。如一般人静脉注射异戊巴比妥的麻醉剂量为 12mg/kg,高敏性病人 5mg/kg 就可产生麻醉效应。

(2) 低敏性(hyposensitivity):是指少数病人对药物特别不敏感,需加大剂量才能有效。如低敏性病人静脉注射异戊巴比妥,需 19mg/kg 才能产生麻醉作用。

(3) 遗传因素:遗传多样性(genetic polymorphism)对药物效应的影响近年来日益受到重视,至少已有 100 余种与药物效应有关的遗传异常基因已被发现。过去所谓的特异体质药物反应多数已从遗传异常表型获得解释,现已形成一个独立的药理学分支——遗传药理学(pharmacogenetics)。遗传异常主要表现在药物体内转化的异常,可分为快代谢型(extensive metabolizer,EM)及慢代谢型(poor metabolizer,PM)。前者使药物快速灭活,后者使药物灭活较缓慢,因此影响药物的血浆浓度、效应强弱久暂。如葡萄糖 -6- 磷酸脱氢酶(G6PD)缺乏者服用伯氨喹、磺胺类及砜类等药物易发生溶血反应。这两种遗传异常的人在我国都较常见,这些遗传异常只有在受到药物激发时才表现出异常。

二、病理因素

病理状态下,影响药物作用的因素较多,主要包括以下几种。

1. 肝功能不全　肝功能不全时影响药物在肝脏的转化,使肝脏对药物的代谢减慢,如使用主要在肝脏转化失活的药物如甲苯磺丁脲等,就会使其作用增强、持续时间延长。需要在肝脏经代谢后才有效的药物如可的松、泼尼松等在肝功能不全时则作用减弱。

2. 肾功能不全　肾功能不全会减低经肾排泄药物的清除率,如庆大霉素等主要由肾脏排泄的药物,因肾脏排泄减慢而使其半衰期延长达 10 倍,此时应减少用药剂量或延长给药时间间隔,以防止蓄积中毒。

3. 心功能不全　由于心输出量减少、胃肠道淤血等,药物在胃肠道内的吸收减少,消除减慢,如可使普鲁卡因胺的达峰时间和半衰期延长约 1 倍以上。

4. 酸碱平衡失调、电解质紊乱等也将影响药物的效应。如心肌细胞内钙离子浓度下降,会减弱强心苷类药物增强心肌收缩力的作用。

5. 其他功能失调　如中枢神经功能抑制时,能耐受较大剂量的中枢兴奋药,而中枢神经兴奋时则能耐受较大剂量中枢抑制药。内分泌功能失调等也可影响药物的效应。

三、心理因素——安慰剂效应

药物治疗的效应并非完全由药物本身这一种因素引起,而是受到病人的心理状态和思想情绪的影响。如果患者对疾病有很重的思想负担,往往会使药物疗效下降。而正确对待疾病,调动主观能动性,积极树立战胜疾病的坚强意志,则有利于疾病的痊愈和康复。

1. **安慰剂**(placebo)　一般是指没有特殊药理活性的中性物质,如乳糖、淀粉等制成的外形似药的制剂,当然还包括那些本身没有特殊作用的医疗措施,如假手术等。实验证明,高血压、消化性溃疡等患者用安慰剂后有效率可达 20%~40%;对偏头痛病人,安慰剂有效率可达 62%。

安慰剂效应主要由病人的心理因素引起,它来自病人对药物和医生的信赖,经医生给予药物后,病人会发生一系列的精神和生理变化,包括主观感觉及许多客观指标的改变。当医生对疾病的解释及预后的推测给病人带来积极乐观的消息时,病人的紧张情绪可大为缓解,安慰剂效应会比较明显。由于安慰剂效应的广泛存在,在评价药物疗效时,应考虑到这一因素的影响。实际上有不少药物或其他手段的治疗效果往往不是药物本身的作用,只是安慰剂效应。因此,医生的任何医疗活动,包括一言一行等服务态度都有可能发挥安慰剂作用,要充分利用这一效应。但医生不应利用安慰剂去敷衍或欺骗病人,因为这样会延误疾病的诊治,并可能破坏病人对医生的信心。

2. **药物依赖性**(drug dependence)　是指连续使用某些药物后产生的一种不可停用的渴求现象。根据危害程度可分为两类,即生理依赖性(physiological dependence)和精神依赖性(psychical dependence)。

(1) 生理依赖性:又称躯体依赖性(physical dependence),或成瘾性(addiction),是指某些药物(麻醉药品narcotics)用药时可产生欣快感,反复使用后造成一种身体的适应状态,一旦中断用药即可出现严重的生理功能紊乱,如剧烈头痛、腹痛、腹泻、恶心呕吐、严重失眠等,称为戒断症状(abstinence syndrome),其原因可能与机体已产生了某些生理生化改变有关。病人为继续获取这些药物可能不择手段,甚至走向犯罪。麻醉药品的滥用不仅对用药者自身危害极大,对社会危害也大。吗啡、可卡因、印度大麻及其同类药都属于麻醉药品。苯丙胺类、巴比妥类、苯二氮䓬类等亦被列入国际管制的成瘾性精神药物。

(2) 精神依赖性:又称心理依赖性(psychological dependence),或习惯性(habituation),是指使用某些药物后产生快乐满足的感觉,并在精神上形成不间断使用的欲望。其特点是停止使用后不产生明显的戒断症状,可出现身体多处不舒服的感觉,但可以自制。心理依赖性只是一种心理渴求,是主观精神上的渴望,无机体生理生化的改变。作用于中枢神经系统的药物如镇静催眠药、抗焦虑药、抗抑郁药等都可能引起精神依赖性。

四、其他因素

1. **营养状态**　营养不良者体重较轻,体内维生素、钙、镁等缺乏,血浆蛋白质合成减少,血中游离型药物增多。肝药酶活性降低,药物代谢减慢,且因脂肪组织减少而影响药物的储存,使药物效应增强、半衰期延长、毒性增大。研究表明,低蛋白饮食可降低细胞色素 P450 和 NADPH-细胞色素 P450(辅酶Ⅱ-P450)还原酶水平,使多种药物代谢减慢,增加毒性。食用烤炙牛肉,因含大量多芳香烃化合物,可使氨茶碱等代谢加快。禁食和饥饿者可使磺胺异唑排泄减少,甲苯磺丁脲分布下降。但急性短时饥饿不会出现上述改变。

2. **嗜好、饮食和环境**　长期吸烟或饮酒可诱导肝药酶活性,加速药物代谢;但急性酒精中毒能改变肝血流或抑制肝药酶活性,从而抑制药物代谢。当血中乙醇浓度约为 500mg/ml 时,可导致死亡。食物可通过影响药物吸收而影响药效。

若生活或工作环境中存在多种化学物质,如多氯联苯、多环芳香烃、多种重金属及挥发性全麻药等,都能诱导肝药酶,加快药物代谢。环境温度、湿度、噪声、运动及通气条件等也可影响药物的作用,如果正常人卧床 3 天,药物的半衰期明显缩短。

合理用药应达到既能充分发挥药物疗效,又要尽量避免或减少不良反应的目的。据此提出以下几条原则:①明确诊断,针对适应证选药;②根据药理学特点选药;③了解和掌握影响药物作用的各种因素;④对因和对症治疗并举;⑤医生应对病人始终负责,密切观察用药后的反应,及时调整剂量或更换药物。

案例 4-1

某患者因反复咳嗽就诊,无头晕、头痛等症状,既往有哮喘病史。入院后医生给予 10% 葡萄糖酸钙 1.0g 加入 5% 葡萄糖生理盐水 250ml 中,头孢曲松钠 1.0g 也加入上述溶液中,静脉滴注。输液中患者突感背部疼痛、呼吸困难、不能说话,经人工呼吸等抢救无效死亡。尸检发现患者胸腔淤血达 2000ml,动脉血管破裂。

思考:

1. 头孢曲松钠合用葡萄糖酸钙是否合理?

2. 病人死亡的原因是什么?

（杨静娴）

学习小结

药物在机体内产生的药理作用和效应是药物与机体相互作用的结果,受药物和机体多方面因素的影响。药物方面因素主要有剂型、剂量、给药方法、联合用药及药物相互作用等。药物相互作用主要表现在药代动力学和药效学两个方面。机体方面因素主要有生理因素、病理因素、心理因素 - 安慰剂效应及其他因素等。因此在临床选用药物和剂量时,应熟悉各种因素对药物作用的影响,根据个体的情况选择合适的药物,做到用药个体化。

复习参考题

1. 影响药物效应的因素有哪些?

2. 药物在体内的相互作用体现在药动学方面有哪些?

3. 试论述药效学的个体差异及其原因。

第二篇

作用于传出神经系统的药物

传出神经系统药理学概论

5

学习目标	
掌握	传出神经系统递质和受体、传出神经系统药物的作用方式与分类。
熟悉	乙酰胆碱和去甲肾上腺素的生物合成、转运、贮存、释放和代谢。
了解	传出神经系统分类。

第一节 传出神经系统的分类

传出神经系统（efferent nervous system）可传递来自中枢神经的冲动以支配效应器官的活动。按解剖学分类，传出神经系统包括自主神经系统（autonomic nervous system，也称植物神经系统，vegetative nervous system）和运动神经系统（motor nervous system）。自主神经系统包括交感神经系统（sympathetic nervous system）和副交感神经系统（para sympathetic nervous system），主要支配心脏、平滑肌和腺体等效应器的活动，为非随意活动，其解剖学特点是自中枢发出后要经过神经节（ganglion）更换神经元，然后到达所支配的器官，即效应器（effector），因此自主神经有节前纤维和节后纤维之分。运动神经系统支配骨骼肌的活动，通常为随意活动，其解剖学特点是自中枢发出后，中途不更换神经元，直接到达骨骼肌终板，其纤维无节前和节后之分。

传出神经系统的信息传递是依赖于神经末梢所释放的化学物质（神经递质，transmitter）进行的。这种传递过程既可发生于神经细胞之间，亦可发生于神经细胞与其所支配的效应器细胞之间。因此传出神经又可根据其末梢所释放的递质不同，分为胆碱能神经（cholinergic nerve）和去甲肾上腺素能神经（noradrenergic nerve），前者释放递质乙酰胆碱（acetylcholine，ACh），后者主要释放递质去甲肾上腺素（noradrenaline，NA 或 norepinephrine，NE）。胆碱能神经主要包括：①全部交感神经和副交感神经的节前纤维；②全部副交感神经的节后纤维；③运动神经；④极少数交感神经的节后纤维（支配汗腺分泌神经和骨骼肌血管舒张神经）。去甲肾上腺素能神经包括几乎所有的交感神经节后纤维（图 5-1）。

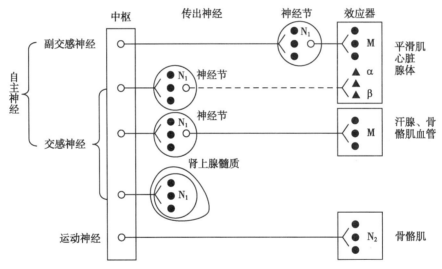

图 5-1 传出神经系统分类示意图

实线：胆碱能神经；虚线：去甲肾上腺素能神经；●：乙酰胆碱；▲：去甲肾上腺素

此外在某些效应器组织中还存在其他神经，例如肾及肠系膜存在多巴胺能神经（dopaminergic nerve），其神经末梢释放多巴胺（dopamine，DA），使肾血管和肠系膜血管扩张。在胃肠神经系统（enteric nervous system），除有胆碱能神经和去甲肾上腺素能神经外，还存在嘌呤能神经和肽能神经等，这些神经末梢能释放肽类及嘌呤类递质等，如血管活性肠肽（vasoactive intestinal peptide，VIP）、缩胆囊肽（cholecystokinin）、神经肽 Y（neuropeptide Y）、铃蟾肽（bombesin）和阿片肽等，它们可能对神经末梢 ACh 和 NA 的释放发挥调节作用。

第二节 传出神经系统的递质和受体

神经末梢与次一级神经元或效应器的连接处称为突触（synapse），运动神经末梢与骨骼肌纤维连接处称为运动终板。突触包括突触前膜、突触间隙、突触后膜三部分。当神经冲动达到神经末梢时,在突触部位从末梢释放出化学传递物,称为递质(transmitter)。递质承担着神经元与神经元之间、神经元与效应器之间的信息传递。通过递质作用于次一级神经元或效应器的受体(receptor),发生效应,从而完成神经冲动的传递过程。作用于传出神经系统的药物主要是在突触部位影响递质或受体而发挥作用(图 5-2)。

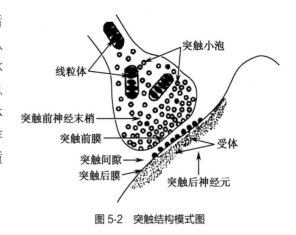

图 5-2　突触结构模式图

一、传出神经系统的递质

(一) 乙酰胆碱

1. 合成与贮存　ACh 主要在胆碱能神经末梢合成,由胆碱和乙酰辅酶 A 在胆碱乙酰化酶(choline acetylase)催化下生成。ACh 生成后,即进入囊泡并与 ATP 和囊泡蛋白共同贮存于囊泡中,也有部分 ACh 以游离形式存在于胞质中。

2. 释放　①胞裂外排(exocytosis):当神经冲动到达神经末梢时,产生除极化,引起 Ca^{2+} 内流进入神经末梢,促使靠近突触前膜的一些囊泡的囊泡膜与突触前膜融合,形成裂孔,通过裂孔将囊泡内的递质 ACh、ATP 和蛋白质等排出至突触间隙,排出后的递质立即与其突触后膜(或前膜)相应受体结合,产生效应,这种方式称为胞裂外排。②量子化释放(quantal release):囊泡为运动神经末梢释放 ACh 的单元,静息时不断地有少数囊泡释放 ACh,因此可出现小终板电位,但由于电位幅度极小(0.3~3.0mV,平均为 0.5mV),故不会引起动作电位和效应。每一囊泡内约含有 1000~50 000 分子 ACh,每一个囊泡的 ACh 释放量就是一个"量子",当神经冲动到达神经末梢时,200~300 个以上的囊泡(或量子)同时释放,递质释放量较大,故可引发动作电位而产生效应。也可与突触前膜上的受体结合,反馈地调节递质的释放。

3. 灭活　ACh 释放后,在数毫秒内即被突触间隙中的乙酰胆碱酯酶(acetylcholinesterase,AChE,也称胆碱酯酶,cholinesterase,ChE)水解成胆碱和乙酸而失效。AChE 水解效率极高,每一分子的 AChE 在 1 分钟内能完全水解 6×10^5 分子 ACh,其水解产物胆碱有一部分可被神经末梢再摄取,用于重新合成 ACh。此外还有少量 ACh 可从突触间隙扩散进入血液(图 5-3)。

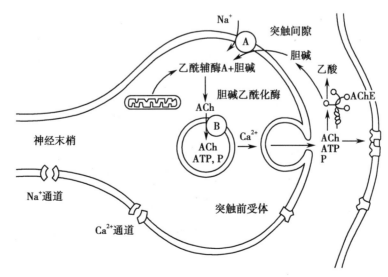

图 5-3　ACh 的合成、贮存、释放、灭活过程示意图

(二) 去甲肾上腺素

1. 合成与贮存 NA 主要在去甲肾上腺素能神经末梢合成。酪氨酸是合成 NA 的基本原料。酪氨酸从血液进入神经元后,在酪氨酸羟化酶的催化下生成多巴(dopa),再经多巴脱羧酶的催化脱羧后生成多巴胺(dopamine,DA)。DA 进入囊泡中,经多巴胺 β- 羟化酶的催化,转变为 NA。酪氨酸羟化酶是 NA 生物合成过程的限速酶,当胞质中 DA 或游离的 NA 浓度增高时,对该酶有反馈性抑制作用,反应速度减慢;反之,对该酶的抑制作用减弱,催化反应则加速。NA 形成后,与 ATP 和嗜铬颗粒蛋白结合贮存于囊泡中,使之避免被胞质中的单胺氧化酶(mono-anine oxidase,MAO)所破坏。而在肾上腺髓质嗜铬细胞中,NA 在苯基乙醇胺 -N- 甲基转移酶催化下,可进一步生成肾上腺素(adrenaline,AD)。

2. 释放

(1) 胞裂外排(exocytosis):同样,当神经冲动到达神经末梢时,囊泡中的 NA,连同 ATP、嗜铬颗粒蛋白等一并以胞裂外排的方式排入突触间隙,排出后的递质立即与其突触后膜(或前膜)相应受体结合,产生效应。

(2) 其他机制:静止时,交感神经末梢有微量的 NA 不断地从囊泡内溢出,但由于溢出量少,到达突触间隙的递质浓度远低于产生效应的阈值。此外,有些药物(如酪胺、麻黄碱、苯丙胺和胍乙啶等)可被去甲肾上腺素能神经末梢摄取并进入囊泡贮存,将囊泡内与蛋白结合的 NA 置换出来,置换出的 NA 量远较溢出量大,故可产生一定的效应。

3. 灭活

(1) 摄取 1(uptake 1):释放到突触间隙中的 NA 主要靠突触前膜将其迅速摄取进入神经末梢内而使作用消失,这种摄取称为摄取 1,也称为神经摄取(neuronal uptake)。摄取 1 为一种主动转运机制,此方式的摄取量为释放量的 75%~95%,摄取入神经末梢的 NA 进一步被摄取入囊泡贮存起来以供下次的释放,因此又称为贮存型摄取。部分未进入囊泡中的 NA 可被胞质液中线粒体膜上的 MAO 破坏。

(2) 摄取 2(uptake2):非神经组织如心肌、平滑肌等也能摄取 NA,此种摄取称为摄取 2,也称非神经摄取(non-neuronal uptake)。被摄取 2 摄入组织后的 NA 很快即被细胞内的儿茶酚氧位甲基转移酶(catechol-O-methyltransferase,COMT)和 MAO 所破坏,也称为代谢型摄取。此外,尚有小量 NA 释放后从突触间隙扩散到血液中,最后被肝、肾等的 COMT 和 MAO 所破坏灭活(图 5-4)。

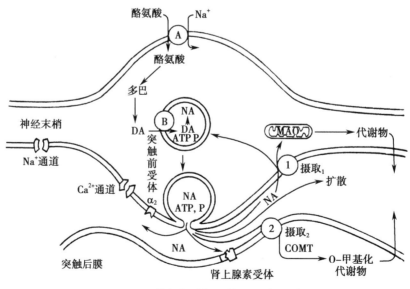

图 5-4 NA 的合成、贮存、释放、灭活过程示意图

二、传出神经系统的受体

(一)传出神经系统的受体分类与命名

传出神经系统的受体是位于突触前、后膜或效应器细胞膜上的一种蛋白质。根据能与之选择性相结合的递质不同,有乙酰胆碱受体(acetylcholine receptors)和肾上腺素受体(adrenoreceptors)。

1. **乙酰胆碱受体**　能选择性地与 ACh 结合的受体,也称为胆碱受体(cholinoceptor)。由于其对某些药物的反应性不同,又可分为毒蕈碱(muscarine)型胆碱受体,即 M 胆碱受体,M 受体,它们对以毒蕈碱为代表的拟胆碱药较为敏感,主要位于副交感神经节后纤维所支配的效应器细胞膜上;烟碱(nicotine)型胆碱受体,即 N 胆碱受体,N 受体,它们对烟碱比较敏感,主要位于自主神经节、肾上腺髓质和骨骼肌细胞膜上。

2. **肾上腺素受体**　能选择性地与 NA 或 AD 结合的受体,位于大部分交感神经节后纤维所支配的效应器细胞膜上。根据对不同激动药或阻断药的反应不同,肾上腺素受体又可分为 α 肾上腺素受体,即 α 受体和 β 肾上腺素受体,即 β 受体。

此外,还有能与 DA 结合的受体称为多巴胺受体(dopaminergic receptor,DA 受体)等。

(二)传出神经系统的受体亚型与分布

经研究发现,上述各种受体均存在着多种亚型。

1. **M 胆碱受体**　目前用分子克隆技术发现了五种不同基因编码的 M 受体亚型,即 M_1、M_2、M_3、M_4 和 M_5 受体。M_1 受体主要分布在神经节、胃壁细胞和中枢神经系统;M_2 受体主要分布在心脏和突触前膜;M_3 受体主要分布在平滑肌、腺体和眼睛等。以上所有五种 M 受体亚型均可在中枢神经系统中发现。

2. **N 胆碱受体**　根据其分布部位不同又分为 N_N(nicotinic neuronal)受体和 N_M(nicotinic muscle)受体两种亚型。N_N 受体又称 N_1 受体,分布在自主神经节和肾上腺髓质细胞膜上;N_M 受体又称 N_2 受体,分布在骨骼肌细胞膜上。

3. **α 受体**　α 受体主要分为 α_1 和 α_2 两种亚型。α_1 受体能被 NA 或甲氧明激动,被哌唑嗪阻断,主要分布在皮肤黏膜和内脏血管平滑肌、瞳孔开大肌、汗腺和唾液腺等部位;α_2 受体能被可乐定激动,被育亨宾阻断,主要分布在血管平滑肌、血小板、去甲肾上腺素能神经末梢突触前膜等部位。

4. **β 受体**　β 受体又可分为 β_1、β_2 和 β_3 三种亚型。β_1 受体主要分布在心脏和肾小球旁细胞;β_2 受体主要分布在支气管和血管平滑肌、去甲肾上腺素能神经末梢突触前膜等部位;β_3 受体主要分布在脂肪组织。

5. **DA 受体**　DA 受体又分为 DA_1(D_1)和 DA_2(D_2)受体,前者存在于中枢、肾和肠系膜血管等处,后者存在于脑和外周神经末梢等处。

第三节　传出神经系统的生理功能

作用于传出神经系统的药物,其药理作用的共性是影响传出神经系统的功能,或是拟似或是拮抗。因此,在熟悉去甲肾上腺素能神经和胆碱能神经生理功能的基础上,再结合各药的特性,则易于掌握每个药物的药理作用。

机体多数器官、组织都接受上述两大类传出神经的双重支配,因此在这些器官、组织上均存在着乙酰胆碱受体和肾上腺素受体。在多数情况下,两类神经兴奋时所产生的效应是相反的。当去甲肾上腺素能神经兴奋时,可见心脏兴奋、皮肤黏膜和内脏血管收缩、血压升高、支气管和胃肠道平滑肌松弛、骨骼肌和冠状血管扩张、瞳孔扩大、糖原分解等。这些功能变化,有利于机体适应环境的急骤变化。当胆碱能神经兴奋时,节前与节后纤维的功能有所不同,当节后纤维兴奋时(相当于递质 ACh 兴奋 M 受体产生的作用),

基本上表现与上述相反的作用,即心脏抑制、血管扩张、支气管和胃肠道平滑肌收缩、腺体分泌增加、瞳孔缩小等。这些功能变化,有利于机体进行休整和积蓄能量。当节前纤维兴奋时(相当于递质 ACh 兴奋 N_N 受体产生的作用),可引起神经节兴奋和肾上腺髓质分泌 AD。

尽管两类神经兴奋所产生的效应相反,但在中枢神经系统的调节下,它们的作用又是统一的,以共同维持所支配效应器的正常功能。当两类神经同时兴奋时,则占优势支配的神经的效应通常会显现出来(表 5-1)。

表 5-1　传出神经系统效应器和生理功能

效应器	去甲肾上腺素能神经兴奋		胆碱能神经兴奋	
	受体	效应[1]	受体	效应
眼				
虹膜				
瞳孔开大肌	α_1	收缩(散瞳)		
瞳孔括约肌			M_3	收缩(缩瞳)
睫状肌	β	[舒张](远视)	M_3	收缩(近视)
心脏				
窦房结	β_1、β_2	心率加快	M_2	心率减慢
传导系统	β_1、β_2	传导加快	M_2	传导减慢
心肌	β_1、β_2	收缩力增强	M_2	收缩力减弱
血管				
皮肤黏膜内脏	α	收缩		
骨骼肌	β_2	舒张		
	α	[收缩]		
	M	舒张[2]		
冠状血管	β_2	舒张		
平滑肌				
支气管	β_2	舒张	M_3	收缩
胃肠壁	β_2	舒张	M_3	收缩
肠肌丛			M_1	激活
膀胱壁	β_2	舒张	M_3	收缩
胃肠道、膀胱括约肌	α_1	收缩	M_3	舒张
子宫(妊娠)	β_2	舒张		
	α	收缩	M_3	收缩
阴茎、精囊	α	射精	M	勃起
腺体				
汗腺	α	手脚心分泌		
	M	分泌[2]		
唾液腺	α	分泌	M	分泌
胃肠道及呼吸道			M	分泌
代谢活动				
肝脏	β_2、α	糖异生		
肝脏	β_2、α	糖原分解		
脂肪细胞	β_3	脂肪分解		
肾脏	β_1	肾素释放		
自主神经节			N_N	兴奋
肾上腺髓质			N_N	分泌[3]
骨骼肌	β_2	收缩	N_M	收缩

[1] 方括号内表示弱势反应

[2] 骨骼肌血管的平滑肌上存在交感胆碱能舒张神经,汗腺上存在交感胆碱能分泌神经

[3] 为交感神经节前纤维支配

第四节　传出神经系统药物的作用方式及其分类

一、传出神经系统药物的作用方式

受体和递质是传出神经系统药物作用的两个方面,其中作用于受体的药物具有重要的临床价值,而作用于递质的药物,虽然在理论上有重要意义,但能广泛用于临床的不多。

(一)直接作用于受体

许多传出神经系统药物通过直接与受体结合而产生作用,如结合后产生与递质相似的作用,称为激动药(agonist);如结合后不产生或较少产生拟似递质的作用,相反却能妨碍递质与受体的结合,从而阻断冲动的传递,产生与递质相反的作用,称为阻断药(blocker),也称拮抗药(antagonist)。

(二)影响递质

1. 影响递质的合成　直接影响递质合成的药物较少,且无临床应用价值,仅作药理学研究的工具药。如密胆碱(hemicholine)能影响 ACh 的合成,α- 甲基酪氨酸(α-methyltyrosine)能抑制 NA 合成,但两者无临床应用价值。而卡比多巴(carbidopa)和苄丝肼(benserazide)抑制多巴脱羧酶,从而妨碍多巴形成多巴胺,如与左旋多巴合用可减少多巴胺在外周的合成,提高其疗效,减少外周不良反应。

2. 影响递质的释放、摄取和贮存　有些传出神经系统药物可通过促进递质的释放而发挥递质样作用,如麻黄碱能促进 NA 的释放而发挥拟肾上腺素作用。有些传出神经系统药物也可通过影响递质在神经末梢的再摄取和贮存而发挥作用,如抗高血压药利血平抑制神经末梢囊泡对 NA 的再摄取,而使囊泡内 NA 逐渐减少以至耗竭,从而表现为拮抗去甲肾上腺素能神经的作用,导致血压下降。

3. 影响递质的生物转化　抗胆碱酯酶药通过抑制 AChE,影响 ACh 的水解,从而发挥拟胆碱作用。NA 作用消失主要依赖于突触前膜的摄取 1 而完成,因此抑制摄取 1 的药物可以产生拟肾上腺素作用。虽然神经末梢内 NA 可被 MAO 破坏,但不是 NA 作用消失的主要原因,因此 MAO 抑制药并不能成为理想的外周拟肾上腺素药。

二、传出神经系统药物的分类

传出神经系统药物一般根据其作用性质和对受体的选择性不同,分类如下(表 5-2)。

表 5-2　传出神经系统药物分类

拟似药	拮抗药
1. 胆碱受体激动药	1. 胆碱受体阻断药
(1) M、N 受体激动药(卡巴胆碱)	(1) M 受体阻断药
(2) M 受体激动药(毛果芸香碱)	1)非选择性 M 受体阻断药(阿托品)
(3) N 受体激动药(烟碱)	2)选择性 M_1 受体阻断药(哌仑西平)
	(2) N 受体阻断药
	1) N_N 受体阻断药(美卡拉明)
	2) N_M 受体阻断药(筒箭毒碱)
2. 抗胆碱酯酶药(新斯的明)	2. 胆碱酯酶复活药(碘解磷定)
3. 肾上腺素受体激动药	3. 肾上腺素受体阻断药
(1) α 受体激动药	(1) α 受体阻断药
1) $α_1$、$α_2$ 受体激动药(去甲肾上腺素)	1) $α_1$、$α_2$ 受体阻断药
2) $α_1$ 受体激动药(去氧肾上腺素)	短效类(酚妥拉明)
3) $α_2$ 受体激动药(可乐定)	长效类(酚苄明)

拟似药	拮抗药
(2) α、β 受体激动药(肾上腺素)	2) α₁ 受体阻断药(哌唑嗪)
(3) β 受体激动药	3) α₂ 受体阻断药(育亨宾)
1) β₁、β₂ 受体激动药(异丙肾上腺素)	(2) β 受体阻断药
2) β₁ 受体激动药(多巴酚丁胺)	1) β₁、β₂ 受体阻断药(普萘洛尔)
3) β₂ 受体激动药(沙丁胺醇)	2) β₁ 受体阻断药(阿替洛尔)
	(3) α、β 受体阻断药(拉贝洛尔)

案例 5-1

某女性患者,47 岁,因眼部不适及视力急剧下降到医院就诊,诊断为左眼急性闭角型青光眼。给予 2% 毛果芸香碱滴眼(左眼),约 3 小时后自觉症状缓解。但 5 小时后患者出现全身不适、流泪、流涎、心悸、上腹不适而再次就诊。

思考:1. 为什么对该患者给予 2% 毛果芸香碱滴眼治疗?

2. 患者 5 小时后为何出现全身不适、流泪、流涎、心悸、上腹不适等症状?

(罗学娅)

学习小结

传出神经系统包括自主神经系统(包括交感神经系统和副交感神经系统)和运动神经系统。传出神经系统按末梢所释放的递质又可分为胆碱能神经和去甲肾上腺素能神经,前者释放 ACh,与之结合的受体为胆碱受体,后者主要释放 NA,与之结合的受体为肾上腺素受体。胆碱受体分为 M 受体($M_{1~5}$ 受体)和 N 受体(又有 N_N、N_M 受体),肾上腺素受体分为 α 受体($α_1$、$α_2$ 受体)和 β 受体($β_1$、$β_2$、$β_3$ 受体)。M 受体兴奋时产生 M 样作用,N_N 受体兴奋时引起神经节兴奋、肾上腺髓质分泌 AD,N_M 受体兴奋时引起骨骼肌收缩,$α_1$ 受体兴奋时主要表现为皮肤黏膜和内脏血管收缩、瞳孔扩大等,$β_1$ 受体兴奋时引起心脏兴奋,$β_2$ 受体兴奋时出现平滑肌松弛等。传出神经系统药物的作用方式有直接作用于受体和影响递质。传出神经系统药物可分为拟似药(胆碱受体激动药、抗胆碱酯酶药、肾上腺素受体激动药)和拮抗药(胆碱受体阻断药、胆碱酯酶复活药、肾上腺素受体阻断药)。

复习参考题

1. 传出神经系统是如何进行分类的?

2. 传出神经系统受体的分类、分布及主要效应是什么?

3. 传出神经系统药物有哪些类别?

第六章　　　拟胆碱药和抗胆碱药

学习目标	
掌握	毛果芸香碱药理作用、作用机制、临床应用及注意事项；新斯的明药理作用、作用机制、临床应用；有机磷酸酯类中毒机制及中毒预防、治疗；阿托品药理作用、作用机制、临床应用、不良反应及中毒解救。
熟悉	乙酰胆碱药理作用、作用机制；毒扁豆碱特点；东莨菪碱、山莨菪碱作用特点和临床应用；去极化型肌松药和非去极化型肌松药的代表药物名称、作用方式、临床应用。
了解	乙酰胆碱体内过程；毛果芸香碱体内过程、不良反应及注意事项；有机磷酸酯类中毒表现、诊断；氯解磷定不良反应，碘解磷定特点；其他 M 受体阻断药特点；神经节阻断药药理作用及临床应用。

拟胆碱药包括直接作用于胆碱受体的拟胆碱药(胆碱受体激动药,cholinoceptor agonists)和抗胆碱酯酶药。它们通过不同的方式直接或间接激动胆碱受体,产生与 ACh 类似的作用。

抗胆碱药包括胆碱酯酶复活药和胆碱受体阻断药(cholinoceptor blocking drugs)。胆碱受体阻断药又按其对 M 和 N 胆碱受体的选择性不同,分为 M 胆碱受体阻断药和 N 胆碱受体阻断药。

第一节　直接激动胆碱受体药

直接激动胆碱受体药根据其对胆碱受体选择性的不同,可分为 M、N 受体激动药、M 受体激动药以及 N 受体激动药。它们能直接激动胆碱受体而产生作用。

一、M、N 受体激动药

本类药物包括乙酰胆碱(ACh)和几种胆碱酯类药物。它们既作用于副交感神经节后纤维支配的效应器上的 M 受体,也作用于神经节和骨骼肌上的 N 受体。

(一)ACh

ACh 是胆碱能神经递质,其作用广泛,选择性差,作用时间短暂,且性质不稳定,极易被体内 AChE 水解,故无临床应用价值。可作为研究工作中的工具药使用。

【体内过程】

ACh 水溶液不稳定,可自行水解,脂溶性差,口服进入胃肠道后,可迅速被组织中的 AChE 水解,不易吸收,也不易透过血脑屏障。

【药理作用及作用机制】

ACh 本身虽临床应用价值小,但其作为内源性神经递质和本类药物的代表,具有非常重要的生理功能。

1. **心血管系统**

(1)减弱心肌收缩力:即负性肌力作用(negative inotropic effect)。胆碱能神经兴奋对心脏产生的抑制作用,是其对心脏直接作用和对去甲肾上腺素能神经抑制作用的结果。因胆碱能神经主要分布于窦房结、房室结、浦肯野纤维和心房肌等,而心室肌少有分布,因此它对心房收缩的抑制作用大于心室。但由于胆碱能神经末梢与去甲肾上腺素能神经末梢紧密相邻,胆碱能神经末梢所释放的 ACh 可激动去甲肾上腺素能神经末梢突触前膜 M 受体而抑制 NA 释放,从而使心室收缩力减弱。这一作用在去甲肾上腺素能神经兴奋时表现明显。

(2)减慢心率:即负性频率作用(negative chronotropic effect)。ACh 可使窦房结舒张期自动除极延缓,从而延长动作电位达到阈值的时间,导致心率减慢。

(3)减慢房室结和浦肯野纤维传导:即负性传导作用(negative dromotropic effect)。ACh 可延长房室结和浦肯野纤维的不应期,使其传导减慢。

(4)舒张血管:静脉注射小剂量 ACh,可使全身血管舒张而产生一过性血压下降,伴有反射性心率加快。其舒张血管作用主要是通过激动血管内皮细胞 M_3 受体亚型,使内皮细胞释放内皮依赖性舒张因子(endothelium-derived relaxing factor,EDRF)即一氧化氮(nitric oxide,NO)而导致的。此外,ACh 还可通过抑制递质 NA 释放使血管舒张。

2. **平滑肌**　ACh 可明显兴奋胃肠道平滑肌,增加其收缩幅度、张力和蠕动,并促进胃肠分泌,产生恶心、嗳气、呕吐、腹痛及排便等症状。ACh 还可增强泌尿道平滑肌蠕动,使膀胱逼尿肌收缩,膀胱最大自主排空压力增加,同时舒张膀胱三角区和外括约肌,导致膀胱排空。此外,ACh 也可使支气管平滑肌收缩。

3. 腺体 ACh 可增加多种腺体的分泌,如泪腺、唾液腺、汗腺、呼吸道和消化道腺体等。

4. 眼 ACh 局部滴眼,可使瞳孔括约肌收缩,瞳孔缩小,使睫状肌收缩,调节于近视。

5. 自主神经节和骨骼肌 ACh 可作用于自主神经节的 N_N 受体和骨骼肌神经肌肉接头的 N_M 受体,使交感、副交感神经节兴奋,骨骼肌收缩。同时还可兴奋肾上腺髓质的 N_N 受体,引起 AD 释放。

6. 中枢神经系统 尽管中枢神经系统有胆碱受体存在,但由于 ACh 不易透过血脑屏障,故外周给药很少产生中枢作用。

ACh 本身不能作为治疗药物应用。

(二) 几种其他 M、N 受体激动药

除 ACh 外,这类药物还包括几种合成的胆碱受体激动药,如**醋甲胆碱**(methacholine)、**卡巴胆碱**(carbachol)等,它们与 ACh 比较的特点见表 6-1。

表 6-1 几种胆碱酯类药物药理活性的比较

胆碱酯类	对胆碱酯酶的敏感性	毒蕈碱样作用				阿托品拮抗作用	烟碱样作用
		心血管	胃肠道	泌尿道	眼		
乙酰胆碱	+++	++	++	++	+	+++	++
醋甲胆碱	+	+++	++	++	+	+++	+
卡巴胆碱	−	+	+++	+++	++		+++

二、M 受体激动药

本类药物包括天然生物碱毛果芸香碱、毒蕈碱和槟榔碱以及合成的生物碱如氧化震颤素等。

毛果芸香碱(pilocarpine)

又称匹鲁卡品,是从毛果芸香属植物中提取出的生物碱,为叔胺类化合物,其水溶液稳定,易于保存,现已人工合成。

【体内过程】

滴眼后,易穿透角膜,10~30 分钟开始缩瞳,可持续数小时至 1 天;降眼压作用数分钟即可起效,达峰时间约 75 分钟,可维持 4~8 小时;调节痉挛作用维持约 2 小时。

【药理作用及作用机制】 能直接激动 M 受体产生 M 样作用,尤其对眼和腺体作用较明显。

1. 眼 滴眼后可产生缩瞳、降低眼压和调节痉挛的作用。

(1)缩瞳:虹膜内有两种平滑肌,一种是瞳孔括约肌,受胆碱能动眼神经支配,该括约肌的 M 受体兴奋,瞳孔括约肌向中心收缩,瞳孔缩小;另一种是瞳孔开大肌,受去甲肾上腺素能神经支配,该开大肌的 α 受体兴奋,瞳孔开大肌向外周收缩,瞳孔扩大。本药可直接激动瞳孔括约肌的 M 受体,表现为瞳孔缩小(图 6-1)。

(2)降低眼压:房水由睫状体上皮细胞分泌及血管渗出产生,经瞳孔流入前房,到达前房角间隙,经小梁网(滤帘)流入巩膜静脉窦,最后进入血液循环。房水对眼具有一定压力,称眼压。房水回流障碍可使眼压升高。毛果芸香碱通过缩瞳作用可使虹膜向中心拉紧,虹膜根部变薄,前房角间隙扩大,房水易于通过小梁网进入巩膜静脉窦而进入血液循环,使眼压下降。

(3)调节痉挛:眼的调节作用是指眼在视近物时,通过调节晶状体的凹凸度(屈度),即通过晶状体聚焦,使物体能成像于视网膜上,从而看清物体。毛果芸香碱能激动睫状肌环状肌纤维上的 M 受体,使睫状肌向瞳孔中心方向收缩,导致控制晶状体的悬韧带松弛,晶状体由于本身弹性而变凸,屈光度增加,使眼调节于近视,此时视近物清晰,视远物模糊。毛果芸香碱的这种作用称为调节痉挛(图 6-2)。

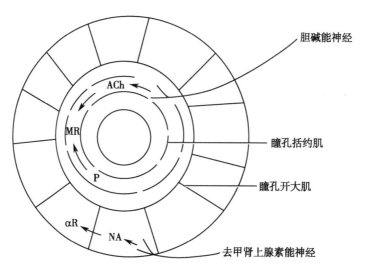

图 6-1　虹膜平滑肌支配神经及其受体分布、药物作用示意图

P:毛果芸香碱;R:受体

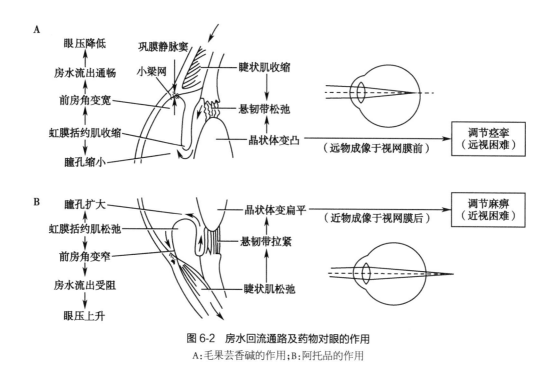

图 6-2　房水回流通路及药物对眼的作用

A:毛果芸香碱的作用;B:阿托品的作用

2. **腺体**　毛果芸香碱(10~15mg 皮下注射)能激动腺体上 M 受体,明显增加汗腺、唾液腺的分泌。此外,其他腺体如泪腺、胃腺、胰腺、小肠腺体和呼吸道腺体分泌亦增加。

【临床应用】

1. **青光眼**　青光眼患者以进行性视神经乳头凹陷及视力减退为主要病变特征,常伴有眼压增高的症状,可引起头痛、视力减退,重者可致失明。低浓度的毛果芸香碱(2% 以下)滴眼,可缩瞳、扩大前房角间隙、迅速降低眼压,可用于治疗闭角型青光眼(充血性青光眼),但高浓度药物可加重症状。本药对开角型青光眼(单纯性青光眼)的早期也有一定疗效,但机制未明。

2. **虹膜炎**　可与扩瞳药交替使用,以防止虹膜与晶状体粘连。

3. 其他 此外,毛果芸香碱还可用作解救抗胆碱药阿托品中毒。毛果芸香碱口服,可用于颈部放射治疗后的口腔干燥,但在增加唾液分泌的同时,汗液也明显增加。

【不良反应及注意事项】

滴眼时应压迫内眦,避免药液经鼻泪管流入鼻腔吸收,产生不良反应。过量可出现类似毒蕈碱中毒症状,即 M 受体过度兴奋症状,如流涎、流泪、多汗、恶心、腹痛、腹泻、胸闷、呼吸困难等,可用阿托品对症处理。

毒蕈碱(muscarine)

是由捕蝇蕈(amanita muscaria)分离提取的生物碱。本品不作为治疗性药物,但由于它具有重要的药理活性,故简要介绍。

毒蕈碱为经典 M 受体激动药,其效应与节后胆碱能神经兴奋症状相似。在我国民间因食用野生蕈而中毒的病例时有发生。捕蝇蕈中毒蕈碱含量很低(约为 0.003%),因而食用捕蝇蕈后并不至于引起毒蕈碱中毒。但在丝盖伞菌属(inocybe)和杯伞菌属(clitocybe)中含有较高的毒蕈碱成分,食用这些菌属后,30~60 分钟内即可出现毒蕈碱中毒症状,表现为流涎、流泪、恶心、呕吐、头痛、视觉障碍、腹痛、腹泻、呼吸困难、心动过缓、血压下降和休克等,可用阿托品解救(每隔 30 分钟肌内注射 1~2mg)。

三、N 受体激动药

N 受体激动药有天然生物碱**烟碱**(nicotine,尼古丁)和**洛贝林**(lobeline),合成化合物**四甲铵**(tetramethylammonium,TMA)和**二甲基苯哌嗪**(1,1-dimethyl-4-phenylpiperazinium,DMPP)等。

烟碱是由烟草中提取的一种液态生物碱,脂溶性极强,可经皮肤吸收。其作用广泛复杂,但无临床实用价值,仅具有毒理学意义。其兴奋 N 受体的作用呈双相性,即给药后首先产生短暂的兴奋作用,随后对该受体呈持续性抑制作用。长期吸烟与多种疾病有密切相关,同时吸烟者的烟雾中也含有烟碱和其他致病物质,烟雾易被他人吸入,危害别人,故吸烟者应戒烟。

洛贝林是从山梗菜提取的生物碱,作用弱于烟碱,临床上主要作为兴奋延髓呼吸中枢的药物。

第二节 抗胆碱酯酶药

一、乙酰胆碱酯酶

胆碱酯酶(cholinesterase,ChE)是一种糖蛋白,以多种同工酶的形式存在于体内,可分为乙酰胆碱酯酶(acetylcholinesterase,AChE,又称真性胆碱酯酶)和丁酰胆碱酯酶(butyrylcholinesterase,BChE,又称假性胆碱酯酶)两类。AChE 主要存在于胆碱能神经末梢突触间隙,特别是运动神经终板突触后膜的皱褶中,也存在于胆碱能神经元内和红细胞中。在体内 AChE 是水解 ACh 所必需的酶,其特异性较高,可在胆碱能神经末梢、效应器接头或突触间隙等部位将 ACh 水解为胆碱和乙酸,而终止 ACh 的作用。AChE 活性极高,一个酶分子可在 1 分钟内水解 $6×10^5$ 分子的 ACh。BChE 主要存在于血浆中,对 ACh 的特异性较低,对终止体内 ACh 的作用并不重要,主要是水解其他胆碱酯类如琥珀胆碱。故在后文中所提及的胆碱酯酶主要指 AChE。

AChE 对 ACh 的水解过程分为三个步骤:首先二者通过一些化学键结合形成 ACh 与 AChE 的复合物;其次该复合物裂解为胆碱和乙酰化 AChE;最后乙酰化 AChE 迅速水解,分离出乙酸,AChE 的活性恢复。

二、抗胆碱酯酶药

抗胆碱酯酶药（anticholinesterase agents）也称 AChE 抑制药，能间接激动胆碱受体，产生与 ACh 类似的作用。

抗胆碱酯酶药与 ACh 相似，也能与 AChE 结合，但结合更为牢固，形成的复合物水解较慢，因而抑制了 AChE 的活性，从而导致 ACh 不能被及时水解，胆碱能神经末梢释放的 ACh 堆积，ACh 激动胆碱受体，而产生拟胆碱作用。

抗胆碱酯酶药根据对 AChE 活性的抑制程度不同可分为两类：一类为易逆性抗胆碱酯酶药，如新斯的明、毒扁豆碱等；另一类为难逆性抗胆碱酯酶药，如有机磷酸酯类，具有毒理学意义。

（一）易逆性抗胆碱酯酶药

易逆性抗胆碱酯酶药与 AChE 结合形成的复合物水解较慢，可以使酶的活性暂时消失，但比难逆性抗胆碱酯酶药使酶活性消失的时间短。

新斯的明（neostigmine）

为季铵类化合物，人工合成品。

【体内过程】口服吸收少而不规则，口服剂量大于注射剂量，血浆蛋白结合率为 15%~25%，生物利用度仅为 1%~2%。肌内注射给药后，血浆半衰期约 1 小时。在血浆中可被 AChE 水解，亦可在肝脏代谢。以原形药物及其代谢产物经尿液排泄。不易透过血脑屏障，无明显的中枢作用。滴眼时不易透过角膜进入前房，对眼睛作用较弱。

【药理作用及作用机制】本药可使 AChE 暂时失去活性，导致 ACh 堆积，突触间隙 ACh 浓度增加，ACh 兴奋 M、N 受体而发挥拟胆碱作用。本药作用具有选择性，首先是对骨骼肌兴奋作用最强，因其除抑制 AChE 发挥拟胆碱作用外，还能直接激动骨骼肌运动终板上的 N_M 受体，以及促进运动神经末梢释放 ACh。其次对胃肠道和膀胱平滑肌兴奋作用较强，而对腺体、眼、心血管及支气管平滑肌兴奋作用较弱。

【临床应用】

1. **重症肌无力（myasthenia gravis）** 本病为神经肌肉接头处信息传递障碍性疾病，是一种自身免疫性疾病。由于体内产生 ACh 受体抗体，侵犯和破坏骨骼肌运动终板上 N_M 受体，使 N_M 受体数目大量减少，由此造成神经肌肉间信息传递功能障碍，骨骼肌收缩无力，受累的骨骼肌极易疲劳。可口服给药，也可皮下或肌内注射，注射给药 15 分钟左右即可使肌无力症状迅速改善，维持 2~4 小时左右。

2. **手术后腹气胀和尿潴留** 本药能兴奋胃肠道平滑肌和膀胱逼尿肌，促进排气和排尿，适用于手术后或其他原因引起的腹气胀和尿潴留。

3. **阵发性室上性心动过速** 可通过新斯的明的拟胆碱作用减慢心率。

4. **非去极化型肌松药过量中毒时解救** 如筒箭毒碱过量中毒的解救。

【不良反应及注意事项】治疗量时不良反应较小，过量时可见恶心、呕吐、腹痛、腹泻、流泪、流涎、心动过缓、肌束颤动等，中毒量可致"胆碱能危象"，表现为大汗淋漓、大小便失禁、心动过速及其他心律失常、肌肉痉挛等，若肌无力症状不仅不缓解反而加重，则应警惕出现胆碱能危象。对某些过敏体质患者应避免口服给药，以防引起过敏反应。禁用于机械性肠梗阻和泌尿道梗阻、支气管哮喘患者。

毒扁豆碱（physostigmine）

毒扁豆碱又称依色林（eserine），为叔胺类化合物，从西非毒扁豆（physostigma venosum）的种子中提取的一种生物碱，现已人工合成。口服及注射均易吸收，吸收后外周作用与新斯的明相似，也易透过血脑屏障进入中枢,产生中枢作用(小剂量兴奋,大剂量抑制)。

本药作用选择性低,全身毒性反应较新斯的明严重,很少全身用药。主要局部用药治疗青光眼,滴眼后5分钟即出现缩瞳,眼压降低作用可维持1~2天。与毛果芸香碱相比,本药起效快,作用强而持久。但刺激性较强,长期用药不易耐受。由于收缩睫状肌的作用较强,可出现头痛、调节痉挛等,但调节痉挛作用消失较快。滴眼时应压迫内眦,以免药液流入鼻腔后吸收中毒。大剂量中毒时可致呼吸麻痹。

此外,本类药物中还有**吡斯的明**(pyridostigmine)、**依酚氯铵**(edrophonium chloride)、**安贝氯铵**(ambenonium chloride)、**加兰他敏**(galanthamine)和**多奈哌齐**(donepezil)等。近年来多奈哌齐已被批准用于临床治疗阿尔茨海默病,因其为中枢易逆性胆碱酯酶抑制药,可增加中枢受体部位ACh浓度,使患者的认知功能和整体的临床症状得到改善。用于轻中度阿尔茨海默病的对症治疗。不良反应主要为胆碱能神经的兴奋效应,常见恶心、呕吐、腹痛、腹泻等。

(二)难逆性抗胆碱酯酶药

主要为有机磷酸酯类,临床用药价值不大,具有毒理学意义。

第三节　有机磷酸酯类中毒及胆碱酯酶复活药

一、有机磷酸酯类中毒

有机磷酸酯类(organophosphate),简称有机磷,主要作为农业和环境卫生杀虫剂,包括**美曲膦酯**(metrifonate,敌百虫,dipterex)、**马拉硫磷**(malathion)、**敌敌畏**(DDVP)、**乐果**(rogor)、**内吸磷**(systox E1059)、**对硫磷**(parathion,1605)等。有些则用作战争毒气,如**沙林**(sarin)、**梭曼**(soman)和**塔崩**(tabun)等。本类药物对人畜均有毒性,职业中毒最常见途径为经皮肤吸收或呼吸道吸入,非职业性中毒则大多由口摄入。杀虫剂中毒为临床较常见的问题之一。

【中毒机制】有机磷酸酯类进入机体后,其亲电子性的磷原子可与AChE脂解部位丝氨酸羟基上具有亲核性的氧原子以共价键牢固结合,形成难以水解的磷酰化AChE,抑制AChE的活性,使其失去水解ACh的能力,造成体内ACh大量积聚,ACh激动M、N胆碱受体,引起一系列中毒症状。若不及时抢救,AChE可在几分钟或几小时内"老化",即生成了更为稳定、更难以水解的复合物。此时即使使用胆碱酯酶复活药也难以使该酶活性恢复,必须等待新生成的AChE形成,才可水解ACh。此过程可能需要几周时间。因此一旦中毒,必须迅速抢救。

【中毒表现】由于ACh的作用极其广泛,故中毒症状表现复杂多样,主要为毒蕈碱样症状(M样症状)和烟碱样症状(N样症状)。

1. **急性中毒**　主要表现为对胆碱能神经突触(包括胆碱能节后神经末梢及自主神经节部位)、胆碱能神经肌肉接头和中枢神经系统的影响。一般轻度中毒以M样症状表现为主,中度中毒时出现明显的M样和N样症状,重度中毒时除M样和N样症状进一步加重外,还可出现明显的中枢症状(表6-2)。

有机磷酸酯类中毒症状的出现主要取决于所接触毒物的化学性质、脂溶性、是否需经体内活化、稳定性及磷酰化AChE的老化等因素。当有机磷酸酯类被呼吸道吸入后,全身中毒症状可在数分钟内出现。当经胃肠道或皮肤吸收时,则中毒症状的出现可有不同程度的延缓,如毒物由胃肠道摄入,则胃肠道症状可首先出现。当人体吸入或经眼接触毒物蒸气或雾剂时,眼和呼吸道症状可首先出现。如毒物经皮肤吸收中毒,首先可见与吸收部位最邻近区域出汗及肌束颤动。对于中枢神经系统,除了脂溶性极低的毒物外,其他毒物均可透过血脑屏障而产生中枢作用。急性中毒死亡可发生在5分钟至24小时内,取决于摄入体内的毒物种类、量、途径及其他因素等,死亡的主要原因为呼吸衰竭及继发性心血管功能障碍。

表 6-2　有机磷酸酯类急性中毒表现

作用	中毒表现
M 样作用	M 样症状
兴奋瞳孔括约肌和睫状肌	瞳孔明显缩小(假如同时有交感神经节兴奋,则缩瞳作用可能并不明显,故不宜作为早期诊断的依据)、视力模糊、眼痛
促进腺体分泌	流涎、口吐白沫、流泪、流涕、出汗或大汗淋漓、呼吸道分泌物增加、肺部湿啰音
兴奋平滑肌	
呼吸道	胸闷、气短、呼吸困难
胃肠道	恶心、呕吐、腹痛、腹泻、大便失禁
膀胱	小便失禁
心脏抑制	心率减慢
血管扩张	血压下降
N 样作用	N 样症状
兴奋骨骼肌 N_M 受体	不自主肌束抽搐、震颤,并可导致明显的肌无力和麻痹,严重时引起呼吸肌麻痹
兴奋神经节 N_N 受体	心动过速、血压升高;严重中毒时,自主神经节先兴奋、后抑制,产生复杂的自主神经综合效应,常可表现为口吐白沫、呼吸困难、流泪、阴茎勃起、大汗淋漓、大小便失禁、心率减慢和血压下降
中枢神经系统作用	中枢神经系统症状
对各部位有一定兴奋作用,高剂量常引起抑制或麻痹	先兴奋、不安,继而出现惊厥,后可转为抑制,出现意识模糊、共济失调、谵妄、反射消失、昏迷、中枢性呼吸抑制及循环衰竭,危及生命

2. **慢性中毒**　多发生于长期接触农药的各类人员。主要表现为血中 AChE 活性持续明显下降,而临床症状不明显。主要症状有头痛、头晕、视力模糊、记忆力减退、腹胀、多汗、失眠、乏力等,类似于神经衰弱综合征,偶见肌束颤动及瞳孔缩小等。

【中毒诊断】严重急性中毒的诊断主要依据毒物接触史和临床症状、体征。对症状不明显、但怀疑有轻度急性中毒或慢性中毒的人,应测定其红细胞和血浆中的 AChE 的活性,一般能明确诊断。尽管 AChE 的活性在正常人群中差异极大,但中毒者在症状未出现前其 AChE 的活性已明显降低至正常人群的平均水平以下。

【中毒防治】

1. **预防**　严格执行农药生产、管理制度,加强生产人员及使用人员的劳动保护措施及安全知识教育,此类中毒是可以预防的。

2. **急性中毒的治疗**

(1) 迅速消除毒物:发现中毒时,要立即把患者移出中毒场所,去除污染的衣物。对由皮肤吸收者,应用温水和肥皂清洗皮肤。对经口中毒者,应首先抽出胃液和毒物,并用微温的 2% 碳酸氢钠溶液或 1% 盐水反复洗胃,直至洗出液中不含农药味,然后给以硫酸镁导泻。注意,美曲膦酯(敌百虫)口服中毒时不能用碱性溶液洗胃,因敌百虫在碱性溶液中可转化为毒性更强的敌敌畏。对眼部染毒者,可用 2% 碳酸氢钠溶液或生理盐水冲洗数分钟。

(2) 使用解毒药物:①阿托品(atropine):为治疗急性有机磷酸酯类中毒的特效、高效、竞争性对症治疗的解毒药物,能迅速对抗体内堆积过多的 ACh,竞争性阻断 M 受体,迅速解除 M 样症状,使瞳孔扩大、平滑肌松弛,抑制腺体分泌,加快心率等,也能解除部分中枢神经系统中毒症状,使昏迷患者苏醒。此外,大剂量阿托品还具有神经节阻断作用,从而对抗有机磷酸酯类兴奋神经节的作用。但阿托品对 N_M 受体无阻断作用,故对肌束颤动、肌无力症状无改善。阿托品解救有机磷中毒的使用原则是及早、足量、反复给药,开始时可用阿托品 2~4mg 静脉注射,亦可肌内注射,如无效,可每隔 5~10 分钟肌内注射 2mg,直至 M 样症状消失或出现阿托品轻度中毒症状(即阿托品化)后,再逐渐减量维持,逐渐延长给药间隔,直至临床症状和体征基本消失后方可停药。对于轻度中毒的患者,可单独应用阿托品解救。但由于该药对 N_M 受体无阻断作用,因此不能消除骨骼肌震颤,并且不能使已失活的 AChE 恢复活性,故对中度或重度中毒病人,必须采用阿托品与胆碱酯酶复活药联合应用治疗。但需注意二药合并应用时,当 AChE 复活后,机体恢复对阿托品的敏感性,易致阿托品过量中毒。故二类药并用时,阿托品的剂量要适当减少。②胆碱酯酶复活药:应及时、足量使用,以恢复胆碱酯酶活性。详见胆碱酯酶复活药。

3. 慢性中毒的治疗 对慢性中毒者,目前缺乏有效的治疗措施,阿托品和胆碱酯酶复活药疗效均不佳。对于有机磷酸酯类的生产工人和长期接触者,当发现其血中胆碱酯酶活性下降至 50% 以下时,无须待症状出现,即应及时脱离与有机磷酸酯类的接触,以免中毒加深。

二、胆碱酯酶复活药

胆碱酯酶复活药(cholinesterase reactivators)是一类能使被有机磷酸酯类抑制的 AChE 恢复活性的药物。它们不但能使单用阿托品所不能控制的严重中毒病患得到解救,而且也可显著缩短一般中毒的病程。

氯解磷定(pralidoxime chloride,PAM-CL)

氯解磷定水溶性高,溶解度大,水溶液较稳定,使用方便,可静脉或肌内注射。肌内注射 1~2 分钟起效,作用极快,目前临床上较为常用,特别适用于应急救治。

【药理作用及作用机制】

1. 恢复胆碱酯酶的活性作用 本药可与磷酰化 AChE 结合成复合物,复合物再裂解形成磷酰化氯解磷定,使胆碱酯酶游离而恢复其水解 ACh 的活性。无毒的磷酰化氯解磷定由尿液排出。

2. 直接解毒作用 本药还可直接与体内游离的有机磷酸酯类结合,形成无毒的磷酰化氯解磷定,并由尿中排出,从而阻止游离的有机磷酸酯类进一步与胆碱酯酶结合。

【临床应用】氯解磷定能明显减轻 N 样症状,对骨骼肌痉挛的抑制作用最为明显,能迅速抑制肌束颤动。对中枢神经系统症状也有一定改善作用。因对体内蓄积的 ACh 无直接对抗作用,故对 M 样症状效果差,需与阿托品合用,以控制症状。用于中度和重度有机磷酸酯类中毒的解救。氯解磷定对已"老化"的磷酰化 AChE 无效或疗效差,因此用药的原则应及早、反复、适量。

【不良反应】治疗剂量的氯解磷定毒性较小,肌内注射时局部有轻微疼痛,静脉注射过快(>500mg/min)可出现头痛、眩晕、乏力、视力模糊、复视、恶心及心动过速等症状。剂量过大(>8g/24h)时,其本身也可以抑制胆碱酯酶,使神经肌肉传导阻滞,加重有机磷酸酯类的中毒,严重者呈癫痫样发作、抽搐、呼吸抑制。

碘解磷定(pralidoxime iodide,PAM,派姆)

碘解磷定为最早应用的 AChE 复活药。其水溶性较低,水溶液不稳定,久置可释放出碘而失效。在碱性溶液中可分解成剧毒氰化物,故禁与碱性药物混合使用。药理作用和临床应用与氯解磷定相似,但作用弱。因含碘,局部刺激性大,必须静脉注射。不良反应多,故目前已较少应用。对碘过敏患者禁用。

第四节 M 胆碱受体阻断药

M 胆碱受体阻断药能竞争性阻断 ACh 或胆碱受体激动药与平滑肌、心肌、腺体细胞、外周神经节和中枢神经系统等部位的 M 胆碱受体结合,发挥抗 M 样作用。本类药物包括从植物中提取的、天然存在的生物碱,如阿托品,以及天然生物碱的合成代用品。

一、阿托品类生物碱

本类药物包括阿托品、**东莨菪碱**(scopolamine)和**山莨菪碱**(anisodamine)等。它们多是从茄科植物颠茄(atropa belladonna)、曼陀罗(datura stramonium)、洋金花(datura sp.)、莨菪(hyoscyamus niger)和唐古特莨菪(scopolia tangutica)等天然植物中提取的生物碱。天然存在的生物碱为不稳定的左旋莨菪碱,在提取过程中可得到稳定的消旋莨菪碱,即为阿托品。东莨菪碱为左旋体,作用较右旋体强许多倍。

【体内过程】天然生物碱和大多数叔胺类 M 胆碱受体阻断药极易由肠道吸收,并可透过眼结膜。阿托品口服吸收迅速,1 小时后血药浓度达峰值,作用维持 3~4 小时,生物利用度为 50%,亦可经黏膜吸收,但皮肤吸收差。肌内注射 15~20 分钟作用达高峰。季铵类 M 胆碱受体阻断药肠道吸收差,口服吸收量仅为用药量的 10%~30%,提示该类药物的极性高、脂溶性低。阿托品及其他叔胺类 M 胆碱受体阻断药吸收后可广泛分布于全身组织,可透过血脑屏障,也能通过胎盘进入胎儿循环,尤其是东莨菪碱,可迅速、完全地进入中枢神经系统,故其中枢作用强于其他药物。而季铵类药物较难通过血脑屏障进入脑内,故其中枢作用较弱。阿托品可在体内迅速消除,其半衰期为 2~4 小时,其中有 50%~60% 的药物以原形经尿排泄,其余水解物和与葡糖醛酸结合的代谢产物也经尿液排泄。阿托品用药后,其对副交感神经功能的拮抗作用可维持约 3~4 小时,但其对眼的作用可持续 72 小时或更久,这可能与药物通过房水消除较慢有关。

阿 托 品

【药理作用及作用机制】阿托品能竞争性拮抗 ACh 或胆碱受体激动药对 M 胆碱受体的激动作用。阿托品与 M 胆碱受体结合后,由于其本身内在活性小,对受体一般不产生激动作用,却能阻断 ACh 或胆碱受体激动药与受体的结合,从而拮抗了它们的作用。阿托品对 M 胆碱受体有较高选择性,但对其亚型选择性低,大剂量时对神经节 N_N 受体亦有阻断作用。

阿托品作用广泛,不同器官对其敏感性亦不同。随着剂量增加各器官依次出现反应,即腺体、眼、内脏平滑肌、心脏、中枢神经系统。

1. **腺体**　通过阻断 M 受体,抑制腺体分泌,以唾液腺和汗腺最为敏感。小剂量(0.5mg)即可见唾液腺和汗腺分泌减少,出现口干和皮肤干燥,大剂量时可因抑制出汗而升高体温。在婴儿和儿童,中等剂量的阿托品就可引起"阿托品热",阿托品中毒的婴儿体温可高达 43℃。随剂量增大,泪腺和呼吸道腺体分泌也明显减少。较大剂量还能减少胃液分泌,但对胃酸分泌影响较小,因胃酸分泌还受组胺、促胃液素等体液因素的调节。

2. **眼**　阿托品对眼的作用与毛果芸香碱相反(见图 6-2),即可产生扩瞳、升高眼压和调节麻痹的作用。局部滴眼和全身用药时均可出现。

(1) 扩瞳:阿托品可阻断瞳孔括约肌上的 M 受体,使瞳孔括约肌松弛,此时去甲肾上腺素能神经支配的瞳孔开大肌功能占优势,使瞳孔扩大。

(2) 升高眼压:由于瞳孔扩大,使虹膜向周边方向退缩,前房角间隙变窄,阻碍房水回流入巩膜静脉窦,导致眼压升高。

(3) 调节麻痹:阿托品能阻断睫状肌上的 M 受体,使睫状肌松弛而退向外缘,使悬韧带拉紧,晶状体变扁平,其屈光度减低,只适合看远物,而不能将近物清晰地成像于视网膜上,造成视近物模糊,视远物清晰,此作用称为调节麻痹。

3. **平滑肌**　阿托品能松弛多种内脏平滑肌,尤其是对处于痉挛状态的平滑肌作用显著。其对胃肠道平滑肌作用最明显,能抑制其痉挛,降低蠕动的幅度和频率,缓解胃肠绞痛疗效最好;对尿道和膀胱逼尿肌的解痉作用次之,可降低尿道和膀胱逼尿肌的张力和收缩幅度,常可解除由药物引起的输尿管张力增高;

对胆管、支气管平滑肌的解痉作用较弱,对胆绞痛疗效较差;对子宫平滑肌影响较小。

4. 心血管系统

(1) 心脏:阿托品对心脏的主要作用为加快心率。阿托品在小剂量(0.5mg)时,可使部分病人心率轻度而短暂地减慢,一般减少4~8次/分钟。这是因为小剂量阿托品阻断了副交感神经节后纤维突触前膜上的M_1胆碱受体(该受体兴奋时,对ACh释放起负反馈调节作用),使ACh分泌增多所致。在较大剂量(1~2mg)时,阿托品可通过阻断窦房结的M_2受体,解除迷走神经对心脏的抑制作用,引起心率加快。心率加快的程度取决于迷走神经张力,在迷走神经张力高的青壮年,心率加快明显,而对运动时、婴幼儿和老年人的心率影响较小。

阿托品尚可拮抗迷走神经过度兴奋所致的房室传导阻滞和心律失常,加快房室传导。也能缩短房室结的有效不应期,增加房颤或房扑患者的心室率。

(2) 血管与血压:由于大多数血管床缺乏胆碱能神经支配,小剂量的阿托品单独使用时对血管与血压无显著影响,但可完全拮抗由胆碱酯类药物所引起的外周血管扩张和血压下降。大剂量的阿托品有扩张血管的作用,可扩张外周血管和内脏血管,尤以皮肤血管最为明显,可出现皮肤潮红、温热等。其扩血管作用在微循环血管痉挛时表现得更为突出,可产生明显的解痉作用,改善微循环,恢复重要器官的血流供应,缓解组织缺氧状态。阿托品的扩血管作用机制未明,但与其抗M胆碱作用无关,可能是机体对阿托品引起的体温升高后的代偿性散热反应,也可能是其直接扩血管作用。

5. 中枢神经系统

小剂量(0.5mg)的阿托品中枢作用不明显;较大剂量(1~2mg)可轻度兴奋延髓和大脑;5mg时中枢兴奋作用明显加强,可出现焦躁不安、多言、谵妄等症状;中毒剂量(10mg以上)常产生幻觉、定向障碍、运动失调和惊厥等,继续增加剂量可见中枢由兴奋转为抑制,发生昏迷与呼吸麻痹,最后死于循环与呼吸衰竭(表6-3)。

表6-3 阿托品作用与剂量的关系

剂量	作用
0.5mg	轻度心率减慢,口干,汗腺分泌减少
1.0mg	口干、口渴感,心率加快(有时心率可先有减慢),轻度扩瞳
2.0mg	心率明显加快、心悸,明显口干,扩瞳、调节麻痹
5.0mg	上述所有症状加重,说话和吞咽困难,不安、疲劳、头痛,皮肤干燥、发热,排尿困难,肠蠕动减少
10.0mg	上述所有症状加重,脉细速,瞳孔极度扩大、极度视力模糊,皮肤潮红、热、干,运动失调,烦躁不安、激动、幻觉、谵妄、昏迷

【临床应用】

1. 解除平滑肌痉挛 适用于缓解各种内脏绞痛,对胃肠绞痛、膀胱刺激症状如尿频、尿急等疗效较好。对胆绞痛、肾绞痛疗效较差,常需与阿片类镇痛药合用。因能松弛膀胱逼尿肌,可用于遗尿症。

2. 抑制腺体分泌 用于全身麻醉前给药,以减少呼吸道腺体及唾液腺分泌,防止分泌物阻塞呼吸道发生吸入性肺炎。也可用于严重的盗汗(如肺结核)及流涎症(如金属中毒和帕金森病)。用药剂量以不产生口干为宜。

3. 眼科应用

(1) 虹膜睫状体炎:阿托品使瞳孔括约肌和睫状肌松弛,活动减少,使炎症组织充分休息,有助于炎症消退止痛。同时与缩瞳药交替应用还能预防虹膜与晶状体的粘连及发生瞳孔闭锁。常用0.5%~1%的阿托品溶液滴眼。

(2) 验光配镜:阿托品局部滴眼可使睫状肌松弛,晶状体固定,以便准确测定晶状体的屈光度。但由于阿托品作用持续时间较长,现已少用,已被作用时间较短的后马托品等取代。目前只有儿童验光时仍用之,因儿童的睫状肌调节功能较强,须用阿托品发挥其充分的调节麻痹作用,从而正确检验晶状体屈光度。

4. 治疗缓慢型心律失常 用于治疗迷走神经过度兴奋所致的窦性心动过缓、窦房传导阻滞、房室传导阻滞等缓慢型心律失常。在急性心肌梗死的早期,尤其是发生在下壁或后壁的急性心肌梗死,常有窦性心动过缓,严重时可引起低血压及迷走神经张力过高,导致房室传导阻滞。阿托品可通过改善心率和减轻房室结阻滞,以缓解临床症状。但应注意阿托品剂量的调节,剂量过低可致进一步的心动过缓,剂量过大则引起心率加快,增加心肌耗氧量而加重心肌梗死,并有引起室颤的危险。本品对大多数的室性心律失常疗效差。

5. 抗休克 大剂量的阿托品可用于治疗暴发型流行性脑脊髓膜炎、中毒性菌痢、中毒性肺炎等所引起的感染中毒性休克。阿托品通过解除血管痉挛,舒张外周血管,而改善微循环,若同时补充血容量,则更利于休克的治疗。但对休克伴有高热或心率过快者,不宜用阿托品。由于阿托品副作用较多,目前多用山莨菪碱替代。

6. 解救有机磷酸酯类中毒 见本章第三节。

【不良反应及注意事项】阿托品作用广泛,选择性低,当应用其某一种作用作为治疗作用时,其他作用则成为副作用。治疗量下常见的副作用有口干、视力模糊、心率加快、瞳孔扩大及皮肤潮红等。上述症状在停药后可消失,故无需特殊处理。随着剂量增大,其不良反应逐渐加重,出现高热、呼吸加快、烦躁不安、幻觉等中枢中毒症状,严重者可由中枢兴奋转为抑制,出现昏迷及呼吸麻痹。此外,如果误服过量的颠茄果、曼陀罗果、洋金花或莨菪根茎等也可出现中毒症状。阿托品的最低致死量成人为 80~130mg,儿童约为 10mg。

阿托品中毒解救主要为对症治疗。对于口服中毒者,应立即洗胃、导泻,以促进毒物排出,同时可用毒扁豆碱对抗阿托品的外周及中枢中毒症状。但由于毒扁豆碱体内代谢迅速,故需反复给药。用地西泮可对抗患者的中枢兴奋症状,但用药剂量不宜过大,以免与阿托品导致的中枢抑制作用产生协同。有呼吸抑制时可采用人工呼吸和吸氧。还可用冰袋及乙醇擦浴以降低患者体温,这对儿童中毒者更为重要。不可使用吩噻嗪类药物,因这类药物具有 M 受体阻断作用,会加重阿托品中毒症状。青光眼、前列腺肥大者禁用阿托品(表 6-4)。

表 6-4　阿托品作用、用途及不良反应

作用	用途	不良反应
解除平滑肌痉挛(如膀胱逼尿肌)	内脏绞痛	尿潴留
抑制腺体(汗腺、唾液腺)分泌	全麻前给药,严重盗汗、流涎	口干、皮肤干燥、体温升高
扩瞳,调节麻痹	虹膜睫状体炎　验光配镜(儿童)	视力模糊、远视,青光眼禁用
解除迷走神经对心脏的抑制	缓慢型心律失常、抗休克	心率加快、心悸
中枢先兴奋后抑制	有机磷酸酯类中毒时改善中枢症状	烦躁、昏迷

山 莨 菪 碱

山莨菪碱是从茄科植物唐古特莨菪中提出的天然生物碱,为左旋品,简称 654,人工合成的为消旋品,称 654-2。

山莨菪碱具有与阿托品类似的药理作用,其特点为对内脏平滑肌的解痉作用和解除血管痉挛作用选择性较高,作用较强;抑制唾液分泌和扩瞳较弱;因不易通过血脑屏障,故其中枢兴奋作用很弱。主要是替代阿托品用于感染性休克和内脏平滑肌绞痛。

不良反应和禁忌证与阿托品相似,但毒性较低。

东莨菪碱

东莨菪碱是从茄科植物洋金花、莨菪等植物中提取的一种左旋生物碱。其中枢作用与阿托品不同,在治疗剂量即可引起中枢神经系统抑制,表现为困倦、遗忘、疲乏等,大剂量有催眠作用。此外尚有欣快作用,因此易造成药物滥用。其外周作用与阿托品相似,仅在作用强度上略有差异,其中抑制腺体分泌作用较阿托品强,扩瞳及调节麻痹作用较阿托品稍弱,对心血管系统及胃肠道平滑肌作用较弱。

东莨菪碱主要用于麻醉前给药,因其具有抑制腺体分泌和中枢抑制作用,因此优于阿托品。该药在用于麻醉前给药时,如患者同时伴有严重疼痛,则偶可发生与阿托品相似的兴奋不安、幻觉及谵妄等中枢症状,尤其在老人和儿童患者。东莨菪碱亦可用于晕动病,在阿托品类生物碱中以其疗效最好,尤其是预防给药。防晕作用可能与其抑制前庭神经内耳功能或大脑皮层功能有关,与 H_1 受体阻断药(如苯海拉明)合用可增强疗效。还可用于妊娠呕吐及放射病呕吐。此外东莨菪碱用于治疗帕金森病,可改善其流涎、震颤和肌肉强直等症状,可能与其阻断纹状体的 M 胆碱受体,产生中枢抗胆碱作用有关。可与左旋多巴交替或联合应用治疗帕金森病。近年来东莨菪碱的用途还包括:代替洋金花(主要成分为东莨菪碱)进行中药麻醉、治疗小儿重症肺炎、肺性脑病、流行性乙型脑炎等。禁忌证同阿托品(表 6-5)。

表 6-5　常用阿托品类生物碱的药理作用和临床应用

药物	药理作用			临床应用
	解痉	抑制腺体分泌、扩瞳	中枢	
阿托品	+++	++	++	内脏绞痛,眼科、麻醉前给药,抗休克,抗缓慢型心律失常,解救有机磷酸酯类中毒
山莨菪碱	++	+	-	感染中毒性休克,内脏绞痛,血管神经性头痛,眩晕
东莨菪碱	+	+++	+++	麻醉前给药,防晕止吐

注:-、+、++、+++ 分别表示无作用,作用弱、中、强

二、阿托品的合成代用品

阿托品用于眼科疾病时,作用时间太久;用于内科疾病时,副作用较多。针对这些缺点,通过化学结构的改造,合成了一些选择性较高、副作用较小的合成代用品,包括扩瞳药、解痉药和选择性 M 胆碱受体阻断药。

(一)合成扩瞳药

目前临床常用的合成扩瞳药有**后马托品**(homatropine)、**尤卡托品**(eucatropine)、**环喷托酯**(cyclopentolate)、**托吡卡胺**(tropicamide)等,均为短效 M 受体阻断药。其扩瞳作用维持时间较短,适用于一般的眼科检查,如检查眼底、验光等(表 6-6)。

表 6-6　阿托品类合成扩瞳药对眼作用的比较

药物	浓度(%)	扩瞳作用		调节麻痹作用	
		高峰(min)	消退(d)	高峰(h)	消退(d)
硫酸阿托品	1.0	30~40	7~10	1~3	7~12
氢溴酸后马托品	1.0~2.0	40~60	1~2	0.5~1	1~2
尤卡托品	2.0~5.0	30	1/12~1/4	无作用	
环喷托酯	0.5~1.0	30~50	1	1	0.25~1
托吡卡胺	0.5~1.0	20~40	0.25	0.5	0.5<0.25

（二）合成解痉药

1. 季铵类解痉药　本类药物特点：①脂溶性低，口服吸收差；②不易通过血脑屏障，中枢神经系统作用少；③对胃肠道解痉作用较强，并有不同程度的神经节阻断作用，可致直立性低血压、阳痿等不良反应。中毒量可出现箭毒样神经肌肉阻断作用，引起呼吸麻痹。

2. 叔铵类解痉药　本类药物特点：①脂溶性高，口服易吸收；②易通过血脑屏障，故有中枢作用；③具有阿托品样胃肠解痉作用，还可抑制胃酸分泌。

本类药物是缓解消化性溃疡症状的重要药物，能解除胃肠平滑肌痉挛，缓解绞痛（表6-7）。

（三）选择性 M 胆碱受体阻断药

阿托品的合成代用品绝大多数对 M 胆碱受体亚型缺乏选择性，因此在临床应用时副作用较多，选择性 M 胆碱受体阻断药对受体的特异性较高，从而使副作用明显减少。

哌仑西平（pirenzepine）对 M_1 和 M_4 胆碱受体的亲和力均强，为不完全的 M_1 胆碱受体阻断药。**替仑西平**（telenzepine）为哌仑西平的同类物，但其对 M_1 胆碱受体的选择性阻断作用更强。二药均可抑制胃酸及胃蛋白酶的分泌，用于胃十二指肠溃疡、急性胃黏膜出血及胃泌素瘤等，还可用于慢性阻塞性支气管炎的治疗。哌仑西平在治疗剂量时较少出现口干和视力模糊等反应，由于其脂溶性低而不易进入中枢，故无阿托品样中枢兴奋作用。青光眼及前列腺肥大患者慎用。

表6-7　合成解痉药

分类	药物	药理作用	临床应用	不良反应
季铵类	溴甲东莨菪碱（methylbromide）	药效稍弱于阿托品，口服吸收少，但作用时间较阿托品长。无东莨菪碱的中枢作用	主要用于胃及十二指肠溃疡，胃炎，溃疡性结肠炎等胃肠道疾病的治疗	较少，有轻度的口干、排尿困难、便秘、心悸等，心脏病患者慎用
	溴丙胺太林（propantheline bromide，普鲁本辛）	非选择性 M 受体阻断药，治疗量可明显抑制胃肠道平滑肌，能不同程度地减少胃液分泌	胃及十二指肠溃疡，胃肠痉挛和泌尿道痉挛，遗尿症及妊娠呕吐等	与阿托品类似，中毒量可因神经肌肉接头传递阻断而致呼吸麻痹
叔胺类	盐酸双环维林（dicyclomine hydrochloride）	作用类似阿托品，但较弱。对胃肠道、胆道、输尿管等平滑肌具有直接解痉作用	胃肠道痉挛、肠易激综合征等	与阿托品类似
	贝那替秦（benactyzine，胃复康）	口服较易吸收，能缓解平滑肌痉挛，抑制胃酸分泌，尚具中枢安定作用	伴有焦虑症的溃疡患者，肠蠕动亢进，膀胱刺激征等	口干、头晕及嗜睡等

第五节　N 胆碱受体阻断药

N 胆碱受体阻断药又分为 N_N 和 N_M 胆碱受体阻断药。N_N 受体阻断药能阻断自主神经节的 N_N 受体，又称为神经节阻断药（ganglionic blocking drugs）。N_M 受体阻断药能阻断运动终板上的 N_M 受体，具有肌肉松弛作用，故又称为骨骼肌松弛药（skeletal muscular relaxants）。

一、神经节阻断药

【药理作用及作用机制】神经节阻断药能选择性地与神经节的 N_N 受体结合，竞争性地阻断 ACh 与受体结合，使 ACh 不能引起神经节细胞去极化，从而阻断了神经冲动在神经节中的传递。

这类药物对交感神经节和副交感神经节都有阻断作用，因此其综合效应常取决于两类神经对该器官何者支配占优势。例如交感神经对血管支配占优势,则用药后血管主要表现为扩张,尤其对小动脉,使血管床血流量增加,加之静脉也扩张,回心血量减少及心输出量降低,结果使血压明显下降,尤其以坐位或立位血压下降显著。又如在胃肠道、眼、膀胱等平滑肌和腺体则以副交感神经支配占优势,因此用药后常可见便秘、扩瞳、口干、尿潴留及胃肠道分泌减少等。

【临床应用】曾用于抗高血压,但因不良反应多且严重,现在已被其他降压药取代。可用于麻醉时控制血压,以减少手术区出血;也可用于主动脉瘤手术;偶用于其他降压药无效的急进型高血压脑病和高血压危象患者。本类药物中除美卡拉明(mecamylamine,美加明)和樟磺咪芬(trimetaphan,阿方那特)外,其他药物已基本不用。

二、骨骼肌松弛药

骨骼肌松弛药又称为 N_M 胆碱受体阻断药,是一类能与神经肌肉接头运动终板上的 N_M 胆碱受体结合,阻断神经冲动的正常传递,产生骨骼肌松弛作用的药物。本类药物主要作为麻醉辅助用药,使肌肉松弛,减少麻醉药用量。它们只能使骨骼肌麻痹,而不产生麻醉作用,不能使病人的神志和感觉消失。按其作用机制不同,可分为两类,即去极化型肌松药(depolarizing muscular relaxants)和非去极化型肌松药(nondepolarizing muscular relaxants)。

(一)去极化型肌松药

去极化型肌松药又称为非竞争型肌松药(noncompetitive muscular relaxants),其分子结构与 ACh 相似,对神经肌肉接头运动终板上的 N_M 胆碱受体有较强的亲和力,且不易被胆碱酯酶分解,与受体结合后,产生与 ACh 类似但较持久的去极化作用。因其占据了神经肌肉接头运动终板的 N_M 受体,使之不能对 ACh 起反应,从而使骨骼肌松弛。这种神经肌肉的阻滞方式先是去极化,继而转变为非去极化,前者为药物导致的 I 相阻断,后者为 II 相阻断。

本类药物的作用特点为:①最初可出现短时肌束颤动,这是由于药物对不同部位的骨骼肌去极化出现的时间先后不同所致;②抗胆碱酯酶药不能拮抗其肌松作用,却能加强之,因此过量时不能用新斯的明解救;③治疗剂量无神经节阻断作用;④药物连续使用可产生快速耐受性。

目前临床应用的去极化型肌松药只有**琥珀胆碱**(suxamethonium,scoline,司可林)。

琥 珀 胆 碱

【体内过程】琥珀胆碱进入体内后即可被血液和肝脏中的 BChE 迅速水解为琥珀酰单胆碱,肌松作用明显减弱,然后可进一步水解为琥珀酸和胆碱,肌松作用完全消失。约 2% 药物以原形经肾排泄,其余以代谢产物的形式从尿液中排出。

【药理作用】琥珀胆碱的肌松作用快而短暂,静脉注射 10~30mg 后,即可见短暂的肌束颤动,尤以胸腹部肌肉明显。1 分钟后即转为松弛,2 分钟作用达高峰,持续 5~8 分钟。肌松作用从颈部肌肉开始,渐波及肩胛、腹部和四肢。肌松部位以颈部和四肢肌肉最明显,面、舌、咽喉和咀嚼肌次之,呼吸肌无力作用不明显。肌肉松弛作用强度可通过给药速度调节。

【临床应用】由于本品对喉肌松弛作用较强,可使插管操作顺利进行,故静脉注射适用于气管内插管、气管镜和食管镜检查等短时操作。静脉滴注维持肌松作用时间较长,故适用于较长时间外科手术的辅助用药,因本品个体差异较大,在应用中需按反应调节滴速以达满意效果。本药可引起强烈的窒息感,故对清醒患者禁用,可先用硫喷妥钠行静脉麻醉后,再给琥珀胆碱。

【不良反应及注意事项】

1. **窒息** 过量可导致呼吸肌麻痹,严重窒息可见于遗传性胆碱酯酶活性低下者,应用时需备有人工呼吸机。

2. **术后肌痛** 琥珀胆碱产生肌松作用前有短暂肌束颤动,在此过程中可损伤肌梭,故约有 25%~50% 的患者可出现术后肩胛部、胸腹部肌肉疼痛,一般 3~5 天可自愈。

3. **眼压升高** 因能使眼外肌短暂收缩,引起眼压升高,故禁用于青光眼、白内障晶状体摘除术患者。

4. **血钾升高** 因肌肉持久去极化,大量的钾离子从细胞中释放出来,使血钾升高。如患者同时有大面积软组织损伤如烧伤、恶性肿瘤、肾功能损害及脑血管意外等疾患时,应禁用本药,以免产生高血钾症性心搏骤停。

5. **心血管反应** 可兴奋自主神经系统的所有胆碱受体,引发各种心律失常,如心动过缓、室性节律障碍等。血钾升高可加重上述症状,严重者可出现心脏停搏。

6. **恶性高热** 为常染色体异常的遗传性疾病,属特异质反应,死亡率可达 65%。一旦发生须立即救治,可用**丹曲林**(dantrolene)等治疗。

7. **其他** 尚有增加腺体分泌,促进组织胺释放等作用。

(二)非去极化型肌松药

非去极化型肌松药又称为竞争型肌松药(competitive muscular relaxants)。它们能与胆碱能神经肌肉接头运动终板上的 N_M 胆碱受体结合,但不激动该受体,竞争性阻断了 ACh 的去极化作用,使骨骼肌松弛。

本类药物的作用特点为:①肌松前无肌束颤动;②抗胆碱酯酶药可拮抗其肌松作用,过量时可用适量的新斯的明解救;③兼有程度不等神经节阻断作用和释放组胺作用;④吸入性全麻药可增强此类药物的肌松作用,合用时应减少肌松药剂量。

本类药物多为天然生物碱及其类似物。按其化学结构可分为两类:苄基异喹啉类,主要有**筒箭毒碱** (d-tubocurarine)、**阿曲库铵**(atracurium)、**多库铵**(doxacurium)和**米库铵**(mivacurium)等药;类固醇铵类,主要有**泮库铵**(panacuronium)、**哌库铵**(pipecurium)、**罗库铵**(rocuronium)和**维库铵**(veacuronium)等药。

筒 箭 毒 碱

筒箭毒碱为经典药物,是从南美洲印第安人用数种植物制成的植物浸膏箭毒(curare)中提出的生物碱,右旋体具有活性,是临床应用最早的典型非去极化型肌松药。

本品口服难吸收,静脉注射后 4~6 分钟起效,快速运动肌如眼部肌肉首先松弛,然后可见四肢、颈部和躯干肌肉松弛,继之肋间肌松弛,出现腹式呼吸,如剂量加大,最终可出现膈肌麻痹,致呼吸停止。肌肉松弛恢复时,其次序与肌松时相反,即膈肌麻痹恢复最快。临床上可作为麻醉辅助药,用于胸腹手术和气管插管等,也可用于控制破伤风的肌肉痉挛。

本品还具有神经节阻断和促进组织胺释放的作用,可引起心率减慢、血压下降、支气管痉挛和唾液分泌增多等。禁忌证为重症肌无力、支气管哮喘和严重休克。

筒箭毒碱作用时间较长,用药后作用不易逆转,副作用多,故目前本品在临床上已较少应用。

其 他 药 物

这些药物目前已基本上取代了传统的筒箭毒碱,用做麻醉辅助药(表 6-8)。

表 6-8 非去极化型肌松药分类及其特点比较

分类	药物	药理特性	起效时间(min)	持续时间(min)	消除方式
苄基异喹啉类	筒箭毒碱	长效	3~6	80~120	肾脏消除,肝脏清除
	阿曲库铵	中效	2~4	30~40	霍夫曼降解,血浆胆碱酯酶水解
	多库铵	长效	4~6	90~120	肾脏消除,肝脏代谢和清除

分类	药物	药理特性	起效时间(min)	持续时间(min)	消除方式
	米库铵	短效	2~4	12~18	血浆胆碱酯酶水解
类固醇铵类	泮库铵	长效	4~6	120~160	肾脏消除,肝脏代谢和清除
	哌库铵	长效	2~4	80~120	肾脏消除,肝脏代谢和清除
	罗库铵	中效	1~2	30~40	肾脏消除,肝脏清除
	维库铵	中效	2~4	30~40	肾脏消除,肝脏代谢和清除

案例 6-1

某女服氧化乐果农药 250ml,三小时后被送到医院。入院时患者神志不清、口吐白沫、流泪、呕吐、大小便失禁、瞳孔缩小、呼吸困难、多部位肌束颤动等,诊断为急性重度有机磷中毒。立即给予洗胃,大剂量氯解磷定、阿托品静脉注射及支持治疗。治疗 12 小时后出现呼吸循环衰竭。

思考:1. 该病人前期治疗有无问题?

2. 还应如何进一步救治?

(罗学娅)

学习小结

毛果芸香碱特点是对眼(缩瞳、降低眼压和调节痉挛的作用)及腺体(抑制分泌)的作用强,临床主要用于青光眼和虹膜睫状体炎的治疗。易逆性抗胆碱酯酶药新斯的明可逆性抑制 AChE,间接发挥拟 ACh 的作用,其特点是对骨骼肌兴奋作用最强,临床用于重症肌无力、手术后腹气胀及尿潴留、阵发性室上性心动过速的治疗。难逆性抗胆碱酯酶药有机磷酸酯类与 AChE 牢固结合,形成磷酰化胆碱酯酶而使酶丧失水解 ACh 的能力,ACh 堆积引起中毒症状,中毒防治措施是消除毒物和使用解毒药物阿托品和(或)胆碱酯酶复活药氯解磷定,阿托品能迅速解除 M 样症状,而氯解磷定则能使胆碱酯酶恢复水解 ACh 的能力。M 受体阻断药阿托品药理作用广泛,不同器官对其敏感性亦不同,随着剂量增加,可依次出现腺体分泌减少,瞳孔扩大和调节麻痹,膀胱和胃肠道平滑肌兴奋性降低,心率加快,中毒量则出现中枢作用,临床应用较多,主要用于缓解各种内脏绞痛、全身麻醉前给药、严重盗汗及流涎症、虹膜睫状体炎、缓慢型心律失常及抗休克等。骨骼肌松弛药分为去极化型肌松药(如琥珀胆碱)和非去极化型肌松药(如筒箭毒碱),主要作为麻醉辅助用药。

复习参考题

1. 新斯的明、毒扁豆碱作用和应用有哪些特点?

2. 有机磷酸酯类是如何引起中毒的? 急性中毒解救应注意哪些原则?

3. 试比较阿托品和毛果芸香碱对眼的作用、应用;阿托品还有哪些作用和应用?

4. 感染中毒性休克的病人,可用阿托品或山莨菪碱抢救,其用药的依据是什么?

5. 试比较去极化型肌松药和非去极化型肌松药的特点有何异同。

第七章　肾上腺素受体激动药和阻断药

7

学习目标	
掌握	肾上腺素、去甲肾上腺素及异丙肾上腺素的药理作用、临床应用和不良反应,并比较它们的异同;β受体阻断药的药理作用和在临床应用中要注意的问题。
熟悉	其他肾上腺素受体激动药和阻断药的作用特点和临床应用;"肾上腺素升压作用的反转"。
了解	肾上腺素受体激动药和阻断药的构效关系及分类。

肾上腺素受体是指与去甲肾上腺素或肾上腺素相结合的受体,为 G- 蛋白耦联型受体。根据其对拟肾上腺素类药物的不同反应情况,分为肾上腺素能 α 受体和 β 受体。相对来说 α 受体对去甲肾上腺素更为敏感,而 β 受体则对肾上腺素更敏感。皮肤、肾、胃肠的血管平滑肌以 α 受体为主,而骨骼肌、肝脏的血管平滑肌以及心脏以 β 受体为主。此外还有主要分布在肾及肠系膜血管系统和中枢神经系统某些区域的多巴胺肾上腺素能受体等。

肾上腺素受体激动药和阻断药通过与肾上腺素受体结合而发挥作用,根据内在活性不同可分为肾上腺素受体激动药(adrenoceptor agonists)和肾上腺素受体阻断药(adrenoceptor blockers)。

第一节　构效关系及分类

一、构效关系

肾上腺素受体激动药的基本化学结构是 β- 苯乙胺,苯环、α 位或 β 位碳原子的氢及末端氨基被不同基团取代,衍生出一大类具有拟交感活性的药物。肾上腺素、去甲肾上腺素、异丙肾上腺素和多巴胺等在苯环上有 3,4- 二羟基,具有两个邻位羟基的苯环一般称为儿茶酚,故这类药又称儿茶酚胺(catecholamine,CA)(图 7-1)。

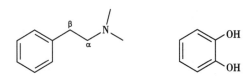

图 7-1　β- 苯乙胺和儿茶酚的结构

1. **苯环**　肾上腺素、去甲肾上腺素、异丙肾上腺素和多巴胺等在苯环第 3、4 位碳上都有羟基。它们对外周作用强而中枢作用弱,作用时间短。如果去掉一个羟基,其外周作用将减弱,而作用时间延长。如将两个羟基都去掉,则外周作用减弱,中枢作用加强,如麻黄碱。

2. **碳链**　苯环和氨基间的碳链长度以两个碳原子为最佳,如果 α 碳上的一个氢被甲基取代,不易被单胺氧化酶(monoamine oxidase,MAO)破坏,作用时间延长。易被摄取 1 所摄入,在神经元内存在时间长,促进递质释放,如间羟胺和麻黄碱。

3. **氨基**　氨基氢原子的取代基团与药物对 α 和 β 肾上腺素受体的选择性有关。一般认为,取代基从甲基到叔丁基,其对 β 受体的激动作用逐渐加强,而对 α 受体的作用趋于减弱。如去甲肾上腺素的一个氨基氢被甲基取代形成肾上腺素,其对 β 受体的激动作用加强,如被异丙基取代形成异丙肾上腺素,而在加强 β 受体激动作用的同时,α 受体激动作用大大减弱。再如被更大的基团取代,形成沙丁胺醇和特布他林等,则几乎无 α 激动作用,而且进一步提高了其对 $β_2$ 受体的选择性(表 7-1)。

在肾上腺素受体阻断药中,α 受体阻断药的化学结构具有多样性,β 受体阻断药的基本化学结构属于芳基乙醇胺(如拉贝洛尔)以及芳氧基丙醇胺类(如普萘洛尔)。

二、分类

肾上腺素受体激动药按其对肾上腺素受体亚型的选择性的不同可分为三大类:α、β 肾上腺素受体激动药(α、β-adrenoceptor agonists)、α 肾上腺素受体激动药(α-adrenoceptor agonists)和 β 肾上腺素受体激动药(β-adrenoceptor agonists)(见表 7-1)。肾上腺素受体阻断药根据所阻断的受体不同,可分为 α、β 肾上腺素受体阻断药(α、β-adrenoceptor blockers)、α 肾上腺素受体阻断药(α-adrenoceptor blockers)、β 肾上腺素受体阻断药(β-adrenoceptor blockers)(表 7-2)。

表 7-1　肾上腺素受体激动药的化学结构和分类

名称	(5,6)	(4)	(3)	(2)	β-CH	α-CH	NH
1. α、β 受体激动药							
肾上腺素	H	OH	OH	H	OH	H	CH$_3$
多巴胺	H	OH	OH	H	H	H	H
麻黄碱	H	H	H	H	OH	CH$_3$	CH$_3$
美芬丁胺	H	H	H	H	H	①—C(CH$_3$)(CH$_3$)—	CH$_3$
2. α$_1$ 受体激动药							
去氧肾上腺素	H	H	OH	H	OH	H	CH$_3$
甲氧明	OCH$_3$	H	H	OCH$_3$	OH	CH$_3$	H
3. α$_1$、α$_2$ 受体激动药							
去甲肾上腺素	H	OH	OH	H	OH	H	H
间羟胺	H	H	OH	H	OH	CH$_3$	H
4. β$_1$、β$_2$ 受体激动药							
异丙肾上腺素	H	OH	OH	H	OH	H	CH(CH$_3$)CH$_3$
5. β$_1$- 受体激动药							
多巴酚丁胺（消旋）	H	OH	OH	H	H	H	②
6. β$_2$ 受体激动药							
沙丁胺醇	H	OH	CH$_2$OH	H	OH	H	C(CH$_3$)$_2$CH$_3$
特布他林	OH	H	OH	H	OH	H	C(CH$_3$)$_2$CH$_3$

○说明：①取代 α 碳；② —CH(CH$_3$)—(CH$_2$)$_2$—⟨C$_6$H$_4$⟩—OH

表 7-2　肾上腺素受体阻断药分类和代表药物

类别	药物
1. α 受体阻断药	
α$_1$、α$_2$ 受体阻断药	酚妥拉明、妥拉唑林、酚苄明
α$_1$ 受体阻断药	哌唑嗪、特拉唑嗪
α$_2$ 受体阻断药	育亨宾
2. β 受体阻断药	
β$_1$、β$_2$ 受体阻断药	普萘洛尔、吲哚洛尔
β$_1$ 受体阻断药	阿替洛尔、美托洛尔
3. α、β 受体阻断药	拉贝洛尔

第二节　α,β 受体激动药

肾上腺素（adrenaline,epinephrine,AD）

肾上腺素主要是由肾上腺髓质嗜铬细胞分泌的激素。药用肾上腺素是从家畜肾上腺提取或人工合成,常用其盐酸盐。性质不稳定,遇光、遇热易分解,在中性尤其碱性溶液中迅速氧化变色而失效。注意避光保存,忌与碱性药物配伍(图 7-2)。

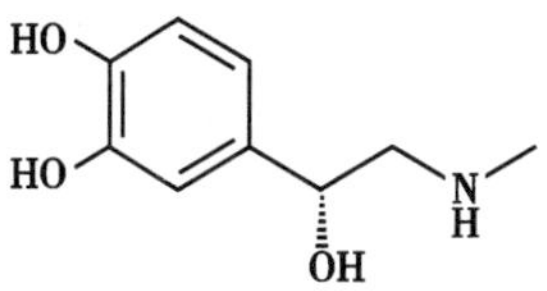

图 7-2　肾上腺素结构式

【体内过程】 口服无效,因在碱性肠液、胃黏膜和肝中经结合和氧化后被迅速破坏,应注射给药。皮下注射因局部血管收缩而延缓吸收。肌内注射因对骨骼肌血管有扩张作用,故吸收远较皮下注射快,但维持时间较短。对于重症病人,必须采用静脉内给药。皮下注射 6~15 分钟起效,作用可维持 1 小时,肌内注射作用维持 30 分钟,静脉注射仅数分钟。肾上腺素吸收后迅速被组织中的儿茶酚 -O- 甲基转移酶(catechol-O-methyltransferase,COMT)与 MAO 破坏或被去甲肾上腺素能神经末梢再摄取,其代谢产物经肾脏排出。肾上腺素不易通过血脑屏障。

【药理作用及作用机制】

1. **心脏**　心脏存在 β_1、β_2 和 α 受体,其中以 β_1 受体为主。肾上腺素兴奋心脏作用主要由于激动心肌、窦房结和传导系统的 β_1 受体,使心肌收缩力加强,心率加快,传导加速,心输出量增加,并兴奋心脏冠脉 β_2 受体,舒张冠状血管,改善心肌的供血供氧。这是其作为强效心脏兴奋药的有利之处。不利之处是因心脏做功及代谢显著增加,故心肌耗氧量也增加;较大剂量或静脉注射太快还可提高心脏的自律性,产生心律失常,出现期前收缩甚至心室颤动。

2. **血管**　激动血管 α 和 β_2 受体,与 α 受体结合产生缩血管作用,与 β_2 受体结合则产生扩血管作用。皮肤、黏膜及内脏血管 α 受体占优势,故出现明显的收缩作用;肺与脑血管收缩作用微弱。骨骼肌和冠状血管以 β_2 受体为主,故呈明显扩张作用。冠状血管舒张还与心肌代谢产物(如腺苷)增加有关。

3. **血压**　对血压的影响与其剂量密切相关。治疗量时,心收缩力增强,心率加快,心输出量增加,使收缩压升高;同时能舒张骨骼肌血管和冠状血管,抵消或超过皮肤、黏膜及内脏器官血管的收缩作用,而使舒张压不变或下降,脉压加大(图 7-3)。较大剂量时,收缩血管的作用占优势,使收缩压和舒张压均升高。如预先用酚妥拉明等 α 受体阻断药后再给予肾上腺素,可使升压翻转为降压,这是因为 α 受体被阻断,呈现的 β 受体激动作用而使血管舒张,使原来的升压作用变为降压作用。所以 α 受体阻断药(酚妥拉明、氯丙嗪等)引起的低血压不能用肾上腺素解救,宜选用主要激动 α 受体的去甲肾上腺素或间羟胺等药物使血压回升。

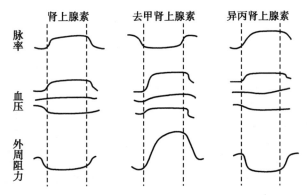

图 7-3　静脉注射肾上腺素、去甲肾上腺素、异丙肾上腺素作用比较示意图

4. 平滑肌　肾上腺素对平滑肌的作用主要取决于气管组织上的肾上腺素受体的类型。激动支气管平滑肌的 $β_2$ 受体,在支气管处于痉挛状态时,扩张作用更明显;激动支气管黏膜血管的 $α_1$ 受体,使黏膜血管收缩,降低毛细血管通透性,减轻支气管黏膜水肿,还能抑制肥大细胞释放组胺等过敏性物质,有利于消除支气管黏膜水肿。松弛胃肠道平滑肌,使自发性收缩频率和幅度减少;在妊娠末期和临产前,抑制子宫张力和收缩;肾上腺素的 β 激动作用可使膀胱逼尿肌舒张,α 受体的激动作用使三角肌和括约肌收缩,由此可引起排尿困难和尿潴留。

5. 代谢　肾上腺素能增强机体代谢。通过激动肝脏的 α 受体和 $β_2$ 受体促进肝糖原分解和糖异生,使血糖升高。通过激动 $α_2$ 受体抑制胰岛素的分泌,降低外周组织摄取葡萄糖,导致血糖升高。激动脂肪细胞的 β 受体可加速脂肪分解,使血中游离脂肪酸增加。

6. 中枢神经系统　本品不易通过血脑屏障,故仅在大剂量下才出现中枢兴奋症状。

【临床应用】

1. 心搏骤停　主要用于溺水、麻醉和手术过程中的意外、药物中毒、传染病和心脏传导阻滞等所致的心搏骤停。可用肾上腺素作心室腔内注射,同时必须进行有效的人工呼吸、心脏按压和纠正酸中毒等措施。对于电击或卤素类全麻药(如氟烷等)意外引起的心脏骤停,配合使用利多卡因或除颤器除颤进行抢救。

2. 过敏性休克　用于药物(青霉素、链霉素、普鲁卡因等)及异性蛋白(免疫血清等)引起的过敏性休克。当过敏性休克发生时,小动脉扩张和毛细血管通透性增加,引起血压下降;同时伴有支气管平滑肌痉挛,出现呼吸困难等症状。肾上腺素能激动 α 受体,收缩小动脉和毛细血管前括约肌,降低毛细血管的通透性;激动 β 受体可改善心功能,缓解支气管痉挛、减少过敏介质释放,扩张冠状动脉,可迅速缓解过敏性休克的临床症状,挽救病人的生命,是治疗过敏性休克的首选药物。应用时一般肌内或皮下注射给药,严重病例亦可用生理盐水稀释 10 倍后缓慢静脉注射,但必须控制注射速度和用量,以免引起血压骤升及心律失常等不良反应。

3. 支气管哮喘　常用于控制支气管哮喘的急性发作,皮下或肌内注射能于数分钟内奏效。本品由于不良反应严重,仅用于急性发作者。

4. 血管神经性水肿及血清病　肾上腺素可迅速减轻血管神经性水肿、血清病、荨麻疹、花粉症等变态反应性疾病的症状。

5. 局部止血　牙龈出血或鼻出血时,可用浸有 0.1% 肾上腺素溶液的棉球或纱布填塞出血处,收缩黏膜而止血。

6. 与局部麻醉药配伍　局麻药注射液中,加入少量肾上腺素可使注射部位血管收缩,延缓局麻药的吸收,延长局麻药作用时间,并可降低吸收中毒的可能性。但在肢体远端如手指、足趾、耳部、阴茎等部位手术时,局麻药中禁止加用肾上腺素,以免引起局部组织坏死。

7. 治疗青光眼　用 1%~2% 的滴眼液慢性应用,可降低眼压,缓解青光眼的症状。

【不良反应及注意事项】主要为心悸、头痛、血压升高、烦躁不安及恐惧惊慌等,一般休息后可自动消失。剂量过大可使血压剧升有发生脑出血的危险,故老年人慎用。也可引起心律失常,甚至发展成为心室颤动,故应严格掌握剂量。禁用于高血压、器质性心脏病、糖尿病、甲状腺功能亢进症等。

多巴胺(dopamine,DA)

多巴胺是合成去甲肾上腺素生物合成的前体,也是中枢神经系统黑质 - 纹状体通路等部位的神经递质。药用多巴胺是人工合成品。

【体内过程】口服易在肠和肝中被破坏而失效,一般采用静脉滴注给药。在体内被 COMT 和 MAO 代谢失活。不易通过血脑屏障,故外源性多巴胺对中枢神经系统无作用。

【药理作用及作用机制】主要选择性地激动外周的多巴胺(D_1)受体、α 及 $β_1$ 受体。

1. **心血管系统** 多巴胺对心血管系统的作用与用药剂量有关。低剂量主要激动 D_1 受体,使肾、肠系膜和冠状血管舒张。剂量略高时,由于激动心脏 β_1 受体和促进去甲肾上腺素释放,使心肌收缩力加强,心率加快,心输出量增加,引起收缩压和脉压上升,舒张压变化不明显。其兴奋心脏作用不如异丙肾上腺素显著,诱发心律失常作用也较肾上腺素少见。大剂量 α 受体激动占优势,使血管收缩,外周阻力加大,舒张压上升。

2. **肾脏** 低浓度即可激动肾血管 D_1 受体,使血管扩张、肾血流量增加。还可直接抑制肾小管重吸收 Na^+,排钠利尿。但高浓度多巴胺因激动肾血管的 α 受体而致肾血管收缩,肾血流量减少。

【临床应用】用于各种休克,如感染中毒性休克、心源性休克及出血性休克等,尤其适用于伴有心收缩力减弱和尿量减少的休克患者,同时须补足血容量,纠正酸中毒。多巴胺与利尿药配伍应用,可治疗急性肾衰竭。

【不良反应及注意事项】一般较轻微,偶见恶心、呕吐。但滴注过快及用量过大也可引起心动过速、心律失常和肾血管收缩,导致肾功能下降。一旦发生,应减慢滴注速度,必要时给予酚妥拉明。与单胺氧化酶抑制剂或三环类抗抑郁药合用时,多巴胺剂量应酌减。嗜铬细胞瘤患者禁用。室性心律失常、闭塞性血管病、心肌梗死、动脉硬化和高血压患者慎用。

麻黄碱(ephedrine)

麻黄碱是从中药麻黄提取的生物碱,现已能人工合成,药用为左旋体或消旋体。常用其盐酸盐。麻黄碱属于易制毒化学品,其生产和使用受到严格的管制。

【体内过程】口服易吸收,且较完全。小部分在体内经脱胺氧化而被代谢,大部分以原形经肾排泄,消除缓慢,作用维持时间长,一次给药作用可维持 3-6 小时。可通过血脑屏障。

【药理作用及作用机制】麻黄碱直接激动 α 和 β 受体,还可促使去甲肾上腺素神经末梢释放递质而间接发挥作用。其特点是:①化学性质稳定,口服有效;②拟肾上腺素作用弱而持久;③中枢兴奋作用较显著;④易产生快速耐受性。

1. **心血管系统** 兴奋心脏,加强心肌收缩力,增加心输出量。由于血压升高反射性引起迷走神经兴奋,抵消了其直接加快心率的作用,故整体条件下的心率变化并不显著。麻黄碱的升压作用缓和,持续时间较长。

2. **支气管平滑肌** 松弛支气管平滑肌作用较肾上腺素弱,起效慢,维持时间长。

3. **中枢神经系统** 具有明显的中枢兴奋作用,较大剂量可兴奋大脑皮质和皮质下中枢,引起精神兴奋及失眠,对呼吸中枢及血管运动中枢也有弱的兴奋作用。

4. **快速耐受性** 短期内反复使用本药,作用可持续减弱,称为快速耐受性(tachyphylaxis),也称脱敏(desensitization),停药数小时后可以恢复。麻黄碱快速耐受性的形成可能归因于连续给药所致递质消耗和受体脱敏两种因素,后者又可能与受体与麻黄碱的亲和力下降有关。

【临床应用】

1. 治疗某些低血压状态 可用于防治蛛网膜下腔和硬脊膜外麻醉所引起的低血压。

2. 支气管哮喘 仅用其防治发作和治疗轻症,对重症急性发作治疗较差。

3. 鼻黏膜充血所致鼻塞 以 0.5%~1% 溶液滴鼻,可收缩鼻黏膜血管,消除肿胀。

4. 缓解荨麻疹和血管神经性水肿等过敏反应的皮肤黏膜症状。

【不良反应及注意事项】常见的不良反应为精神兴奋、烦躁不安、失眠等,用于防治支气管哮喘,晚间给药时,宜服用小剂量的地西泮等催眠药,以防治失眠。反复应用易产生快速耐受性,停药一段时间后继续用本品仍有效。禁忌证同肾上腺素。

第三节　α受体激动药

一、α₁、α₂受体激动药

去甲肾上腺素(noradrenaline,NA)

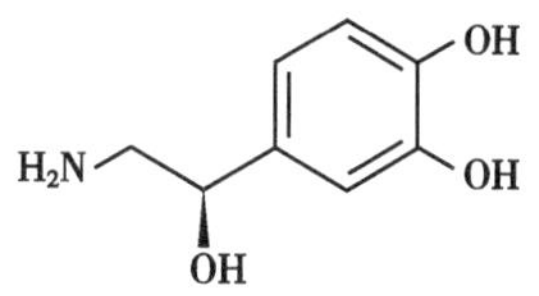

去甲肾上腺素是去甲肾上腺素能神经末梢释放的主要递质,肾上腺髓质仅分泌少量。药用为人工合成的左旋体,常用重酒石酸盐。化学性质不稳定,见光易失效,在碱性溶液中迅速氧化而失效,在酸性溶液中稳定(图7-4)。

图 7-4　去甲肾上腺素结构式

【体内过程】口服无效,因收缩胃黏膜血管而极少被吸收,在肠内又易被碱性肠液破坏。皮下注射或肌内注射,由于强烈收缩血管,致局部组织缺血坏死。静脉注射后作用仅能维持几分钟,故一般采用静脉滴注来维持疗效。去甲肾上腺素不易透过血脑屏障,没有中枢作用。静脉推注后大部分迅速被去甲肾上腺素能神经末梢摄取;少部分被非神经细胞摄取后,被COMT、MAO破坏,其代谢产物由尿中排泄。

【药理作用及作用机制】非选择性激动 $α_1$ 和 $α_2$ 受体,对 $β_1$ 受体有较弱的激动作用,对 $β_2$ 受体几乎无作用。

1. **血管**　激动血管 $α_1$ 受体,使血管收缩,除冠状血管外,几乎所有小动脉和小静脉均收缩。皮肤黏膜血管收缩最明显,其次是肾血管,对脑、肝、肠系膜,甚至骨骼肌血管都有收缩作用。冠脉表现为扩张,可能与心肌代谢产物腺苷增多而使其舒张有关。也可激动血管壁去甲肾上腺素能神经末梢突触前膜 $α_2$ 受体,抑制递质去甲肾上腺素的释放,从而发挥负反馈作用,以调节外源性去甲肾上腺素过于剧烈地收缩血管作用。

2. **心脏**　激动心脏 $β_1$ 受体,使心脏兴奋。但对心脏的兴奋作用比肾上腺素弱。在整体情况下,因血压升高而反射性引起迷走神经兴奋,故表现为心率减慢;另外,由于强烈的血管收缩作用,使外周阻力增高,从而增加心脏射血阻力,故心输出量不变或反而下降。剂量过大时,也可导致心律失常,但较肾上腺素少见。

3. **血压**　小剂量静脉滴注时由于心脏兴奋,收缩压升高,此时血管收缩作用不明显,故舒张压升高不多而脉压加大(见图7-3)。较大剂量时,因血管强烈收缩使外周阻力明显增高,故收缩压和舒张压均显著升高,脉压变小。α受体阻断药可拮抗去甲肾上腺素的升压作用,但不出现拮抗肾上腺素时的肾上腺素升压作用的翻转。

4. **其他**　除增加孕妇子宫收缩频率外,对其他平滑肌作用较弱。大剂量时可使血糖升高。

【临床应用】

1. **抗休克**　使用时间不宜过长,否则会引起血管持续强烈收缩,加重微循环障碍。去甲肾上腺素用于休克治疗已不占重要地位,目前仅限于早期神经源性休克以及嗜铬细胞瘤切除后或药物中毒等低血压休克。

2. **上消化道出血**　用于食管静脉扩张破裂出血及胃出血等。将去甲肾上腺素 1~3mg 稀释后口服,可使食管和胃内血管收缩产生局部止血作用。

【不良反应及注意事项】

1. 局部组织缺血性坏死　静脉滴注时浓度过高、时间过长或药液外漏,可使血管强烈收缩,引起组织缺血性坏死。如发现注射部位皮肤苍白,应更换注射部位,局部热敷,用局麻药普鲁卡因或 α 受体阻断药酚妥拉明进行局部浸润注射,以对抗其收缩血管作用。

2. 急性肾衰竭　用药剂量过大或时间过久,可因肾血管强烈收缩,肾血流量严重减少,导致急性肾衰竭,出现少尿、无尿和肾实质损伤。因此,用药期间应使尿量保持在每小时 25ml 以上。

3. 停药后血压下降　长时间静脉滴注后突然停药会出现血压骤降,因此应逐渐减量后停药。

4. 高血压、动脉粥样硬化、器质性心脏病、严重微循环障碍患者、无尿病人及孕妇禁用。

间羟胺（metaraminol）

又称阿拉明（aramine）。主要直接激动 α 受体，也可被去甲肾上腺素能神经末梢摄取，促进递质释放而发挥间接作用。对 β 受体作用较弱。短期内连续应用，可因囊泡内 NA 减少使效应逐渐减弱产生快速耐受性。本品不易被 MAO 破坏，故作用较持久。主要作用是收缩血管、升高血压，升压作用较去甲肾上腺素缓和而持久。由于反射作用而使心率减慢，轻度增加心肌收缩力，对正常人心输出量的影响不明显，可使休克患者的心输出量增加。对心脏及肾血管作用弱，不易引起心律失常及少尿。主要代替去甲肾上腺素用于心源性、感染性休克早期以及其他低血压状态。还可联合酚妥拉明用于小儿重症肺炎合并心力衰竭。

二、α₁ 受体激动药

去氧肾上腺素（phenylephrine）

又称苯肾上腺素（neosynephrine）、新福林。主要激动 α₁ 受体，其作用比去甲肾上腺素弱而持久。主要收缩血管，升高血压，反射性地减慢心率，故可用于阵发性室上性心动过速。对肾血管的收缩作用比去甲肾上腺素更强、副作用更明显，故已极少用于抗休克。去氧肾上腺素能激动瞳孔扩大肌 α₁ 受体而产生扩瞳作用，具有起效快，维持时间短，无调节麻痹和眼压升高等特点，为快速短效扩瞳药。此外可滴鼻以解除鼻黏膜充血。

甲氧明（methoxamine）

又称甲氧胺。主要激动 α₁ 受体，作用与去氧肾上腺素相似，收缩血管而升高血压，可反射性减慢心率。但收缩肾血管的作用比去甲肾上腺素还强。临床用于外伤、手术、麻醉、药物等所引起的低血压及阵发性室上性心动过速。

三、α₂ 受体激动药

外周性突触后膜 α₂ 受体激动药有羟甲唑啉（oxymetazoline，氧甲唑啉）和可乐定的衍生物阿可乐定（apraclonidine）等。羟甲唑啉由于收缩局部血管可用做滴鼻治疗鼻黏膜充血和鼻炎，作用在几分钟内发生，可持续数小时。偶见局部刺激症状，小儿用后可致中枢神经系统症状，2 岁以下儿童禁用。阿可乐定主要利用其降低眼压的作用，用于青光眼的短期辅助治疗，特别在激光疗法之后，预防眼压的回升。可乐定（clonidine）和甲基多巴（methyldopa）为中枢性 α₂ 受体激动药，详见抗高血压药。

第四节　β 受体激动药

一、β₁、β₂ 受体激动药

异丙肾上腺素（isoprenaline）

异丙肾上腺素为人工合成品，是经典的 β 受体激动药（图 7-5）。

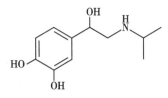

图7-5 异丙肾上腺素结构式

【体内过程】口服易在肠黏膜与硫酸基结合而失效,舌下给药或气雾吸入均迅速吸收。吸收后主要在肝及其他组织中被 COMT 代谢。

【药理作用及作用机制】

1. **心脏** 激动心脏 β_1 受体,使心肌收缩力加强,心率加快,传导加速,心输出量增加。其兴奋心脏的作用比肾上腺素强,由于其主要兴奋正位于起搏点窦房结,故很少引起室性心律失常。

2. **血管和血压** 激动 β_2 受体,使骨骼肌、冠脉、肾、肠系膜血管扩张,其中以骨骼肌血管舒张较为明显。由于心脏兴奋,输出量增加,使收缩压上升,而外周血管扩张,外周阻力下降,舒张压下降,使脉压增大(见图7-3)。

3. **支气管平滑肌** 激动支气管平滑肌上的 β_2 受体,使支气管平滑肌松弛,作用较肾上腺素强,也具有抑制组胺等过敏性物质释放的作用。但不能收缩支气管黏膜血管,故不能完全消除支气管黏膜水肿,这与肾上腺素不同。

4. **其他** 促进糖原和脂肪分解,增加组织耗氧量。不易透过血脑屏障,中枢作用微弱。

【临床应用】

1. **支气管哮喘** 舌下或喷雾给药,可有效控制支气管哮喘急性发作。

2. **房室传导阻滞** 能加速房室传导,治疗 Ⅱ、Ⅲ 度房室传导阻滞,一般采用舌下给药;对完全性房室传导阻滞,一般静脉滴注,根据心率调整滴注速度,使心率维持在 60~70 次 / 分左右。

3. **心搏骤停** 用于溺水、麻醉、手术意外、药物中毒、传染病和心脏传导阻滞等所致的心搏骤停。常与去甲肾上腺素或间羟胺合用做心室内注射。

4. **休克** 在补足血容量的基础上,通过其兴奋心脏、增加心输出量及扩张血管的作用,治疗感染性中毒性休克及伴有房室传导阻滞或心率减慢的心源性休克。

【不良反应及注意事项】常见的是心悸、头晕。用药过程中应注意控制心率。对于已处于缺氧状态的支气管哮喘病人,由于气雾剂剂量不易掌握,如剂量过大,可致心肌耗氧量增加,易引起心律失常,甚至产生危险的心动过速及心室颤动。禁用于冠心病、心肌炎和甲状腺功能亢进症等。

二、β_1 受体激动药

多巴酚丁胺(dobutamine)

多巴酚丁胺化学结构与多巴胺相似,临床用含有右旋多巴酚丁胺和左旋多巴酚丁胺的消旋体。前者阻断 α_1 受体,后者激动 α_1 受体。两者都激动 β 受体,但前者激动 β 受体作用为后者的 10 倍,消旋体多巴酚丁胺的作用是两者的综合表现。由于其对 β_1 受体激动作用强于 β_2 受体,故此药属于 β_1 受体激动药。

与异丙肾上腺素比较,多巴酚丁胺正性肌力作用比正性频率作用显著,对心率影响不大。对肾及肠系膜血管无直接扩张作用,药物引起的肾血流量增加和尿量的增加是由于心输出量增多。严重心力衰竭患者用药后,心、肾功能改善,心输出量增加。多巴酚丁胺口服无效,半衰期为 2 分钟,应用时必须持续静脉滴注给药,持续用药,可于 24~26 小时出现耐受性。

临床用于治疗心脏手术后、心肌梗死或中毒休克并发心力衰竭患者。剂量过大或静脉滴注速度过快,可使心率加快,引起心律失常。应减量或暂停用药。禁用于心房颤动及梗阻型肥厚性心肌病者。

β 受体激动药还包括选择性地激动 β_2 受体的药物,常用的药物有:沙丁胺醇(salbutamol)、特布他林(terbutaline)、沙美特罗(salmeterol)等,临床主要用于支气管哮喘的治疗。

第五节 α受体阻断药

α受体阻断药能选择性地作用于α肾上腺素受体,阻止去甲肾上腺素能神经递质和肾上腺素受体激动药与α受体结合,从而产生抗肾上腺素作用。α受体阻断药的显著特点是产生"肾上腺素升压作用的翻转"(adrenaline reversal),即α受体阻断药可使肾上腺素的升压作用翻转为降压作用。其原因是α受体阻断药选择性地阻断了α受体而不影响β受体,从而取消了肾上腺素激动α受体的缩血管作用。对于主要激动α受体的去甲肾上腺素,α受体阻断药仅能减弱或取消其升压作用而无"翻转作用"。对于主要激动β受体的异丙肾上腺素,α受体阻断药则不影响其降压作用(图7-6)。

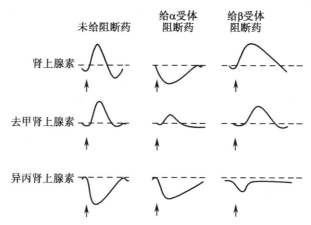

图 7-6 给肾上腺素受体阻断药前后,儿茶酚胺类药物对血压影响示意图
箭头表示给药处

一、非选择性α受体阻断药

酚妥拉明(phentolamine)

酚妥拉明化学结构为咪唑啉(imidazoline)衍生物。酚妥拉明以氢键、离子键与受体结合,结合较疏松,可被大剂量儿茶酚胺或拟肾上腺素药在 α_1 和 α_2 受体水平上竞争拮抗,亦称为竞争性α受体阻断药(图7-7)。

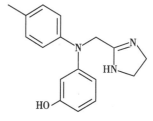

图 7-7 酚妥拉明结构式

【体内过程】口服生物利用度低,口服效果仅为注射给药的 20%。口服后30分钟达血药浓度峰值,作用持续 3~6 小时,肌内注射作用持续 30~45 分钟。大部分药物以无活性的代谢产物从尿中排出。

【药理作用及作用机制】

1. **血管** 酚妥拉明具有阻断血管平滑肌α受体和直接扩张血管作用。静脉注射能使血管舒张,血压下降,静脉和小静脉扩张明显,舒张小动脉使肺动脉压下降,外周血管阻力降低。

2. **心脏** 酚妥拉明可兴奋心脏,使心肌收缩力增强,心率加快,心输出量增加。这种兴奋作用部分由血管舒张、血压下降,反射性兴奋交感神经引起;部分是阻断神经末梢突触前膜 α_2 受体,从而促进去甲肾上腺素释放,激动心脏 β_1 受体的结果。

3. **抗勃起功能障碍** 阴茎海绵体内注射酚妥拉明可用于治疗勃起功能障碍,该方法效果明显、起效速度快,但有引起出血、疼痛等副作用,因此临床应用受限。

4. **其他** 有拟胆碱作用,使胃肠平滑肌兴奋;有组胺样作用,使胃酸分泌增加,皮肤潮红等。

【临床应用】

1. 治疗外周血管痉挛性疾病，如肢端动脉痉挛（雷诺综合征），手足发绀和血栓闭塞性脉管炎。

2. 对抗去甲肾上腺素静脉滴注外漏所致的血管收缩，防止局部组织缺血坏死。

3. 抗休克，因扩张小动脉、小静脉，改善微循环，此外还能增加心肌收缩力，增加心输出量。用药前一定要补足血容量。

4. 诊断嗜铬细胞瘤和嗜铬细胞瘤引起的高血压危象以及嗜铬细胞瘤手术前用药。作鉴别诊断试验时，可引起严重低血压，曾有致死的报告，使用时应慎重。

5. 用于肾上腺素等拟交感药物过量所致的高血压，还可用于突然停用可乐定、应用 MAO 抑制药或食用富含酪胺药物后出现的高血压危象。

6. 治疗急性心肌梗死并发左心衰竭和顽固性充血性心力衰竭，通过扩张小动脉，使外周阻力下降，减轻心脏后负荷；通过扩张小静脉，使回心血量减少，减轻心脏前负荷。同时使肺毛细血管压降低，减轻肺水肿，有利于改善冠脉供血，纠正心衰。

7. 阴茎海绵体内注射，治疗勃起功能障碍。由于海绵体内注射副作用较为严重，目前喷雾剂等新剂型的研究发展迅速。

8. 其他，例如突发性眩晕、小儿喘息型支气管炎等。

【不良反应及注意事项】常见的不良反应有直立性低血压和反射性兴奋心脏引起的不良反应，静脉给药过快可引起严重的心率加速、心律失常和心绞痛。因此须缓慢注射或滴注。口服可有胃肠道反应，出现腹痛、腹泻、呕吐和诱发溃疡病。

妥拉唑林（tolazoline）

妥拉唑林对 α 受体阻断作用与酚妥拉明相似而较弱。但组胺样作用和拟胆碱作用较强，所以疗效不比酚妥拉明好，不良反应发生率却比酚妥拉明高。口服和注射均易吸收，但口服吸收较慢，排泄较快，效果不及注射给药。临床主要用于外周血管痉挛性疾病，也可局部浸润注射以防止去甲肾上腺素静脉滴注外漏引起的局部组织坏死。

酚苄明（phenoxybenzamine）

酚苄明与 α 受体形成牢固的共价键结合，即使应用大剂量的去甲肾上腺素也难以完全拮抗其作用，须待药物从体内清除后，作用才能消失，故称为长效的非竞争性 α 受体阻断药。具有起效慢、作用强而持久的特点。口服有 20%~30% 吸收，局部刺激强，不宜作皮下注射或肌内注射，仅作静脉注射。脂溶性高，进入体内后储存于脂肪组织，然后缓慢释放。半衰期约 24 小时。经肝脏代谢，随尿和胆汁排泄，排泄缓慢，12小时排泄 50%，24 小时排泄 80%。用药 1 次，可维持 3~4 天。其扩张血管及降压作用与血管功能状态有关。当交感神经张力高、血容量低或直立体位时，其扩张血管及降压作用明显。临床用于外周血管痉挛性疾病、抗休克和嗜铬细胞瘤的治疗。不良反应常见体位性低血压、心悸、鼻塞、嗜睡、恶心、呕吐等。静脉注射速度必须缓慢，充分补液和密切监护。肾功能不全及冠心病者慎用。

二、α₁ 受体阻断药

此类药物对动脉和静脉的 α_1 受体有较高的选择性阻断作用，对去甲肾上腺素能神经末梢突触前膜 α_2 受体无影响或作用极弱。因此拮抗去甲肾上腺素和肾上腺素的升压作用，但不促进神经末梢释放去甲肾上腺素，即在扩张血管、降低外周阻力和降低血压的同时，加快心率的作用较弱，已成为新型抗高血压药。临床常用哌唑嗪（prazosin），特拉唑嗪（terazosin）及多沙唑嗪（doxazosin）等，主要用于治疗高血压病、慢性充血性心力衰竭和良性前列腺增生。

<h2 align="center">哌唑嗪（prazosin）</h2>

为人工合成品,选择性 $α_1$ 受体阻断药。口服生物利用度 50%~70%,1~3 小时血药浓度达峰值。大部分药物在肝脏代谢。仅 5%~11% 以原形经肾排出。

哌唑嗪阻断小动脉和静脉上的 $α_1$ 受体,使血管扩张,外周阻力下降,回心血量减少。在治疗剂量下不拮抗 $α_2$ 受体,故不促进去甲肾上腺素的释放,降压同时,对心率影响较小。此外,尚可松弛由 $α_1$ 受体介导的膀胱颈部、前列腺囊和前列腺尿道的平滑肌收缩,可改善良性前列腺增生出现的排尿困难。

临床主要用于治疗高血压和良性前列腺增生,可改善前列腺增生引起的尿道阻塞、排尿困难等症状。因能降低心脏前、后负荷,也可用于抗慢性心功能不全。常见不良反应中,首次用药可致严重低血压、晕厥、心悸等,称为"首剂效应",多在首次用药 30~90 分钟发生,对伴有肝、肾功能不良及老年患者更需谨慎。与利尿药或其他抗高血压药合用,可加剧本药的降压效果。其他不良反应有眩晕、嗜睡、头痛、乏力等,减量或持续用药,上述症状可减轻。

<h2 align="center">特拉唑嗪（terazosin）</h2>

为长效选择性 $α_1$ 受体阻断药,临床上用于治疗高血压和顽固性心功能不全。因可发生首剂现象,所以开始治疗时必须从小剂量开始。常见的不良反应有头晕、头痛、嗜睡、乏力等,易出现直立性低血压。

三、$α_2$ 受体阻断药

<h2 align="center">育亨宾（yohimbine）</h2>

能选择性地阻断 $α_2$ 受体,具有中枢和外周的双重作用。可促进去甲肾上腺素从神经末梢释放,增加交感神经张力,导致血压升高,心率加快。育亨宾也是 5-HT 的拮抗药,临床可用于治疗勃起功能障碍和糖尿病患者的神经病变,也作为一种科研工具药使用。

第六节　β受体阻断药

β肾上腺素受体阻断药选择性地与β受体结合,竞争性拮抗神经递质或β受体激动药与β受体结合,从而拮抗β受体激动后所产生的一系列药理效应。它们能消除异丙肾上腺素β型扩血管所致的降压作用,对去甲肾上腺素的升压作用则没有影响(见图 7-3)。本类药物中有些除具有β受体阻断作用外,还具有一定的内在拟交感活性,因此该类药物又可分为有内在拟交感活性及无内在拟交感活性两类。

β受体阻断药的分类和药效特性的比较见表 7-3。

表 7-3　β受体阻断药的分类和药效特性的比较

类别和代表药物	内在拟交感活性	膜稳定作用
$β_1$、$β_2$ 受体阻断药		
普萘洛尔	−	++
吲哚洛尔	++	+

类别和代表药物	内在拟交感活性	膜稳定作用
阿普洛尔	+	+
氧烯洛尔	+	+
索他洛尔	−	+
β₁ 受体阻断药		
美托洛尔	−	+/−
醋丁洛尔	+	+
阿替洛尔	+	−
α、β 受体阻断药		
拉贝洛尔	+	+/−

【体内过程】β 受体阻断药口服后自小肠吸收,但由于受脂溶性高低的影响及通过肝脏时的首过效应,其生物利用度个体差异较大。本类药物主要经肝代谢、肾排泄,脂溶性高的药物主要在肝脏代谢,少量以原形从尿中排泄,脂溶性小的药物主要以原形从肾脏排泄。本类药物的半衰期多数在 3~6 小时,索他洛尔的半衰期可达 10~15 小时,属长效 β 受体阻断药(表 7-4)。

表 7-4 β 受体阻断药药物代谢动力学的比较

药物	脂溶性(lgk$_p$)	半衰期(小时)	口服生物利用度(%)	主要消除器官	首过效应(%)
普萘洛尔	3.65	2~5	30	肝、肾	60~70
吲哚洛尔	1.75	3~4	85	肝、肾	10~13
索他洛尔	−	10~15	90~100	肾	−
美托洛尔	2.15	3~7	40~50	肝	50~60
阿替洛尔	0.23	5~8	50~60	肾	0~10

【药理作用及作用机制】

1. β 受体阻断作用

(1) 心脏:阻断心脏的 β₁ 受体使心率减慢,心收缩力减弱,心输出量减少,心肌耗氧量下降以及房室结传导减慢,特别当心脏交感神经支配占优势时(运动或紧张)作用明显。具有内在拟交感活性的 β 受体阻断药如吲哚洛尔对静息心脏的作用较弱。

(2) 血管和血压:短期应用 β 受体阻断药,由于对血管 β₂ 受体的阻断作用,加上心脏功能受到抑制,反射性地兴奋交感神经,引起血管收缩和外周阻力增加,肝、肾和骨骼肌等脏器组织血流减少,冠脉血流亦减少,其中心外膜下血流减少较为明显。但长期使用总外周阻力可恢复至原来水平。有内在拟交感活性的 β 受体阻断药可短期使外周动脉血流增加。β 受体阻断药对正常人血压没有明显影响,对高血压患者具有降低血压作用。

(3) 支气管平滑肌:由于阻断支气管平滑肌的 β₂ 受体,使支气管平滑肌收缩,呼吸道阻力加大。对正常人,此种作用较弱,而对支气管哮喘患者,可诱发或加重哮喘的急性发作。选择性 β₁ 受体阻断药对支气管平滑肌收缩作用明显减弱,但对支气管哮喘病人仍应慎用。

(4) 代谢:可抑制糖原分解及脂肪代谢,对正常人血糖无影响,但可抑制肾上腺素引起的高血糖反应,延长用胰岛素后血糖水平的恢复。

(5) 肾素:因阻断肾脏球旁细胞的 β_1 受体而抑制肾素的释放,血压下降。此类药物中,普萘洛尔作用最强。

(6) 眼:部分 β 受体阻断药能阻断睫状体的 β 受体,减少 cAMP 的产生,从而减少房水的生成,可用于治疗青光眼,如噻吗洛尔。

2. 内在拟交感活性(intrinsic sympathomimetic acitivity,ISA) 有些 β 受体阻断药(吲哚洛尔、阿普洛尔、醋丁洛尔等)尚有较弱的激动 β 受体的作用,称为内在拟交感活性(见表 7-3)。由于这种作用较弱,一般被其 β 受体阻断作用所掩盖。若对实验动物预先给予利血平以耗竭体内儿茶酚胺,使药物的 β 受体阻断作用无从发挥,这时再用 β 受体阻断药,如该药具有 ISA,其激动 β 受体的作用便可表现出来。ISA 较强的药物在临床应用时,其抑制心肌收缩力,减慢心率和收缩支气管作用一般较不具 ISA 的药物弱。

3. 膜稳定作用 是指药物抑制细胞膜对离子的通透性。实验证明,膜稳定作用是阻断 Na^+ 通道的结果,与 β 受体阻断无关,只有在非常高的浓度时才会出现,所需的血药浓度要比临床有效治疗浓度高 50 倍以上,故临床意义不大(见表 7-3)。

4. 其他 抗血小板聚集作用,如普萘洛尔。

【临床应用】

1. **心绞痛** 用药后能减慢心率,减弱心肌收缩力,从而降低心肌耗氧量,可使心绞痛发作次数减少,运动耐量增加,但不用于变异性心绞痛。

2. **心律失常** 对多种原因引起的室上性和室性快速型心律失常有效,如窦性心律失常、全身麻醉药或拟肾上腺素药引起的心律失常等。

3. **高血压** 对高肾素水平高血压及心输出量偏高的高血压患者,可使血压下降、心率减慢,且不易发生体位性低血压。

4. **充血性心力衰竭** 在心肌状况严重恶化前,早期应用,对某些充血性心力衰竭能缓解症状,改善预后。临床常用卡维地洛。

5. **甲状腺功能亢进** β 受体阻断药可降低机体对儿茶酚胺的敏感性,降低交感神经活性,而且抑制甲状腺素转变为三碘甲状腺原氨酸,因而能有效控制甲亢激动不安,心动过速和心律失常等症状。

6. **青光眼** 噻吗洛尔等一些 β 受体阻断药可使房水减少,降低眼压,用于治疗青光眼。与毛果芸香碱相比,具有不影响瞳孔和视力的优点。

7. **其他** 普萘洛尔适用于偏头痛、肌震颤、肝硬化的上消化道出血等。也用于嗜铬细胞瘤和肥厚性心肌病。

【不良反应及注意事项】一般不良反应如恶心、腹泻、乏力、多梦、失眠、皮疹等。应用不当则可引起下列较严重的不良反应。

1. **诱发或加重支气管哮喘** 非选择性的 β 受体阻断药可阻断支气管平滑肌上 β_2 受体,使支气管收缩,因此禁用于伴有支气管哮喘的患者。选择性 β_1 受体阻断药如美托洛尔以及具有 ISA 的吲哚洛尔等对支气管的收缩作用较弱,一般不诱发或加重哮喘,但这些药物的选择性往往是相对的,故对支气管哮喘患者仍应慎用。

2. **抑制心脏** 可出现心率过慢、血压骤降、房室传导阻滞甚至心脏停搏。

3. **加重外周血管痉挛** 是药物阻断血管平滑肌 β_2 受体的结果。可引起间歇跛行或雷诺综合征,四肢发冷,皮肤苍白或发绀,两足剧痛,甚至产生脚趾溃烂和坏死。

4. **停药反跳现象** 冠心病、高血压、甲亢病人长期用药突然停药,可引起反跳现象,诱发心绞痛、高血压和甲亢症状加重,故病情好转后应逐渐减量缓慢停药。

5. **其他** 可引起疲乏、失眠和精神忧郁等症状,故精神抑郁病人禁用普萘洛尔。糖尿病人应用胰岛素同时应用β受体阻断药可加强降血糖作用,并可掩盖低血糖时出汗和心悸的症状,出现严重后果。某些β受体阻断药如普萘洛尔长期应用产生自身免疫反应,如眼、皮肤黏膜综合征,应警惕。

【禁忌证】禁用于严重左心室功能不全、窦性心动过缓、重度房室传导阻滞和支气管哮喘病人。心肌梗死患者及肝功能不全者应慎用。

一、非选择性β受体阻断药

普萘洛尔(propranolol)

普萘洛尔是最早应用于临床的β受体阻断药,是等量的左旋和右旋异构体混合得到的消旋品,仅左旋体有阻断β受体的活性。

【体内过程】口服易从胃肠道吸收,有首过效应,只有30%左右进入血液循环。血浆蛋白结合率大于90%。血浆药物浓度达峰时间为1~3小时,半衰期为2~5小时。老年人肝功能减退,半衰期可延长。长期给药或大剂量时,肝脏的消除功能被饱和,生物利用度可提高。临床不同的个体口服相同剂量后,血药浓度相差20倍之多,故用药剂量应个体化。易通过血脑屏障,代谢产物主要经肾脏排出(见表7-4)。

【药理作用及临床应用】普萘洛尔有较强的β受体阻断作用,没有内在拟交感活性。用药后使心率减慢,心收缩力和输出量降低,冠脉血流量下降,心肌耗氧量明显减少,肾素释放减少,支气管阻力有一定的增高。临床用于治疗心绞痛、心律失常、高血压、甲亢等,近年来还被报道可用于治疗紧张性头痛、偏头痛等精神疾病。

吲哚洛尔(pindolol)

吲哚洛尔口服吸收迅速且完全,生物利用度高达85%~90%。吲哚洛尔的应用同普萘洛尔,强度是普萘洛尔的6~15倍,同时具有较强的内在拟交感活性,主要表现在激动$β_2$受体方面,可舒张血管平滑肌,且减少心率及心输出量的作用较弱,因此,对心脏储备力降低或易出现心动过缓的高血压患者,使用该类药物较好。

索他洛尔(sotalol)

索他洛尔兼有β受体阻断作用和延长心肌动作电位时程作用。小剂量时,表现为β受体阻断作用,可延长窦房结周期和房室结不应期,减慢房室传导;较大剂量时,可延长心房、心室动作电位时程和有效不应期。本品口服吸收完全,具有生物利用度高,半衰期长的特点,口服后2~3小时达血药峰浓度,2~3天达稳态血药浓度,与血浆蛋白结合率低,且首过效应低,80%~90%以原形从尿中排出。临床用于各种心律失常,包括室性心律失常、室上性心律失常,各种症状性及危及生命的心律失常,以及心房颤动、心房扑动转律后正常窦性节律的维持,也可用于高血压及心绞痛。

噻吗洛尔(timolol)

噻吗洛尔作用强度为普萘洛尔的8倍。其特点是对青光眼,特别是原发性开角型青光眼有良好效果,起效快,副作用小,耐受性好。滴眼后20分钟眼压即开始下降,经1~2小时达最大效应,作用可持续24小时。但要注意治疗青光眼时,滴眼制剂能被大量吸收进入全身,使某些支气管哮喘和充血性心力衰竭的患者出现不良反应。

二、选择性 β₁ 受体阻断药

本类药物增加呼吸道阻力较轻,虽然可用于哮喘病人,但仍需谨慎,而且用药剂量不宜过大。糖尿病人需要使用 β 受体阻断药应选用选择性 β₁ 受体阻断药。因非选择性 β 受体阻断药延缓低血糖的恢复,而选择性 β₁ 受体阻断药无此作用。

美托洛尔(metoprolol)

美托洛尔口服吸收迅速。血浆蛋白结合率 12%,血浆中主要以游离形式存在。脑脊液中的浓度与血浆中相同。在肝内代谢,90% 以无活性的代谢物从尿中排出。肾功能不全患者无须调整剂量。由于肝代谢关系,其血药浓度的个体差异大。注意剂量需个体化。临床用于治疗高血压、稳定型心绞痛和室上性快速型心律失常。静脉给药可用于急性心肌梗死的早期治疗,但禁用于心率慢、房室传导阻滞和严重心力衰竭的急性心肌梗死患者。由于该药可通过血脑屏障,有多梦症状。长期用药后逐渐消失。

阿替洛尔(atenolol)

阿替洛尔是长效心脏选择性 β₁ 受体阻断药。口服吸收快,血浆蛋白结合率低,仅少量药物能进入大脑。大多以原形从肾中排出。主要治疗高血压、心律失常和心绞痛。作用维持时间比普萘洛尔和美托洛尔长,每天口服一次即可。虽然增加呼吸道阻力作用较轻,但哮喘患者仍须慎用。

第七节　α、β 受体阻断药

本类药物阻断肾上腺素受体的选择性不高,即兼具 α 和 β 受体阻断作用,但对 β 受体的阻断作用强于对 α 受体的阻断作用。

拉贝洛尔(labetalol)

拉贝洛尔口服吸收,部分被首过消除,生物利用度约 20%~40%。半衰期为 4~6 小时,血浆蛋白结合率为 50%,约有 95% 在肝中被代谢。代谢产物和 55%~60% 的原形药经肾排出。

拉贝洛尔有两个光学中心,是含有四个非对应异构体的消旋混合物,各异构体又具有不同的相对活性,故药理作用复杂。拉贝洛尔既能通过阻断 α 受体引起血管舒张,又能通过阻断 β 受体减少心输出量,有助于降低血压,且降低血压时一般不降低心输出量,能降低卧位血压和外周血管阻力,比单纯 β 受体阻断药为优。临床主要用于中度至重度高血压,静脉注射可用于高血压危象。不良反应较少,主要表现为恶心呕吐、出汗和皮疹。体位低血压较多见。

卡维地洛(carvedilol)

口服吸收迅速,食物可减缓其吸收,但不影响生物利用度。首过消除显著,生物利用度仅 25%。血浆蛋白结合率约 98%。主要经肝代谢,粪泄泄,16% 经肾排出。血浆 $t_{1/2}$ 约 6~10 小时。可同时拮抗 α₁、β₁ 和 β₂ 受体,无内在拟交感活性,有膜稳定作用,尚具有抗氧化、抗炎、抗细胞凋亡作用。为左旋体和右旋体的混合物,前者主要拮抗 α₁ 和 β₁ 受体,后者仅拮抗 α₁ 受体。

临床用于原发性高血压和充血性心力衰竭的治疗。作为第一个被正式批准用于治疗心力衰竭的 β 受体阻断药,可以明显改善症状,提高生活质量,降低病死率。用药从小剂量开始,根据病情需要每 2 周增量

1次。可使间歇性跛行或雷诺现象加重。肾功能不全者慎用。

案例 7-1

　　某病人因"感冒"自行服用中药,很快面部出现皮疹,当场晕厥,初步诊断为药物引起的过敏性休克。

　　思考:如何解救?并说明原因。

(毕惠嫦)

学习小结

肾上腺素受体激动药可分为 α、β 肾上腺素受体激动药,α 肾上腺素受体激动药和 β 肾上腺素受体激动药。肾上腺素为 α、β 受体激动药,激动心脏 $β_1$ 受体引起心脏兴奋,激动血管 α 受体引起血管收缩,血压上升,激动 $β_2$ 受体引起支气管平滑肌松弛、骨骼肌和冠状血管扩张,临床主要用来治疗心搏骤停、过敏性休克、支气管哮喘等,剂量过大可引起心律失常。麻黄碱拟肾上腺素作用弱而持久;中枢兴奋作用较显著;易产生快速耐受性。多巴胺除激动 α、β 受体外,还激动 D_1 受体,使肾血流量增加。去甲肾上腺素为 α 受体激动药,使血管收缩,较弱地激动心脏 $β_1$ 受体,引起心脏兴奋,主要用于药物中毒引起的低血压、上消化道出血。异丙肾上腺素为 β 受体激动药,引起心脏兴奋,血管扩张和支气管平滑肌松弛,主要用于支气管哮喘、房室传导阻滞、心搏骤停等的治疗。

肾上腺素受体阻断药分为 α 肾上腺素受体阻断药、β 肾上腺素受体阻断药和 α、β 肾上腺素受体阻断药。以酚妥拉明为代表的 α 受体阻断药,引起血管扩张,外周阻力下降,血压下降;使肾上腺素升压作用翻转为降压。临床用于治疗外周血管痉挛性疾病、去甲肾上腺素静脉滴注外漏、肾上腺嗜铬细胞瘤等疾病。以普萘洛尔为代表的 β 受体阻断药,抑制心脏,收缩支气管和血管平滑肌;抑制代谢,减少肾素释放。用于治疗心律失常、心绞痛和心肌梗死、高血压、甲亢等疾病。不良反应有诱发或加重支气管哮喘,抑制心脏功能,停药反跳现象等。以拉贝洛尔为代表的 α、β 受体阻断药,主要用于治疗中度和重度高血压。

复习参考题

1. 试述肾上腺素、去甲肾上腺素、异丙肾上腺素的药理作用,比较其异同点。

2. 预先给足量的 α 受体阻断药后再给升压剂量的肾上腺素,血压如何变化?为什么?

3. β 受体阻断药的药理作用及应用时应注意哪些问题?

第三篇

作用于中枢神经及传入神经系统的药物

第八章　麻醉药

8

麻醉是指感觉消失,尤其是痛觉消失。良好的麻醉效果是进行外科手术的必要条件。麻醉药 (anaesthetics)是指能使整个机体或机体局部暂时、可逆性失去知觉的药物。因此,根据作用范围可将麻醉药分为局部麻醉药和全身麻醉药。

第一节 局部麻醉药

一、概述

局部麻醉药(local anaesthetics)简称局麻药,是局部作用于神经末梢或者神经干,可逆性地暂时阻断感觉神经冲动的发生与传导,从而在意识清醒的情况下,引起局部感觉尤其是痛觉暂时消失,而药效消失后,神经功能可恢复正常,对各类组织无损伤性影响的一类药物。

【药理作用】

1. 局麻作用 低浓度局麻药能阻断感觉神经冲动的产生和传导,使局部感觉、痛觉、触觉和压觉等逐渐消失;较高浓度局麻药对外周神经、中枢神经、自主神经、运动神经等各类神经纤维都有阻断作用,使其失去兴奋性和传导性,动作电位消失。不同类型的神经纤维对局麻药的敏感性不同,直径小的神经纤维比直径大的纤维敏感,直径相同的无髓神经比有髓神经敏感。在局麻药作用下,首先消失的是痛觉,然后是温觉、触觉、压觉,最后受阻滞的是运动功能。局麻效果消失后,神经冲动恢复的顺序则相反。

2. 吸收作用 局麻药被吸收入血或误将局麻药注入血管,达到一定浓度时,可产生全身作用,这实际上是局麻药的毒性反应。

(1) 中枢神经系统:局麻药脂溶性高,易进入中枢神经系统。低浓度局麻药可引起镇静、头昏、痛阈值提高、迟钝及意识模糊等。高浓度局麻药可首先表现为中枢兴奋,如精神错乱、肌肉震颤,甚至抽搐及惊厥等。若局麻药浓度更高,中枢过度兴奋则可转为抑制,导致昏迷和呼吸抑制,甚至造成死亡。

(2) 心血管系统:局麻药可对心脏产生抑制作用,造成心肌收缩力减弱、传导减慢。多数局麻药可使小动脉扩张,造成血压降低。一般只有高浓度局麻药才会对心血管系统产生毒性反应,但少数患者应用小剂量局麻药也会引起室颤导致心搏骤停。

(3) 变态反应:少数患者应用局麻药后会出现荨麻疹、支气管痉挛、喉头水肿等变态反应,临床使用时应引起重视。酯类局麻药引起变态反应远比酰胺类多,同类局麻药可能引起交叉变态反应,故对酯类局麻药过敏者可改用酰胺类局麻药。

(4) 高敏反应:指患者接受小剂量局麻药时发生晕厥、呼吸抑制、循环衰竭等毒性反应。

【作用机制】局麻药的作用机制主要是由于对钠通道的阻断作用。神经冲动的产生和传导主要依赖于神经细胞膜的Na^+内流,局麻药与钠通道内侧受体相结合,关闭钠通道,阻断Na^+内流。局麻药对钠通道的阻断作用与钠通道的状态有关,激活状态的钠通道与局麻药的亲和力大,局麻作用较强;静息状态的钠通道与局麻药的亲和力小,局麻作用较弱。

【影响局麻药作用的因素】

1. 体液 pH 值 局麻药在体内呈离子型和非离子型两种形式,两种形式含量多少,取决于药物的解离常数(pKa 多为 8~9)和体液 pH 值。体液 pH 值高时,非离子型较多,脂溶性高,易穿透细胞膜进入神经细胞而起作用,局麻效果较强;体液 pH 值低时,离子型较多,局麻效果降低。炎症或坏死组织 pH 值较低,局麻作用减弱,因此在切开脓肿之前,须在脓肿周围做环形浸润。

2. 血管收缩情况 为了减慢局麻药的吸收,延长局麻药的作用时间,一般在应用局麻药时加入微量肾上腺素以收缩血管。但在手指、足趾、阴茎等神经末梢部分禁止加用肾上腺素,以防局部组织坏死。

3. **药物剂型及浓度** 将局麻药做成控释制剂或缓释制剂可显著延长药物作用时间。而单纯增加局麻药的浓度并不能延长局麻药作用时间,反而加快吸收,易引起毒性反应。

【临床应用】不同局麻药的作用特点不同,临床应用亦不相同,其应用与选择见表 8-1。

1. **表面麻醉**(surface anaesthesia) 将穿透力强的局麻药应用于黏膜表面,使其透过黏膜而阻滞位于黏膜下的神经末梢,产生麻醉。适用于眼、鼻、咽喉、气管、尿道等处的浅表手术或内窥镜检查。

2. **浸润麻醉**(infiltration anaesthesia) 将局麻药注入手术部位、皮下、黏膜,使局部神经末梢麻醉。常用于浅表小手术。

3. **传导麻醉**(conduction anaesthesia) 又称为阻滞麻醉(block anaesthesia),将局麻药注射到外周神经干附近,阻断神经冲动传导,使该神经所支配的区域麻醉。常用于四肢、面部及口腔手术。

4. **蛛网膜下腔麻醉**(subarachnoidal anaesthesia) 将局麻药注入蛛网膜下腔,麻醉脊神经所支配的区域,又称为脊髓麻醉(spinal anaesthesia)或腰麻。常用于下腹部和下肢手术。呼吸麻痹和血压下降是蛛网膜下腔麻醉的主要危险,可采用轻度的头低位预防。

5. **硬膜外麻醉**(epidural anaesthesia) 将局麻药注入硬膜外腔,使其沿着脊神经根扩散进入椎间孔,麻醉椎间孔内的神经根。硬膜外腔不与颅腔相通,故药物不能扩散至脑组织,无蛛网膜下腔麻醉时的头痛等现象。从颈部到下肢的手术都可采用,特别适用于上腹部手术。但麻醉剂用量比蛛网膜下腔麻醉大 5~10 倍,如误入蛛网膜下腔,可引起严重的毒性反应。

表 8-1 常用局麻药的应用与选择

药物	表面麻醉	浸润麻醉	传导麻醉	蛛网膜下腔麻醉	硬膜外麻醉
普鲁卡因		√	√	√	√
丁卡因	√		√	√	√
利多卡因	√	√	√		√
布比卡因		√	√		√
甲哌卡因	√	√	√		√
罗哌卡因		√	√		√
依替卡因		√	√		√

【局麻药的结构与分类】局麻药都有相同的基本结构:亲脂性芳香环、亲水性烷胺基和中间连接部分。胺基具有中等强度碱性,多为叔胺或仲胺;中间连接部分为酯键或酰胺键。因此,根据其结构可将局麻药分为酯类和酰胺类两大类。

二、酯类局麻药

常用的酯类局麻药(ester local anesthetics)主要有普鲁卡因和丁卡因。

普鲁卡因(procaine)

是最早合成的局麻药,毒性较小,应用较广(图 8-1)。该药注射后约在 1~3 分钟内起效,作用可维持 30~45 分钟,加入少量肾上腺素可使作用时间延长到 1~2 小时。在血浆中被酯酶水解,代谢速度快。普鲁卡因黏膜穿透力差,不宜用于表面麻醉,需注射给药。主要用于浸润麻醉、传导麻醉、蛛网膜下腔麻醉、硬膜外麻醉。常用剂量很少引

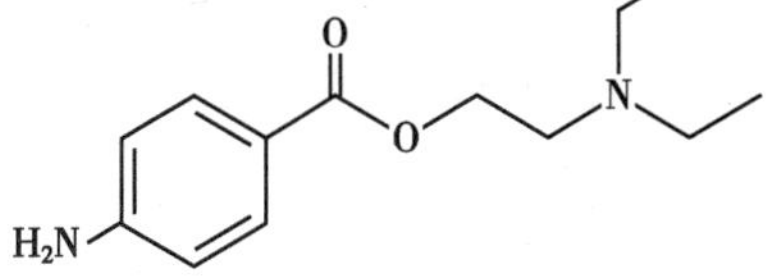

图 8-1 普鲁卡因结构式

起不良反应,用药过量可出现中枢神经系统和心血管系统毒性。少数患者出现过敏反应,对本品过敏者可用利多卡因代替。

丁卡因(tetracaine)

又称为地卡因(dicaine),是最早应用的局麻药。局麻作用比普鲁卡因强 8~10 倍,但毒性比普鲁卡因强 10~12 倍,具有较强的穿透黏膜的能力,作用迅速,1~3 分钟起效,作用可维持 2~3 小时。常用于眼、耳、鼻、喉等手术的表面麻醉,也可与利多卡因混合应用于传导麻醉和硬膜外麻醉,以延长作用时效并减小毒性反应。

三、酰胺类局麻药

利多卡因(lidocaine)

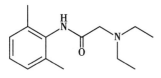

图 8-2 利多卡因结构式

是目前临床应用最广的局麻药(图 8-2)。该药穿透力强、弥散广、起效快、作用强而持久,且安全范围大,能透过黏膜,临床最常用于传导麻醉与硬膜外麻醉。利多卡因易通过胎盘进入胎儿体内,故分娩前使用时应注意用药剂量。此外由于利多卡因弥散广,脊神经阻滞范围不易控制,临床上一般不用于蛛网膜下腔麻醉。利多卡因还可用于治疗心律失常,是治疗室性心律失常的常用药物(详见第二十章抗心律失常药)。此外利多卡因在支气管哮喘治疗中也具有良好的应用前景,静脉给药和吸入给药均能有效降低支气管哮喘患者气道反应性,并与 β 受体激动剂等具有协同作用。利多卡因一般不引起过敏反应,对酯类局麻药过敏者,可改用此药;但利多卡因的毒性反应发生率比普鲁卡因高,如注射误入静脉,有致心脏停搏的危险,故使用时要严格控制用量。

布比卡因(bupivacaine)

又称麻卡因(marcaine),局麻作用比利多卡因强 3~4 倍,维持时间为 5 小时。渗透力与弥散不如利多卡因,主要用于浸润麻醉、传导麻醉、硬膜外麻醉。布比卡因毒性较大,尤其是心血管毒性较强,严重时可导致室性心律失常和致死性室颤,使用时要格外注意。

罗哌卡因(ropivacaine)

为单一对映体结构,局麻作用为普鲁卡因的 8 倍,对神经阻滞作用和镇痛作用强于布比卡因,作用维持时间长,为长效局麻药。罗哌卡因的中枢神经系统毒性和心血管系统毒性均比布比卡因小。主要用于急性疼痛、硬膜外麻醉、神经阻滞麻醉等。

阿替卡因(articaine)

中效酰胺类局麻药,起效快,维持时间为 60 分钟,麻醉强度大于普鲁卡因。对感觉和运动神经阻滞都较好,可用于需要肌松的手术麻醉,是口腔科常用的局麻药。阿替卡因的毒性是利多卡因的 0.5 倍、普鲁卡因的 0.8 倍,因此被认为是妊娠期间最安全的局麻药,但用量过大仍可能导致中枢神经系统、呼吸系统和心血管系统的毒性反应。

第二节　全身麻醉药

全身麻醉药（general anaesthetics）简称全麻药，是一类通过抑制中枢神经系统的功能，使意识、感觉和反射可逆地、暂时性消失，骨骼肌松弛的药物，主要用于外科手术前麻醉。全身麻醉药可分为吸入麻醉药和静脉麻醉药两大类。

一、吸入麻醉药

吸入麻醉药（inhalational anaesthetics）是一类经呼吸道吸入而产生全身麻醉作用的挥发性液体（如乙醚、氟烷、异氟烷、恩氟烷等）或气体（如氧化亚氮）。

【体内过程】

1. 吸收　吸入麻醉药经呼吸道到达肺泡，再经肺泡扩散而吸收入血。吸入麻醉药的吸收及其作用的深浅快慢，首先决定于它们在肺泡气体中的浓度。在一个大气压力下，能使 50% 病人痛觉消失的肺泡气体中药物的浓度称为最小肺泡浓度（minimal alveolar concentration，MAC）。它反映各药的麻醉强度，MAC 数值越低，则药物的麻醉作用越强。影响麻醉药进入肺泡速度的因素还有肺通气量、肺血流量及血 / 气分布系数等。血 / 气分布系数是指血中药物浓度与吸入气中药物浓度达平衡时的比值。该系数越大的药物，达到气 / 血分压平衡状态越慢，诱导期越长。因此，提高吸入气中药物浓度可缩短诱导期。肺通气量和肺血流量越大，药物吸收速率越大。

2. 分布　吸入麻醉药脂溶性高，易透过血脑屏障进入脑组织而发挥作用。其进入脑组织的速度与脑中药物浓度与血中药物浓度达平衡时的比值，即脑 / 血分布系数呈正相关。此系数越大的药物，越易进入脑组织，其麻醉作用越强。

3. 消除　吸入麻醉药主要经肺泡以原形排出，肺通气量大、脑 / 血和血 / 气分布系数较低的药物较易排出。常用吸入麻醉药的特性见表 8-2。

表 8-2　常用吸入麻醉药特性的比较

药物	血 / 气分布系数	脑 / 血分布系数	MAC（%）	诱导期	骨骼肌松弛
氧化亚氮	0.47	1.06	100	短	很差
乙醚	12.1	1.14	1.92	长	很好
氟烷	2.3	2.4	0.75	短	差
恩氟烷	1.8	1.4	1.68	短	好
异氟烷	1.4	2.6	1.15	短	好
七氟烷	0.65	1.7	2.0	短	好

【药理作用及作用机制】吸入麻醉药对全身各系统及各器官组织均有一定的麻醉作用。神经网络非常复杂，各神经元和神经通路对吸入麻醉药的敏感性不同。延髓呼吸中枢和血管运动中枢对其最不敏感。含氟吸入麻醉药均能不同程度地降低脑代谢、扩张脑血管、升高颅内压，还有不同程度的心血管抑制作用，减弱心肌收缩力、扩张外周血管、降低心肌耗氧量，降低血压。吸入麻醉药均能扩张支气管、降低呼吸中枢对 CO_2 的敏感性。含氟吸入麻醉药均可降低潮气量、增加呼吸频率，使代偿性换气增加。在麻醉诱导期对呼吸道有不同程度的刺激。

关于吸入性麻醉药作用机制的学说很多。其中脂溶性学说是各种学说的基础，认为吸入麻醉药的作用与其脂溶性呈相关性，即脂溶性越高，麻醉作用越强。近年的蛋白质学说认为，配体门控性离子通道可能是全麻药作用的主要分子靶点,而吸入麻醉药和静脉麻醉药的作用机制可能存在重叠。全麻药可通过增强中枢神经系统的抑制性神经递质受体或抑制兴奋性神经递质受体而发挥麻醉作用。此外,突触学说、基因学说等也一定程度上阐释了吸入麻醉药的作用机制。

【麻醉分期】吸入性麻醉药对中枢神经系统各部位的抑制作用有先后顺序,先抑制大脑皮质,最后是延脑。麻醉逐渐加深时,依次出现各种神经功能受抑制的症状。根据乙醚的麻醉特点,将麻醉过程分为四期:

1. **第一期(镇痛期)** 从麻醉开始到意识消失。大脑皮质和网状结构上行激活系统受到抑制。

2. **第二期(兴奋期)** 兴奋挣扎,呼吸不规则,血压心率不稳定,是皮质下中枢脱抑制现象。此期不宜进行任何手术。一、二期合称诱导期,易致心脏停搏等意外。

3. **第三期(外科麻醉期)** 由兴奋转为安静,呼吸血压平稳,标志着本期开始。皮质下中枢,间脑、中脑、脑桥、脊髓逐渐被抑制。此期可进行大多数外科手术。

4. **第四期(中毒期)** 即延髓麻醉期,延髓生命中枢被抑制,应立即减量或停药,以免呼吸停止,危及生命。

目前多采用复合麻醉。

氧化亚氮(nitrous oxide)

又称笑气,为无色、无刺激性气体,性质稳定,不燃不爆,几乎不在体内代谢。对呼吸道无刺激性,麻醉效能低,但是镇痛作用强。诱导期短,苏醒快。主要用于诱导麻醉或作为麻醉辅助药与其他吸入麻醉药合用而减少后者的用量。安全性较高。

异氟烷(isoflurane)和恩氟烷(enflurane)

互为同分异构体,是目前常用的吸入麻醉药(图8-3)。麻醉效能低于氟烷,但性质稳定,诱导期短,麻醉深度易于调整,患者苏醒快。有较好的肌肉松弛作用,不增加心肌对儿茶酚胺的敏感性,肝肾毒性小。

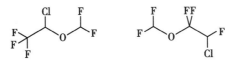

图 8-3　异氟烷和恩氟烷结构式

七氟烷(sevoflurane)

麻醉效能高,麻醉诱导期短而平稳,麻醉深度易于控制,患者苏醒快,对心脏功能影响小,对呼吸道无刺激。主要用于诱导麻醉和维持麻醉。

二、静脉麻醉药

静脉麻醉药(intravenous anaesthetics)经静脉注射后到达脑内即产生麻醉,方法简便易行,麻醉速度快,诱导期不明显。与吸入麻醉药相比,某些静脉麻醉药镇痛作用不强、肌肉松弛不完全、麻醉深度不易调控或者排除较慢,主要用于麻醉诱导和维持。

硫喷妥钠(thiopental sodium)

属于超短效巴比妥类药物,脂溶性高,静脉注射后几秒钟即可透过血脑屏障进入脑组织,麻醉作用非常迅速，诱导期短，无兴奋期。该药可迅速从脑组织再分布到脂肪等组织，故作用维持时间短暂。镇痛效果差，肌肉松弛不完全，可诱发喉头水肿及支气管痉挛。临床上主要用于诱导麻醉和基础麻醉。支气管哮喘者禁用。

氯胺酮（ketamine）

是中枢兴奋性递质 N- 甲基门冬氨酸（NMDA）受体阻断药，可选择性阻断痛觉冲动的传导，同时兴奋脑干及边缘系统。患者可出现意识模糊、短时记忆缺失、痛觉完全消失，但仍有部分意识存在，称为分离麻醉（dissociative anesthesia）。氯胺酮对体表镇痛作用强，对内脏镇痛作用差，麻醉诱导期短，对呼吸影响小，但对心血管具有明显兴奋作用。临床主要用于短时体表小手术、烧伤清创、切痂、植皮等，尤其适用于儿童。目前针对该药的新剂型如鼻喷剂、贴剂等发展迅速，并取得了一定成果。

依托咪酯（etomidate）

为超短效非巴比妥类催眠药，起效快，静脉注射后 20 秒即可产生麻醉作用，持续时间短，约 5 分钟，苏醒迅速。麻醉效能高，强度约为硫喷妥钠的 12 倍。用于诱导麻醉。对心血管影响小，适用于老年人和有心血管疾病的患者。恢复期出现恶心、呕吐症状。

丙泊酚（propofol）

对中枢神经系统具有抑制作用，有镇静催眠效应，起效快，静脉注射后 30 秒患者即可入睡，但作用时间短，约 3~10 分钟，苏醒迅速。可减少脑耗氧量和脑血流量，降低颅内压，对呼吸道无刺激，镇痛和肌肉松弛作用较弱。临床上主要用于全麻诱导、维持麻醉及镇静催眠辅助用药。主要不良反应是抑制心血管系统和呼吸系统，注射过快可出现呼吸和（或）心跳暂停，血压下降等。

羟丁酸钠（sodium oxybate）

为 GABA 的中间代谢产物，需转化成 γ- 丁酸内酯才能发挥作用，起效慢。有镇静催眠作用，镇痛作用差，肌肉松弛作用较弱，常需与肌松药、地西泮合用。不影响脑代谢，不增加颅内压，对心血管影响小，对肝肾无毒性作用，适用于老人、儿童及神经外科手术、外伤、烧伤患者的麻醉。可增强其他麻醉药的作用，可用于诱导麻醉和静脉复合麻醉。

咪达唑仑（midazolam）

一种新型的含咪唑环的苯二氮䓬类化合物，主要作为麻醉前给药用于抗焦虑、镇静，或暂时性记忆缺失。与其他苯二氮䓬类相比，本品特点是起效快、维持时间短。是最常用的苯二氮䓬类静脉麻醉药。咪达唑仑对循环系统影响较小，并能降低颅内压，主要适用于不宜使用硫喷妥钠的危重患者，用于心血管手术和颅脑手术的麻醉前给药。大剂量时可致呼吸抑制、血压下降。

三、复合麻醉

复合麻醉（combined anaesthesia）是指同时或先后应用两种以上的全身麻醉药物或其他辅助药物，以减轻病人的紧张情绪、缩短全麻药的诱导期、增强骨骼肌松弛、减轻术后疼痛。复合麻醉分为：静脉复合麻醉、静 - 吸复合麻醉和吸入复合麻醉。常用复合麻醉药见表 8-3。

表 8-3 常用复合麻醉药

用药目的	常用药物
镇静催眠,解除精神紧张	巴比妥类、地西泮、咪达唑仑
暂时性记忆缺失	苯二氮䓬类、氯胺酮
基础麻醉	巴比妥类、水合氯醛
诱导麻醉	硫喷妥钠、丙泊酚、依托咪酯
镇痛	吗啡、哌替啶、芬太尼
肌肉松弛	琥珀胆碱、维库溴铵
抑制迷走神经反射	阿托品类
降低体温	氯丙嗪
控制性降压	硝普钠、钙通道阻滞药

1. **麻醉前给药**(premedication) 为减轻术前患者的精神负担、改善麻醉效果,于麻醉前预先使用某些镇静镇痛药物的方法。例如手术前夜常用苯二氮䓬类以消除患者的紧张情绪,次晨再次服用地西泮使记忆短暂缺失。注射阿片类镇痛药以增强麻醉药效果,注射阿托品以抑制唾液腺及呼吸道腺体分泌,以防止吸入性肺炎及心律失常。

2. **基础麻醉**(basal anesthesia) 对于过度紧张或不合作者(如小儿),进入手术室前先用大剂量催眠药或肌内注射硫喷妥钠,使其进入深睡状态。在此基础上再进行麻醉,可减少麻醉药用量,使麻醉平稳。

3. **诱导麻醉**(induction anesthesia) 应用诱导期短的硫喷妥钠、氧化亚氮、丙泊酚、依托咪酯等使患者迅速进入外科麻醉期,以避免诱导期的不良反应,然后改用其他药物维持麻醉。

4. **低温麻醉**(hypothermal anesthesia) 在物理降温的基础上配合应用氯丙嗪,使体温下降到 28~30℃,降低心脏、脑等重要生命器官的耗氧量,以利于进行心脏直视手术。

5. **控制性降压**(controlled hypotension) 加用短时作用的扩血管药硝普钠或钙通道阻滞药使血压适度下降,并抬高手术部位,以减少出血。常用于颅脑手术。

6. **神经安定镇痛术**(neuroleptanalgesia) 是一种复合镇痛方法,常用氟哌利多及芬太尼按 50:1 制成的合剂作静脉注射,使患者达到意识蒙眬、痛觉消失的状态。其特点是镇静镇痛效果好,不良反应少。适用于外科小手术。在此基础上,同时加用氧化亚氮及肌松药(如琥珀胆碱)可达到满意的外科麻醉,称为神经安定麻醉(neuroleptanesthesia)。

案例 8-1

某病人因咳嗽、痰中带血丝 14 年,肺不张 2 年,胆囊炎伴胆结石 1 周入院,先入住呼吸内科,后转外科行胆囊切除术。

思考:

1. 对这例病人应如何进行麻醉?

2. 麻醉时应注意什么?

(毕惠嫦)

常用的局部麻醉药有普鲁卡因、丁卡因、利多卡因、布比卡因、罗哌卡因等。局麻包括表面麻醉、浸润麻醉、传导麻醉、蛛网膜下腔麻醉或硬膜外麻醉。全身麻醉药可分为吸入麻醉药和静脉麻醉药两大类。吸入麻醉药多为易挥发的液体或气体，常用的有氧化亚氮、恩氟烷、异氟烷等；静脉麻醉药是直接注入静脉，麻醉速度快，常用药物有硫喷妥钠、氯胺酮、丙泊酚等。复合麻醉是指同时或先后应用两种以上的麻醉药物或其他辅助药物，以减轻病人的紧张情绪、缩短全麻药的诱导期、增强骨骼肌松弛或减轻术后疼痛，其常用药物有镇静催眠药、麻醉性镇痛药、肌松药等。

1. 比较普鲁卡因、丁卡因、利多卡因、布比卡因的局麻作用特点。

2. 何为复合麻醉？复合麻醉有哪些形式？常用哪些药物？

3. 常用吸入麻醉药有哪些？试述其作用特点。

第九章　镇静催眠药及抗焦虑药

镇静催眠药(sedative-hypnotics)是指能引起镇静和近似生理性睡眠的药物。它们对中枢神经系统具有剂量依赖性的抑制作用。同一药物在小剂量时可引起安静或嗜睡状态,称为镇静作用;较大剂量时引起类似生理性睡眠的催眠作用。目前,临床上使用的镇静催眠药还未能完全模拟生理性的睡眠。本类药物中的苯二氮䓬类(benzodiazepines,BZs)还具有明显的抗焦虑作用,临床应用安全范围大,不良反应少见,其镇静催眠作用已经几乎完全取代了传统的镇静催眠药巴比妥类(barbiturates)和水合氯醛(chloral hydrate),成为目前临床最常用的抗焦虑药(antianxiety agents)及镇静催眠药。

关于睡眠的生理学研究表明,正常生理性睡眠由两个交替不同的时相所组成,即非快动眼睡眠(non-rapid eye-movement sleep,NREMS)和快动眼睡眠(rapid-eye movement sleep,REMS),NREMS又可分为1、2、3、4期,其中3、4期又合称慢波睡眠(slow wave sleep,SWS)期。SWS有利于机体的发育和疲劳的消除,REMS对脑和智力的发育起着重要作用。整个睡眠过程,一般有4~6次NREMS与REMS的循环交替。药物对睡眠时相的影响各不相同,如巴比妥类显著缩短REMS和SWS,长期用药骤停可引起REMS反跳,出现焦虑不安、失眠和多梦;BZ类则延长NREMS第2期,缩短SWS,反跳较轻;甲丙氨酯(meprobamate)则抑制REMS。

常用的镇静催眠药可分为三类:苯二氮䓬类、巴比妥类及其他类。

第一节　苯二氮䓬类

苯二氮䓬类是1960年以后相继问世的一类具有镇静、催眠及抗焦虑等作用的药物,也是目前临床最常用的抗焦虑药(antianxiety agents)。这类药物品种众多,主要应用于临床的有:地西泮(diazepam,安定)、氯氮䓬(chlordiazepoxide,利眠宁)、艾司唑仑(estazolam,舒乐安定)等。它们均为1,4-苯并二氮䓬的衍生物,其化学结构见表9-1。

苯二氮䓬类药物具有明显的构效关系,在1,4-苯并二氮䓬环上1、2、3、4、5和7位的取代基与药物的药理活性有密切关系。如在5位由苯环、7位由吸电子基团(如Cl和NO₂)所取代则成为受体激动药。如5位由酮基、4位由甲基取代,则为苯二氮䓬类受体拮抗药。

神经分子生物学研究已经证明,苯二氮䓬类的中枢作用可能和药物作用于不同部位的GABA$_A$受体密切相关。GABA$_A$是一个大分子复合体,为配体-门控性Cl⁻通道。在Cl⁻通道周围含有5个结合位点(binding sites),包括γ-氨基丁酸(GABA)、BZ类、巴比妥类(barbiturates)、印防己毒素(picrotoxin)和乙醇(ethanol)等结合位点(图9-1A)。GABA受体含有14个不同的亚单位,按其氨基酸排列次序可分为ab、g、d亚单位,ab和γ亚单位是产生对BZ类高度亲和力的基本需要(图9-1B)。GABA作用于GABA$_A$受体,使细胞膜对Cl⁻通透性增

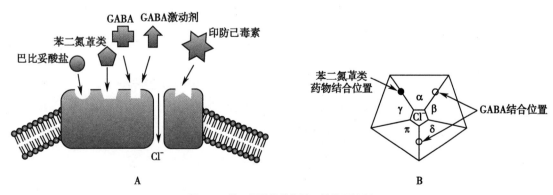

图9-1　苯二氮䓬类药物的可能作用机制

表 9-1 苯二氮䓬类药物的化学结构

苯二氮䓬类	R₁	R₂	R₃	R₇	R₂'
氯氮䓬		—NHCH₃	—H	—Cl	—H
氯硝西泮	—H	=O	—H	—NO₂	—Cl
氯拉䓬酸	—H	=O	—COO	—Cl	—H
地西泮	—CH₃	=O	—H	—Cl	—H
艾司唑仑	[fused triazolo ring]ᵃ		—H	—Cl	—H
氟西泮	—CH₂CH₂N(C₂H₅)₂	=O	—H	—Cl	—F
劳拉西泮	—H	=O	—OH	—Cl	—Cl
硝西泮	—H	=O	—H	—NO₂	—H
奥沙西泮	—H	=O	—OH	—Cl	—H
普拉西泮	—CH₂—CH〈CH₂/CH₂〉	=O	—H	—Cl	—H
夸西泮	—CH₂CF₃	=S	—H	—Cl	—F
氯氮䓬	[Fused triazolo ring]ᵇ		—H	—Cl	—Cl

加,Cl⁻ 大量进入细胞膜内引起膜超极化,使神经元兴奋性降低。苯二氮䓬类与 GABA$_A$ 受体结合,可以诱导受体发生构象变化,促进 GABA 与 GABA$_A$ 受体结合,增加 Cl⁻ 通道开放的频率而表现中枢抑制效应。另一方面,地西泮等药物与苯二氮䓬类位点的结合可被 GABA 促进,而被 GABA 阻断药比库库林(bicuculine)阻断(图 9-1B)。一般认为杏仁核和海马等边缘系统结构中的 GABA$_A$ 受体介导苯二氮䓬类药物的抗焦虑作用,而镇静催眠作用与皮质和脑干核内的受体有关,中枢性肌松作用主要作用于皮质与脊髓。

苯二氮䓬类根据各个药物(及其活性代谢物)消除半衰期的长短可分为三类:长效类($t_{1/2}$>24 小时)如地西泮;中效类($t_{1/2}$ 为 6~24 小时)如硝西泮(nitrazepam);短效类($t_{1/2}$<6 小时)如三唑仑(triazolam)等。

地西泮(diazepam)

又名安定,为苯二氮䓬类的代表药物,也是目前临床上常用的镇静、催眠及抗焦虑药(图 9-2)。

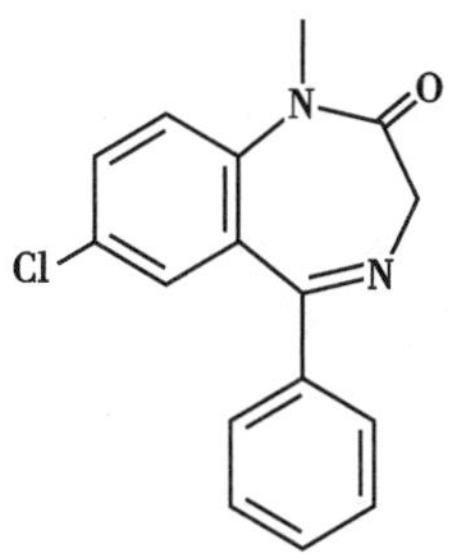

图 9-2　地西泮结构式

【体内过程】口服后吸收迅速而完全,经 0.5~1.5 小时达峰浓度。肌内注射,吸收缓慢而不规则。临床上急需发挥疗效时应静脉注射给药。脂溶性高,易透过血脑屏障和胎盘屏障。与血浆蛋白结合率可达99%。在肝脏代谢,主要活性代谢物为去甲西泮(desmethyldiazepam),还有奥沙西泮(oxazepam)和替马西泮(temazepam),最后形成葡糖醛酸结合物由尿排出。

【药理作用及作用机制】

1. **抗焦虑、镇静催眠作用**　通过刺激上行性网状激活系统的 GABA 受体,提高 GABA 在中枢神经系统的抑制,增强脑干网状结构受刺激后的皮层和边缘性觉醒反应的抑制和阻断。

2. **遗忘作用**　地西泮在治疗剂量时可以干扰记忆通路的建立,从而影响近事记忆。

3. **抗惊厥、抗癫痫**　通过抑制病灶的放电向周围皮质及皮质下扩散而终止或减轻发作,但不能消除病灶的异常活动。地西泮对癫痫大发作能迅速缓解症状,对癫痫持续状态疗效显著。

4. **中枢性肌肉松弛**　主要抑制脊髓多突触传出通路和单突触传出通路。地西泮由于具有抑制性神经递质或阻断兴奋性突触传递而抑制多突触和单突触反射。也可能直接抑制运动神经和肌肉功能。

【临床应用】

1. 焦虑症、惊恐症和失眠症。

2. 麻醉前给药。

3. 抗惊厥和抗癫痫,静脉注射地西泮是临床治疗癫痫持续状态的首选药物。

4. 缓解中枢或局部病变引起的肌僵直和肌痉挛,治疗家族性、老年性和持发性肌震颤,也可治疗紧张性头疼。

5. **治疗癔症作用**　极度兴奋躁动者,可肌内注射地西泮或氯丙嗪。

【不良反应及注意事项】

1. 最常见的是嗜睡、头昏、乏力和记忆力下降。

2. 大剂量时偶见共济失调,还可影响技巧动作和驾驶安全。

3. 静脉注射偶可引起局部疼痛或血栓性静脉炎,注射速度过快可引起呼吸和循环功能抑制,严重者可致呼吸及心跳停止。

4. 长期应用地西泮也可产生耐受性和依赖性,停用本药可出现戒断症状,表现为失眠、焦虑、兴奋、心动过速、呕吐、出汗及震颤,甚至惊厥,还可出现感冒样症状以及感觉障碍等。故应避免长期服用,宜短期或间断性用药,尽可能应用控制症状的最低剂量,停药时逐渐减少剂量,以避免出现戒断症状。

【禁忌证】老年患者、肝肾和呼吸功能不全者、驾驶员、高空作业和机器操作者以及青光眼和重症肌无力者慎用,产前及哺乳妇女忌用此类药物。

【药物相互作用】地西泮与其他中枢抑制药、乙醇合用时,中枢抑制作用增强,加重嗜睡、昏睡、呼吸抑制、昏迷,严重者可致死。如临床需合用时宜降低剂量,并密切监护病人。CYP 酶诱导剂利福平、卡马西平、苯妥英钠或苯巴比妥等药物可显著加快地西泮的代谢,增加清除率,半衰期缩短;应用 CYP 酶抑制剂如西咪替丁等药物可抑制地西泮在肝脏的代谢,导致清除率降低,半衰期延长。

氯氮䓬（chlordiazepoxide）

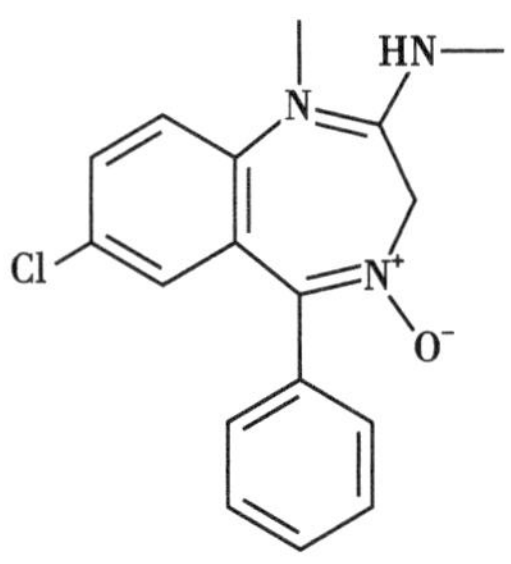

图 9-3　氯氮䓬结构式

氯氮䓬别名利眠宁，为长效苯二氮䓬类镇静催眠药（图 9-3）。氯氮䓬的药理作用及不良反应类似于地西泮，但效价不及后者。进入脑组织较慢，故起效较迟。在体内可代谢为去甲氯氮䓬、去甲氧西泮（desmethyldiazepam）等，这些代谢物均具活性，且在体内代谢缓慢，故长期应用可引起代谢物积聚。原形及代谢物均由尿排出。氯氮䓬主要用于：①抗焦虑；②催眠；③缓解中重度酒精戒断症相关症状，如自主神经功能亢进、幻觉、惊厥及谵妄等。可用氯氮䓬盐酸盐作深部肌内注射，必要时可以重复注射。

艾司唑仑（estazolam）

艾司唑仑又名舒乐安定，是中效苯二氮䓬类镇静催眠药，具有较强的镇静催眠、抗惊厥、抗焦虑作用而肌肉松弛作用较弱。本药服药后 40 分钟左右即可入睡，维持睡眠达 5~8 小时。对各型失眠症有良好疗效，也可用于癫痫、惊厥、焦虑症及麻醉前给药。消除半衰期为 10~30 小时，在肝中氧化代谢。用于催眠一般无后遗效应，个别患者有轻度乏力、嗜睡、口干、头胀等不适反应，减量可防止。

第二节　其他镇静催眠药及抗焦虑药

一、其他镇静催眠药

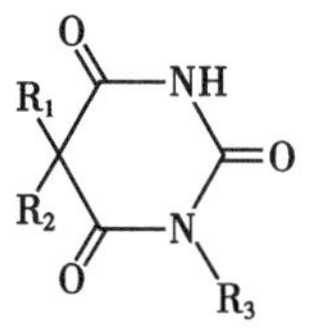

巴比妥类（barbiturates）是巴比妥酸的衍生物（图 9-4）。巴比妥酸本身并无中枢抑制作用，用不同基团取代 C_5 上的两个氢原子后，可获得一系列强弱不等的镇静、催眠、抗惊厥或麻醉等中枢抑制作用的药物。取代基长而有分支（如异戊巴比妥）或含双键（如司可巴比妥），则作用强而短；若其中一个氢原子被苯基取代如苯巴比妥（phenobarbital），则具有较强的抗惊厥、抗癫痫作用；若 C_2 的 O 被 S 取代（如硫喷妥钠），则脂溶性更高，作用迅速，存在再分布，故维持时间短。根据本类药物药代动力学的特点，把药物分为四类：长效类（如苯巴比妥）、中效类（如戊巴比妥、异戊巴比妥）、短效类（司可巴比妥、海索比妥）和超短效类（如硫喷妥钠）。但这种分类是相对的，可随着药物剂量及病人的生理、病理状况而改变。

图 9-4　巴比妥类药物的母核结构

【体内过程】巴比妥类表现为弱酸性，无论是口服还是注射均易被吸收，快速分布于体内各组织及体液中，同时也易进入胎盘分布到胎儿体内。因此药物的脂溶性和体液 pH 值是影响药物吸收的主要因素。如脂溶性高的药物硫喷妥钠在体液 pH 值低时离子型少，易于通过血脑屏障，静脉注射后立即生效；对于脂溶性低的药物如苯巴比妥在体液 pH 高时以离子型存在增多，这时再加上血脑屏障的存在，药物进入脑组织就会较慢，一般静脉注射后需要 15 分钟才起效。对于巴比妥类清除主要表现为 CYP 酶代谢和肾排泄两种方式，在肾排泄时部分可被肾小管重吸收，故作用时间长。

【药理作用及作用机制】随着剂量由小变大，巴比妥类药物的中枢抑制作用相继表现为逐渐加强，产生镇静催眠、抗惊厥甚至是麻醉作用。此外，苯巴比妥还具有抗癫痫作用。

巴比妥类可激动 $GABA_A$ 受体，增加 Cl^- 内流，在无 GABA 时也能直接增加 Cl^- 内流。巴比妥类作用机制与苯二氮䓬类药物有如下不同：①巴比妥类只需要 α 和 β 亚单位而不需 γ 亚单位；②巴比妥类通过延长 Cl^- 通道开放时间而增强 Cl^- 内流，苯二氮䓬类则通过增加 Cl^- 通道开放频率而增强 Cl^- 内流。麻醉剂量巴比妥类可抑制电压依赖性 Na^+ 通道和 K^+ 通道，抑制神经元高频放电。另外还可减弱或阻断谷氨酸作用于相应的受体后去极化导致的兴奋性反应。

【临床应用】

1. **镇静、催眠** 小剂量巴比妥类药物表现镇静作用,可缓解焦虑、烦躁不安状态;中等剂量产生催眠作用,即入睡时间缩短,觉醒次数减少和睡眠时间延长。巴比妥类药物品种不同,起效时间和持续时间不同。巴比妥类药物可改变正常睡眠模式,缩短RMES睡眠,引起非生理性睡眠。久用停药后,可"反跳性"地显著延长REMS睡眠时相,伴有多梦,引起睡眠障碍,导致病人不愿停药。这可能是巴比妥类药物产生精神依赖性和躯体依赖性的重要原因之一。

2. **抗惊厥** 主要用于小儿高热、破伤风、子痫、脑膜炎、脑炎等引起的惊厥,采用肌内注射给药,可对抗惊厥。危重患者采用起效快的异戊巴比妥钠盐。

3. **抗癫痫** 主要用于强直痉挛性发作和部分癫痫发作,常用药物苯巴比妥。

4. **静脉麻醉及麻醉前给药** 硫喷妥钠用于静脉和诱导麻醉。

5. **治疗高胆红素血症和肝内胆汁淤积性黄疸** 巴比妥类药物均能诱导肝药酶生成,其中苯巴比妥作用最强,它也能促进肝细胞葡糖醛酸转化酶的生成,增强葡糖醛酸结合血中胆红素的能力,可用于防治新生儿黄疸。

【不良反应及注意事项】

1. 催眠剂量巴比妥类次晨可能出现困倦、头昏、嗜睡等后遗效应,中等剂量可轻度抑制呼吸中枢,大剂量明显抑制呼吸中枢,抑制程度和剂量成正比。静脉注射速度过快,治疗剂量也可引起呼吸抑制。

2. 可产生耐受性、依赖性和成瘾性。

3. 长期应用巴比妥类药物特别是苯巴比妥,可使CYP酶活性增高,加速巴比妥类药物代谢。另外,也可加速洋地黄毒苷、苯妥英、口服抗凝血药、三环类抗抑郁药及甾体类激素等的代谢。

【禁忌证】肝肾功能不良时慎用。严重肺功能不全、支气管哮喘和颅脑损伤所致的呼吸抑制等禁用。

【药物相互作用】苯巴比妥是CYP酶诱导剂,提高肝药酶活性,加速自身代谢的同时,还可加速其他药物经肝代谢,如双香豆素、性激素、皮质激素类、口服避孕药、强心苷、苯妥英钠、氯霉素及四环素等。苯巴比妥与上述药物合用可加快这些药物的代谢速度,缩短其作用时间,减弱其作用强度,往往需加大剂量才能奏效。而当停用巴比妥类药物以前,必须适当减少这些药物的剂量,以防发生中毒反应。

水合氯醛(chloral hydrate)

水合氯醛是氯醛的水合物,性质较氯醛稳定,口服后吸收快,催眠作用较强,入睡快(约15分钟),持续6~8小时。不缩短REMS睡眠,无宿醉后遗效应。可用于顽固性失眠或对其他催眠药效果不佳的患者。较大剂量有抗惊厥作用,可用于小儿高热、子痫以及破伤风等惊厥。安全范围较小,大剂量可引起昏迷和麻醉,抑制延髓呼吸及血管运动中枢,导致死亡,使用时应注意。

口服因其具有强烈的胃黏膜刺激性,易引起恶心、呕吐及上腹部不适等,不宜用于胃炎及溃疡病人。大剂量能抑制心肌收缩,缩短心肌不应期,过量对心、肝、肾实质性脏器有损害,故对严重心、肝、肾疾病患者禁用。一般以10%溶液口服。亦可直肠给药,以减少刺激性。久用可产生耐受和成瘾,戒断症状较严重,应防止滥用。

佐匹克隆(zopiclone)

佐匹克隆口服后吸收迅速,1.5~2小时达C_{max},可迅速分布到全身组织,经由肝脏代谢,最后由肾脏排出。其结构与苯二氮䓬类不同,为环吡酮化合物,与苯二氮䓬类结合于相同的受体和部位,但作用于不同区域。本品作用迅速,与苯二氮䓬类相比作用更强。本品除具有催眠、镇静作用外,还具有抗焦虑、肌松和抗惊厥作用。临床适用于各种情况引起的失眠症。成人常用量,睡前口服7.5mg,重症可增至15mg。中老年,体弱和肝功能不全者减半。不良反应有嗜睡、头昏、口苦、口干、肌肉无力、健忘等。长期应用后突然停药可出现戒断症状。对本品过敏者、呼吸功能不全者禁用。

甲丙氨酯（meprobamate）

甲丙氨酯又称眠尔通，口服易吸收，有一定的抗焦虑、镇静、催眠和较弱的中枢性肌松作用，其中催眠效果较好。催眠剂量可缩短 REMS 睡眠，停药后可引起反跳性 REMS 睡眠时间延长。主要用于抗焦虑、镇静和催眠。尤其适用于老年失眠患者。

副作用常见嗜睡，可见无力、头痛、晕眩、低血压与心悸。偶见皮疹、骨髓抑制，长期服用可引起耐受性与依赖性，若停药必须逐渐减量，若骤停可产生撤药综合征。可加剧癫痫大发作，有癫痫病史者禁用。对 CYP 酶有诱导作用，可影响其他药物的代谢。与全麻药、中枢性抑制药、单胺氧化酶抑制药或三环类抗抑郁药等合用时，均可增加中枢抑制作用。

二、抗焦虑药

焦虑是多种精神病的常见症状。焦虑症则是以一种以急性焦虑反复发作为特征的神经官能症，并伴有自主神经功能紊乱，在新版的精神障碍分类及诊断指南中已经不再列入。发作时患者多自觉恐惧、紧张、忧虑、心悸、出冷汗、震颤及睡眠障碍等。抗焦虑药是指可减轻焦虑症状的药物。一般不引起自主神经系统的症状和锥体外系反应。常用药物以苯二氮䓬类、巴比妥类、抗抑郁药等，此外尚有丁螺环酮。

丁螺环酮（buspirone）

丁螺环酮属于氮杂螺环癸烷二酮化合物。在化学结构上与其他精神药物无任何相似性。口服吸收快而完全，约 0.5~1 小时达血药浓度高峰，消除半衰期为 2.6 小时。丁螺环酮是一类新型的抗焦虑药，具有显著的抗焦虑作用，与苯二氮䓬类不同，无镇静、肌肉松弛和抗惊厥作用。许多资料表明，中枢神经系统 5-HT 是引起焦虑的重要递质，抑制中枢 5-HT 递质系统具有抗焦虑效应。近年来发现了一系列 5-HT 受体亚型抗焦虑剂，丁螺环酮就是代表药物之一。丁螺环酮为 5-HT$_{1A}$ 受体的部分激动药，其高选择性的抗焦虑作用可能与其激活中枢 5-HT 神经元的 5-HT$_{1A}$ 受体，从而与抑制 5-HT 神经递质的转换、降低 5-HT 神经系统的功能有关。有报道应用丁螺环酮治疗焦虑患者，其疗效与苯二氮䓬类相当。此外，丁螺环酮对中枢 DA 受体和 α$_2$ 受体的拮抗作用可能也参与其抗焦虑作用。临床适用于焦虑性激动、内心不安和紧张等急、慢性焦虑状态。同时，临床上还用于治疗抑郁症、注意力缺乏、更年期综合征等。不良反应有头晕、头痛及胃肠功能紊乱等，无明显的生理依赖性和成瘾性。

案例 9-1

患者，女，43 岁，近 2 月晚上睡眠不好，入睡困难，夜里易醒，一夜醒来 4~6 次，有时很难再入睡，多梦甚至做噩梦，自觉晚上像没睡似的。白天精神不振、头昏脑涨、困倦、疲乏无力、烦躁、情绪失调、注意力不集中和记忆力差。

思考：1. 该患者患有何种疾病？

2. 针对该症状应怎样用药？

（毕惠嫦）

镇静催眠药是一类对中枢具有抑制作用,能引起镇静、促进和维持近似生理性睡眠的药物。随着剂量增加,依次产生镇静、催眠、抗惊厥、抗癫痫作用。主要包括苯二氮䓬类与巴比妥类药物,连续久服均可产生耐受性、依赖性和成瘾性。苯二氮䓬类主要以地西泮为代表,主要延长 NREMS 的第 2 期,明显缩短 SWS 期,临床应用于失眠症、焦虑症、惊厥、癫痫及各种神经官能症。巴比妥类是普遍性中枢抑制药,由于安全性差,易发生依赖性,其应用已日渐减少,目前在临床上主要用于抗惊厥、抗癫痫和麻醉。目前常用的苯二氮䓬类和其他新型的镇静催眠药,均有较好的抗焦虑和镇静催眠作用,安全范围大,几乎已完全取代了具有较大依赖性的巴比妥类传统镇静催眠药。

1. 简述地西泮的药理作用与临床应用。

2. 比较苯二氮䓬类药物与巴比妥类药物镇静催眠的特点。

第十章　抗癫痫药及抗惊厥药

10

学习目标	
掌握	苯妥英钠的药理作用、临床应用及不良反应。
熟悉	常用抗癫痫药物及硫酸镁的作用特点和临床应用。
了解	应用抗癫痫药物的注意事项。

第一节 抗癫痫药

一、癫痫及其临床分型

癫痫(epilepsy)是一种常见的慢性神经系统疾病,具有突然发生、反复发作的特点。发作时,脑局部病灶神经元兴奋性过高,产生异常的高频放电,并向周围正常脑组织扩散,导致大脑功能短暂性失调。其临床表现为不同程度的运动、行为、感觉、意识和自主神经等功能障碍,伴有异常的脑电图。

癫痫的病因很多,各种脑损伤、脑部肿瘤、感染等均可导致癫痫发作。癫痫发作的分型十分复杂,主要类型及临床特征见表10-1。

表10-1 癫痫的主要发作类型、临床特征及其治疗药物

发作类型	临床特征	治疗药物
局限性发作		
单纯局限性发作	局部肢体运动或感觉障碍,每次发作持续20~60秒,不伴有意识障碍	苯妥英钠、苯巴比妥、卡马西平、丙戊酸钠、抗痫灵、拉莫三嗪
复杂性局限性发作(精神运动性发作)	发作时影响意识,对别人的言语无反应,伴有无意识的行为和动作,事后不能回忆	
全身性发作		
失神性发作(小发作)	多见于儿童,发作时意识突然短暂丧失,持续5~30秒后,突然停止发作,清醒后对发作无记忆	乙琥胺、氯硝西泮、丙戊酸钠、拉莫三嗪
非典型失神性发作	同典型性失神性发作相比,意识障碍的发生和停止较慢,肌张力改变较明显	同上
肌阵挛性发作	按年龄可以分为婴儿阵挛、儿童肌阵挛和青春期肌阵挛。表现为突然、短暂、快速的肌肉收缩,持续仅数秒钟,可遍及全身,也可局限于面部、躯干和肢体	糖皮质激素(婴儿痉挛)、丙戊酸钠、氯硝西泮
强直阵挛性发作(大发作)	意识突然丧失和全身强制性痉挛,后转为阵挛性抽搐,持续5~10分钟	苯妥英钠、苯巴比妥、卡马西平、丙戊酸钠
癫痫持续状态	连续多次大发作,间歇期意识或神经功能未恢复,持续昏迷	地西泮、苯妥英钠、苯巴比妥

二、常用抗癫痫药

癫痫以药物治疗为主,患者需要长期用药。常用的抗癫痫药(antiepileptic drugs)主要有两种作用方式,一种是抑制病灶神经元的异常高频放电,另一种是作用于病灶周围正常脑组织,抑制异常放电的扩散。目前临床常用抗癫痫药有苯妥英钠、苯巴比妥、卡马西平、丙戊酸钠、乙琥胺、苯二氮䓬类等。

苯妥英钠(phenytoin sodium)

又称大仑丁(dilantin),为二苯乙内酰脲的钠盐,1938年应用于临床,一直应用至今。

【体内过程】苯妥英钠溶液呈碱性,刺激性大,不宜进行肌内注射或皮下注射给药。口服吸收缓慢而不规则,口服后4~12小时血药浓度达峰值,连续口服后5~14天达稳态血药浓度。本品吸收后可迅速分布到全身组织,血浆蛋白结合率约90%。主要经CYP酶代谢为无活性的羟基苯妥英,再和葡糖醛酸结合,经肾排出。消除方式与血药浓度有关,当血药浓度低于$10\mu g/ml$时,按一级动力学消除,半衰期约20小时。当血药浓度增高时,则按零级动力学消除,半衰期也随之延长。苯妥英钠控制癫痫发作的有效血药浓度为$10\mu g/ml$,当血药浓度达到$20\mu g/ml$时,则会引起轻度毒性反应。常用剂量下,苯妥英钠的个体差异比较大,

临床用药时应注意剂量个体化。

【药理作用及作用机制】苯妥英钠对癫痫大发作和各种局限性发作效果较好,对小发作无效。

苯妥英钠抗癫痫的机制比较复杂,通过抑制异常放电向病灶周围正常脑组织的扩散而发挥抗癫痫作用,但不能抑制病灶的异常高频放电。苯妥英钠具有膜稳定作用,降低其兴奋性,主要作用机制为:①阻断电压依赖性钠通道:与失活状态的钠通道结合,阻断 Na^+ 内流;②阻断电压依赖性钙通道:可阻断 L 型和 N 型钙通道,抑制 Ca^{2+} 内流,但对哺乳动物丘脑神经元的 T 型钙通道无阻断作用,可能与其治疗失神性发作无效有关;③抑制钙调素激酶活性,减少了谷氨酸等兴奋性递质的释放,抑制突触后膜的磷酸化,减弱其去极化反应;④抑制神经末梢对 GABA 的摄取,增强 GABA 的抑制作用。

【临床应用】

1. 抗癫痫作用 苯妥英钠是治疗癫痫大发作的首选药物,对单纯局限性发作和复杂性局限性发作亦有效,对小发作无效。静脉给药可用于治疗癫痫持续状态。

2. 治疗外周神经痛 可治疗三叉神经痛、舌咽神经痛、坐骨神经痛等,使疼痛减轻,发作次数减少。

3. 抗心律失常作用 详见第二十章抗心律失常药。

【不良反应】不良反应较多,除了胃肠道反应外,均与血药浓度呈正相关。

1. 局部刺激 苯妥英钠碱性较强,口服对胃肠道有刺激性,易引起食欲减退、恶心、呕吐等症状,宜饭后服用。静脉注射可引起静脉炎。

2. 慢性毒性 齿龈增生,长期应用后约 20% 的患者可出现齿龈增生,多见于青少年和儿童,与部分药物从唾液排出,刺激胶原组织增生有关。故应经常按摩牙龈、注意口腔卫生,一般停药 3~6 个月后可恢复,不影响继续用药。低钙血症,长期应用后本品可诱导 CYP 酶,加速维生素 D 代谢,导致低钙血症,表现为佝偻病、软骨病等,必要时服用维生素 D 预防。血液系统反应,长期应用可抑制二氢叶酸还原酶,导致叶酸缺乏,发生巨幼细胞贫血,可补充甲酰四氢叶酸治疗。长期应用后易发生外周神经炎,发生率约 30%。

3. 神经系统反应 过量应用可引起急性中毒,影响小脑 - 前庭功能,表现为眼球震颤(血药浓度大于 20μg/ml)、共济失调(血药浓度大于 30μg/ml),严重者可导致精神错乱(血药浓度大于 40μg/ml),甚至昏睡、昏迷(血药浓度大于 50μg/ml)。

4. 过敏反应 少数患者可出现皮疹、血小板减少、粒细胞缺乏,偶见再生障碍性贫血、肝坏死等,长期用药时需要定期检查血常规和肝功能。

5. 其他反应 偶见女性多毛症、男性乳房增大等。妊娠早期用药偶致畸胎。长期用药后骤然停药可使癫痫发作加剧,甚至诱发癫痫持续状态。

【药物相互作用】苯妥英钠的血浆蛋白结合率较高,对 CYP 酶有诱导作用,同时又经 CYP 酶代谢,故易与其他药物发生药物相互作用。水杨酸类、苯二氮䓬类等可与苯妥英钠竞争血浆蛋白,使后者游离血药浓度升高。能加速皮质激素、奎尼丁、茶碱、避孕药等多种药物的代谢,降低其疗效。氯霉素、异烟肼等可抑制 CYP 酶而使苯妥英钠血药浓度升高,代谢减慢。苯巴比妥、卡马西平等可诱导 CYP 酶而降低苯妥英钠的血药浓度。长期饮酒可降低苯妥英钠的血药浓度,但服用苯妥英钠时大量饮酒,却可导致苯妥英钠血药浓度升高。

苯巴比妥(phenobarbital)

又称鲁米那(luminal),自 1921 年用于治疗癫痫,一直应用至今。具有起效快、疗效好、广谱、低毒、价廉的优点。

【体内过程】见第 9 章镇静催眠药。

【药理作用及作用机制】苯巴比妥除了镇静催眠作用外,还有抗癫痫作用,对癫痫大发作和各种局限性发作效果较好,对小发作无效。苯巴比妥既可以抑制病灶的异常高频放电,又可以抑制异常放电向周围正常脑组织的扩散。苯巴比妥作用于 GABA 受体,促进 Cl⁻ 内流,导致膜超极化,降低膜兴奋性。同时可减少谷氨酸等兴奋性递质的释放,亦可阻断钠通道和钙通道。

【临床应用】苯巴比妥对于防治癫痫大发作和各种局限性发作均有效,静脉给药可用于治疗癫痫持续状态,但因其中枢抑制作用较明显而不作为首选药物。对小发作和婴儿痉挛效果差。

【不良反应】用药初期易产生嗜睡、精神萎靡、共济失调等副作用,长期使用易产生耐受性。偶见皮疹、巨幼细胞贫血、白细胞减少、粒细胞缺乏等,用药期间应定期检查血象。

【药物相互作用】苯巴比妥为肝药酶诱导剂,与其他药物联合应用时应注意相互影响。苯巴比妥可加强抗组胺药、镇静催眠药、镇痛药等的中枢抑制作用。

卡马西平(carbamazepine)

又称酰胺咪嗪,最初用于治疗三叉神经痛,20 世纪 70 年代开始用于治疗癫痫。

【体内过程】口服吸收慢而不规则,达峰时间为 4~8 小时,血浆蛋白结合率为 75%~80%,有效血药浓度为 4~10μg/ml,经肝代谢,其代谢产物仍具有抗癫痫作用。单次给药半衰期为 30~36 小时,长期用药后,由于卡马西平对 CYP 酶的诱导作用,加速自身代谢,半衰期缩短。

【药理作用及作用机制】为广谱抗癫痫药,对各类型癫痫具有不同程度的疗效。其作用机制可能与增强 GABA 的突触后作用、抑制钠通道和钙通道,降低膜兴奋性有关。

【临床应用】是治疗单纯局限性发作和精神运动性发作的首选药物之一,对大发作也有效,对小发作效果差。治疗三叉神经痛的效果优于苯妥英钠。卡马西平还有较强的抗躁狂、抗抑郁作用,可用于锂盐无效的躁狂抑郁症患者。

【不良反应】常见的不良反应有眩晕、视力模糊、恶心、呕吐、共济失调、手指震颤等,少数患者可出现皮疹、粒细胞减少,偶致再生障碍性贫血、粒细胞缺乏症等。

【药物相互作用】卡马西平可诱导 CYP 酶,加快自身和其他合用药物的代谢。

丙戊酸钠(sodium valproate)

化学名为二丙基醋酸钠,1964 年开始用于临床治疗癫痫。

【体内过程】口服吸收迅速而完全,达峰时间为 2~3 小时,血浆蛋白结合率约为 90%,有效血药浓度为 30~100μg/ml,主要经肝脏代谢,经肾排泄。半衰期为 7~15 小时。

【药理作用及作用机制】为广谱抗癫痫药,对各种类型的癫痫都有一定疗效。不能抑制病灶的异常高频放电,但可以抑制异常放电向周围正常脑组织的扩散。其作用机制主要表现在:①增强 GABA 的突触后抑制作用:提高谷氨酸脱氢酶活性,使 GABA 合成增多;抑制 GABA 转氨酶,减少 GABA 的代谢;抑制 GABA 转运体,抑制 GABA 的摄取;提高突触后膜对 GABA 的反应性。②抑制钠通道,减少 Na⁺ 内流。③抑制 T 型钙通道。

【临床应用】对各种类型的癫痫都有一定的疗效。对大发作的疗效不如苯妥英钠和苯巴比妥;对小发作的疗效优于乙琥胺,但由于其肝脏毒性不作为首选药物;对精神运动性发作的疗效近似卡马西平。

【不良反应】常见不良反应为恶心、呕吐、嗜睡、震颤等,通常可以随着剂量的减少而消失。严重不良反应为肝损害,发生率 25%~30%,用药期间应定期检查肝功能。偶见皮疹、脱发、血小板减少等。

【药物相互作用】苯巴比妥、苯妥英钠、卡马西平能降低丙戊酸钠的血药浓度和疗效。

乙琥胺(ethosuximide)

【体内过程】口服吸收迅速而完全,达峰时间为 3 小时,与血浆蛋白结合较少,有效血药浓度为 40~100μg/ml。儿童需 4~6 天达稳态血药浓度,成人所需时间更长。25% 以原形经肾排泄,其他经肝脏代谢。

成人半衰期为 40~50 小时,儿童半衰期为 30 小时。

【**药理作用及作用机制**】对小发作有效。作用机制与抑制 T 型钙通道有关,还能抑制 Na^+-K^+-ATP 酶,抑制 GABA 转氨酶。

【**临床应用**】主要用于治疗癫痫小发作,为首选药物。疗效不及氯硝西泮,但不良反应较少。

【**不良反应**】不良反应较少,常见为恶心、呕吐等胃肠道反应,以及头痛、嗜睡等中枢神经系统症状,有精神病史者易引起精神行为异常。

奥卡西平(oxcarbazepine)

在体内转变成为有活性的 10- 羟基代谢产物而发挥抗癫痫作用,其机制与抑制钠通道有关。疗效与卡马西平相似,不良反应较少,对 CYP 酶的诱导作用低于卡马西平。

苯二氮䓬类(benzodiazepine,BDZ)

苯二氮䓬类有抗惊厥和抗癫痫作用,临床上常用于治疗癫痫的药物有地西泮、硝西泮和氯硝西泮。**地西泮**(diazepam)是治疗癫痫持续状态的首选药物,静脉注射起效快,且较其他药物安全。**硝西泮**(nitrazepam)主要用于治疗癫痫小发作,尤其是肌阵挛性发作和婴儿痉挛等。**氯硝西泮**(clonazepam)的抗癫痫谱较广,对癫痫小发作疗效好,静脉注射可用于治疗癫痫持续状态,对肌阵挛性发作和婴儿痉挛也有效。

拉莫三嗪(lamotrigine)

为苯基三嗪类化合物,口服吸收迅速而完全,达峰时间为 1.5~4 小时,半衰期约 24 小时。拉莫三嗪可抑制钙通道,并减少谷氨酸的释放,临床上用于治疗单纯局限性发作、精神运动性发作和小发作,多与其他药物合用治疗难治性癫痫。常见不良反应为恶心、呕吐、头痛、视力模糊、共济失调等。

托吡酯(topiramate)

为新一代广谱抗癫痫药,口服吸收迅速而完全,达峰时间为 2~4 小时,半衰期约 9~12 小时,主要以原形经肾排出。托吡酯可抑制钠通道,增强 GABA 的作用,抑制谷氨酸的兴奋作用,临床上用于治疗局限性发作和大发作,可与其他药物合用治疗难治性癫痫。常见不良反应为中枢神经系统症状如视力模糊、共济失调、嗜睡、头晕等。

抗痫灵(antiepilepsirine)

为桂皮酰胺类药物,是我国合成的广谱抗癫痫药,对各种癫痫均有不同程度的疗效,对大发作效果好。其作用机制可能与升高脑内 5-HT 含量有关。不良反应较少。

三、应用抗癫痫药注意事项

癫痫是一种慢性疾病,需要长期用药,因此必须选择高效、低毒、价格合理的抗癫痫药物。在用药过程中应注意以下几点:

1. 应根据癫痫发作类型合理选用药物。

2. 应进行个体化给药,从小剂量开始,逐渐增加剂量,至获得理想疗效时维持治疗。用药过程中应监测血药浓度。

3. 单一类型发作,一般仅选用一种药物。若单一药物不能控制发作,或混合型癫痫发作,则应选择广谱抗癫痫药物或者联合用药,但要注意可能产生的药物相互作用。

4. 治疗过程中不宜随便更换药物,必要时须采用过渡交替用药方式,即在原药基础上加用新药,待其发挥疗效后再逐渐撤掉原药。

5. 治疗过程中不可突然停药,应待症状完全控制至少2~3年后再逐渐停药,停药时间应在半年以上,否则容易导致复发。

长期用药过程中应密切观察毒副作用,定期检查肝功能和血象等。

第二节　抗惊厥药

惊厥是由于中枢神经系统过度兴奋所引起的,临床表现为全身骨骼肌不自主地强烈收缩,呈强直性或阵挛性抽搐。多见于小儿高热、子痫、癫痫大发作、破伤风和中枢兴奋药中毒等。临床上常用的抗惊厥药有巴比妥类、苯二氮䓬类、水合氯醛以及硫酸镁等。

硫酸镁 (magnesium sulfate)

硫酸镁可因给药途径不同,产生不同的药理作用。口服给药难以吸收,可产生导泻和利胆作用(详见第二十二章)。外用热敷可消炎去肿,而注射给药可引起中枢抑制和骨骼肌松弛作用。

【药理作用及作用机制】Mg^{2+}是体内多种酶的辅助因子,参与神经冲动的传递和神经肌肉的应激性。注射硫酸镁可抑制中枢及外周神经系统,使骨骼肌、心肌、血管平滑肌松弛,从而引起肌松和血压下降。其机制主要是由于Mg^{2+}与Ca^{2+}竞争,使运动神经末梢ACh释放减少,阻滞神经肌肉接头的传递,产生箭毒样的肌松作用。

【临床应用】主要用于缓解子痫、破伤风等引起的惊厥,也可用于高血压危象。

【不良反应】注射剂量过大可引起呼吸抑制、血压骤降、心脏骤停等,可危及生命。肌腱反射消失是呼吸抑制的先兆,在连续用药过程中应注意检查腱反射。中毒时,应立即进行人工呼吸,并缓慢注射氯化钙和葡萄糖酸钙加以对抗。

案例 10-1

某男孩8岁,近3个月经常短暂双目凝视失神,每日10余次,但从无跌倒。过度换气,EEG中爆发全部性3Hz棘-慢复合波,额、颞前区波幅最高。

思考:

该病人是什么病?应选择何种药物?服用时有哪些注意事项?

(曲梅花)

常用的抗癫痫药有苯妥英钠、苯巴比妥、卡马西平、丙戊酸钠、乙琥胺、地西泮、氯硝西泮等。苯妥英钠可抑制异常放电向病灶周围正常脑组织的扩散,但不能抑制病灶的异常放电。对癫痫大发作和各种局限性发作效果较好,对小发作无效。还可用于治疗外周神经痛和心律失常。不良反应较多,如局部刺激、神经系统反应、血液系统反应等,用药过程中需定期检查肝功能和血象。苯巴比妥抗癫痫谱与苯妥英钠相似,卡马西平和丙戊酸钠为广谱抗癫痫药,乙琥胺是小发作的首选药物,氯硝西泮对小发作亦有较好疗效。癫痫持续状态首选静脉注射地西泮,亦可静脉注射苯巴比妥和苯妥英钠。注射硫酸镁有抗惊厥作用,用于缓解子痫、破伤风等引起的惊厥,亦可引起血压下降,用于高血压危象。

1. 简述苯巴比妥抗癫痫的药理作用及机制、临床应用、不良反应。

2. 试述如何根据不同的癫痫类型选择药物?

3. 试述使用抗癫痫药物的注意事项。

第十一章　抗精神失常药

11

精神失常是由多种原因引起的以精神活动障碍为特征的一类疾病,表现为知觉、思维、智能、情感、意志和行为等方面的障碍。治疗这些疾病的药物称为抗精神失常药。根据临床适应证不同,治疗精神失常的药物分为抗精神病药、抗抑郁症药、抗躁狂症药、抗焦虑药。

第一节　抗精神病药

精神病亦称精神分裂症,是一组以思维、情感、行为之间不协调,精神活动与现实脱离为主要表现的最常见的一类精神失常。根据临床症状,可分为Ⅰ型精神分裂症和Ⅱ型精神分裂症,前者以幻觉、妄想、思维紊乱等阳性症状为主,而后者以情感淡漠、主动性缺失等阴性症状为主。抗精神病药主要用于治疗精神分裂症,尤其对Ⅰ型患者疗效较好,而对Ⅱ型患者疗效较差,甚至使病情加重。

一、药物分类及构效关系

根据化学结构的不同,抗精神病药分为吩噻嗪类、硫杂蒽类、丁酰苯类及其他抗精神病药。

1. **吩噻嗪类**(phenothiazines)　主要药物有氯丙嗪、奋乃静、氟奋乃静、三氟拉嗪、硫利达嗪等。

吩噻嗪类抗精神病药化学结构中都有吩噻嗪母核,它是由两个苯环和一个含硫、氮原子的六元环构成的三环结构,本身无活性,第10位(R_1)和第2位(R_2)上的氢原子被不同基团取代才具有抗精神病等药理作用。根据母核侧链基团不同,此类药物又可分为脂肪族(如氯丙嗪)、哌嗪族(如奋乃静)及哌啶族(如硫利达嗪)。

2. **硫杂蒽类**(thioxanthenes)　主要药物有氯普噻吨、氯哌噻吨、氟哌噻吨等。

吩噻嗪环上的氮原子被碳原子取代,并通过双键与侧链相连,形成硫杂蒽类,亦称噻吨类。此类化合物也属三环类药物。

3. **丁酰苯类**(butyrophenones)　主要药物有氟哌啶醇、氟哌利多等。

丁酰苯类与吩噻嗪类化学结构完全不同,由一个苯环和一个哌啶环连接构成。

4. **苯甲酰类**(benzamides)　主要药物有舒必利、硫必利、舒托必利、氨磺必利等。

5. **二苯二氮䓬类**(dibenzoxazepines)　主要药物有氯氮平、奥氮平、喹硫平等。

6. **苯丙异噁唑类**(benzisoxazoles)　主要药物有利培酮、齐拉西酮等。

7. **二苯丁酰哌啶类**(diphenylbutylipiperidines)　主要药物有五氟利多等。

8. **其他**　阿拉哌唑等。

二、精神分裂症的可能机制与药物作用靶点

精神分裂症具有思维、情感和行为等方面的障碍,以精神活动和现实不协调为特征,多发病于青壮年。关于精神分裂症的发病机制,研究资料表明:①增强 DA 神经递质活性的药物(如 DA 前体 L-dopa,促进 DA 释放的苯丙胺,DA 激动药阿扑吗啡)可加重精神分裂症或诱发精神分裂症;②减少 DA 合成的药物,如酪氨酸羟化酶抑制剂 α- 甲基酪氨酸能加强抗精神病药的疗效;③多数抗精神病药阻断 DA 受体;④精神分裂症患者死亡后,发现脑组织多巴胺受体数目增加。故提出多巴胺功能亢进学说。此外,递质 ACh、NA 和 5-HT 增加以及 GABA 功能不足等与发病也有一定关系。

抗精神病药主要用于精神分裂症及其他精神失常的躁狂症。该类药物药理作用与影响中枢多巴胺通路的 DA 功能密切相关,中枢神经系统主要有 4 条多巴胺通路:①中脑 - 边缘通路;②中脑 - 皮层通路;③结

节 - 漏斗通路;④黑质 - 纹状体通路。另外,延髓化学感受区也有多巴胺受体分布。

中枢多巴胺受体可分为 D_1 和 D_2 两种亚型。现在已知中枢神经系统内有 5 种多巴胺受体(D_1、D_2、D_3、D_4、D_5)。D_1、D_5 在药理学特征上符合 D_1 亚型受体,称为 D_1 样受体,而 D_2、D_3、D_4 符合 D_2 亚型受体特征,称为 D_2 样受体。黑质 - 纹状体通路存在 D_1 样受体和 D_2 样受体,中脑 - 边缘通路和中脑 - 皮层通路主要存在 D_2 样受体,结节 - 漏斗通路主要存在 D_2 受体。研究证实 D_4 受体特异性存在于中脑 - 边缘通路和中脑 - 皮层通路,与精神分裂症的发生和发展密切相关。

三、常用抗精神病药物

(一) 吩噻嗪类

氯丙嗪(chlorpromazine)是吩噻嗪类药物的典型代表,也是应用最广泛的抗精神病药物(图 11-1)。氯丙嗪于 1952 年在法国治疗兴奋性躁动病人获得成功,它不仅控制了患者的兴奋症状,而且对其他精神症状也有效,使精神分裂症患者脱离了传统的电休克治疗的痛苦,精神分裂症临床治疗取得重大突破。其后,又相继发现了对精神分裂症具有治疗作用的多个衍生物,这类药统称为吩噻嗪类抗精神病药物。

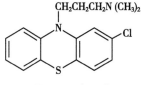

图 11-1　氯丙嗪

氯丙嗪又名冬眠灵(wintermine),是最早被临床应用的抗精神病药。氯丙嗪可阻断多种受体,如 DA 受体、α 受体、M 受体和 5-HT 受体,因此作用广泛,副作用较多。

【体内过程】口服吸收慢而不规则,到达血药浓度峰值的时间为 2~4 小时。食物、抗胆碱药能明显延缓其吸收。肌内注射吸收迅速,血浆蛋白结合率达 90% 以上。氯丙嗪分布广泛,脑、肺、肝、脾、肾组织中药物浓度较高,其中脑内浓度可达血浆浓度的 10 倍。主要在肝经 CYP 酶系代谢为多种产物,经肾排泄。因其脂溶性高,易蓄积于脂肪组织,停药后数周乃至半年后,尿中仍可检出其代谢物。不同个体口服相同剂量的氯丙嗪后血药浓度可相差 10 倍以上,故给药剂量应个体化。氯丙嗪在体内的消除和代谢随年龄而递减,故老年患者需减量。

【药理作用及作用机制】

1. 对中枢神经系统的作用

(1) 抗精神病作用:氯丙嗪对中枢神经系统有较强的抑制作用,也称神经安定作用(neuroleptic effect)。氯丙嗪能显著控制活动状态和躁狂状态而不损伤感觉能力;能明显减少动物自发活动,易诱导入睡,但动物对刺激有良好的觉醒反应;与巴比妥类催眠药不同,加大剂量也不引起麻醉;氯丙嗪能减少动物的攻击行为,使之驯服,易于接近。正常人口服治疗量氯丙嗪后,可出现安静、少动、淡漠、迟钝,但理智正常,在安静环境下易入睡,但易唤醒,醒后神态清楚,随后又易入睡。精神分裂症患者服用氯丙嗪后则显现良好的抗精神病作用,能消除患者的幻觉、妄想症状,迅速控制兴奋躁动状态,减轻思维障碍,使病人恢复理智,情绪安定,生活自理。对抑郁无效,甚至可以使之加剧。

DA 是中枢神经系统内一种重要的神经递质,参与人类神经精神活动的调节,其功能紊乱(亢进或减弱)均可导致神经精神疾病。目前认为精神分裂症(尤其是 I 型)是由于中脑 - 边缘通路和中脑 - 皮层通路的 D_2 样受体功能亢进所致。

氯丙嗪等吩噻嗪类药物主要是通过阻断中脑 - 边缘通路和中脑 - 皮层通路的 D_2 样受体而发挥疗效的。但是,由于氯丙嗪对这两个通路和黑质 - 纹状体通路的 D_2 样受体的亲和力几无差异,因此,在长期应用氯丙嗪的患者中,锥体外系反应的发生率较高。

(2) 镇吐作用:氯丙嗪有较强的镇吐作用。小剂量即可对抗 DA 受体激动药阿扑吗啡引起的呕吐反应,这是其阻断了延脑第四脑室底部的催吐化学感受区的 D_2 受体的结果。大剂量的氯丙嗪直接抑制呕吐中枢。

但是,氯丙嗪不能对抗前庭刺激引起的呕吐。氯丙嗪也可治疗顽固性呃逆,其机制是氯丙嗪抑制位于延脑与催吐化学感受区旁的呃逆中枢调节部位。

(3) 对体温调节的作用:氯丙嗪对下丘脑体温调节中枢有很强的抑制作用,对体温的作用随外界环境温度而变化。环境温度低氯丙嗪降温作用明显,与物理降温同时应用,则有协同降温作用,其不但降低发热机体的体温,而且也能降低正常机体体温;在炎热天气,氯丙嗪则可使体温升高。

2. 对自主神经系统的作用 氯丙嗪阻断 α 受体可致血管扩张、血压下降,可对抗肾上腺素的升压作用,故肾上腺素不适用于氯丙嗪引起的低血压。由于连续用药可产生耐受性,且有较多副作用,故氯丙嗪不适合于高血压的治疗。氯丙嗪阻断 M 胆碱受体,引起口干、便秘、视力模糊等副作用。

3. 对内分泌系统的影响 激动结节 - 漏斗通路中的 D_2 受体可促使下丘脑分泌多种激素,如催乳素释放抑制因子、卵泡刺激素释放因子、黄体生成素释放因子和 ACTH 等。氯丙嗪阻断 D_2 受体,增加催乳素的分泌,抑制促性腺激素和糖皮质激素的分泌。氯丙嗪也可抑制垂体生长激素的分泌,可试用于巨人症的治疗。

【临床应用】

1. 精神分裂症 氯丙嗪能够显著缓解如妄想、幻觉、亢进、进攻等阳性症状,对淡漠等阴性症状效果不显著。氯丙嗪主要用于Ⅰ型精神分裂症(精神运动性兴奋和幻觉妄想为主)的治疗,尤其对急性患者效果显著,但不能根治,需长期用药,甚至终生治疗;对慢性精神分裂症患者疗效较差。对Ⅱ型精神分裂症患者无效甚至加重病情。氯丙嗪对其他精神病伴有的兴奋、躁动、紧张、幻觉和妄想等症状也有显著疗效。对各种器质性精神病(如脑动脉硬化性精神病、感染中毒性精神病等)和症状性精神病的兴奋、幻觉和妄想症状也有效,但剂量要小,症状控制后须立即停药。

2. 呕吐和顽固性呃逆 对多种药物(如洋地黄、吗啡、四环素等)和疾病(如尿毒症和恶性肿瘤)引起的呕吐具有显著的镇吐作用。对顽固性呃逆也有显著疗效。对晕动症无效。

3. 低温麻醉与人工冬眠 氯丙嗪配合物理降温(冰袋、冰浴)可降低患者体温,用于低温麻醉。氯丙嗪与其他中枢抑制药(哌替啶、异丙嗪)合用,可使患者深睡,体温、基础代谢及组织耗氧量均降低,增强患者对缺氧的耐受力,减轻机体对伤害性刺激的反应,并可使自主神经传导阻滞及中枢神经系统反应性降低,此种状态称为“人工冬眠”,有利于机体度过危险的缺氧缺能阶段,为进行其他有效的对因治疗争取时间。人工冬眠多用于严重创伤、感染性休克、高热惊厥、中枢性高热及甲状腺危象等病症的辅助治疗。

【不良反应】由于氯丙嗪的药理作用广泛,所以不良反应也较多。

1. 常见不良反应 中枢抑制症状(嗜睡、淡漠、无力等)、M 受体阻断症状(视力模糊、口干、无汗、便秘、眼压升高等)和 α 受体阻断症状(鼻塞、血压下降、体位性低血压及反射性心悸等)。本药局部刺激性较强,可用深部肌内注射。静脉注射可致血栓性静脉炎,应以生理盐水或葡萄糖溶液稀释后缓慢注射。为防止体位性低血压的发生,注射给药后静卧 1~2 小时,然后缓慢起立。

2. 锥体外系反应 长期大量服用氯丙嗪可出现三种反应:

(1) 帕金森综合征(parkinsonism):表现为肌张力增高、面容呆板、动作迟缓、肌肉震颤、流涎等。

(2) 静坐不能(akathisia):患者表现坐立不安、反复徘徊。

(3) 急性肌张力障碍(acute dystonia):由于舌、面、颈及背部肌肉痉挛,患者可出现强迫性张口、伸舌、斜颈、呼吸运动障碍及吞咽困难,多出现在用药后 1~5 天。

上述三种反应是由于氯丙嗪阻断了黑质 - 纹状体通路的 D_2 样受体,使纹状体中的 DA 功能减弱、ACh 的功能相对增强而引起的,减少药量时停药症状减轻或消除,也可用抗胆碱药缓解。

此外,长期服用氯丙嗪后,部分患者还可引起一种特殊而持久的运动障碍,称为迟发性运动障碍(tardive dyskinesia, TD),表现为口 - 面部不自主的刻板运动及四肢舞蹈样动作。其机制可能是因为 DA 受体长期被阻断、受体敏感性增加或反馈性促进突触前膜 DA 释放增加所致。此反应停药后难以消失且难以治疗,用抗胆碱药反使症状加重,抗精神病药氯氮平能使此反应减轻。

3. 药源性精神异常 氯丙嗪本身可以引起精神异常,如意识障碍、萎靡、淡漠、兴奋、躁动、消极、抑郁、幻觉、妄想等,应与原有疾病加以鉴别,一旦发生应立即减量或停药。

4. 惊厥与癫痫 少数病人用药过程中出现局部或全身抽搐,脑电图可见癫痫样放电,有惊厥或癫痫史者更易发生,应慎用,必要时加用抗癫痫药物。

5. 过敏反应 常见症状有皮疹、接触性皮炎。少数患者出现肝损害、黄疸,也可出现粒细胞减少、溶血性贫血和再生障碍性贫血等。

6. 心血管和内分泌系统反应 体位性低血压,持续性低血压休克,心电图异常,心律失常,多见于老年伴动脉硬化、高血压患者。长期用药还会引起内分泌系统紊乱,如乳腺增生、泌乳、月经停止、抑制儿童生长等。

7. 急性中毒 一次吞服大剂量氯丙嗪后,可致急性中毒,患者出现昏睡、血压下降,休克和心肌损害,如心动过速、心电图异常(P-R 间期或 Q-T 间期延长,T 波低平或倒置),此时应立即对症治疗。

【药物相互作用】氯丙嗪可增强乙醇、镇静催眠药、抗组胺药、镇痛药等的中枢抑制作用,特别是当与吗啡、哌替啶等合用时要注意呼吸抑制和血压降低的问题。氯丙嗪可抑制 DA 受体激动药、左旋多巴的作用。氯丙嗪的去甲基代谢物可阻止胍乙啶的神经末梢摄入而拮抗其降压作用。某些肝药酶诱导剂如苯妥英钠、卡马西平等可加速氯丙嗪的代谢,应注意适当调节剂量。

【禁忌证】严重肝、肾疾病(肾功能不全、急性肾炎);严重心血管疾病(心力衰竭、重症高血压);严重中枢抑制或昏迷;有癫痫及惊厥史;乳腺增生症和乳腺癌。

其他吩噻嗪类药物

奋乃静(perphenazine)、**氟奋乃静**(fluphenazine)、**三氟拉嗪**(trifluoperazine)是吩噻嗪类中哌嗪衍生物。与氯丙嗪比较,抗精神病作用及锥体外系副作用强,而镇静作用较弱,对心血管系统、肝脏及造血系统的不良反应较氯丙嗪轻。奋乃静对慢性精神分裂症的疗效高于氯丙嗪。三氟拉嗪和奋乃静对行为退缩、情感淡漠等症状有较好疗效,适用于精神分裂症偏执型。**硫利达嗪**(thioridazine)是吩噻嗪类中哌啶衍生物,有明显的镇静作用,抗幻觉妄想作用不如氯丙嗪。锥体外系副作用少,老年人易耐受,作用缓和为其优点。适用于伴有激动、焦虑、紧张、抑郁及躯体感觉异常的精神分裂症、躁狂症和更年期精神病。

(二)硫杂蒽类

硫杂蒽类(噻吨类)的基本结构与吩噻嗪类相似,但在吩噻嗪环上第 10 位的氮原子被碳原子取代。所以此类药物的基本药理作用与吩噻嗪类极为相似。

氯普噻吨(chlorprothixene)

又称泰尔登,是本类药的代表,其结构与三环类抗抑郁药相似,故有较弱的抗抑郁作用。其调整情绪、控制焦虑抑郁的作用较氯丙嗪强,但抗幻觉妄想作用不如氯丙嗪。由于其抗肾上腺素与抗胆碱作用较弱,故不良反应较轻,锥体外系症状也较少。适用于带有强迫状态或焦虑抑郁情绪的精神分裂症患者、焦虑性神经官能症以及更年期抑郁症患者。

氟哌噻吨(flupenthixol)

又称三氟噻吨,抗精神病作用与氯丙嗪相似,但有特殊的激动效应,故禁用于躁狂症患者。该药低剂量有一定的抗抑郁焦虑作用,适用于治疗抑郁症或伴焦虑的抑郁症。锥体外系反应常见。

(三)丁酰苯类

丁酰苯类的化学结构与吩噻嗪类完全不同,但其药理作用和临床应用与吩噻嗪类相似。

<h2>氟哌啶醇（haloperidol）</h2>

氟哌啶醇是第一个合成的丁酰苯类药物，是这类药物的典型代表。氟哌啶醇能选择性阻断 D_2 样受体，有很强的抗精神病作用。口服后 2~6 小时血药浓度达高峰，作用可持续 3 天。氟哌啶醇不仅可显著控制各种精神运动兴奋的作用，同时对慢性症状也有较好疗效。其锥体外系副作用发生率高、程度严重，但因其对心血管系统的副作用较轻、对肝功能影响小而保留其临床应用价值。

<h2>氟哌利多（droperidol）</h2>

又称氟哌啶，作用与氟哌啶醇基本相似。临床上主要用于增强镇痛药的作用，如与芬太尼配合使用，使患者处于精神恍惚、活动减少、痛觉消失、对环境淡然的一种特殊麻醉状态，称为神经阻滞镇痛术（neuroleptanalgesia），作为一种外科麻醉，可以进行小型手术如烧伤清创、窥镜检查、造影等，其特点是集镇痛、安定、镇吐、抗休克作用于一体。也用于麻醉前给药、镇吐、控制精神病人的攻击行为。

（四）其他抗精神病药物

<h2>五氟利多（penfluridol）</h2>

五氟利多属二苯基丁酰哌啶类，是较好的口服长效抗精神分裂症药，一次用药疗效可维持 1 周。其长效的原因可能与贮存于脂肪组织、缓慢释放入血有关。五氟利多能阻断 D_2 受体，具有较强的抗精神病作用，对精神分裂症的疗效与氟哌啶醇相似，尤其适用于慢性患者，对幻觉、妄想、退缩均有较好疗效。五氟利多的不良反应以锥体外系反应最常见。

<h2>舒必利（sulpiride）</h2>

舒必利属苯甲酰胺类，对中脑 - 边缘通路的 D_2 受体有高度亲和力。对紧张型精神分裂症疗效高，起效快，有药物电休克之称。对急、慢性精神分裂症疗效较好，减轻幻觉和妄想症状；对情绪低落、忧郁等症状也有治疗作用；对长期用其他药物无效的难治性病例也有一定疗效。舒必利对黑质 - 纹状体通路 D_2 受体的亲和力较低，因此其锥体外系不良反应较少。

<h2>利培酮（rispeidone）</h2>

利培酮是新近研制并投入临床使用的抗精神病药物。该药治疗精神分裂症阳性症状及阴性症状均有效。适于治疗首发急性病人和慢性病人。不同于其他药物的是该药对精神分裂症病人的认知功能障碍和继发性抑郁亦具治疗作用。由于利培酮有效剂量小，用药方便、见效快，锥外系反应轻，且抗胆碱样作用及镇静作用弱，易被病人接受，治疗依从性优于其他抗精神病药。自 90 年代应用于临床以来，很快在全球推广应用，已成为治疗精神分裂症的一线药物。

第二节　抗抑郁症药

抑郁症（depression）是由持续的环境应激与多种易感基因相互作用引起的以抑郁为主要症状的情感障碍性疾病。主要临床表现为情绪低落，悲观失望，丧失兴趣，难以体验生活乐趣，精力不足，主观能动性降低甚至丧失，精神运动迟缓等。抑郁症已经成为最常见的一类精神疾病，患者是自杀的高危人群，在患者发病后直到康复期间，始终存在自杀的危险。通过合理的药物治疗，可使 70% 左右的抑郁患者病情显著改善，维持治疗可使反复发作的抑郁减少复发。

针对抑郁症的发病机制，至今得到普遍认可的是单胺学说，该学说认为中枢神经系统去甲肾上腺素能或 5-HT 能神经活性或传导功能低下导致抑郁症的发生。目前临床使用的抗抑郁药大多以此学说作为抑郁症发病机制的基础上建立动物模型筛选获得的，所以，在药理作用、临床应用和不良反应等方面具有许多相似之处。抑制单胺类递质的再摄取或影响递质的代谢是抗抑郁症药物的主要作用机制。近年的研究发现该类药物大多能够增强成年动物脑内海马区的神经再生，且与抗抑郁疗效相平行。

抗抑郁症药（antidepressant drugs）是主要用于治疗情绪低落、抑郁消极的一类药物，多数抗抑郁药还具有镇静、抗焦虑作用。目前临床使用的抗抑郁药主要包括三环类抗抑郁药（tricyclic antidepressants，TCAs）、选择性 5-HT 再摄取抑制药（selective serotonin reuptake inhibitors，SSRIs）、单胺氧化酶抑制药（monoamine oxidase inhibitors，MAOIs）、NA 再摄取抑制药及其他抗抑郁药。其中，三环类抗抑郁药属于第一代抗抑郁药，单胺氧化酶抑制药为第二代抗抑郁药，选择性 5-HT 再摄取抑制剂为第三代抗抑郁药，由于选择性 5-HT 再摄取抑制药良好的安全性能，已逐渐取代了三环类抗抑郁药而成为目前临床最主要的治疗抑郁症药物。这些药物能够抑制突触前膜 5-HT 和 NA 的再摄取，增加突触间隙 5-HT 和 NA 的水平，通过激活突触后膜相应的受体，实现抗抑郁作用。

一、三环类抗抑郁药

三环类抗抑郁药的应用始于 20 世纪 50 年代，因其化学结构中有 2 个苯环与 1 个中央杂环连接构成，故称为三环类抗抑郁药。丙米嗪是首先应用的三环类抗抑郁药，目前临床较常用的是阿米替林。

丙米嗪（imipramine）

丙米嗪又称米帕明。

【体内过程】丙米嗪口服吸收良好，2~8 小时血药浓度达高峰，血浆清除半衰期为 10~20 小时。在体内广泛分布于各组织，以脑、肝、肾及心脏分布较多。主要在肝内经 CYP 酶代谢，通过氧化变成 2-羟基代谢物，并与葡糖醛酸结合，自尿排出。

【药理作用及作用机制】

1. 对中枢神经系统的作用　正常人服用丙米嗪后出现安静、嗜睡、血压稍降、头晕、目眩，并常出现口干、视力模糊等抗胆碱样反应，连用数天后这些症状可能加重，甚至出现注意力不集中和思维能力下降。抑郁症病人连续服药后，出现精神振奋现象，连续 2~3 周后疗效显著，情绪高涨，症状减轻。目前认为，丙米嗪抗抑郁的主要作用机制是阻断 NA、5-HT 在神经末梢的再摄取，从而使突触间隙的递质浓度增高，促进突触传递功能而发挥抗抑郁作用。

2. 对自主神经系统的作用　治疗量丙米嗪有明显阻断 M 胆碱受体的作用，表现为视物模糊、口干、便秘和尿潴留等。

3. 对心血管系统的作用　治疗量丙米嗪可降低血压，致心律失常，其中心动过速较常见。心电图可出现 T 波倒置或低平。这些不良反应可能与该药阻断单胺类再摄取从而引起心肌中 NA 浓度增高有关。另外，丙米嗪对心肌有奎尼丁样直接抑制效应，故心血管病患者慎用。

【临床应用】

1. 治疗抑郁症　用于各种原因引起的抑郁症，对内源性抑郁症、更年期抑郁症效果较好。对反应性抑郁症次之，对精神病的抑郁症状效果较差。此外，丙米嗪尚可用于强迫症的治疗。

2. 治疗遗尿症　对于儿童遗尿可试用丙米嗪治疗。

3. 焦虑和恐惧症　对伴有焦虑的抑郁症病人疗效明显，对恐惧症也有效。

【不良反应】常见的不良反应有口干、视力模糊、便秘、排尿困难和心动过速等抗胆碱作用，还出现多汗、无力、头晕、失眠、皮疹、体位性低血压、反射亢进、共济失调、肝功能异常、粒细胞缺乏症等。

【药物相互作用】由于三环类抗抑郁药抑制 NA 再摄取,单胺氧化酶抑制药减少 NA 灭活,故与单胺氧化酶抑制药合用,使 NA 浓度增高,可引起血压明显升高、高热和惊厥。三环类抗抑郁药增强中枢抑制药的作用,如与抗精神病药、抗帕金森病药合用时,其抗胆碱作用可相互增强。此外,三环类抗抑郁药阻断 α_2 受体,可对抗可乐定及 α- 甲基多巴的降压作用。

【禁忌证】因抗抑郁药易致尿潴留、升高眼压及麻痹性肠梗阻,故前列腺肥大、青光眼和肠麻痹患者禁用。

阿米替林(amitriptyline)

阿米替林是临床上常用的三环类抗抑郁药,其药理学特性及临床应用与丙米嗪极为相似,与后者相比,阿米替林对 5-HT 再摄取的抑制作用明显强于对 NA 再摄取的抑制作用;镇静作用和抗胆碱作用也较强,故对伴有失眠的抑郁症患者疗效好。不良反应与丙米嗪相似,但比丙米嗪严重,偶有加重糖尿病症状的报道。

氯米帕明(clomipramine)

氯米帕明又名氯丙米嗪,药理作用类似于丙米嗪,但对 5-HT 再摄取有较强的抑制作用,而其活性代谢物去甲氯丙米嗪对 NA 再摄取有相对强的抑制作用。临床上用于抑郁症、强迫症、恐惧症和发作性睡眠引起的肌肉松弛。不良反应及注意事项与丙米嗪相同。

多塞平(doxepin)

多塞平又名多虑平,作用与丙米嗪类似,抗抑郁作用比后者弱,抗焦虑作用强,镇静作用和对血压影响也比丙米嗪大,但对心脏影响较小。对伴有焦虑症状的抑郁症疗效最佳,焦虑、紧张、情绪低落、行动迟缓等症状数日后即可缓解,达显效需 2~3 周。不良反应和注意事项与丙米嗪类似。慎用于儿童和孕妇,老年患者应适当减量。

二、选择性 5-HT 再摄取抑制药

虽然三环类抗抑郁药疗效确切,但仍有 20%~30% 的患者无效,毒副作用较多,患者对药物的耐受性差,过量易引起中毒甚至死亡。从 20 世纪 70 年代起开始研制的选择性 5-HT 再摄取抑制剂与三环类抗抑郁药的结构迥然不同,但对 5-HT 再摄取的抑制作用选择性更强,对其他递质和受体作用甚微,既保留了三环类抗抑郁药相似的疗效,也克服了其诸多的不良反应。这类药物很少引起镇静作用,也不损害精神运动功能;对心血管和自主神经系统功能影响很小。这类药物还具有抗抑郁和抗焦虑双重作用,其抗抑郁效果需要 2~3 周才显现出来。临床上多用于由于脑内 5-HT 减少所致的抑郁症,也可用于病因不清但其他药物疗效不佳或不能耐受其他药物的抑郁症患者。目前常用的包括氟西汀、帕罗西汀、舍曲林等。

氟西汀(fluoxetine)

氟西汀又名百忧解。

【体内过程】口服吸收良好,达峰值时间 6~8 小时,血浆蛋白结合率 80%~95%;给予单个剂量时血浆消除半衰期为 48~72 小时,在肝脏经 CYP 酶代谢生成去甲基活性代谢物去甲氟西汀,其活性与母体相同,但半衰期较长。

【药理作用及作用机制】氟西汀是一种强效选择性 5-HT 再摄取抑制剂,比抑制 NA 再摄取作用强 200 倍。氟西汀对肾上腺素受体、组胺受体、GABA_B 受体、M 受体、5-HT 受体几乎没有亲和力。对抑郁症的疗效

与三环类抗抑郁药相当,耐受性与超量安全性优于三环类抗抑郁药。此外该药对强迫症、贪食症亦有疗效。

【临床应用】多用于脑内 5-HT 减少所致的抑郁症,也用于神经性贪食症的治疗。

【不良反应及注意事项】偶有恶心呕吐、头痛头晕、乏力失眠、厌食、体重下降、震颤、惊厥、性欲降低等。肝病患者服用后半衰期延长,需慎用。肾功能不全者,长期用药需减量,延长服药间隔时间。氟西汀与单胺氧化酶抑制药合用时需警惕“5-羟色胺综合征”的发生,初期阶段主要表现为不安、激越、恶心、呕吐或腹泻,随后高热、强直、肌阵挛或震颤、自主神经功能紊乱、心动过速、高血压、意识障碍,最后可引起痉挛和昏迷,严重者可致死,应引起临床重视。心血管疾病、糖尿病者应慎用。

帕罗西汀(paroxetine)

帕罗西汀又名赛洛特,口服吸收良好,血浆消除半衰期为 21 小时。为强效 5-HT 再摄取抑制剂,增高突触间隙递质浓度而发挥治疗抑郁症的作用。该药抗抑郁疗效与三环类抗抑郁药相当,而抗胆碱、体重增加、对心脏影响及镇静等副作用较三环类抗抑郁药轻。

常见不良反应为口干、便秘、视力模糊、震颤、头痛、恶心等。禁与单胺氧化酶抑制药联用,避免显著升高脑内 5-HT 水平而致“5-羟色胺综合征”。

舍曲林(sertraline)

舍曲林又名郁乐复,是一选择性抑制 5-HT 再摄取的抗抑郁药,可用于各类抑郁症的治疗,并对强迫症有效。主要不良反应为口干、恶心、腹泻、出汗、震颤、男性射精延迟等。该药与其他药物的相互作用临床经验不多,借鉴氟西汀的经验,禁与单胺氧化酶抑制药合用。

三、单胺氧化酶抑制药

单胺氧化酶抑制药(MAOIs)是 20 世纪 50 年代初期最早发现的非三环类抗抑郁药,传统的药物如异丙肼、苯乙肼等,最早用于治疗结核病,后来发现这类药物能提高情绪,对抑郁症有明显的疗效。属于此类药物的还有反苯环丙胺、异卡波明及司来吉兰等。由于此类药物缺乏选择性以及对酶的不可逆抑制作用,治疗时可引起严重的肝损害和高血压危象等毒性反应而被淘汰,直到近年来新的可逆性选择性单胺氧化酶抑制药研制成功,如吗氯贝胺,临床又重新使用此类药物。

反苯环丙胺(tranylcypromine)

【体内过程】口服后快速从胃肠道吸收,1 小时后血药浓度达高峰,广泛在体内分布,主要在肝脏代谢,尿中排泄,仅 2% 左右是以原形排泄,如酸化尿液则可增加到 8%。

【药理作用及其作用机制】反苯环丙胺非选择性抑制单胺氧化酶活性,使单胺类递质分解减少,各组织内 NA、DA、5-HT 水平明显增高。其抗抑郁作用是由于增加突触处单胺浓度,这主要归因于对单胺氧化酶-A 的抑制。由于它也引起 DA 释放和抑制 DA 再摄取,所以具有苯丙胺样作用,如增加运动性,增加对外界刺激的反应性。

【临床应用】主要用于治疗抑郁症,也用于焦虑症和强迫症。

【不良反应及注意事项】常见不良反应如头痛、乏力、心悸、不安、失眠、恶心、口干、视力模糊、排尿困难、射精困难等,也可以引起焦虑,有报道加重躁狂症状。

吗氯贝胺(moclobemide)

吗氯贝胺于 20 世纪 90 年代初开发并用于临床,是选择性单胺氧化酶-A 抑制药,影响 5-HT 和 NA 代谢。

该药治疗抑郁症的疗效相当于丙米嗪,但其耐受性明显优于三环类抗抑郁药。其不良反应明显低于其他单胺氧化酶抑制药。主要不良反应为恶心、头痛、头晕、便秘等。

四、NA 再摄取抑制药

该类药物选择性抑制 NA 的再摄取,增强中枢神经系统 NA 的功能,主要用于以脑内 NA 缺乏为主的抑郁症,尤其适用于尿检 MH-PG(NA 的代谢物)明显减少的患者。包括地昔帕明、马普替林、去甲替林、普罗替林、阿莫沙平等。这类药物的特点是起效快,而镇静作用、抗胆碱作用和降压作用均比三环类抗抑郁药弱。

地昔帕明(desipramine)

【体内过程】口服快速吸收,2~6 小时血药浓度达高峰,血浆蛋白结合率为 90%,在肝脏最终代谢生成具有活性的代谢物,主要在尿中排泄,少量经胆汁排泄,其中原形占 5%。

【药理作用及其作用机制】地昔帕明又名去甲丙米嗪,是一强效 NA 再摄取抑制剂,其效率为抑制 5-HT 再摄取的 100 倍以上。对 DA 的再摄取亦有一定的抑制作用。对 H_1 受体有强拮抗作用。对 α 受体和 M 受体拮抗作用较弱。有轻度镇静作用,缩短 REM 睡眠,但延长了深睡眠。

【临床应用】主要用于治疗内因性、更年期、反应性及神经性抑郁症,也可以缓解多种慢性神经痛。对轻、中度的抑郁症疗效好。

【不良反应及注意事项】与丙米嗪相比,不良反应较小,但对心脏影响与丙米嗪相似。过量则导致血压降低、心律失常、震颤、惊厥、口干便秘等。偶致体位性低血压,可能是由于抑制 NA 再摄取、阻断 α 受体作用的结果。

【药物相互作用】地昔帕明会明显增强拟交感胺类药物的作用,不应与后者合用;同样,与 MAO 抑制剂合用也要慎重;地昔帕明抑制药物经胺泵摄取进入神经末梢,与胍乙啶及作用于肾上腺素能神经末梢的降压药合用会明显降低降压效果。

【禁忌证】与丙米嗪相似。

马普替林(maprotiline)

【体内过程】口服后吸收缓慢但能完全吸收,9~16 小时之间达血浆药物峰浓度,广泛分布于全身组织,肺、肾、心、脑和肾上腺的药物浓度均高于血液,血浆蛋白结合率约 90%。

【药理作用及其作用机制】马普替林为选择性 NA 再摄取抑制剂,对 5-HT 再摄取几乎无影响。抗胆碱作用与丙米嗪类似,远比阿米替林弱。其镇静作用和对血压影响与丙米嗪类似。与其他三环类抗抑郁药一样,用药 2~3 周后才充分发挥疗效。对心脏的影响也与三环类抗抑郁药一样,延长 QT 间隔,增加心率。对睡眠的影响与丙米嗪不同,它延长 REM 睡眠时间。

【临床应用】用于各型抑郁症,老年性抑郁患者尤为适用。

【不良反应及注意事项】治疗剂量可见口干、便秘、眩晕、头痛、心悸等。也有用药后出现皮炎和皮疹的报道。能增强拟交感胺药物作用,减弱降压药物反应等。

五、5-HT 及 NA 再摄取抑制药

文拉法辛(venlafaxine)

文拉法辛主要通过阻断 5-HT 和 NA 的再摄取而发挥抗抑郁作用,对 5-HT 再摄取的抑制作用弱于选择

性 5-HT 再摄取抑制药,对 NA 再摄取的抑制作用弱于一些三环类抗抑郁药和 NA 再摄取抑制药。另外,该药还可以减少 cAMP 的释放引起 β 受体的快速下调,与其起效快有一定关系。该药对各种抑郁症包括单相抑郁、伴焦虑的抑郁、双相抑郁、难治性抑郁均有较好的疗效。常见的不良反应为胃肠道不适、眩晕、失眠、视觉异常和性功能障碍等,偶见无力、气胀、震颤、激动、鼻炎等。不良反应多在治疗的初始阶段发生,随着治疗的进行,这些症状逐渐减轻。

六、NA 及特异性 5-HT 能抗抑郁药

米氮平(mirtazapine)

米氮平通过阻断突触前 α2 肾上腺素受体而增加 NA 的释放,间接提高 5-HT 的更新率而发挥抗抑郁作用。适用于各种抑郁症,尤其是伴有焦虑、失眠的抑郁症,抗抑郁效果与阿米替林相当。米氮平抗胆碱样不良反应(视力模糊、口干、无汗等)及 5-HT 样不良反应(恶心、头疼、性功能障碍等)较轻。主要不良反应为食欲增加及嗜睡。

七、NA 及多巴胺再摄取抑制药

NA 及多巴胺再摄取抑制药的代表药物为布普品(bupropion,安非他酮),属于氨基酮类新型抗抑郁药,主要抑制多巴胺和 NA 的再摄取,增加多巴胺及去甲肾上腺素功能,疗效与三环类抗抑郁药相当,而不良反应较少。由于对 5-HT 再摄取无抑制作用,所以对食欲和性欲都没有影响。剂量较大时,有诱发癫痫的可能。该药对睡眠过度,进食过度的单相抑郁和双相抑郁均有效。本药还可用于戒烟,可减轻烟草戒断症状以及抽烟欲望。

第三节　抗躁狂症药

抗躁狂症药物(antimanic drugs)主要用于治疗以情绪高涨、烦躁不安、活动过度和思维、言语不能自制为特征的躁狂症。抗精神病药物也经常用来治疗躁狂症,此外一些抗癫痫药如卡马西平和丙戊酸钠抗躁狂也有效。目前临床最常用的药物是碳酸锂。

碳酸锂(lithium carbonate)

碳酸锂于 1949 年用于临床治疗躁狂症。

【体内过程】碳酸锂口服吸收快,血药浓度高峰出现于服药后 2~4 小时。锂离子先分布于细胞外液,然后逐渐蓄积于细胞内;不与血浆蛋白结合,清除半衰期约为 18~36 小时。锂虽然吸收快,但通过血脑屏障进入脑组织和神经细胞需要一定时间,因此锂盐起效较慢。碳酸锂主要自肾排泄,约 80% 由肾小球滤过的锂在近曲小管与 Na^+ 竞争重吸收,故增加钠摄入可促进其排泄,而缺钠或肾小球滤过减少时,可导致体内锂潴留,容易引起中毒。

【药理作用及其作用机制】治疗剂量碳酸锂对正常人的精神行为没有明显影响,但对躁狂症患者及精神病的躁狂、兴奋症状有抑制作用。碳酸锂发挥药理作用主要是锂离子,目前研究已经发现锂离子在细胞水平具有多方面的作用,但其情绪安定作用的确切机制仍不清楚。

目前认为其治疗机制主要在于:①在治疗浓度抑制去极化和 Ca^{2+} 依赖的 NA 和 DA 从神经末梢释放,

而不影响或促进 5-HT 的释放;②摄取突触间隙中儿茶酚胺,并增加其灭活;③抑制腺苷酸环化酶和磷脂酶 C 所介导的反应;④影响 Na^+、Ca^{2+}、Mg^{2+} 的分布,影响葡萄糖的代谢。

【临床应用】锂盐对躁狂症患者有显著疗效,特别是对急性躁狂和轻度躁狂疗效显著,有效率为 80%。碳酸锂主要用于抗躁狂,但有时对抑郁症也有效,故有情绪稳定药(mood-stabilizing)之称。碳酸锂还可用于治疗躁狂抑郁症,该病的特点是躁狂和抑郁的双向循环发生。长期重复使用碳酸锂不仅可以减少躁狂复发,对预防抑郁复发也有效,但对抑郁的作用不如躁狂明显。

【不良反应及注意事项】锂盐不良反应较多,安全范围较窄,最适浓度为 0.8~1.5mmol/L 之间,超过 2mmol/L 即出现中毒症状。轻度中毒症状包括口干、恶心、呕吐、腹痛、腹泻、细微震颤和共济失调;中度中毒症状包括严重胃肠道反应、视力模糊、发声困难、腱反射亢进、肢体阵挛、惊厥、昏迷;重度中毒症状表现为全身性不断抽搐、循环衰竭、肾衰竭、甚至死亡。由于该药治疗指数很低,测定血药浓度至关重要。当血药浓度升至 1.6mmol/L 时,应立即停药。

第四节　抗焦虑药

详见第九章第二节抗焦虑药部分。

案例 11-1

　　某男,24 岁因精神分裂症长期应用氯丙嗪治疗,1 小时前因误吞一整瓶氯丙嗪而入院,查体:患者昏睡血压下降达休克水平,并出现心电图的异常。

　　思考:

　　除洗胃及其他对症治疗外,为什么给予去甲肾上腺素升压而禁用肾上腺素?

（刘　宇）

抗精神失常药分为抗精神病药、抗抑郁症药、抗躁狂症药及抗焦虑药。

常用的抗精神病药有多种,根据化学结构的不同,主要有吩噻嗪类、硫杂蒽类、丁酰苯类及其他。这些药物主要通过阻断中枢多巴胺受体或 5-HT 受体而发挥抗精神病作用。临床上最常用的抗精神病药是为以氯丙嗪为代表的吩噻嗪类,氯丙嗪主要阻断中脑 - 边缘通路和中脑 - 皮层通路的多巴胺受体,这是其抗精神病作用的机制,同时也能阻断结节 - 漏斗通路和黑质 - 纹状体通路的多巴胺受体、α 肾上腺素受体、M 胆碱受体,因此其药理作用广泛,也是其长期应用产生严重不良反应的基础。氯丙嗪作为第一个抗精神病药,目前在临床治疗中仍发挥着重要作用。

抑郁症是由持续的环境应激与多种易感基因相互作用引起的以抑郁为主要症状的情感障碍性疾病。目前认为其发病机制主要与脑中 NA、5-HT 递质功能不足有密切关系。临床使用的抗抑郁药主要包括三环类抗抑郁药、选择性 5-HT 再摄取抑制药、单胺氧化酶抑制药、NA 再摄取抑制药及其他抗抑郁药。主要代表药物有丙米嗪、氟西汀等。

躁狂症以情感高涨或易激惹为主要临床相,伴随精力旺盛、言语增多、活动增多,严重时伴有幻觉、妄想、紧张症状等精神病性症状。主要代表药物为碳酸锂。

1. 氯丙嗪的作用机制、临床应用和不良反应。

2. 氯丙嗪阻断哪些受体? 分别简述阻断这些受体的意义。

3. 简述抗抑郁药的分类以及代表性药物。

第十二章　抗帕金森病药及抗阿尔茨海默病药

12

学习目标	
掌握	左旋多巴的药理作用及作用机制、临床应用和不良反应;卡比多巴的药理作用与应用;治疗阿尔茨海默病的药物如胆碱酯酶抑制药、胆碱受体激动药、谷氨酸受体调控剂的药理作用、作用机制及不良反应。
熟悉	帕金森病的发病机制;司来吉兰的作用特点;苯海索的作用机制及作用特点;治疗阿尔茨海默病药物的分类。
了解	帕金森疾病的临床表现、病理变化;阿尔茨海默病的发病机制。

中枢神经系统退行性疾病是指一组由中枢神经系统进行性退行性变性引起的疾病总称,主要包括帕金森病(Parkinson's disease,PD)、阿尔茨海默病(Alzheimer's disease,AD)、亨廷顿病(Huntington disease,HD)、肌萎缩侧索硬化症(amyotrophic lateral sclerosis,ALS)等。随着社会发展和人口老龄化,该组疾病发病率逐渐增高,目前已成为仅次于心血管疾病和癌症的严重影响人类健康的第三类疾病。

这类疾病发病机制目前尚未完全阐明,虽然病因及病变的部位各不相同,但脑或(和)脊髓发生神经元退行变性、脱失是其共同病理特征;在有关发病机制的假说中,以兴奋毒性、细胞凋亡、线粒体功能障碍和氧化应激等假说受到广泛重视,他们也为中枢神经系统退行性疾病的治疗开拓了新思路。但是,除 PD 患者通过合理用药可延长患者寿命和改善生活质量外,其他疾病的治疗效果均不理想。随着神经分子生物学及人类基因组学的研究进展,对该组疾病发病机制的认识必将逐步深入,其相应治疗药物和治疗手段也会随之取得突破。本章重点介绍治疗帕金森病和阿尔茨海默病的药物。

第一节　抗帕金森病药

帕金森病又称震颤麻痹(Paralysis agitans),是一种慢性、进行性中枢神经系统退行性疾病。临床表现主要是锥体外系功能紊乱引起的进行性运动迟缓、肌僵直及静止性震颤,还可出现知觉、识别及记忆障碍等症状。现认为帕金森病主要病变在黑质-纹状体 DA 能神经通路,因黑质多巴胺能神经元退行性病变,致使纹状体内缺乏多巴胺,胆碱能神经功能相对占优势所致。老年性血管硬化、脑炎后遗症及长期服用抗精神病药等均可引起类似帕金森病的症状,统称为帕金森综合征。

常用抗帕金森病药可分为拟多巴胺类药和抗胆碱药两大类,以恢复多巴胺能与胆碱能神经在调节锥体外系功能方面的平衡。此外,胚胎干细胞移植、基因治疗等新疗法也在探索之中。

一、拟多巴胺类药

(一)多巴胺前体药

左旋多巴(levodopa,L-dopa)

又名 L-多巴,为酪氨酸的羟化物,也是 DA 的前体物质。

【体内过程】本药口服后主要在小肠吸收,0.5~2 小时达血浆高峰浓度,半衰期为 1~3 小时,胃内酸度增加可降低其生物利用度。左旋多巴只有 1% 通过血脑屏障,其余大部分在外周被氨基酸脱羧酶脱羧,外周脱羧酶抑制药可显著增加原形药物进入脑内的比例。口服后 80% 于 24 小时降解为多巴胺代谢物 3,4-二羟基苯乙酸和高香草酸,由肾脏排泄。

【药理作用】左旋多巴进入脑内代谢为 DA,从而补充纹状体中 DA 的不足,发挥抗 PD 作用。左旋多巴对大多数 PD 患者具有显著疗效,特点是起效较慢但作用持久;对起病初期及年轻患者用药疗效更为显著;对肌肉僵直及运动困难疗效好,而对肌肉震颤症状的疗效差。

【临床应用】

1. **治疗帕金森病**　对原发性帕金森疾病疗效较好,对其他多种原因引起的亦有效,但对抗精神病药(阻断中枢 DA 受体)引起的帕金森综合征无效。左旋多巴能延长患者的寿命,提高生活质量。

2. **治疗肝性脑病**　本品肝性脑病发病学说中的伪递质学说认为,正常机体蛋白质代谢产物苯乙胺和酪胺都在肝内代谢。肝衰竭时,血中苯乙胺和酪胺升高,在神经细胞内经 β-羟化酶分别生成苯乙醇胺和羟苯乙醇胺,作为伪递质影响正常递质(去甲肾上腺素)的神经调节功能。左旋多巴能在脑内转化生成去甲肾上腺素,对急性肝衰竭所致的肝性脑病患者有一定疗效,可使患者暂时由昏迷转为苏醒。

【不良反应及注意事项】 左旋多巴的不良反应大多是因其在外周被氨基酸脱羧酶脱羧生成 DA 所致。①胃肠道反应:由于 DA 刺激延髓催吐化学感受区,治疗早期患者可出现厌食、恶心、呕吐或上腹部不适。长时间用药后患者产生耐受性,胃肠道反应可逐渐消失;偶发消化性溃疡、出血和穿孔。与外周脱羧酶抑制药合用,胃肠道反应明显减少。②心血管反应:约有 1/3 患者治疗初期出现体位性低血压,也可引起心律失常。③不自主异常随意运动:约有 50% 的病人在治疗 2~4 个月内出现异常的不随意运动,包括面舌抽搐、皱眉、头颈部扭动及双臂、双腿或躯干不自主摆动,偶见不规则喘气或过度呼吸。长期服用左旋多巴的患者还可出现 "开 - 关" 现象(on-off phenomena),即病人突然多动不安(开),而后又出现肌强直运动不能(关),两种现象可交替出现,严重妨碍患者的日常活动。④精神障碍:如患者出现幻觉、妄想、躁狂、失眠、焦虑、噩梦和情感抑郁等。

【药物相互作用】 ①维生素 B_6 是多巴脱羧酶的辅酶,可增强外周组织脱羧酶的活性,使 DA 生成增多,外周副作用加重;②非选择性单胺氧化酶抑制剂如苯乙肼和异卡波肼可阻碍 DA 的失活,加重 DA 的外周副作用,引起高血压危象,故禁止与左旋多巴合用;③抗精神病药和利血平可引起类似 PD 的症状,前者阻断 DA 受体,后者耗竭中枢 DA,因此不宜与左旋多巴合用。

(二)左旋多巴增效药

1. 氨基酸脱羧酶抑制剂

卡比多巴(carbidopa)

卡比多巴是 α- 甲基多巴肼的左旋体,具有较强的左旋芳香氨基酸脱羧酶抑制作用,且不易通过血脑屏障,故与左旋多巴合用可减少左旋多巴在外周组织的脱羧作用,使到达脑内的左旋多巴增多,提高左旋多巴的疗效;明显减轻左旋多巴外周的副作用。卡比多巴单独应用无治疗作用,临床上通常用卡比多巴与左旋多巴按 1:10 或 1:4 比例配伍制成复方制剂。

苄丝肼(benserazide)

苄丝肼也是外周氨基酸脱羧酶抑制剂,作用与卡比多巴相似,常与左旋多巴按 1:4 组成复方制剂。

2. MAO 抑制剂

司来吉兰(selegiline)

司来吉兰是选择性极高的 MAO-B 抑制剂,抑制纹状体中的 DA 降解,从而增强左旋多巴的疗效。本品还具有抗氧化作用,可阻滞氧化应激过程中羟自由基形成,从而保护黑质 DA 神经元,延缓 PD 症状的发展。还可减轻左旋多巴引起的 "开 - 关" 现象。

3. COMT 抑制剂

硝替卡朋(nitecapone)

左旋多巴脱羧成 DA 后,DA 可经儿茶酚 -O- 甲基转移酶 COMT 代谢生成 3-O- 甲基多巴 (3-OMD),后者可与左旋多巴竞争芳香族氨基酸转运体,影响左旋多巴的吸收。硝替卡朋为儿茶酚胺 -O- 甲基转移酶(catechol-O-methyl-transferase,COMT)抑制剂,既能减少 DA 降解,又能减少 3-OMD 的竞争性抑制作用,从而提高左旋多巴的生物利用度和疗效。因其不易通过血脑屏障,故只能抑制外周的 COMT,而不影响脑内的 COMT。

恩他卡朋(entacapone)

恩他卡朋为新一代 COMT 抑制剂,是选择性强、毒性小的高效 COMT 抑制剂。但生物利用度低,半衰期短,仅抑制外周 COMT,且抑制作用弱。

(三) 多巴胺受体激动药

溴隐亭(bromocriptine)

溴隐亭为 D_2 受体选择性激动剂,小剂量首先激动结节 - 漏斗部通路 D_2 受体,抑制催乳素和生长激素分泌,可治疗泌乳闭经综合征和肢端肥大症。增大剂量后可激动黑质 - 纹状体通路的 D_2 受体,与左旋多巴合用可增效。其不良反应与左旋多巴相似,有恶心、呕吐、直立性低血压、运动困难和精神症状等。此外,治疗早期可导致高血压,应从低剂量开始,逐渐增加和调整剂量。

此类药物还有利舒脲(lisuride)、培高利特(pergolide)、罗匹尼罗(ropinirole)和普拉克索(pramipexole)等。

(四) 促多巴胺释放药

金刚烷胺(amantadine)

具有抗病毒和抗帕金森病作用。抗帕金森病疗效不及左旋多巴,与左旋多巴有协同作用。见效快而维持时间短,用药数天即可获最大疗效,但连用 6~8 周后疗效逐渐减弱。其作用机制可能与促使纹状体中残存的 DA 能神经元合成与释放 DA、抑制 DA 的再摄取、直接激动 DA 受体及较弱的抗胆碱作用有关。

二、中枢抗胆碱药

苯海索(benzhexol)

苯海索又称安坦(artane),口服易吸收,通过阻断胆碱受体而减弱黑质 - 纹状体通路中 ACh 的作用,对震颤疗效好,对僵直及运动迟缓的疗效较差。外周抗胆碱作用为阿托品的 1/10~1/3,不良反应较阿托品轻,闭角型青光眼、前列腺肥大者慎用。

第二节　抗阿尔茨海默病药

随着人类平均寿命的增加,老年性痴呆症已经成为威胁人类晚年生活质量的主要疾病之一,其发病率呈逐年上升趋势。老年性痴呆症中有约 70% 为原发性痴呆症,又称阿尔茨海默病(Alzheimer's disease,AD)。AD 是一种以进行性认知障碍和记忆力损害为主的中枢神经系统退行性疾病,主要病理改变是大脑萎缩、脑组织内 β- 淀粉样蛋白沉积形成老年斑、神经元胞体中神经纤维缠结和神经元丢失等。随着对 AD 患者神经生理、生化、药理等方面研究的不断深入,目前已开发了一些治疗 AD 的药物,但 AD 的病因还未完全阐明,尚无特效的治疗药物。

AD 发病机制假说中最受公认的是胆碱能学说,该学说认为,AD 患者脑内神经递质 ACh 的缺失,导致 AD 患者发生学习记忆减退和认知障碍,产生痴呆症状,故目前主要应用胆碱酯酶(acetylcholinesterase,AChE)抑制剂和 M 胆碱能受体激动药治疗 AD。

一、胆碱酯酶抑制药

常用的 AChE 抑制药有可逆性非选择性胆碱酯酶抑制药他克林,和对中枢胆碱酯酶具有更高的选择性的多奈哌齐、加兰他敏和石杉碱甲等。

他克林（tacrine）

【体内过程】口服给药，食物可显著影响其吸收程度。本品脂溶性高，极易透过血脑屏障。半衰期约2~4小时，主要在肝脏代谢灭活。

【药理作用】他克林属于第一代可逆性、非选择性胆碱酯酶抑制药，对乙酰胆碱酯酶和丁酰胆碱酯酶均有抑制，使 ACh 水解减少，从而增加脑内 ACh 量。

【临床应用】用于治疗 AD，可改善 AD 患者的智力障碍，提高其认知能力和自理能力。

【不良反应】最常见的不良反应为肝功能损害，约 25% 患者在治疗前 3 个月转氨酶升高，应减量或停药；如肝功能显著降低，则应停药。其他不良反应主要为恶心、呕吐、腹痛、腹泻、尿频、多汗、呼吸困难及视物模糊等 M、N 受体激动症状。

多奈哌齐（donepezil）

【体内过程】口服生物利用度为 100%，3~4 小时达峰浓度，主要由 CYP 酶代谢，代谢产物中 6-O- 脱甲基衍生物的体外抗 AChE 活性与母体药物相同。代谢产物及少量原形药物经肾脏排泄。消除半衰期为 70 小时，每日服用 1 次即可。

【药理作用】属于第二代可逆性中枢 AChE 抑制药，对中枢神经系统 AChE 的选择性高，对丁酰胆碱酯酶几乎无作用。能提高中枢神经系统特别是大脑皮质神经突触中 ACh 浓度，改善认知功能。

【临床应用】主要用于轻、中度 AD 的治疗，对轻度 AD 疗效较好，能显著改善认知功能障碍，是目前治疗 AD 最常用的药物。也可用于治疗重度 AD、血管性痴呆、帕金森病、精神分裂症、脑震荡等疾病所致的认知功能障碍等。

【不良反应及注意事项】不良反应轻微，可见恶心、呕吐、腹泻、肌痛、肌肉痉挛、疲乏、失眠和头晕，少数患者出现血肌酸激酶轻微增高。

加兰他敏（galantamine）

加兰他敏是第二代可逆性 AChE 抑制药，主要用于治疗轻、中度 AD，临床有效率约为 60%，疗效与他克林相似，但无肝毒性。加兰他敏对 AChE 有高度选择性，抑制神经元及红细胞 AChE 的能力是抑制血液中胆碱酯酶的 50 倍。在胆碱能高度不足的区域（如突触后区域）活性最大，不与蛋白质结合，也不受进食和同时服药的影响，目前在许多国家被推荐为治疗 AD 的首选药物。

石杉碱甲（huperzine A）

石杉碱甲为中国学者从天然植物中提取的一种生物碱，是一种高选择性胆碱酯酶抑制剂，90 年代初被卫生部批准为治疗早老性痴呆症的新药。石杉碱甲具有显著的改善记忆和认知功能的作用，药理与临床研究均表明其明显优于国外同类药物，可用于治疗各型 AD。

二、M 胆碱受体激动药

M_1 受体选择性激动剂，可明显改善 AD 患者认知能力，已开发出多种药物如占诺美林、米拉美林、沙可美林等，目前正处于 II 期、III 期临床试验阶段。

占诺美林（xanomeline）

占诺美林是毒蕈碱 M_1 受体选择性激动药，对 M_2，M_3，M_4，M_5 受体作用很弱，易透过血脑屏障，且皮质和纹状体的摄取率较高,是目前发现的选择性最高的 M_1 受体激动药之一。明显改善 AD 患者的认知功能和动作行为,但部分患者因不能耐受其胃肠及心血管方面的不良反应而中断治疗。

三、NMDA 受体非竞争性阻断药

谷氨酸作为兴奋性递质,功能过强时会引起神经元死亡,造成 AD。NMDA 受体(N-methyl-D-aspartic acid receptor)即为 N- 甲基 -D- 天冬氨酸受体,是离子型谷氨酸受体的一个亚型,为学习和记忆过程中一类至关重要的受体。

美金刚(memantine)

【体内过程】本品口服易吸收,食物不影响其吸收,绝对生物利用度约为100%,3~8 小时达峰浓度,半衰期为 60~100 小时,血浆蛋白结合率为 45%。在体内,约 80% 以原形存在。

【药理作用】本品是第一个对 AD 有显著疗效的 NMDA 受体非竞争性阻断药,可以缓解谷氨酸浓度病理性升高导致的神经元损伤。因美金刚与 NMDA 受体呈低、中度亲和力,因此在阻断谷氨酸兴奋性毒性的同时,不妨碍谷氨酸参与正常的学习记忆等生理功能的调节。美金刚还能增加脑内脑源性神经营养因子(BDNF)含量,改善学习记忆功能。

【临床应用】临床用于治疗中、重度 AD 及帕金森所致痴呆。

【不良反应及注意事项】可见轻微眩晕、头重、口干、不安等,饮酒可加重不良反应。严重肝功能不良,意识紊乱患者以及孕妇、哺乳期妇女禁用,肾功能不良时减量。

案例 12-1

　　患者,女,63 岁。左手活动僵硬、伸开后不能屈曲、屈曲后不能打开,经住院治疗后症状好转。出院后有言语不清,不能讲出重复的单词,故再次住院。查体:四肢肌张力呈齿轮样增高,双侧膝反射活跃,右踝反射亢进,左下肢静止性震颤,动作缓慢,转身困难,行走步速慢,协同摆动动作消失。被诊断为"帕金森病"。医生处方如下:左旋多巴片 0.25g×100 片;用法:一次 0.5g,一日 3 次;维生素 B_6 片 10mg×30 片;用法:一次 20mg,一日 3 次。

　　思考:该处方是否合理?为什么?

(魏敏杰)

帕金森病是一种主要表现为进行性的锥体外系功能障碍的中枢神经系统退行性疾病,严重患者常伴有记忆障碍和痴呆症状。常用的且能有效治疗 PD 的药物有左旋多巴、氨基酸脱羧酶抑制药(左旋多巴增效药)、中枢抗胆碱药等。药物的治疗作用基础都在于恢复 DA 能和 ACh 能神经系统调节锥体外系功能的平衡状态。AD 是一种与年龄高度相关的、以进行性认知障碍和记忆力损害为主的中枢神经系统退行性疾病,治疗 AD 的药物主要有胆碱酯酶抑制药、M 受体激动药、NMDA 受体非竞争性拮抗药。

复习参考题

1. 简述左旋多巴的作用特点。

2. 试述目前临床治疗帕金森病的药物分类及作用机制。

3. 试述临床上左旋多巴与卡比多巴合用治疗帕金森病的药理学基础。

第十三章　解热镇痛抗炎药

13

学习目标	
掌握	解热镇痛抗炎药的分类、药理作用、作用机制及不良反应。
熟悉	常用解热镇痛抗炎药的作用特点和临床应用。
了解	抗痛风药的药理作用与临床应用。

第一节　概述

解热镇痛抗炎药(antipyretic-analgesic and anti-inflammatory drugs)是一类具有解热、镇痛,其中大多数还具有抗炎、抗风湿作用的药物。由于其抗炎作用机制与糖皮质激素(甾体类抗炎药)不同,故又称为非甾体类抗炎药(non-steroidal anti-inflammatory drugs,NSAIDs)。本类药物化学结构虽然不同,但其共同作用机制是抑制环氧酶(cyclooxygenase,COX)活性,进而抑制前列腺素(prostaglandins,PGs)的生物合成(图 13-1)。因而具有相似的药理作用、作用机制和不良反应。已发现 COX 有 COX-1 和 COX-2 两种同工酶。前者为固有型,主要存在于血管、肾脏和胃等组织,参与血管舒缩、血小板聚集、胃黏液分泌及肾功能等的调节,维持正常生理功能;后者为诱导型,主要在炎症时激活,能促进合成 PGG_2/PGH_2,依据所在的组织细胞及代谢酶活性而生成不同的 PGs,作用于血管、支气管、血小板等。大部分 NSAIDs 可同时抑制两类酶,对 COX-2 的抑制是其治疗作用的基础,而对 COX-1 的抑制则是引起不良反应的主要原因。

根据 NSAIDs 对 COX 作用的选择性可将其分为非选择性环氧酶抑制药和选择性环氧酶 -2 抑制药;按化学结构又可分为水杨酸类、苯胺类、吡唑酮类及其他有机酸类。

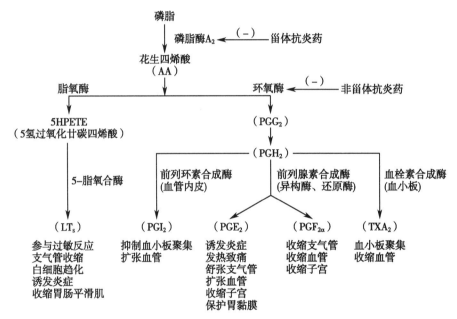

图 13-1　膜磷脂生成的介质及其作用以及抗炎药的作用机制示意图

【药理作用及作用机制】

1. **解热作用**　能降低各种原因引起的发热者的体温,但对正常人的体温几无影响,这有别于氯丙嗪对体温调节的影响。

体温调节中枢位于下丘脑,其通过对产热和散热两个过程的调节,使体温维持于相对恒定的水平。在病原体及其毒素(组织损伤、炎症、变态反应及恶性肿瘤等)因素作用下,中性粒细胞产生并释放内生性致热原(如白介素 -1、白介素 -6 及肿瘤坏死因子 -α 等),刺激下丘脑增加 PGs(主要为 PGE_2)的合成与释放。PGs 增多可使温度感受器神经元的阈值提高,即体温调定点上调至 37℃以上,引起产热增加,散热减少,导致发热。NSAIDs 通过抑制下丘脑 PGs 合成,使升高的体温调定点恢复到正常水平,通过皮肤血管扩张、发汗等增加散热,从而发挥解热作用。近年研究显示,前列腺素并非发热的唯一介质,因而 NSAIDs 也可能存在其他的降温机制。

发热是机体的一种防御反应,热型也是诊断疾病的重要依据,故一般发热不必急于应用解热药。如体温过高(39℃以上),或持久发热引起头痛、失眠、谵妄、惊厥及昏迷等,需应用解热药物以缓解症状。但解热药只是对症治疗,故临床应注意及时进行疾病的对因治疗。

2. 镇痛作用 当组织损伤或炎症时,局部产生和释放致痛物质(如缓激肽、组胺、5-HT 及 PGs),作用于神经末梢产生疼痛。PGs 不仅本身具有刺激痛觉感受器引起疼痛的作用,还能显著提高痛觉感受器对缓激肽等致痛物质的敏感性。

NSAIDs 的镇痛作用部位主要在外周,通过抑制炎症局部组织的 PGs 合成,发挥镇痛作用。近年有研究表明,NSAIDs 也可能通过阻断中枢神经系统 PGs 的合成产生镇痛效应。本类药有中等程度镇痛作用,对慢性钝痛如头痛、牙痛、神经痛、肌肉痛、关节痛及痛经等有良好的镇痛效果,对严重创伤性剧痛及内脏平滑肌绞痛无效。

3. 抗炎、抗风湿作用 PGs 尤其是 PGE_1 和 PGE_2 具有致炎作用,极微量的 PEG_2 就能引起炎症反应,且与缓激肽等致炎因子有协同效应。NSAIDs 通过抑制炎症局部的 COX,减少 PGs 合成而起到抗炎作用。但须注意,大多数 NSAIDs 对治疗风湿、类风湿性炎症有确定的疗效,但不能根治,也不能完全阻止炎症的发展及并发症的发生。

4. 其他 NSAIDs 可抑制 PGs 合成酶(COX),减少血栓素 A_2(TXA_2)形成,从而抑制血小板聚集和血栓形成。NSAIDs 通过抑制 PGs 的生成、激活 caspase-3 和 caspase-9、诱导肿瘤细胞凋亡、抑制肿瘤细胞增殖以及抗新生血管形成等抑制肿瘤的发生、发展及转移。此外,NSAIDs 不仅可以抑制 COX 的活性,且可以清除过量的氧自由基从而抑制组织损伤。

【不良反应】应用 NSAIDs 的不良反应发生较多见,主要不良反应如下:

1. 消化系统 口服后具有对胃黏膜的直接刺激作用,非选择性 COX 抑制剂还可通过抑制 COX-1 引起胃黏膜损伤。常表现为消化不良、恶心、呕吐、厌食、腹痛及腹泻等,亦可见上消化道溃疡或出血。

2. 中枢神经系统 常可引起头晕、头痛、耳鸣、耳聋、嗜睡、失眠及麻木等,药物中毒则可致谵妄、惊厥及昏迷等。

3. 心血管系统 高血压、水肿,偶见充血性心力衰竭。长期应用选择性 COX-2 抑制剂时,心肌梗死、脑卒中、血栓等风险增高。

4. 肝损伤和肾损伤 具有不同程度的肾毒性,亦可能诱发肝损伤。

5. 血液系统 可引起血细胞减少和凝血系统障碍,表现为粒细胞减少及再生障碍性贫血等。

6. 其他 皮疹、哮喘和瘙痒等。

第二节 非选择性环氧酶抑制药

非选择性环氧酶抑制药种类繁多,尽管他们化学结构各异,但均具有解热、镇痛作用,而其抗炎作用却各具特点,其中阿司匹林和吲哚美辛的抗炎作用较强,某些有机酸的抗炎作用中等,而苯胺类几无抗炎作用。

一、水杨酸类

水杨酸类药物属甲酸类有机酸,主要包括阿司匹林、二氟尼柳和水杨酸等,以阿司匹林最为常用。水杨酸因刺激性强,仅外用作为抗真菌及角质溶解药。

阿司匹林(aspirin)

又称乙酰水杨酸。

【体内过程】口服吸收迅速,药物吸收部位主要在小肠上部,少部分在胃。1~2 小时血药浓度达峰值。吸收后易被组织及血浆中的酯酶水解成水杨酸,并以水杨酸盐的形式迅速分布至全身组织,可进入关节腔、脑脊液及胎盘。血浆半衰期为 15 分钟,水杨酸盐与血浆蛋白结合率为 80%~90%。水杨酸主要经肝脏氧化代谢,其代谢产物与甘氨酸或葡糖醛酸结合后从肾脏排泄。肝脏对水杨酸的代谢能力有限,口服小剂量(小于 1g)阿司匹林,水解生成的水杨酸较少,其代谢按一级动力学消除,水杨酸血浆半衰期约为 2~3 小时;当阿司匹林用量大于 1g 时,水杨酸的生成量增多,其代谢按零级动力学方式消除,水杨酸的血浆半衰期延长为 15~30 小时。如剂量再增大,水杨酸的生成增多,超过机体的结合能力,游离水杨酸浓度会急剧增高,出现急性中毒。碱化尿液时,水杨酸盐解离增多,重吸收减少,排出增加,可用于阿司匹林严重中毒时的解救。尿液呈酸性时则相反。

【药理作用及临床应用】

1. 解热镇痛及抗炎、抗风湿作用 阿司匹林有较强的解热、镇痛作用,可迅速降低发热者的体温,对轻、中度疼痛具有镇痛作用。常与其他的解热镇痛药配成复方,用于治疗感冒发热、头痛、牙痛、神经痛、肌肉关节痛及痛经等。较大剂量治疗急性风湿热疗效迅速而可靠,可使患者风湿热症状在用药后 24~48 小时明显好转,具有诊断和治疗双重意义。对类风湿性关节炎也有明显疗效,故仍为治疗风湿和类风湿关节炎的首选药,但由于不良反应尤其是胃肠道不良反应限制了其临床应用。

2. 影响血栓形成 低浓度阿司匹林能使 PGs 合成酶活性中心的丝氨酸乙酰化失活,不可逆地抑制血小板环氧酶,减少血小板中 TXA_2 的生成,而影响血小板的聚集及血栓形成,达到抗凝作用;高浓度阿司匹林能直接抑制血管壁中 PGs 合成酶,使前列环素(PGI_2,为 TXA_2 的生理拮抗剂)合成减少,从而促进血栓形成。因此口服小剂量阿司匹林可抑制血小板聚集,产生良好的抗血栓作用。临床上用于防治缺血性心脏病、脑血栓和静脉血栓形成等血栓栓塞性疾病。

3. 其他作用 大剂量阿司匹林能促进尿酸排泄,也可用于在痛风的非急性期应用。儿科用于皮肤黏膜淋巴结综合征(川崎病)的治疗。

【不良反应】

1. 胃肠道反应 最为常见。低浓度时直接刺激胃黏膜,引起上腹不适、恶心、呕吐;高浓度时可刺激延髓催吐化学感受区而致恶心、呕吐。长期或大剂量服用本药可通过直接刺激和抑制 PGs 对胃黏膜保护作用而引起胃黏膜损伤,导致出血,诱发或加重溃疡,严重者可致溃疡穿孔。餐后或同服抗酸药、胃黏膜保护药可减轻胃肠道反应,合用 PGE_1 的衍生物米索前列醇(misoprostol)可减轻胃黏膜损伤或降低胃溃疡的发生率。消化性溃疡患者应慎用或禁用。

2. 凝血障碍 阿司匹林可抑制血小板聚集,延长出血时间,大剂量或长期服用还能抑制凝血酶原形成,引起凝血障碍,加重出血倾向,应用维生素 K 可以预防。严重肝损伤、维生素 K 缺乏及低凝血酶原血症均应禁用。手术患者于术前 1 周停药,以免引起出血过多。

3. 变态反应 少数患者可出现荨麻疹、皮疹、血管神经性水肿、过敏性休克,某些患者服药后可诱发哮喘,成为"阿司匹林哮喘",重者可引起死亡。肾上腺素对此病症无效,可用糖皮质激素和抗组胺药治疗。有哮喘和慢性病史者禁用,过敏体质者应慎用。

4. 水杨酸反应 大剂量(5g/d)服用,可出现头痛、头晕、恶心、呕吐、耳鸣、听力和视力下降等中毒反应。处理措施应首先停药,并静脉滴注碳酸氢钠,以促进药物的排泄。

5. 瑞夷综合征(Reye syndrome) 患病毒(如水痘病毒、流感病毒等)感染伴有发热的儿童服用阿司匹林后,可能出现发热、惊厥、频发呕吐、颅内压增高、昏迷等脑病症状及严重肝功能异常等症状,称为瑞夷综合征。虽然少见,但可致死。故病毒尤其是水痘病毒、流感病毒感染的儿童应慎用阿司匹林。

6. 对肝、肾脏的影响 本药的肾毒性低,对正常肾功能并无明显影响。但对老年人或伴有心、肝、肾功能损害的患者,可引起水肿、多尿等肾小管功能受损的症状。偶见间质性肾炎、肾病综合征,甚至肾衰竭,其机制未明。阿司匹林可引起肝细胞坏死,转氨酶升高,停药后可恢复。

【药物间相互作用】本药可从血浆蛋白结合部位置换出双香豆素类抗凝血药,增强其抗凝作用,易致出血;也可置换磺酰脲类降血糖药,增加其游离型血药浓度,致低血糖反应;与糖皮质激素合用易诱发溃疡及出血;阻碍甲氨蝶呤、呋塞米等弱碱性药物从肾小管排泌而造成蓄积中毒。

【禁忌证】胃溃疡、严重肝损害、低凝血酶原血症、维生素 K 缺乏症、血友病、哮喘、慢性荨麻疹等。

二氟尼柳(diflunisal)

又称二氟苯水杨酸、双氟尼酸。口服吸收完全,2~3 小时血药浓度达高峰,血浆蛋白结合率达 99%,半衰期约 8~12 小时,约 90% 以葡糖醛酸结合物形式排泄。其抗炎、镇痛作用强于阿司匹林且维持时间长,但解热作用很弱。主要用于轻、中度疼痛,如术后、骨骼肌扭伤及癌症疼痛等。不良反应发生率 3%~9%,可见恶心、呕吐、腹痛、头晕和皮疹等。

二、苯胺类

对乙酰氨基酚、非那西丁(phenacetin)均为苯胺衍生物,非那西丁因毒性较大已被对乙酰氨基酚所取代。

对乙酰氨基酚(acetaminophen)

又称扑热息痛,醋氨酚。

【体内过程】口服易吸收,0.5~1 小时血药浓度达峰值,半衰期为 2 小时。大部分对乙酰氨基酚在肝脏与葡糖醛酸或硫酸结合失活后经肾脏排泄,极少部分进一步转化为对肝脏有毒的羟化物。

【药理作用及临床应用】解热镇痛作用与阿司匹林相似,但起效缓慢而持久,抗炎、抗风湿作用弱,对血小板、凝血时间亦无明显影响。临床主要用于阿司匹林不能耐受者的退热和镇痛。由于不良反应少,为小儿退热的首选药之一。

【不良反应】治疗量不良反应较少,偶见变态反应。过量可致急性中毒导致肝坏死,大剂量或长期应用可致肾脏损伤。

三、吲哚乙酸类

吲哚美辛(indomethacin)

【体内过程】口服吸收完全,3 小时血药浓度达高峰,血浆蛋白结合率为 90%,半衰期 2~3 小时,肝脏代谢,部分原形及代谢产物从尿、胆汁和粪便排出。

【药理作用及临床应用】吲哚类衍生物,是最强的 COX 抑制剂之一。具有很强的解热和抗炎作用,其抗炎作用比阿司匹林强 10~40 倍,对炎性疼痛亦有明显的镇痛作用,特别是对风湿和类风湿性关节炎有很好的疗效。但不良反应多,故仅用于对其他药不能耐受或疗效不显著的风湿、类风湿性关节炎的病人,对骨性关节炎、强制性关节炎、癌症发热及其他不易控制的发热也有效。

【不良反应】发生率高达 35%~50%,约 20% 的病人必须停药。

1. **中枢神经系统** 头痛、眩晕,偶见精神紊乱。

2. **胃肠道** 恶心、呕吐、腹痛、气胀、腹泻、消化道溃疡,严重者可致出血或穿孔。

3. **造血系统** 可见粒细胞减少、溶血性贫血、再生障碍性贫血、血小板减少性紫癜等。

4. **肝损害和肾损害** 可致肝炎、黄疸、胰腺炎；间质性肾炎、肾乳头坏死及肾功能不全。

5. **其他** 皮疹、哮喘、视力模糊及角膜沉着。

【禁忌证】儿童、精神失常、消化性溃疡、癫痫、帕金森病及肾病患者禁用。孕妇忌用。

舒林酸（sulindac）

为吲哚乙酸类衍生物，在体内转化为硫化代谢产物后抑制 PGs 合成的能力显著增强。作用与临床应用与吲哚美辛相似，其作用强度弱于吲哚美辛而强于阿司匹林，且作用持久，不良反应较少。

依托度酸（etodolac）

为吲哚乙酸类衍生物，口服吸收迅速完全，血浆蛋白结合率高于 99%，肝脏代谢，肾脏排泄。具有解热、镇痛、抗炎作用，以镇痛、抗炎作用最为突出。临床主要用于治疗类风湿关节炎和骨关节炎，也用于手术后止痛。其对胃黏膜 PGs 合成的抑制作用较弱，因而胃肠道刺激等不良反应比其他 NSAIDs 轻，患者易耐受。

四、芳基烷酸类

芳基烷酸类药物不良反应少，临床应用广泛。主要包括布洛芬、萘普生、非诺洛芬、酮洛芬及氟比洛芬等。

布洛芬（ibuprofen）

又称异丁苯丙酸。

【体内过程】口服吸收完全，1~2 小时血药浓度达高峰，血浆蛋白结合率为 99%，半衰期为 2 小时，可缓慢渗入滑膜腔，并保持较高浓度。主要经肝脏代谢，肾脏排泄。

【药理作用及临床应用】本药具有解热、镇痛、抗炎、抗风湿作用，主要用于治疗风湿性及类风湿性关节炎、强直性脊柱炎，也用于神经痛、头痛、痛经及急性痛风的治疗，疗效低于阿司匹林，但胃肠道反应较轻。

萘普生（naproxen）

又称甲氧萘丙酸。口服吸收迅速而完全。食物、氢氧化铝和氧化镁减少其吸收，碳酸氢钠促进其吸收。半衰期 14 小时。本品解热和镇痛作用分别是阿司匹林的 22 倍和 7 倍；还可抑制血小板聚集。主要用于风湿性和类风湿关节炎、骨性关节炎、强直性脊柱炎和各种类型的风湿性肌腱炎。对各种疾病引起的疼痛和发热也有良好缓解作用。其胃肠道和神经系统的不良反应明显少于阿司匹林和吲哚美辛，但多于布洛芬。长期服用可能增加心血管病风险。对阿司匹林过敏者禁用。

氟比洛芬（flurbiprofen）

口服吸收良好，半衰期约 6 小时。动物实验结果表明，与吲哚美辛相比其抗炎作用强而毒性低，耐受性好，久用时偶见消化道溃疡，对阿司匹林无效或不能耐受者可选用该药。氟比洛芬滴眼液可用于眼科手术后的炎症反应、人工晶体植入术后的黄斑囊样水肿。

氟比洛芬酯是无活性前体药，入血后被酯酶水解，释放出氟比洛芬而发挥作用。其注射液用于术后镇痛和癌症疼痛，镇痛效果与喷他佐辛相近或更强，镇痛时间更长。孕妇、儿童慎用。

洛索洛芬（loxoprofen）

洛索洛芬是无活性前体药，吸收后转变成活性代谢物，故对胃肠道的刺激性小。口服吸收迅速，30 分钟达血药峰值,并以较高的浓度分布于肝、肾、血浆中,血浆蛋白结合率高达97%,原形药和代谢物与葡糖醛酸结合后主要经尿迅速排泄。临床用于类风湿关节炎、骨性关节炎、腰痛、肩周炎、颈肩臂综合征;亦用于术后、外伤以及拔牙后的镇痛和消炎。偶见胃部不适、食欲缺乏、恶心、呕吐、腹泻、便秘、胸闷、皮疹、瘙痒等不良反应。

萘丁美酮(nabumetone)

萘丁美酮是无活性前体药,入血后迅速代谢为甲氧基苯乙酸而发挥解热、镇痛、抗炎作用。故无明显胃肠道刺激,不良反应小,对出血和凝血功能无影响。临床主要用于类风湿关节炎和骨关节炎的治疗。

五、邻氨基苯甲酸类

双氯芬酸(diclofenac)

【体内过程】口服吸收迅速,食物可减慢其吸收速度,但不影响吸收量,该药有明显首过效应,生物利用度约50%,1~2小时血药浓度达高峰,半衰期1~2小时。本品可在关节滑液中积聚,故其治疗作用明显长于半衰期。主要在肝中代谢,经肾和胆汁排泄。

【药理作用及临床应用】为强效解热镇痛抗炎药,其作用强于吲哚美辛、萘普生等。临床用于风湿性和类风湿关节炎、骨关节炎及强直性脊柱炎的长期对症治疗。也可短期用于急性肌肉骨骼损伤、急性肩痛、术后疼痛及痛经的治疗。另外,双氯芬酸眼药水用于白内障切除术后炎症的治疗。

【不良反应】约20%患者出现不良反应,其中2%的病例需停药。以胃肠道反应最常见,严重者导致出血及溃疡。约15%的病人出现转氨酶升高,故用药前8周须观察肝功变化。

醋氯芬酸(aceclofenac)

药理作用及临床应用同双氯芬酸。与双氯芬酸相比,具有起效快,疗效好、不良反应发生率低的特点。其胃肠道不良反应发生率低于萘普生、双氯芬酸和吲哚美辛。

六、烯醇酸类

吡罗昔康(piroxicam)

【体内过程】口服吸收完全,2~4小时血药浓度达峰值,血浆蛋白结合率为99%,肝中代谢,经尿和粪便排出。本品体内消除缓慢且有肝肠循环,故半衰期长达36~45小时。

【药理作用及临床应用】本药为强效抗炎、镇痛药。临床主要用于风湿性及类风湿关节炎,亦用于急性痛风、腰肌劳损、肩周炎、原发性痛经等的治疗。疗效与阿司匹林、吲哚美辛及萘普生相似,且改善关节痛作用优于吲哚美辛。因该药起效较慢,达稳态血药浓度时间较长,一般不用于急性疼痛。又因其只能缓解疼痛及炎症,不能改变关节炎病程的进展,必要时合用糖皮质激素。

【不良反应】常见胃肠道反应,大剂量或长期应用可致消化道溃疡和出血。也可见头晕、头痛、视力模糊及皮疹等。

美洛昔康(meloxicam)

美洛昔康对COX-2的抑制作用比COX-1高10倍,因此具有较强的抗炎作用。其适应证同吡罗昔康。

不良反应小,剂量过大或长期服用可致消化道溃疡和出血。

第三节 选择性环氧酶 -2 抑制药

传统的解热镇痛抗炎药多为非选择性环氧酶抑制药,其治疗作用主要与抑制 COX-2 有关,而抑制 COX-1 常涉及许多不良反应,如胃肠黏膜损伤和肾损害等。为此,近年人们合成了一系列选择性 COX-2 抑制剂。选择性环氧酶 -2 抑制药的药理学特征见表 13-1。

表 13-1 选择性环氧酶 -2 抑制药的药理学特征

药物	体内过程	对酶的抑制特征	药理作用和临床应用	不良反应
塞来昔布(celecoxib)	口服吸收良好,血浆蛋白结合率高,主要在肝脏通过 CYP2C9 代谢,随尿和粪便排出	抑制 COX-2 的作用较 COX-1 高 375 倍	具有抗炎、镇痛和解热作用。用于风湿性、类风湿关节炎和骨关节炎的治疗,也可用于术后镇痛、牙痛和痛经	胃肠道不良反应、出血和溃疡发生率均较其他非选择性 NSAIDs 低
尼美舒利(nimesulide)	口服吸收迅速完全,血浆蛋白结合率高达 99%,作用持续 6~8 小时。几乎全部从肾脏排泄,不易出现蓄积现象	对 COX-2 的选择性抑制作用较强,因而其抗炎作用强,副作用较小	具有抗炎、镇痛和解热作用。常用于类风湿性关节炎和骨关节炎、手术、急性创伤后的疼痛、痛经及上呼吸道感染引起的发热等	胃肠道不良反应少而轻微

研究表明,选择性 COX-2 抑制剂在减少胃肠道不良反应的同时,可能引起心血管系统等更为严重的不良反应,如心脏病、卒中等发作的可能性增加,这使得近年来对选择性 COX-2 抑制剂临床应用的利弊问题争论不休。目前,COX-2 抑制剂的效果与实际安全性仍有待进一步确定。因此,临床用药应综合考虑、权衡利弊,减少不良反应的发生。

【附】解热镇痛抗炎药的复方制剂

解热镇痛抗炎药常与同类药物、咖啡因(收缩脑小动脉,增强解热镇痛药治疗头痛的作用)、巴比妥类(对抗咖啡因引起的失眠)、抗组胺药(收缩鼻黏膜血管,缓解鼻塞流涕)、镇咳药等配伍制成复方制剂,以提高疗效、减少不良反应,缓解感冒的各种症状。如复方阿司匹林片含有阿司匹林、非那西丁和咖啡因;去痛片含有非那西丁、安替比林、咖啡因和苯巴比妥。

第四节 抗痛风药

痛风是人体内嘌呤代谢紊乱所引起的一种代谢性疾病,表现为高尿酸血症。急性发作时尿酸在关节、肾及结缔组织等处析出结晶,引起局部粒细胞浸润及炎症反应;治疗不及时可发展为慢性痛风性关节炎、肾病等。急性痛风的治疗在于迅速缓解急性关节炎、纠正高尿酸血症等,可用秋水仙碱;慢性痛风的治疗旨在降低血中尿酸浓度,可用别嘌醇和丙磺舒等。

抗痛风药是一类能抑制尿酸生成或促进尿酸排泄,减轻痛风炎症的药物。常用药物除一些解热镇痛抗炎药外,还有别嘌醇、丙磺舒、苯溴马隆和秋水仙碱等。

一、抑制尿酸生成药

别嘌醇(allopurinol)

又称别嘌呤醇。本药为次黄嘌呤的异构体,在体内次黄嘌呤与黄嘌呤可被黄嘌呤氧化酶催化生成尿酸。本药及其代谢产物奥昔嘌醇均可在体内竞争性抑制黄嘌呤氧化酶,从而减少尿酸的生成,避免尿酸盐结晶的沉积,防止发展为慢性痛风性关节炎或肾脏病变。临床用于治疗慢性高尿酸血症,预防噻嗪类利尿药、肿瘤化疗和放疗引起的高尿酸血症。本药不良反应少,可见皮疹、转氨酶升高、白细胞减少等。应定期检查血常规和肝功能。

二、促进尿酸排泄药

丙磺舒(probenecid)

又称羧苯磺胺。能竞争性抑制肾小管对有机酸的转运,抑制尿酸从肾小管的重吸收增加其排泄。目前是治疗慢性痛风有效而安全的药物。因无抗炎及镇痛作用,故对急性痛风不适用。为避免大量尿酸排泄时在泌尿道形成结晶,宜碱化尿液并大量饮水。不良反应少,主要为胃肠道反应、过敏性皮疹,少数患者发生溶血性贫血。

苯溴马隆(benzbromarone)

苯溴马隆为苯并呋喃衍生物,作用及用途类似丙磺舒,具有抑制肾小管对尿酸的重吸收作用,促进尿酸排泄,从而降低血中尿酸的浓度。适用于长期性治疗高尿酸血症及慢性痛风病。本药不良反应较少,少数患者可出现粒细胞减少、头痛和胃肠道不良反应。

三、抑制痛风炎症药

秋水仙碱(colchicine)

秋水仙碱可抑制急性痛风发作时的粒细胞浸润,迅速缓解急性痛风发作症状,对急性痛风性关节炎有特效,但对其他类型关节炎及一般性疼痛无效,且对血中尿酸浓度及尿酸排泄也无影响。秋水仙碱可抑制细胞有丝分裂,有一定抗肿瘤作用。本药不良反应多,常见有胃肠道反应,中毒时可出现水性及血性腹泻,电解质及血浆可经肠道大量丢失;也可见肾脏损害,引起血尿、少尿;对骨髓也有损害作用,可致粒细胞缺乏症和再生障碍性贫血。

案例13-1

某患者因长期关节痛,医生建议按需服用布洛芬,疼痛好转。2年后确诊为风湿性关节炎,且出现胃溃疡、出血,遵医嘱停用布洛芬,改服塞来昔布和泼尼松,病情明显缓解。请分析其用药依据。

思考：

1. 该患者应用布洛芬治疗的依据是什么？

2. 分析患者出现胃溃疡及出血的可能原因及应采取的措施。

3. 该患者的医嘱为什么换用塞来昔布和泼尼松？简答其作用机制。

（陈　霞）

学习小结

本类药物共同作用机制是抑制体内环氧酶活性，从而抑制前列腺素的合成。根据其对 COX 作用的选择性可将其分为非选择性环氧酶抑制药和选择性环氧酶 -2 抑制药两大类。

非选择性环氧酶抑制药同时抑制 COX-1 和 COX-2 两种同工酶。包括水杨酸类、苯胺类、吲哚乙酸类、芳基烷酸类、邻氨基苯甲酸类和烯醇酸类，均有解热、镇痛作用，但抗炎作用方面却各有特点。

选择性环氧酶 -2 抑制药选择性抑制 COX-2，具有解热、镇痛及抗炎作用，且胃肠道反应、肾损伤等不良反应轻。

抗痛风药主要包括抑制尿酸生成的药物、促进尿酸排泄的药物、抑制痛风炎症的药物及部分解热镇痛抗炎药。

复习参考题

1. 比较解热镇痛抗炎药和镇痛药的镇痛作用有何异同？

2. 阿司匹林与氯丙嗪对体温的影响在机制、作用和应用上有何不同？

3. 如何预防阿司匹林引起的消化道不良反应？

4. 阿司匹林防止血栓形成的机制是什么？有何临床意义？

第十四章　镇痛药

14

学习目标	
掌握	吗啡的药理作用、作用机制、临床应用、不良反应、禁忌证及应用注意事项;哌替啶的作用特点与应用注意事项。
熟悉	可待因的作用特点及临床用途;曲马朵、延胡索乙素和罗通定的作用特点;镇痛药的应用原则。
了解	阿片受体镇痛药理作用机制;美沙酮、芬太尼、二氢埃托啡、喷他佐辛、布托啡诺及丁丙诺啡的作用特点;阿片受体阻断药纳洛酮、纳曲酮的作用与用途。

第一节 阿片生物碱类

镇痛药(analgesics)为选择性作用于中枢神经系统特定部位,在不影响患者意识状态下选择性地解除或减轻疼痛,并可消除因疼痛而引起的精神紧张、烦躁不安等不愉快情绪的药物,同时也可提高对疼痛的耐受力。多数阿片生物碱类药物反复应用易致成瘾性和耐受性,故又称为成瘾性镇痛药或麻醉性镇痛药(narcotic analgesics 或 narcotics)

一、来源及构效关系

阿片为希腊文"浆汁"的意思,来源于罂粟科植物罂粟未成熟蒴果浆汁的干燥物,在公元 16 世纪已被广泛用于镇痛、止咳、止泻、镇静等。阿片含 20 余种生物碱,化学结构主要属于菲类及异喹啉类,含量达 25%。前者如罂粟碱,具有松弛平滑肌、舒张血管作用;后者如吗啡和可待因,是阿片类镇痛药的主要镇痛成分。利用人工合成或半合成方法得到的菲类衍生物也具有类似的镇痛作用。

1803 年,德国学者 SertÜner 首先从阿片中分离出一种阿片类生物碱,自身注射后,发现有梦幻般飘飘然的感觉,于是以希腊神话中 Morphus(梦神)的名字将其命名为吗啡。吗啡及其他阿片类生物碱类镇痛药的

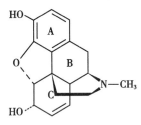

图 14-1 吗啡结构式

化学结构由四部分组成:①保留四个双键的氢化菲核(环 A、B、C);②与菲核环 B 相稠合的 N-甲基哌啶环;③连接环 A 与环 C 的氧桥;④环 A 上的一个酚羟基与环 C 上的醇羟基(图 14-1)。环 A 上的酚羟基具有重要的药理作用,当该酚羟基的氢原子被甲基取代,则变成可待因,镇痛作用减弱;当环 A 和环 C 上的羟基均被甲氧基取代,则变成蒂巴因,具有该结构的阿片生物碱经结构修饰可成为具有强大镇痛作用的药物如埃托啡;叔胺氮上甲基被烯丙基取代,则成为吗啡的拮抗药,如烯丙吗啡和纳洛酮。

二、阿片受体及阿片肽

(一) 阿片受体

很早以前,人们就认识到阿片类药物可能通过作用于受体发挥作用,因为其具备了作用于受体的几个基本条件:①严格的立体结构特异性;②作用的高效性与选择性;③有特异性的拮抗剂。1962 年我国学者邹冈和张昌绍发现,用 10mg 吗啡注入兔第三脑室及导水管周围灰质时可消除疼痛反应,据此提出吗啡镇痛的作用部位在第三脑室周围灰质。1973 年 Snyder 等采用配体结合技术和放射自显影技术证实了阿片受体的存在及其与镇痛药的关系;20 世纪 90 年代阿片受体成功被克隆,随后其分子结构及信号传导机制被进一步阐明。

目前已确认的阿片受体主要分为 μ、κ、δ 及 σ 型,根据亲和力不同,μ、κ 阿片受体又可分为 1、2、3 三种亚型,δ 阿片受体则分为 1、2 两种亚型。阿片受体分类及生理效应见表 14-1。

(二) 阿片肽(opioid peptides)

阿片受体的发现,提示脑内可能存在着内源性的阿片样活性物质。1975 年,Hughes 等成功地从猪脑内分离出两种 5 肽,这两种小分子肽具有和吗啡相似的生物效应,且效应可被吗啡拮抗药纳洛酮逆转,于是命名为脑啡肽,即脑内的吗啡肽。现已发现体内与阿片生物碱作用相似的肽类有 20 多种,统称内源性阿片样肽或内阿片肽,被认为是阿片受体的内源性配体。按照结构和效应的不同可分为脑啡肽、内啡肽和强啡肽。脑啡肽对 δ 受体选择性较强,强啡肽对 κ 受体选择性较强,内啡肽则对 μ 受体选择性较强。在脑内,阿片肽的分布与阿片受体分布近似,如脑啡肽广泛分布于纹状体、杏仁核、下丘脑、中脑道水管周围灰质、低

位脑干等许多核区。除中枢神经系统外,外周如胃、小肠、外分泌腺、肾上腺髓质及神经丛等也分布有内阿片肽。

表 14-1 阿片受体的亚型及其效应

效应	阿片受体亚型		
	μ	δ	κ
镇痛,镇静,呼吸抑制	强	强	弱
欣快	强	强	烦躁不安
胃肠活动	减少	减少	无影响
缩瞳	强	弱	无影响
生理性依赖性	强	强	弱

第二节　阿片受体激动药

一、天然阿片受体激动药

吗啡(morphine)

吗啡在阿片中的含量为 10%,是阿片受体的完全激动药,也是阿片类镇痛药的典型代表。对 μ 受体激动作用强,对 δ 和 κ 受体也有激动作用。

【体内过程】口服后易从胃肠道吸收,但首过代谢强,生物利用度仅为 25%,皮下、肌肉和静脉注射无首过代谢。皮下注射吸收快,30 分钟后吸收 60%。血浆蛋白结合率约为 30%,可分布于全身各组织器官。吗啡的脂溶性低,仅有少量通过血脑屏障进入中枢神经系统,但足以发挥中枢性药理作用。主要在肝脏代谢,约 10% 去甲基生成去甲吗啡,约 20% 为游离型,绝大部分被转化为葡糖苷酸结合物。葡糖醛酸代谢产物吗啡 -6- 葡糖苷酸具有药理活性,且活性比吗啡强。吗啡血浆半衰期为 2~3 小时,吗啡 -6- 葡糖苷酸半衰期稍长于吗啡。主要经肾脏排泄,肾功能损害及老年人排泄减慢,应酌情减量。少量可经乳腺排泄,也可通过胎盘进入胎儿体内。

【药理作用】

1. 中枢神经系统

(1) 镇痛、镇静、致欣快作用:吗啡镇痛作用强大,对各种疼痛均有效,皮下注射 5~10mg 即能明显减轻或消除疼痛感,作用大约持续 4~6 小时;对慢性持续性钝痛的作用优于急性间断性锐痛,且不影响意识和其他感觉。在镇痛的同时,还有明显镇静作用,能消除由疼痛所引起的焦虑、紧张、恐惧等情绪反应,因而显著提高对疼痛的耐受力。随着疼痛的缓解以及对情绪的影响,吗啡还可引起欣快感(euphoria),是造成强迫用药的重要原因。

(2) 抑制呼吸:治疗量的吗啡对呼吸有抑制作用,使呼吸频率减慢,潮气量降低,每分通气量减少,作用较持久。其抑制作用随剂量增大而增加,急性中毒时,呼吸频率可减至每分钟 3~4 次,从而导致严重缺氧,如剂量过大可导致呼吸衰竭而死亡。呼吸抑制是吗啡急性中毒致死的主要原因。但遵循阿片类药物应用指导原则的患者,尤其是癌性疼痛的患者,极少会发生呼吸抑制。

(3) 镇咳:吗啡可抑制咳嗽中枢而产生显著的镇咳效应,该作用可能与激动延髓孤束核阿片受体有关,但具体机制尚不清楚。对多种原因引起的咳嗽均有强大抑制作用,但易成瘾,临床通常使用可待因。

(4) 催吐：兴奋延髓催吐化学感受区而致恶心和呕吐。连续用药该作用可消失。

(5) 缩瞳：吗啡与中脑盖前核的阿片受体相结合，兴奋动眼神经缩瞳核，可引起瞳孔缩小。缩瞳反应是吗啡的作用特征，针尖样瞳孔是阿片类药物中毒特征(其他原因引起的昏迷和呼吸抑制常伴有瞳孔散大)。

(6) 神经内分泌：吗啡能促进抗利尿激素、生长激素和催乳素的释放，但抑制促黄体发生激素释放。

2. 平滑肌

(1) 胃肠道平滑肌：兴奋胃肠道平滑肌和括约肌，作用强而持久，提高胃窦部及十二指肠上部平滑肌张力，减少其蠕动，使胃排空延迟；提高小肠及结肠平滑肌张力，使节律性和节段性收缩幅度增大而推进性蠕动减弱；延缓肠内容物通过，增加水分的吸收，并抑制消化腺分泌；提高回盲瓣和肛门括约肌张力，还具有抑制中枢的作用，使患者便意迟钝，最终引起便秘。

(2) 胆道平滑肌：使胆道 Oddi's 括约肌收缩，胆道和胆囊内压升高，引起上腹部不适，严重者出现胆绞痛。因此胆绞痛时不能单独使用吗啡，需与阿托品合用。

(3) 其他平滑肌：治疗量吗啡可降低子宫平滑肌张力、收缩频率及收缩幅度，延长产程，影响分娩；增强膀胱括约肌张力，导致尿潴留；对输尿管也有收缩作用。治疗量对支气管平滑肌兴奋作用不明显，但大剂量可引起支气管收缩，诱发或加重哮喘发作，可能与吗啡促进组胺释放有关。故支气管哮喘患者禁用。

3. 心血管系统 治疗量下，吗啡对血压和心率无明显作用。大剂量时，由于其促进内源性组胺释放，使外周血管扩张，引起直立性低血压。也可由于呼吸抑制，CO_2 潴留，引起脑血管扩张，使颅内压增高。因此，颅脑外伤和颅内占位性病变者禁用。对冠脉疾病者，吗啡静脉注射使心肌耗氧量、左室舒张末期和心脏做功降低。吗啡还能模拟缺血性预适应对心脏的保护作用。因此，吗啡对心绞痛发作或急性心肌梗死具有良好的疗效。

4. 免疫系统 吗啡可抑制机体的免疫功能，其作用机制尚不明确。长期滥用阿片类药物的人群，免疫功能普遍低下，对感染的易感性增加，艾滋病感染率、肿瘤发生率和转移率均高于普通人群。

【作用机制】伤害性刺激使脊髓痛觉初级传入神经纤维末梢释放 P 物质等兴奋性递质，这些递质与神经元的相应受体结合后，将痛觉传入脑内，引起疼痛。特定神经元释放的脑啡肽等内源性镇痛物质激动感觉神经末梢上的阿片受体，抑制其释放 P 物质，从而发挥镇痛作用。吗啡等外源性镇痛药模拟内源阿片肽，发挥强大中枢性镇痛作用。痛觉的传入及阿片类药物的镇痛机制见图 14-2。

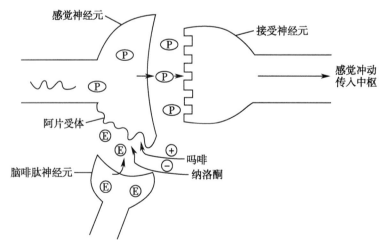

图 14-2 痛觉的传入及阿片类药物镇痛作用机制
E：脑啡肽

【临床应用】

1. **镇痛** 吗啡可用于治疗由各种原因引起的疼痛，但由于易引起成瘾性和耐受性，一般仅用于其他镇痛药无效的疼痛,如手术后伤口痛、骨折、晚期恶性肿瘤疼痛等。用于胆绞痛和肾绞痛时需与 M 胆碱受体阻断药如阿托品等合用。对心肌梗死性心前区剧痛也有效。

2. 心源性哮喘的辅助治疗 心源性哮喘系急性左心衰竭引起的肺水肿所致,除了包括强心、利尿、扩张血管及吸入氧气等综合性治疗外,静脉注射吗啡亦可产生良好效果。吗啡具有镇静的作用,可减轻病人的烦躁和恐惧;抑制呼吸中枢对 CO_2 敏感性,使急促、浅表的呼吸得以缓解;扩张血管,减少回心血量,降低外周阻力,减轻心脏负担。

3. 止咳 小于镇痛剂量吗啡即可产生强大的镇咳作用,但因成瘾性强,目前已被许多新型镇咳药物代替。

4. 止泻 吗啡可用于止泻,效果明显,可选用阿片酊或复方樟脑酊用于急、慢性消耗性腹泻。对伴有细菌感染者,同时进行抗菌药治疗。但是,由于目前已有特异性作用于胃肠道的止泻药物,且无中枢作用及阿片的其他副反应,故本类药物已少用。

【不良反应】

1. 治疗量吗啡可引起恶心、呕吐、胆道痉挛、便秘、眩晕、意识模糊、烦躁、尿潴留、低血压、心动过缓、呼吸抑制、嗜睡等。此外,长期大剂量使用吗啡,可以导致免疫抑制和痛觉过敏,后者机制不明确。

2. 吗啡过量引起急性中毒,主要表现为昏迷、深度呼吸抑制以及瞳孔极度缩小。常伴有血压下降、严重缺氧以及尿潴留。呼吸麻痹是致死的主要原因。抢救措施为人工呼吸、适量给氧、加用呼吸兴奋药以及静脉注射阿片受体阻断药纳洛酮。

3. 连续用药易产生耐受性和依赖性。反复应用可导致患者对吗啡的呼吸抑制、镇痛、欣快和镇静作用产生耐受性。但对其收缩瞳孔和致便秘作用通常不产生耐受性。吗啡按常规用量连续 2~3 周即可产生耐受性。剂量越大,给药间隔越短,耐受性发生越快。严重耐受者的用药剂量可提高数倍甚至数十倍。

相关链接

吗啡成瘾的治疗:临床观察发现,停用阿片类药物 7 天左右可基本脱瘾,但停用期间病人的戒断症状相对严重,需采用药物治疗。因此吗啡成瘾常选用"替代药物递减疗法"帮助患者脱瘾。即先使用依赖性较低且作用维持时间长的阿片类药物替代成瘾性强的吗啡,使成瘾者平稳渡过戒断症状发作期,然后递减替代药的剂量,在两周内达到平稳脱毒的目的。其中美沙酮为较好的脱瘾药物。后期出现戒断症状可用地西泮、东莨菪碱和可乐定治疗。

【药物相互作用】 镇静催眠药、三环抗抑郁药、吩噻嗪类、单胺氧化酶抑制剂、乙醇等中枢抑制性药物与吗啡合用时可增强其中枢抑制作用,延长其作用时间。吗啡与降压药、利尿药合用,可发生体位性低血压。氢氯噻嗪类利尿药可加重吗啡直立性低血压;小剂量苯丙胺可明显加强吗啡的镇痛作用,减少困倦,减轻对呼吸、血压及心率的抑制,但加重头晕、恶心、呕吐及震颤症状。

【禁忌证】 吗啡能通过胎盘或乳汁抑制胎儿和婴儿的呼吸,反复使用,亦可使胎儿和新生儿成瘾;同时能对抗催产素对子宫的兴奋作用而延长产程,故禁用于分娩止痛和哺乳妇女止痛。因诱发支气管平滑肌收缩,抑制呼吸,禁用于支气管哮喘和肺心病患者。颅脑损伤所致颅内压增高的患者、肝功能严重减退患者及新生儿和婴儿禁用。

可待因(codeine)

又称甲基吗啡,在阿片中含量约 0.5%。口服生物利用度高,大部分在肝内代谢,约 10% 脱甲基后转变为吗啡而发挥作用。经肾脏排出。半衰期为 2~4 小时,药效维持时间 12 小时。可待因的镇痛作用仅为吗啡的 1/12~1/10,但比解热镇痛药略强;镇静作用不明显,欣快感及成瘾性弱于吗啡;镇咳作用为吗啡的 1/4。持续时间 4~6 小时。对呼吸中枢抑制也较轻。临床上用于中等程度疼痛止痛和抑制剧烈干咳。

二、人工合成阿片受体激动药

吗啡等阿片类药物虽具有较强的镇痛作用,但依赖性、成瘾性及呼吸抑制等不良反应影响其临床应用。因此,目前临床上多采用人工合成镇痛药。

哌替啶(pethidine)

又称度冷丁,是人工合成的苯基哌啶衍生物,为 μ 阿片受体激动药,是目前临床上应用最广泛的人工合成镇痛药。

【体内过程】口服易吸收,但首过代谢明显,其生物利用度仅为肌内注射的一半,故临床常用注射给药。皮下或肌内注射后吸收迅速,起效快,10 分钟即出现镇痛效应。血浆蛋白结合率约 60%,可迅速分布至各脏器和肌肉组织,也可通过胎盘屏障,主要在肝代谢为哌替啶酸及去甲哌替啶,由尿排出,尿液呈酸性时加快其排泄,少量以原形从尿中排出。血浆半衰期约 3 小时,去甲哌替啶的半衰期长达 15~20 小时。去甲哌替啶有中枢兴奋作用,因此,反复大量使用哌替啶可引起肌肉震颤、抽搐甚至惊厥。

【药理作用】哌替啶的药理作用与吗啡相似,主要激动 μ 受体。

1. 中枢神经系统

(1) 镇痛、镇静:镇痛作用是吗啡的 1/10~1/7,持续时间仅 2~4 小时;在镇痛的同时,可引起明显的镇静作用,并产生欣快感。

(2) 抑制呼吸:哌替啶与吗啡在等效镇痛剂量时抑制呼吸程度相等,但维持时间较短。对呼吸功能正常者无明显影响,但对肺功能不良及颅脑损伤者则可危及生命。

(3) 其他作用:哌替啶无明显中枢性止咳作用。可兴奋延髓 CTZ,引起恶心、呕吐。

2. 平滑肌 对胃肠道平滑肌及括约肌的作用与吗啡相似,但较弱,故无明显止泻和引起便秘作用;治疗剂量哌替啶对支气管平滑肌无明显作用,大剂量可引起收缩。对妊娠末期子宫收缩无影响,不对抗催产素对子宫的兴奋作用,不影响产程。

3. 心血管系统 治疗剂量哌替啶偶可引起体位性低血压。与吗啡相同,哌替啶可扩张脑血管,升高脑脊液压力。

【临床应用】

1. 各种剧烈疼痛 哌替啶可代替吗啡用于各种剧痛,包括各种外伤和手术后疼痛等。但对胆绞痛和肾绞痛等内脏绞痛需加用阿托品。可用于分娩止痛,但因新生儿对哌替啶抑制呼吸的作用极为敏感,故产妇于临产前 2~4 小时内不宜使用。

2. 心源性哮喘 可代替吗啡作为心源性哮喘的辅助治疗。

3. 麻醉前给药和人工冬眠 局部麻醉、静脉吸入复合麻醉的辅助用药。哌替啶与氯丙嗪、异丙嗪组成冬眠合剂。

【不良反应】治疗量可致眩晕、恶心、呕吐、口干、心动过速及直立性低血压等;但很少引起便秘和尿潴留。剂量过大可明显抑制呼吸,也可致震颤、肌肉抽搐、反射亢进,甚至惊厥,解救中毒时需配合使用抗惊厥药。

【药物相互作用及禁忌证】单胺氧化酶抑制药可干扰去甲哌替啶的代谢而使之蓄积,引起谵妄、高热、多汗、惊厥、严重呼吸抑制、昏迷甚至死亡;氯丙嗪、异丙嗪、三环类抗抑郁药加重哌替啶的呼吸抑制。支气管哮喘、肺心病、颅脑损伤者禁用。

芬太尼（fentanyl）

芬太尼是 μ 受体激动药，为短效镇痛药。镇痛作用强，其镇痛效力是吗啡的 80~100 倍。芬太尼及其衍生物是现今临床麻醉中使用最广泛的镇痛药。起效快，静脉注射 1 分钟起效，4 分钟达高峰。肌内注射 7~8 分钟起效，维持 1~2 小时。主要用于各种原因引起的剧痛，或与麻醉药合用以减少麻醉药用量；与氟哌啶醇合用于外科小手术或医疗检查。镇痛剂量对呼吸抑制作用轻。不良反应与哌替啶类似但成瘾性较轻。有弱的拟胆碱作用，大剂量可致肌僵直，纳洛酮或非去极化肌松药可对抗。禁用于支气管哮喘、重症肌无力、颅脑肿瘤或颅脑外伤引起昏迷的患者、2 岁以下幼儿禁用。

美沙酮（methadone）

美沙酮为 μ 受体激动药，是 1937 年人工合成的、口服有效的阿片样物质。药用其消旋体，左旋体的镇痛效力较右旋体强 50 倍。

【体内过程】口服吸收良好，30 分钟起效，4 小时达血药高峰，皮下或肌内注射达峰更快，为 1~2 小时。血浆蛋白结合率为 90%，血浆半衰期为 15~40 小时，主要在肝代谢为去甲美沙酮，随尿、胆汁或粪便排泄。酸化尿液可增加其排泄。美沙酮可与各种组织包括脑组织中蛋白结合，反复给药可在组织中蓄积，停药后组织中药物再缓慢释放入血。

【药理作用】美沙酮的镇痛作用强度与吗啡相当，但持续时间较长；镇静、抑制呼吸、缩瞳、引起便秘及升高胆道内压等作用较吗啡弱。由于本品先与各种组织中蛋白结合，再缓慢释放入血，因此与吗啡等短效药物相比，耐受性和成瘾性产生较慢，戒断症状略轻。口服美沙酮后再注射吗啡不能引起原有的欣快感，亦不出现戒断症状，因而可减弱吗啡的成瘾性，并能减少成瘾者自我注射带来的血液传播性疾病的危险。

【临床应用】可用于镇痛。广泛用于治疗吗啡和二醋吗啡成瘾，即使不能根治但至少有很大的改善。同时，因美沙酮口服生物利用度高，可替代阿片类镇痛药的注射给药途径，且产生依赖性时间长，戒断症状轻微，可用于吗啡和海洛因的脱瘾治疗。

理论与实践

某医院中医科近年来收治 11 例因晚期癌痛而长期服用吗啡类药物的中毒患者，并进行抢救治疗及护理，急救治疗及处理流程如下：

进入急救室后立即给予心电监测，迅速建立静脉通道，严密观察患者生命体征，人工呼吸气囊辅助呼吸，给氧。遵医嘱立即静脉推注注射用盐酸纳洛酮 0.4~0.8mg，必要时 1 小时后重复给药 0.4~0.8mg。同时使用呼吸兴奋药尼可刹米以对抗呼吸抑制，给予多巴胺提升血压，用 β 受体阻断药减慢心率，补充液体维持循环功能。

二氢埃托啡（dihydroetorphine）

二氢埃托啡是 μ 受体激动药，对 δ 和 κ 受体作用较弱。为强效镇痛药，其镇痛作用是吗啡的 500~1000 倍，是迄今临床应用镇痛效能最强的药物。对呼吸抑制作用比吗啡轻。但精神依赖性强，因此目前临床上已基本不使用。仅用于吗啡、哌替啶等镇痛药无效的慢性顽固性疼痛和晚期癌症。

第三节　阿片受体部分激动药

喷他佐辛（pentazocine）

又名镇痛新，为苯并吗啡烷类衍生物，主要激动 k 受体发挥镇痛作用，对 μ 受体有一定的拮抗作用，因而成瘾性很小，在药政管理上已列入非麻醉药品。大剂量时也激动 δ 受体。口服和注射给药均易吸收，但因局部注射具有刺激性，故不推荐皮下注射给药。主要经肝脏代谢，肾脏排泄。本药镇痛的效价强度为吗啡的 1/3，效能也不如吗啡，呼吸抑制的效价强度为吗啡的 1/2，临床应用广泛，用于治疗各种慢性剧痛。但也有引起成瘾的报道，不可滥用。

丁丙诺啡（buprenorphine）

丁丙诺啡是一种半合成的高亲脂性的阿片类药物，是二甲基吗啡的衍生物。丁丙诺啡对 μ 受体的亲和力是吗啡的 50 倍，镇痛作用比吗啡强 25~50 倍。起效快，维持时间 6 小时以上，属于中长效镇痛药。该药可经舌下或注射途径给药，在肝脏代谢，经胆汁和尿液排泄。临床适用于中重度的止痛治疗，如癌症、手术后、烧伤后和心梗引起的疼痛等，也可用于阿片类依赖的脱毒治疗。常见不良反应有头晕、嗜睡、恶心、呕吐等；还可抑制呼吸，且纳洛酮难以翻转；也可降低血压（极少数患者血压升高）。能产生成瘾性和耐受性，与美沙酮比较，戒断症状较轻，时间短。

布托啡诺（butorphanol）

布托啡诺可激动 κ 受体，对 μ 受体有弱的竞争性拮抗作用，作用与喷他佐辛类似。镇痛和呼吸抑制作用为吗啡的 3.5~7 倍，但药物剂量增加后呼吸抑制程度并不加重。对胃肠道平滑肌的兴奋作用较吗啡弱。该药可增加外周血管阻力和肺气管阻力，因而增加心脏做功。口服首过效应明显，生物利用度仅 5%~17%，作用持续时间 5~6 小时，血浆半衰期为 4~5 小时，血浆蛋白结合率为 80%，主要经肝、肾代谢。可用于缓解中、重度疼痛，如术后、外伤、癌性疼痛以及内脏平滑肌绞痛等。也可用于麻醉前给药。

纳布啡（nalbuphine）

纳布啡为阿片受体部分激动剂，但其激动 κ 受体的作用弱于布托啡诺，拮抗 μ 受体的作用强于布托啡诺。镇痛强度稍弱于吗啡，呼吸抑制轻，对心血管的影响与吗啡相似但较弱，对心排血量和外周血管阻力无明显影响。主要用于中度至重度疼痛加创伤、术后、癌症、肾或胆绞痛的止痛，以及心肌梗死的心绞痛患者的止痛。不良反应少，但仍可能产生耐受性和依赖性。

第四节　其他镇痛药

曲马朵（tramadol）

曲马朵是胺苯环醇类人工合成弱阿片类药物，对 μ 受体的亲和力仅为吗啡的 1/6000，并能抑制去甲肾上腺素和 5-HT 的再摄取，故阿片受体阻断药纳洛酮仅能部分拮抗其镇痛作用。镇痛强度与喷他佐辛相当，镇咳效价强度约为可待因的 1/2，呼吸抑制作用较弱，无明显扩血管和降压作用，耐受性和成瘾性较低。镇痛机制与其较弱的阿片受体激动作用及抑制去甲肾上腺素和 5-HT 再摄取有关，纳洛酮仅能部分拮抗其镇痛作用，提示还有其他机制参与镇痛作用的发挥。口服易吸收，生物利用度为 68%。血浆半衰期为 6 小时，主要经肝脏代谢和肾脏排泄。临床常用于外科、产科术后痛及晚期肿瘤疼痛,也用于剧烈的关节痛、神经痛的镇痛。常见不良反应为眩晕、恶心、呕吐和出汗等。癫痫患者禁用。

罗通定(rotundine)

罗通定为延胡索乙素,即消旋四氢帕马汀的左消旋体,现已人工合成。口服吸收良好,10~30分钟起效,作用维持2~5小时。镇痛作用弱于哌替啶,但较解热镇痛药强。临床主要用于头痛和脑震荡后头痛,对胃肠及肝胆系统等引起的钝痛效果好,也可用于痛经及分娩止痛,对产程及胎儿无不良影响。还具有镇痛催眠作用,故可用于疼痛引起的失眠。罗通定安全性较大,久用不成瘾。偶见眩晕、乏力、恶心和锥体外系症状。大剂量对呼吸中枢有一定抑制作用。

氟吡汀(flupirtine)

氟吡汀是新型非阿片类中枢性镇痛药,化学结构属于嘧啶类衍生物,为非阿片类镇痛药,不产生依赖性和耐受性。口服易吸收,生物利用度为90%,血浆半衰期约7小时,在肝脏代谢,大部分经肾脏排泄,少量可由胆汁和粪便排泄。氟吡汀可激活内向整流钾离子通道、间接抑制NMDA受体的激活,阻断痛觉信号的传导,发挥镇痛作用。氟吡汀具有止痛、肌肉松弛和神经保护三重功效。临床用于缓解骨骼肌疼痛、外伤、烧伤及术后疼痛,对晚期癌痛的镇痛效果强于曲马多。不良反应常见疲倦、头晕、头痛、恶心、呕吐等,偶见过敏反应、视力障碍,停药后多自行消失。

布桂嗪(bucinnazine)

布桂嗪,又名强痛定。口服10~30分钟后起效,持续3~6小时。镇痛作用约为吗啡的1/3,呼吸抑制和胃肠道作用较轻。临床上用于偏头痛、三叉神经痛、炎症性及外伤性疼痛、关节痛、痛经及癌症疼痛等。偶有恶心、困倦、头晕、全身发麻等反应,停药后即消失。有一定成瘾性。

第五节　阿片受体阻断药

纳洛酮(naloxone)

纳洛酮化学结构与吗啡相似,为阿片受体纯阻断药,不产生任何吗啡样激动作用,对μ、δ、κ受体均具有竞争性阻断作用,作用强度μ>κ>δ。口服首过效应明显,生物利用度低于2%,常静脉给药,2分钟起效,维持30~60分钟。纳洛酮对正常机体无明显药理效应;但对吗啡急性中毒的患者,一般静脉注射0.1~0.4mg纳洛酮,可以在1~3分钟迅速逆转阿片激动作用,能快速解除吗啡中毒所致的呼吸抑制、颅内压升高、血压下降;可试用于各种原因引起的休克、脑卒中。该药临床首选用于已知或疑似阿片类药物过量中毒的解救;对阿片类药物成瘾者,肌内注射可诱发严重戒断症状,结合尿检结果和用药史,可作为阿片类药物成瘾的鉴别诊断依据;纳洛酮还具有促醒作用,可用于解救急性酒精中毒,使昏迷患者迅速复苏。能够解除阿片类药物麻醉的术后呼吸抑制及其他中枢抑制症状。也试用于脑卒中、酒精中毒、新生儿窒息、脊髓和脑创伤等。

纳曲酮(naltrexone)

纳曲酮作用与纳洛酮相似,作用强度是纳洛酮的2倍,口服生物利用度约为30%,半衰期约为10小时,存在肠肝循环。主要用于阿片类药物成瘾的治疗。

甲基纳曲酮（methylnaltrexone）

甲基纳曲酮是第一个外周阿片受体拮抗剂,与纳曲酮相比,其脂溶性低,不易通过血脑屏障,可阻断阿片外周受体,但不干扰阿片类药物的中枢镇痛作用,也不出现阿片类药物的戒断综合征。对阿片类药物的副作用有良好的治疗作用,可缓解阿片类药物的副作用,如便秘、胃肠功能紊乱、恶心、呕吐、瘙痒症和胆囊挛缩等。

烯丙吗啡（nalorphine）

烯丙吗啡以拮抗 μ 受体为主,且对 δ 受体有强烈的激动作用。小剂量可拮抗阿片受体激动型镇痛药的药理作用,并能诱发阿片类成瘾者的戒断症状;大剂量也有一定镇痛作用,但不良反应较重,不作为镇痛药使用。用于抢救吗啡、哌替啶等的急性中毒,并用于分娩以防止哌替啶所致的新生儿呼吸抑制。可见眩晕、嗜睡、无力、出汗、感觉异常、幻视等不良反应。

第六节　镇痛药的应用原则

世界卫生组织提出,到 2000 年在全世界范围内达到癌症患者不痛的目标。疼痛治疗专家委员会在全球范围内推行癌痛治疗计划,提出了简便易行且具有广泛指导意义的镇痛药临床应用的五项基本原则。我国卫生部亦于 1991 年下达了关于在我国开展 "癌症病人三级镇痛阶梯治疗" 的指示,要求对癌痛的性质和原因作出正确的评估后,根据疼痛程度和原因分级选择相应的镇痛药进行治疗。

1. **按阶梯用药**　按阶梯用药是指在选用镇痛药过程中,应由弱到强,逐级增加。第一阶梯对轻度疼痛的患者主要选用解热镇痛抗炎类药(如阿司匹林、对乙酰氨基酚、布洛芬、吲哚美辛等);第二阶梯对中度疼痛患者应选用弱阿片类药(如可待因、布桂嗪、曲马多等);第三阶梯对重度疼痛患者应选用强阿片类镇痛药(如吗啡、哌替啶、美沙酮、二氢埃托啡等)。

2. **按时给药**　就是按药物的有效作用时间定时给药,在此基础上有疼痛出现时可临时追加。如吗啡片剂有效镇痛时间为 4 小时,则让癌痛病人每隔 4 小时服 1 次,1 天中有规律地服 6 次,维持有效的血药浓度,使患者的疼痛得到持续的缓解,可减少患者不必要的痛苦及机体的耐受性。

3. **个体化用药**　应以使患者达到有效镇痛为原则来调整。一方面,由于存在个体差异,用药剂量不应受推荐剂量标准的限制;另一方面,在长期使用中,多数出现耐受性,但每个人耐受形成的速度不一,剂量调整的速度也不一样。剂量的提高以达到有效镇痛为准,而不受药典规定的 "极量" 的限制。个体化最适剂量就是能使疼痛得到控制而无最大副反应的剂量。

4. **尽可能口服给药**　口服给药简便、经济,既可免除创伤性给药的不适,又能增加患者的依从性,有利于长期给药。口服吸收慢,血药浓度峰值出现晚,不易产生药物依赖性,慢性疼痛和癌痛患者长期使用以控缓释阿片类药物为主的治疗时,成瘾的发生率极低。对于确实不能口服的患者才考虑其他途径,如直肠给药、透皮等。

5. **注意处理其他问题**　一般来说有三类问题需要处理:①患者常伴有抑郁、焦虑、失眠等症,需相应地用抗抑郁药、抗焦虑药或镇静催眠药物治疗;对有胃肠痉挛性疼痛的患者应加用解痉止痛药。在应用中枢抑制作用的辅助药物时,需注意与阿片类镇痛药的协同作用。②镇痛药应用中可发生不同程度的不良反应,需注意监护,密切观察其反应,并及时作出处理。③癌痛病人体质一般较差,可应用一些支持疗法以改善患者的情绪、心境和食欲。

有一癌痛住院患者,医生开了8盒盐酸吗啡缓释片(10mg×10片)。药师审方认为超剂量,拒绝调剂,医生回应:"癌痛用药'无天花板效应',以患者不痛为标准。"然后医生再签名,让药房发药。

思考:这个"无天花板效应"真的没有剂量限制吗?

案例 14-1

某男性患者因车祸外伤就诊,急诊X线检查示右股骨干骨折,收入院。入院当夜,患者疼痛加剧,无法入睡。遵医嘱给予吗啡10mg皮下注射,半小时后疼痛逐渐缓解,患者情绪好转且入睡。

思考:1. 为什么对该患者给予吗啡皮下注射治疗?

2. 吗啡止痛的机制是什么?

(刘志浩)

学习小结

中枢性镇痛药的代表药是吗啡,通过激动体内的阿片受体起作用,药理作用包括:①中枢作用:镇痛、镇静,并伴有欣快感;镇咳;抑制呼吸;缩瞳等。②兴奋内脏平滑肌:可致便秘,诱发胆绞痛、尿潴留;延长产妇分娩时程。③心血管系统:扩张血管,降低外周阻力,升高颅内压;临床主要用于:镇痛、心源性哮喘辅助治疗和单纯性腹泻。吗啡连续使用易致耐受性和成瘾性。阿片受体激动药:人工合成镇痛药哌替啶临床替代吗啡用于各种剧烈疼痛,心源性哮喘的辅助治疗,人工冬眠。芬太尼为强效镇痛药,效力为吗啡的80倍;阿片受体部分激动药喷他佐辛主要激动κ、σ受体,对μ受体表现为部分激动作用。曲马朵、罗通定等镇痛作用机制涉及多个系统,成瘾性小。纳洛酮为阿片受体阻断药。

复习参考题

1. 比较吗啡和哌替啶的主要药理作用和临床用途。

2. 吗啡为什么用于治疗心源性哮喘?

3. 试比较镇痛药与解热镇痛药在镇痛作用和应用方面的特点。

15

学习目标	
掌握	咖啡因、尼可刹米的药理作用、临床应用和主要不良反应。
熟悉	中枢兴奋药的分类和代表药物。
了解	甲氯芬酯、二甲弗林、洛贝林、贝美格和吡拉西坦的作用特点。

中枢兴奋药(central stimulants)是能兴奋中枢神经系统并提高其功能活动的药物。根据其主要作用部位可分为三类:①主要兴奋大脑皮层的药物,如咖啡因等;②主要兴奋延髓呼吸中枢的药物,如尼可刹米等;③促进脑功能恢复的药物。这种药物分类是相对的,随着剂量的增加,药物作用范围随之增大,过量均可引起中枢广泛兴奋,甚至惊厥。一般情况下,当中枢神经系统受到抑制时,中枢兴奋药作用较明显。

第一节　主要兴奋大脑皮层的药物

该类药物可选择性兴奋大脑皮质,也称为大脑皮层兴奋药,可增强大脑兴奋性、改善注意力。临床常用于颅脑外伤后昏迷、脑动脉硬化及中枢抑制剂中毒所致意识障碍,也常用于儿童精神迟钝、多动症的治疗。

一、黄嘌呤类

咖啡因(caffeine)

咖啡因是茶叶、咖啡中所含的一种生物碱,属黄嘌呤衍生物。

【体内过程】口服、直肠给药、皮下和肌内注射均易吸收。血浆蛋白结合率小于 17%,可分布于全身各组织,因脂溶性高,吸收后迅速到达中枢神经系统,也分布在唾液和乳汁中。在肝脏内代谢,大部分以甲基尿酸和甲基黄嘌呤的形式经肾排泄,半衰期约 6 小时。注射剂又称安钠咖,为咖啡因与苯甲酸钠构成的复盐。

【药理作用及作用机制】

1. **中枢神经系统**　咖啡因对大脑皮层有兴奋作用,小剂量(50~200mg)即可使人睡意消失,疲劳减轻,精神振奋,思维敏捷,工作效率提高。动物实验发现咖啡因对大脑皮层有选择性兴奋作用,在中枢处于抑制状态时此兴奋作用更为明显。小剂量的咖啡因即可引起小鼠活动增多,较大剂量则使小鼠呼吸加深加快、血压升高,表明药物直接兴奋延髓呼吸中枢和血管运动中枢。过量的咖啡因可使整个中枢神经系统兴奋,能引起反射亢进,甚至出现惊厥。

2. **心血管作用**　大剂量咖啡因对心血管的直接作用使心率加快,心肌收缩力增强,心输出量增加。直接松弛外周血管平滑肌,扩张血管,降低外周阻力;扩张冠脉增加冠脉血流量,但此外周作用常被兴奋迷走中枢及血管运动中枢的作用所掩盖,故无治疗意义。咖啡因对脑血管有收缩作用,使脑血管阻力增加,脑血流量减少,可与解热镇痛抗炎药合用,治疗脑血管扩张所致头痛。

3. **其他作用**　咖啡因可通过增加肾小球滤过率,减少肾小管对 Na^+ 的重吸收而产生利尿作用。另外,还可刺激胃酸、胃蛋白酶分泌,动物实验发现其能引起溃疡。

【临床应用】咖啡因主要用于严重传染病,镇静催眠药、镇痛药和抗组胺药等中枢抑制药中毒等所引起的昏睡、呼吸循环衰竭,常用安钠咖肌内注射。此外,咖啡因还常配伍麦角胺治疗偏头痛,配伍解热镇痛药治疗一般性头痛。

【不良反应】咖啡因的不良反应少且轻。过量可引起激动不安、失眠、心悸、头痛、肌肉颤抖、恶心、呕吐,以及心动过速、期前收缩等心律失常;大剂量中毒可致惊厥。婴幼儿高热用时更易引起惊厥。还可出现心动过速和呼吸加快,尿液内可出现红细胞。因增加胃酸分泌,消化性溃疡患者不宜久用。孕妇大量摄入可引起流产,早产,故应慎用。

二、其他同类药

哌醋甲酯（methylphenidate）

哌醋甲酯又名利他林，为人工合成药，化学结构和作用性质与苯丙胺相似。中枢兴奋作用温和，能改善精神活动，振奋精神，消除睡意及疲乏感。大剂量也能引起惊厥。

【体内过程】口服易吸收，但首过效应明显，2 小时达高峰，脑内药物浓度高于血液浓度。在体内迅速被代谢，80% 代谢为哌甲酯酸经肾排出。半衰期约为 2 小时，一次给药作用维持 4 小时。

【药理作用及作用机制】小剂量通过颈动脉体化学感受器反射性兴奋呼吸中枢，大剂量时直接兴奋延髓呼吸中枢。可消除睡意、缓解抑郁症状，兴奋精神、活跃情绪和减轻疲乏，大剂量也可引起惊厥。

【临床应用】临床用于轻度抑郁及小儿遗尿症，因它可兴奋大脑皮层使之易被尿意唤醒。此外，对儿童多动综合征有效，该病可能是由于脑干网状结构上行激活系统内去甲肾上腺素、多巴胺、5- 羟色胺等神经递质中的某一种缺乏所致。哌醋甲酯能促进这类递质的释放。用药后使患儿注意力集中，学习能力提高。也可用于中枢抑制药过量引起的昏迷和呼吸抑制的解救。

【不良反应】不良反应较少。治疗量时，偶有失眠、心悸、厌食、焦虑等；大剂量时可使血压升高、头痛、眩晕、甚至惊厥。癫痫、高血压患者禁用。久用可产生耐受性和精神依赖性。

匹莫林（pemoline）

匹莫林又名苯异妥英，药理作用和哌醋甲酯相似，但持续时间更长，一天只需用药一次。中枢兴奋作用温和，有弱拟交感作用。

【体内过程】口服易吸收，血浆蛋白结合率约为 50%，2~4 小时血浆浓度达峰值。多次给药 2~3 天血药浓度达稳态。血浆半衰期约为 12 小时。在肝内代谢，代谢产物为匹莫林结合物、匹莫林双酮、扁桃酸等，约 75% 的药物（其中 50% 为原形）在 24 小时之内经肾排泄。

【药理作用】作用强度约为咖啡因的 5 倍，对精神活动作用明显，对运动兴奋作用较弱，对心血管系统影响较少。

【临床应用】临床常用于治疗儿童多动综合征，发作性睡眠、性欲低下、轻度抑郁及遗传性过敏性皮炎。

【不良反应】常见的副作用为厌食、失眠或体重减轻。少见头晕、头痛、恶心、眼球震颤、运动障碍、易激惹、皮疹、胃疼。罕见粒细胞减少、黄疸。禁用于舞蹈病、抽搐、癫痫、躁狂、孕妇、肝肾损害患者及 6 岁以下儿童。

甲氯芬酯（meclofenoxate）

又名氯酯醒，主要兴奋大脑皮层，还可促进脑细胞代谢、增加葡萄糖的利用率。对中枢抑制状态的患者有兴奋作用。临床用于颅脑外伤性昏迷、中毒或脑动脉硬化引起的意识障碍、新生儿缺氧、儿童精神迟钝和小儿遗尿症等。作用出现缓慢，需反复用药。尚未发现不良反应。

第二节　主要兴奋延脑呼吸中枢的药物

尼可刹米（nikethamide）

尼可刹米又名可拉明，为人工合成品。化学结构与烟酰胺相似。

【体内过程】皮下和肌内注射吸收好,分布于全身体液。作用时间短暂,一次静脉注射作用仅维持5~10分钟。药物在肝迅速代谢为烟酰胺,再甲基化为 N- 甲基烟酰胺,经肾排出。

【药理作用及作用机制】治疗剂量下,可选择性直接兴奋延脑呼吸中枢,提高呼吸中枢对 CO_2 的敏感性;也可通过刺激颈动脉体化学感受器,反射性兴奋呼吸中枢;使呼吸加深加快。在中枢抑制状态下,药物的呼吸兴奋作用尤为明显。对血管运动中枢也有微弱兴奋作用。其作用温和、短暂,一次给药仅维持 5~10 分钟。但剂量过大也可引起中枢神经系统广泛兴奋而导致惊厥。

【临床应用】临床用于中枢性呼吸及循环衰竭、麻醉药及其他中枢抑制药的中毒。对阿片类药物过量引起的呼吸抑制效果较好,而对巴比妥类药物中毒的疗效差。

【不良反应】少而轻;过量可引起血压升高、心动过速、咳嗽、呕吐、出汗、肌震颤、肌强直、惊厥,可静脉注射地西泮解救。

二甲弗林(dimefline)

二甲弗林又名回苏灵,直接兴奋呼吸中枢,作用比尼可刹米强 100 倍。静脉注射后可显著改善呼吸功能,增加肺换气量,增高动脉血氧分压,降低 CO_2 分压,几乎对所有肺通气功能紊乱、换气功能减弱和高碳酸血症均有呼吸兴奋作用。具有作用快、维持时间短及疗效明显等特点。临床用于各种原因引起的中枢性呼吸抑制、麻醉药、催眠药所致的呼吸抑制及外伤、手术等引起的虚脱。可引起恶心、呕吐等不良反应;过量易引起肌肉抽搐和惊厥。吗啡中毒患者慎用。有惊厥病史、肝肾功能不全者及孕妇禁用。

洛贝林(lobeline)

洛贝林(山梗菜碱)为山梗菜中提取的一种生物碱,现已人工合成。对呼吸中枢无直接兴奋作用,是通过刺激颈动脉体和主动脉体的化学感受器,反射性地兴奋呼吸中枢。其作用短暂,仅维持数分钟,但安全范围较大,不易引起惊厥。临床常用于治疗新生儿窒息、小儿感染性疾病所致的呼吸衰竭、一氧化碳中毒、吸入麻醉剂等所致的中毒等。大剂量可兴奋迷走神经中枢,导致心动过缓、传导阻滞。过量时可因兴奋交感神经节及肾上腺髓质而致心动过速。

贝美格(bemegride)

贝美格直接兴奋呼吸中枢及血管运动中枢,使呼吸增强。作用迅速,维持时间短。主要用于解救巴比妥类、水合氯醛等中枢抑制药过量中毒的解救。可引起恶心、呕吐,静脉注射或滴注过快可引起惊厥。

第三节 促进脑功能恢复的药物

该类药物主要通过增强中枢胆碱能和去甲肾上腺素神经功能,改善脑组织代谢,从而恢复神经元的功能,主要用于改善脑组织功能障碍。药物有吡拉西坦、甲氯芬酯、胞磷胆碱和托莫西汀等。

吡拉西坦(piracetam)

吡拉西坦为 GABA 衍生物,口服易吸收,达峰时间为 30~40 分钟。消除半衰期为 4~6 小时,易透过血脑屏障、胎盘屏障。在体内不被代谢,以原形直接经尿和粪便排出。本药具有激活和保护、修复脑细胞的作用,可提高大脑中 ATP/ADP 比值,促进葡萄糖、氨基酸和磷脂的利用。能促进乙酰胆碱的合成,影响胆碱能神经元的兴奋传递。可拮抗物理和化学因素所致脑功能损害,改善学习记忆能力。无镇静、抗胆碱和抗组胺作用。常用于治疗阿尔兹海默病、脑动脉硬化症、脑血管意外、脑外伤等原因引起的学习记忆功能减退,一氧化碳中毒所致思维障碍,也可用于儿童智能发育迟缓。个别患者有口干、食欲减退、呕吐、荨麻疹及失眠等,停药后可消失。禁用于锥体外系疾病、舞蹈病、孕妇、新生儿以及肝、肾功能不良者。与华法林合用可延长凝血酶原时间,抑制血小板聚集,应注意调整给药剂量和用法。

案例 15-1

　　患者,年轻女性,夜间加班时,陆续喝下 10 杯浓咖啡后,因出现兴奋、语速加快、语言缺乏逻辑性,同时伴颜面潮红、呼吸加快、肌肉颤抖,偶伴上肢抽搐,被迅速送至医院。检查发现患者血压 150/100mmHg,心率 96 次 / 分。

　　思考:该患者为何出现上述症状? 咖啡因有哪些临床应用?

(刘志浩)

学习小结

　　中枢兴奋药是指能提高中枢神经系统功能活动的药物。根据作用部位的不同,可分为主要兴奋大脑皮层的药物,如咖啡因;直接兴奋延髓呼吸中枢的药物,如尼可刹米;促进脑功能恢复的药物,如吡拉西坦。中枢兴奋药用于各种危重疾患所致的呼吸抑制及呼吸衰竭的治疗,咖啡因还常配伍麦角胺治疗偏头痛。

复习参考题

1. 中枢兴奋药分哪几类? 每类列举 1~2 个药物。

2. 试述咖啡因的药理作用、临床应用和主要不良反应。

第四篇

作用于心血管系统的药物

第十六章　利尿药和脱水药

16

学习目标	
掌握	呋塞米、氢氯噻嗪、螺内酯、氨苯蝶啶和甘露醇的作用机制、药理作用、临床用途。
熟悉	利尿药的分类及其代表药;利尿药、脱水药的不良反应、禁忌证。
了解	尿液形成的生理基础;药物的相互作用。

第一节 利尿药

一、利尿药的分类及概念

利尿药(diuretics)是作用于肾脏,通过增加 Na^+、Cl^- 等电解质和水的排出而产生利尿作用的药物。临床上主要用于治疗各种原因引起的水肿,亦用于高血压等非水肿性疾病的治疗。

常用的利尿药按它们的利尿效能分类如下:

1. **高效利尿药** 呋塞米、布美他尼、托拉塞米及依他尼酸等。
2. **中效利尿药** 包括噻嗪类利尿药如氢氯噻嗪和非噻嗪类如吲达帕胺和美托拉宗等。
3. **低效利尿药** 包括碳酸酐酶抑制剂如乙酰唑胺和保钾利尿药如螺内酯、氨苯蝶啶和阿米洛利等。

二、常用利尿药

(一)高效利尿药

呋塞米(furosemide)

呋塞米,又名呋喃苯胺酸或速尿,属于磺酰类化合物,是邻氨基苯甲酸衍生物,利尿作用强大迅速。

【体内过程】口服吸收率约 60%,口服后 15~60 分钟生效,1~2 小时达峰值,维持 6~8 小时。静脉注射 5 分钟后生效,0.33~1 小时达峰,维持 2 小时。血浆蛋白结合率为 91%~97%。88% 原形药主要通过肾近曲小管有机酸分泌机制排泌或肾小球滤过排出,12% 经肝脏代谢及胆汁排泄。$t_{1/2}$ 为 30~60 分钟,无尿患者 $t_{1/2}$ 可至 75~155 分钟。

【药理作用及作用机制】

1. **利尿作用** 呋塞米利尿作用强大、迅速,能使肾小管对 Na^+ 的再吸收由原来的 99.4% 下降为 70%~80%。在水与电解质平衡保持于正常水平时,持续给予大剂量呋塞米并输液,可使成人 24 小时内排 50~60L 的尿液,并使小管液中 Na^+、Cl^-、Ca^{2+}、Mg^{2+} 和 K^+ 的排泄增多,排出大量近似于等渗的尿液。大剂量或长期使用呋塞米时,Cl^- 的排出量往往超过 Na^+ 的排出量,容易出现低氯碱血症。

呋塞米特异性地抑制髓袢升支粗段髓质部和皮质部肾小管上皮细胞的 Na^+-K^+-$2Cl^-$ 同向转运体,抑制 Na^+、Cl^- 和 K^+ 再吸收,降低肾脏的稀释功能;因肾脏髓质间液 Na^+ 浓度及渗透压降低,也抑制了肾脏的浓缩功能,排出大量接近等渗的尿液,产生强大的利尿作用。

2. **增加肾血流量** 静脉注射呋塞米可增加肾血流 30%,在内源性肾功能受损的情况下仍可发挥保护作用,对急性肾衰竭有利。呋塞米增加肾血流,可能与呋塞米作用于肾脏环氧合酶(COX),增加 PGE_2 生成,扩张肾血管有关,而非甾体类抗炎药吲哚美辛可减弱这种扩血管作用。

3. **其他作用** 静脉注射呋塞米能迅速扩张容量血管,减少回心血量,减轻心脏负荷,降低左室充盈压,在利尿作用发生之前缓解急性肺水肿。

【临床用途】

1. **各类严重水肿** 用于急性肺水肿、脑水肿、心源性水肿、肾炎和肾病综合症、急慢性肾衰等。静脉注射呋塞米能迅速扩张容量血管,减少回心血量,在利尿作用发生之前迅速有效缓解急性肺水肿。对一般利尿药无效的急性或严重心源性水肿,可用高效利尿药和保钾利尿药。呋塞米的高效利尿作用可明显减少血容量,使血液浓缩、血浆渗透压升高,进而使脑组织间液向血液转移、脑水肿减轻,对脑水肿合并心衰者尤为适用。急性肾衰时,呋塞米可增加尿量和 K^+ 的排出,冲洗肾小管,减少肾小管的萎缩和坏死。慢性肾衰时,应用大剂量呋塞米治疗有一定疗效,但因其减少血容量,降低肾小球滤过率,故临床主要采用饮食和透析治疗。少尿或无尿患者应用呋塞米最大剂量后 24 小时仍无效时应停药。对于肝性水肿患者,其血浆胶体渗透压降低,且多伴有继发性醛固酮增多症,故一般不宜采用呋塞米。但对于其他利尿药处理效果不佳的严重水肿,呋塞米仍可能有效。

2. 高钾血症及高钙血症 呋塞米联合静脉输入生理盐水,明显促进 K^+、Ca^{2+} 的排泄。这对于迅速控制高钾血症及高钙血症有一定的临床意义。

3. 高血压病 不作为原发性高血压的常规用药,但当噻嗪类药物疗效不佳,尤其当伴有肾功能不全或出现高血压危象时,可短期应用本类药物控制血压。

4. 急性药物中毒 主要用于巴比妥类、水杨酸类、氟化物、碘化物等经肾排泄药物的急性中毒抢救。需配合静脉输入生理盐水且尽早使用。

5. 抢救 严重的威胁生命的稀释性低钠血症,尤其是当血钠浓度低于 120mmol/L 时,用呋塞米配合静脉输入高渗盐水。

【不良反应及注意事项】

1. 水与电解质紊乱 为最常见的不良反应。常为过度利尿所引起,表现为低血容量、低血钾、低血钠、低氯性碱血症等。其中以低血钾最为常见,一般用药后 1~4 周出现,表现为恶心、呕吐、腹胀、肌无力及心律失常等,严重时可引起心肌、骨骼肌及肾小管的器质性损害及肝性脑病,故应注意严密监测血钾,及时补充钾盐或加服保钾利尿药,避免低血钾的发生。长期应用呋塞米还可引起低血镁。当低血钾与低血镁同时存在时,如不纠正低血镁,即使补充 K^+ 也不易纠正低血钾,因为 Na^+-K^+-ATP 酶的激活需要 Mg^{2+}。

2. 高尿酸血症 长期应用呋塞米时,多数病人可出现高尿酸血症,并诱发痛风。这是由于利尿后血容量降低、细胞外液浓缩,使尿酸经近曲小管的再吸收增加所致。此外,呋塞米和尿酸相互竞争有机酸分泌途径,导致尿酸排出减少。

3. 耳毒性 表现为眩晕、耳鸣、听力减退或暂时性耳聋,可能与药物引起内耳淋巴液电解质成分的改变及耳蜗毛细胞损伤有关。此毒性呈剂量依赖性,肾功能不全或同时使用其他有耳毒性的药物时更易发生。应避免呋塞米与氨基糖苷类、第一 / 二代头孢菌素类及苯海拉明等抗组胺药物合用。

4. 其他不良反应 呋塞米可引起血糖、低密度脂蛋白、甘油三酯升高和高密度脂蛋白降低;引起氮质血症、头晕和头痛等;发生皮疹、间质性肾炎等过敏反应;抑制骨髓导致粒细胞减少、血小板减少性紫癜和再生障碍性贫血等;还可引起肝功能损害,指、趾感觉异常等。

晚期肝硬化、痛风、听力下降、糖尿病和血脂异常者慎用呋塞米。对磺胺药和噻嗪类利尿药过敏者,对本药亦可能过敏,须禁用。

布美他尼(bumetanide)

布美他尼的利尿作用特点与呋塞米相似,排钠作用比呋塞米强。布美他尼的耳毒性为呋塞米的 1/6,故听力缺陷者宜选用布美他尼替代治疗。布美他尼引起低血钾、低血镁的发生率均较呋塞米少且轻,对尿酸的排泄和对糖代谢影响也较少。

托拉塞米(torasemide)

托拉塞米利尿作用是呋塞米的 3 倍,持续时间可达 24 小时。该药除抑制肾小管髓袢升支 Na^+-K^+-$2Cl^-$ 共转运体外,还抑制醛固酮与其受体的结合及抑制 TXA_2 的缩血管作用。不良反应低于呋塞米,对尿酸的排泄几乎无影响,对糖代谢和脂代谢无不良影响。由于托拉塞米主要经肝代谢,几乎无肾脏毒性,故肾衰竭患者用此药较安全。

(二) 中效利尿药

氢氯噻嗪 (hydrochlorothiazide)

氢氯噻嗪，又名双氢克尿噻、双氢氯噻嗪，是临床上广泛应用的噻嗪类利尿药。

【体内过程】脂溶性较高，口服吸收良好，生物利用度在 80% 以上，2 小时起作用，达峰时间约为 4 小时，作用持续时间为 6~12 小时。$t_{1/2}$ 为 8~10 小时，主要以原形从肾小管分泌排泄，少量由胆汁排泄。对于肾功能受损者 $t_{1/2}$ 延长。

【药理作用及机制】

1. **利尿作用** 利尿作用温和持久。氢氯噻嗪作用于肾脏皮质部远曲小管起始部位，抑制 Na^+-Cl^- 的共同转运体，使远曲小管起始部位对 Na^+ 的再吸收减少，管腔内 Na^+ 浓度升高，远曲小管和集合管的 Na^+-K^+ 交换增加，K^+ 分泌增多。氢氯噻嗪对碳酸酐酶有轻度抑制作用，故 H^+ 分泌减少，Na^+-H^+ 交换减少，HCO_3^- 的排泄增加。另外，氢氯噻嗪还具有促甲状旁腺激素的作用，使肾小管对 Ca^{2+} 的再吸收增加，故尿 Ca^{2+} 降低。

2. **抗尿崩症作用** 氢氯噻嗪明显减少尿崩症患者尿量。其作用机制不详，可能是：①氢氯噻嗪增加 NaCl 的排出、造成负盐平衡，导致血浆渗透压降低，减轻口渴感并减少饮水量，继而尿量减少；②氢氯噻嗪通过抑制磷酸二酯酶，继而使细胞内 cAMP 的含量增加，提高远曲小管及集合管细胞对水的通透性。

3. **降压作用** 降压作用除与早期利尿排钠作用有关外，还与其长期用药后降低血管平滑肌细胞内 Ca^{2+} 浓度有关。

4. **对肾血流动力学和肾小球滤过功能的影响** 氢氯噻嗪使肾小管对水、Na^+ 再吸收减少，肾小管内压力升高，流经远曲小管的水和 Na^+ 增多，继而刺激致密斑并通过管 - 球反射，使肾素、血管紧张素分泌增加，引起肾血管、肾小球入球小动脉和出球小动脉收缩，肾血流量和肾小球滤过率下降。当肾小球滤过率小于 30ml/min 时，氢氯噻嗪不能发挥利尿作用。

【临床应用】

1. **水肿性疾病** 包括充血性心力衰竭、肝硬化腹水、肾病综合征和急慢性肾炎水肿，以及肾上腺皮质激素和雌激素所致的水钠潴留等水肿。对心源性水肿的效果较好，肾源性水肿的疗效与肾功能损伤程度相关，轻者效果好，重者较差。

2. **高血压病** 是一线降压药，单独或与其他降压药联合应用，主要用于治疗原发性高血压。

3. **尿崩症** 用于肾性尿崩症及加压素无效的垂体性尿崩症。

4. **高尿钙伴有肾石症** 主要用于预防钙盐成分为主的结石。

【不良反应】

1. **水、电解质紊乱** 较为常见是低血钠、低血钾、低血镁和低氯性碱血症，还可引起高钙血症。

2. **高尿酸血症及糖脂代谢异常** 高尿酸血症主要是由于氢氯噻嗪减少细胞外液容量，增加近曲小管对尿酸的再吸收，及与尿酸竞争性分泌所致。长期使用氢氯噻嗪可使血清甘油三酯及低密度脂蛋白增加，同时伴有高密度脂蛋白减少；还可致糖耐量降低，血糖升高，使糖尿病患者病情加重，隐性糖尿病者可因此出现症状，其原因可能是抑制了胰岛素的分泌及减少组织利用葡萄糖。

3. **其他** 发热、皮疹等过敏反应；白细胞减少或缺乏症、血小板减少性紫癜；性功能减退、色觉障碍等，但罕见。

严重肝功能损害者因氢氯噻嗪易引起水、电解质紊乱诱发肝性脑病，故须慎用。高尿酸血症、痛风、高钙血症或血脂紊乱、糖尿病须慎用氢氯噻嗪。无尿和对磺胺过敏者禁用本类药物。

吲哒帕胺 (indapamide)

吲哒帕胺为非噻嗪类中效利尿药。主要利尿作用机制是抑制肾小管 Na^+-Cl^- 共同转运体。该药还具有抑制钙通道、促进 PGE_2 和 PGI_2 的生成,故低剂量时降压作用明显,临床主要用于高血压病的基础降压,无代谢方面的严重不良反应。

美托拉宗(metolazone)

美托拉宗为非噻嗪类中效利尿药。利尿作用与噻嗪类相似,但无抑制碳酸酐酶的作用。主要用于水肿治疗,也用于高血压病。

(三) 低效利尿药

螺内酯(spironolactone)

又名安体舒通(antisterone),是人工合成的甾体化合物,其化学结构与醛固酮相似,具有抗醛固酮作用。

【体内过程】

血浆蛋白结合率 >90%,$t_{1/2}$ 仅为 10 分钟。在肝脏代谢生成其活性代谢产物烯睾丙内酯,口服后 1 天起效,2~3 天达高峰,停药后作用可持续 2~3 天。约 10% 以原形经肾脏排泄。

【药理作用及作用机制】

1. 利尿作用弱,起效缓慢而持久,服药后 1 天起效,2~3 天达最大效应,停药后作用可持续 2~3 天。

远曲小管远端和集合管的肾小管上皮细胞有醛固酮作用的胞质受体,醛固酮能与之结合成醛固酮 - 受体复合物,然后转位进入胞核诱导特异 DNA 的转录、翻译,产生醛固酮诱导蛋白,进而增加 Na^+ 通道、K^+ 通道及 Na^+-K^+-ATP 酶的活性,促进 Na^+-K^+ 交换。螺内酯的化学结构与醛固酮相似,与醛固酮有竞争性拮抗作用,能与醛固酮竞争受体,阻止醛固酮 - 受体复合物的形成,从而干扰受醛固酮调节的 Na^+-K^+ 交换过程,抑制 Na^+ 重吸收和减少 K^+ 的分泌,呈现保钾排钠的利尿作用。

2. 抗心肌纤维化作用。

【临床应用】 治疗与醛固酮升高有关的顽固性水肿,对肝硬化和肾病综合征水肿的患者较为有效。治疗充血性心力衰竭,既可拮抗醛固酮所引起的水钠潴留,又可抑制醛固酮的促进心肌纤维化作用,防止心肌重构,在心衰的治疗中具有重要意义。与噻嗪类利尿药合用,增强利尿效果并预防低钾血症。

【不良反应及注意事项】 肾损害、少尿和无尿时,用螺内酯易发生高钾血症。久用螺内酯可引起性激素样副作用,男性出现乳房女性化和性功能障碍,女性出现多毛症和月经失调等。肾功能不良者禁用螺内酯。

氨苯蝶啶(triamterene)

氨苯蝶啶口服吸收迅速,服药后 2~4 小时起效,$t_{1/2}$ 为 1.5~2 小时,作用可持续 7~9 小时。氨苯蝶啶由肝脏代谢,主要经肾脏排泄。氨苯蝶啶可阻断远曲小管和集合管上皮细胞管腔膜侧 Na^+ 通道,抑制管腔液中 Na^+ 再吸收,减少 K^+ 排泄,其利尿作用不依赖醛固酮。与高效、中效利尿药合用,以增强利尿效应,维持血 K^+ 平衡。主要不良反应为高钾血症,故肝、肾功能不良者慎用或禁用,高钾血症禁用。还可抑制二氢叶酸还原酶,引起叶酸缺乏。

阿米洛利(amiloride)

阿米洛利口服后 2 小时出现利尿作用,可持续 10~24 小时,主要以原形从肾脏排泄。作用机制与氨苯蝶啶相似。当醛固酮分泌过多时,阿米洛利的留钾作用更为明显。阿米洛利留 K^+,利尿作用强于氨苯蝶啶和螺内酯。阿米洛利在远曲小管还抑制 Ca^{2+} 的排泄。其临床应用与氨苯蝶啶相似,长期服用可引起高钾血症。

乙酰唑胺（diamox）

乙酰唑胺又称醋唑磺胺（diamox），为碳酸酐酶抑制药。能可逆性抑制近曲小管和远曲小管的碳酸酐酶，抑制 H_2CO_3 的水解和合成，影响 Na^+-H^+ 交换，导致 Na^+、H_2O 和 HCO_3^- 排出增加而产生利尿作用。乙酰唑胺还能抑制肾脏以外的碳酸酐酶，如抑制眼睫状体碳酸酐酶，减少房水生成，使眼压降低；抑制脉络丛碳酸酐酶，减少脑脊液生成。本药的利尿作用很弱，且长期应用会导致耐受性的发生，故很少作为利尿药使用，目前主要用于一些非水肿性疾病的防治，如青光眼的治疗及急性高山病所致脑水肿的预防。因本药可增加尿中 HCO_3^- 排出而碱化尿液，故可用于促进尿酸和弱酸性药物（如阿司匹林、巴比妥类）的排泄。本药也可用于纠正代谢性碱中毒。

第二节 脱水药

又称渗透性利尿药，是使组织脱水的药物，脱水作用完全决定于溶液中药物分子本身所发挥的高渗透压作用。这类药物静脉给药时，升高血浆渗透压及肾小管腔液的渗透压而产生脱水及利尿作用。

甘露醇（mannitol）

甘露醇为多糖醇，临床用 20% 的高渗溶液静脉注射或静脉滴注，是临床最常用的脱水药。

【体内过程】 甘露醇口服不吸收，只产生泻下作用。甘露醇静脉注射后不易从血管透入组织液中；易经肾小球滤过；不易被肾小管重吸收；在体内不易被代谢。10~15 分钟起效，经 2~3 小时作用达峰；极少向组织分布，主要以原形经肾脏排泄。仅 20% 可进入肝脏，转变为糖原或经胆道排泄，$t_{1/2}$ 为 100 分钟。

【药理作用及作用机制】

1. **脱水作用** 静脉注射甘露醇后不易从毛细血管渗入组织，能迅速提高血浆渗透压，使组织间液水分向血浆转移而产生脱水作用，减轻组织水肿，降低眼压、颅内压。

2. **利尿作用** 静脉注射甘露醇后，迅速增加尿量并排出 Na^+、K^+。利尿作用的机制如下：①通过稀释血液而增加循环血容量及肾小球滤过率；②其被肾小球滤过后不易被重吸收，使肾小管内液渗透压升高，减少了水在肾小管的重吸收，且本药能抑制髓袢升支对 NaCl 的重吸收，降低髓质高渗区渗透压，减少集合管中水的重吸收；③能扩张肾血管，增加肾髓质血流量，使髓质间液 Na^+ 和尿素易随血流移走，这也有助于降低髓质高渗区的渗透压而利尿。

【临床应用】

1. **脑水肿** 甘露醇是目前降低颅内压安全有效的首选药，用于脑瘤、颅脑外伤和缺氧等引起的脑水肿。

2. **青光眼** 甘露醇降低青光眼患者的房水量及眼压，故短期用于急性青光眼，或用于青光眼术前。

3. **预防急性肾衰竭** 在少尿时，若及时应用甘露醇，通过脱水作用，可减轻肾间质水肿。同时渗透性利尿效应可维持足够的尿量，稀释肾小管内的有害物质，从而保护肾小管免于萎缩、坏死。此外，还能改善急性肾衰早期的血流动力学变化，对肾衰伴有低血压者有较好疗效。

【不良反应及禁忌证】

1. **水、电解质平衡紊乱** 稀释性低钠血症最常见。

2. **渗透性肾病（或称甘露醇肾病）** 主要发生于大剂量快速静脉滴注时。表现为肾小管上皮细胞肿胀，尿量减少，甚至急性肾衰竭。

3. 注射过快时可引起一过性头痛、眩晕和视力模糊。

禁用于充血性心力衰竭和活动性颅内出血。

山梨醇（sorbitol）

甘露醇的同分异构体，其水溶性较高，一般制成 25% 的高渗液使用。山梨醇的脱水作用同甘露醇，但作用较弱，持续时间短。山梨醇进入体内，部分在肝脏转化为果糖被代谢，故疗效不如甘露醇。

高渗葡萄糖（hypertonic glucose）

50% 高渗葡萄糖溶液常作为脱水药使用，具有脱水及渗透性利尿作用。葡萄糖易被代谢，并能部分地从血管弥散到组织中，故脱水及渗透性利尿作用较甘露醇弱且维持时间短。50% 葡萄糖溶液治疗脑水肿时，易引起反跳现象。因此，一般常与甘露醇交替使用治疗脑水肿。

第三节　常见水肿的药物处理

1. **心源性水肿**　水肿是心功能不全的常见症状，治疗心源性水肿主要依靠改善心功能。利尿药能减少或消除水肿而降低心负荷、改善心功能。对轻、中度心源性水肿可用氢氯噻嗪加保钾利尿药。对一般利尿药无效的急性或严重心源性水肿，可用高效能利尿药加保钾利尿药。在应用中除注意利尿药的不良反应外，还应注意避免剂量过大导致过度利尿。

2. **急性肺水肿及脑水肿**　急性肺水肿静脉注射呋塞米等高效利尿药。脑水肿的治疗首选甘露醇。

3. **肝性水肿**　肝性水肿患者，其血浆胶体渗透压降低，且多伴有继发性醛固酮增多，一般宜先用保钾利尿药，或保钾利尿药加噻嗪类利尿药，疗效不佳者，可合用保钾利尿药及高效利尿药。

4. **肾源性水肿**　急性肾炎时，主要采用无盐膳食和卧床休息以消退水肿，一般不用利尿药，必要时用氢氯噻嗪。慢性肾炎伴高血压患者，宜选用中效利尿药，既消除水肿又能降低血压。肾病综合征时，应限制水、盐摄入量并给予白蛋白，水肿严重者可酌情选用噻嗪类、保钾利尿药或高效利尿药。急性肾功能不全早期因甘露醇无效或因左心衰竭忌用甘露醇，用高效利尿药。慢性肾功能不全时，应用大剂量呋塞米治疗有一定疗效，但因其减少血容量，降低肾小球滤过率，故临床主要采用饮食和透析治疗。

案例 16-1

张某，男，72 岁，急性心力衰竭患者，伴肺水肿及下肢水肿，给予强心苷、血管紧张素转化酶抑制药和氢氯噻嗪治疗一周后，心衰症状减轻，但肺水肿及下肢水肿无明显改善，将利尿药改用呋塞米和螺内酯联合治疗两周后，肺水肿及下肢水肿消失。

思考：请对该患者的用药方案进行分析，用药方案改善病情的原因是什么？

（杨丹莉）

利尿药是作用于肾脏,增加电解质及水排出,使尿量增多的药物。利尿药分为高效利尿药(呋塞米、布美他尼、托拉塞米及依他尼酸等),中效利尿药(氢氯噻嗪、氯酞酮、吲达帕胺和美托拉宗等)和低效利尿药(留钾利尿药如螺内酯、氨苯蝶啶和阿米洛利等)。碳酸酐酶抑制剂乙酰唑胺也有较弱的利尿作用,但长时间应用容易出现代谢性酸中毒,故很少单独作为利尿药使用。脱水药是指能使组织脱水的药物,又称渗透性利尿药(甘露醇、山梨醇、高渗葡萄糖等),其中脱水作用最强的是甘露醇。

呋塞米主要用于治疗各类水肿,急、慢性肾衰竭,高钾血症及高钙血症,短期控制血压,以及抢救巴比妥类、水杨酸类、氟化物、碘化物等经肾排泄药物的急性中毒和严重威胁生命的稀释性低钠血症等。氢氯噻嗪主要用于水肿性疾病、高血压、尿崩症、高尿钙伴有肾石症等。甘露醇静脉注射用于脑水肿、青光眼和预防急性肾衰竭等。

1. 女性患者,22岁。车祸中严重头部受伤,颅内压升高,但无活动性颅内出血,药物治疗方案中宜首选什么药物,为什么?

2. 某心源性水肿患者,用地高辛和氢氯噻嗪治疗2周后出现多发性室性期前收缩,主要原因可能是什么?

3. 利尿药分哪几类? 请从作用机制来分析其利尿作用的强度。

4. 简述呋塞米、噻嗪类利尿药的临床应用、不良反应及禁忌证。

5. 为什么螺内酯常与呋塞米或噻嗪类利尿药合用?

第十七章　抗高血压药

17

学习目标

掌握　抗高血压药物的分类及其代表药;其中临床常用抗高血压药物类别及其代表药。

熟悉　常用抗高血压药物的抗高血压作用、作用机制、用途和不良反应。

了解　其他降压药的抗高血压作用、作用机制、用途和不良反应;抗高血压药物的应用原则。

第一节 抗高血压药的概念与分类

高血压（hypertension）是导致人类死亡的十大病因之一，定义为以体循环动脉血压增高为主要表现的临床综合征，主要诊断标准是收缩压≥140mmHg和（或）舒张压≥90mmHg。血压水平分类及定义见表17-1。药物有效控制血压能显著改善高血压病患者的预后，防止卒中、高血压心脏病、高血压肾病的发生，提高患者的生存时间和生存质量。凡能降低血压并用于高血压治疗的药物均称为抗高血压药（antihypertensive drugs）或降压药（hypotensive drugs），依据其药理学作用机制，可分为以下几类（图17-1）：

表 17-1 血压水平分类及定义

分类	收缩压（mmHg）		舒张压（mmHg）
正常血压	<120	和	<80
正常高值血压	120~139	和（或）	85~89
高血压	≥140	和（或）	≥90
1级高血压（轻度）	140~159	和（或）	90~99
2级高血压（中度）	160~179	和（或）	100~109
3级高血压（重度）	≥180	和（或）	≥110
单纯收缩期高血压	≥140	和	<90

注：当收缩压和舒张压分属于不同级别时，以较高的分级为准

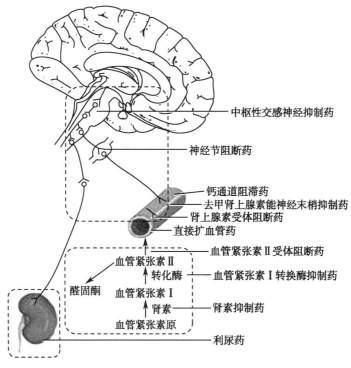

图 17-1 抗高血压药分类的示意图

1. **肾素-血管紧张素系统抑制药**

（1）血管紧张素转化酶抑制药（ACEI）：卡托普利、依那普利等。

（2）血管紧张素Ⅱ受体阻断药（AT1受体阻断药）：氯沙坦、缬沙坦和厄贝沙坦等。

(3) 肾素抑制药:雷米克林。

2. 钙通道阻滞药

(1) 二氢吡啶类:硝苯地平等。

(2) 非二氢吡啶类:地尔硫䓬和维拉帕米等。

3. 利尿药

(1) 中效类利尿药:氢氯噻嗪、氯噻嗪和吲达帕胺等。

(2) 高效利尿药:呋塞米。

(3) 抑制醛固酮药:螺内酯。

4. 交感神经系统抑制药

(1) 中枢性降压药:可乐定、甲基多巴和莫索尼定等。

(2) 神经节阻断药:美加明和樟磺咪芬等。

(3) 交感神经末梢抑制药:利血平和胍乙啶等。

(4) 肾上腺素受体阻断药:① β 肾上腺素受体阻断药:普萘洛尔、阿替洛尔和吲哚洛尔等;② α_1 肾上腺素受体阻断药:哌唑嗪和特拉唑嗪等;③ α、β 肾上腺素受体阻断药:拉贝洛尔和卡维地洛等。

5. 血管扩张药

(1) 直接扩张血管药:肼屈嗪和硝普钠等。

(2) 钾通道开放药:二氮嗪等。

6. 其他新型降压药

(1) 前列腺素合成药:沙克泰林。

(2) 5- 羟色胺受体阻断药:酮色林。

(3) 内皮素受体阻断药:波生坦。

国内外广泛应用的抗高血压药物是血管紧张素转化酶抑制药、血管紧张素 II 受体阻断药、钙通道阻滞药、中效利尿药和 β 肾上腺素受体阻断药。

第二节　肾素 - 血管紧张素系统抑制药

20 世纪 70 年代人们逐渐认识到肾素 - 血管紧张素系统(renin-angiotensin system,RAS)在血压调控等方面的重要作用。现可用于临床的 RAS 抑制药有三类:一是血管紧张素转化酶抑制药(angiotensin converting enzyme inhibitors,ACEI),ACEI 根据活性基团的化学特征分为:①含巯基类:卡托普利;②不含巯基类:依那普利、贝那普利、赖诺普利、雷米普利和福辛普利等;二是血管紧张素 II 受体阻断药(angiotensin II receptor blockers,ARB),亦称 AT_1 受体阻断药;三是肾素抑制药。本节重点介绍前两种常用抗高血压药。卡托普利是第一个应用于临床降压的 RAS 抑制药(1981 年),是抗高血压药物史上的重要里程碑。值得注意的是,原发性醛固酮增多症患者通常对抑制 RAS 的抗高血压药物反应性差。

一、血管紧张素转化酶抑制药

卡托普利(captopril)

【体内过程】口服吸收迅速,生物利用度为 70%,食物可降低其吸收。给药后 15 分钟发挥药效,1 小时后血中药物浓度达峰值,血浆蛋白结合率为 30%,$t_{1/2}$ 约为 2 小时。在肝脏代谢,肾脏排泄,约 45% 以原形排出。

【药理作用及作用机制】

1. 降压作用较强,能降低总外周血管阻力,促进尿钠排泄,且对心率几乎无影响。其主要是通过抑制血管紧张素转化酶(angiotensin-converting enzyme,ACE)(与 ACE 中含 Zn^{2+} 的位点结合),抑制血管紧张素Ⅱ(angiotensinⅡ,AngⅡ)的生成和减少缓激肽降解而发挥抑制作用。其降压机制如下:①卡托普利在体内外均能抑制 ACE,抑制 AngⅡ和醛固酮的生成,进而降低 AngⅡ收缩血管及醛固酮水钠潴留的效应,使外周阻力和血容量降低、血压下降;②卡托普利能减少缓激肽降解,激发缓激肽系统的保护作用,促使血管内皮细胞释放舒血管因子,由此发挥降低外周血管阻力和抗血栓作用;③AngⅡ浓度减低,弱化 AngⅡ对交感神经冲动的易化作用。值得注意的是,长期使用 ACEI 可导致"醛固酮逃逸现象",这是因为长期用 ACEI 可能激活糜蛋白酶途径,使 AngⅠ生成 AngⅡ,继而导致 AngⅡ和醛固酮水平有恢复的趋势。

2. 抗心脏重构,抑制心肌细胞肥大、心肌纤维化和心肌细胞凋亡。

3. 抗血管重构、延缓动脉粥样硬化。

4. 降低肾血管阻力,增加肾脏血流。卡托普利能降低肾血管阻力,降低肾小球囊内压,增加肾脏血流,促进水钠排泄,保护肾功能,但由于其扩张肾小球出球小动脉的作用大于扩张入球小动脉的作用,因此肾小球滤过率保持不变或者轻度下降。卡托普利能预防糖尿病患者微量白蛋白尿进一步发展为大量蛋白尿并延缓肾功能损害,对其他各种非糖尿病肾病患者也有类似作用。

【临床应用】

1. **卡托普利**　是目前抗高血压治疗的一线药之一,用于高血压病。对于轻中度高血压,单用时常可达到降压标准,对于高肾素型高血压疗效更佳。另外,由于卡托普利还可阻止或逆转高血压所致的心血管病理性重构,减轻高血压对靶器官的损害,尤其适用于高血压合并糖尿病、胰岛素抵抗、左室肥厚或心力衰竭的患者。卡托普利与利尿药及钙通道阻滞药联合用于重度或顽固性、难治性高血压。

2. **其他**　预防和治疗充血性心力衰竭;降低高危人群心血管事件发生率;治疗糖尿病性肾病及其他肾病等。

【不良反应及注意事项】无痰干咳是卡托普利及其他 ACEI 类药物的常见不良反应,咳嗽并非剂量依赖性,通常发生在用药 1 周至数月之内,程度不一,夜间更为多见,是导致患者停药的主要原因之一。卡托普利引起无痰干咳的主要原因是其抑制缓激肽降解,导致缓激肽堆积、P 物质增加,刺激气管所致。卡托普利抑制醛固酮分泌,可能使血钾浓度升高,导致高钾血症。少数患者可出现血管神经性水肿,这与缓激肽等代谢产物有关。因含有巯基,也可产生青霉胺样反应。此外,卡托普利可引起胎儿畸形,临床应用时须注意用药对象。禁用于孕妇及哺乳期妇女,双侧肾动脉狭窄及对卡托普利过敏者。

与螺内酯、氨苯蝶啶、阿米洛利等留钾药物联合使用或同时补充钾盐可能引起血钾过高;与利尿药或扩血管药或与影响交感神经活性的降压药合用时,降压作用增强,应避免引起严重低血压,宜减量或停药;与吲哚美辛等内源性前列腺素合成抑制剂合用,会使本药降压作用减弱。

依那普利(enalapril)

依那普利是不含巯基的长效、高效 ACEI,属前药,须在血浆或肝肾内代谢转化为有活性的依那普利拉(enalaprilat)才能奏效,后者能与 ACE 持久结合而发挥抑制作用。口服后 1~2 小时起效,4~6 小时达峰,$t_{1/2}$ 为 11 小时,一次给药即可维持 24 小时。依那普利抑制 ACE 的作用比卡托普利强 10 倍,适用于各期原发性高血压、肾性高血压、肾血管性高血压、恶性高血压及充血性心力衰竭。不良反应类似卡托普利,发生率低于 10%,因不含巯基,故无典型青霉胺样反应。

二、血管紧张素Ⅱ受体阻断药

目前临床上使用的血管紧张素Ⅱ受体阻断药(angiotensin Ⅱ receptor blocker,ARB)主要是 AT_1 受体阻断药。与 ACEI 不同的是,ARB 通过直接阻断受体环节抑制 RAS,抑制 Ang Ⅱ 所致的血管收缩及醛固酮释放的效应,导致血压降低,故专一性更强。由于 ARB 不作用于激肽释放酶-激肽系统,因而该类药不引起激肽堆积诱发的无痰性干咳。目前常用的 ARB 有氯沙坦、厄贝沙坦、缬沙坦(valsartan)、坎地沙坦(candesartan)和替米沙坦(telmisartan)等。

氯沙坦(losartan)

【体内过程】口服吸收快,首过消除明显,生物利用度为 33%,血浆蛋白结合率为 98.7%,给药后 1 小时作用达峰,$t_{1/2}$ 约为 2 小时。氯沙坦被 CYP450 酶系统代谢为 5-羧酸代谢产物 EXP-3174,后者血药浓度在给药后 3~4 小时达峰,$t_{1/2}$ 为 6~9 小时,氯沙坦及 EXP-3174 均不能透过血脑屏障。

【药理作用及作用机制】氯沙坦在体内转化为 EXP-3174,后者阻断 AT_1 受体的作用比母药强 15~30 倍。二者可选择性地与 AT_1 受体结合,竞争性地阻断 AT_1 受体,继而对抗 Ang Ⅱ 引起的收缩血管、分泌醛固酮、增殖血管平滑肌细胞、使心肌细胞肥大和心肌纤维化,及增强交感神经活性等作用,从而降低血压,改善肾功能,减轻心脏血管病理性重构,发挥靶器官保护效应。

【临床应用】主要用于治疗高血压病和慢性心功能不全,适用于各年龄组的轻、中度高血压,对伴有充血性心力衰竭、糖尿病和慢性肾病高血压患者疗效佳。对大多数高血压患者而言,用药 3~6 周可达最大降压效果,能够有效地控制血压。氯沙坦与 ACEI 有许多相似之处,不仅降压作用良好,且无 ACEI 的血管神经性水肿、咳嗽等不良反应,故对 ACEI 不能耐受的高血压患者可选用氯沙坦降压。

【不良反应及注意事项】轻微而短暂,有头晕、疲乏和直立性低血压(与剂量相关),偶见皮疹、转氨酶升高等。长期使用,可引起低血压、高血钾等。禁用于孕妇、哺乳期妇女及双侧肾动脉狭窄者。

本药与留钾药物如螺内酯、氨苯蝶啶、阿米洛利或补钾剂同用可能引起血钾过高;与吲哚美辛等内源性前列腺素合成抑制剂同用,可使氯沙坦降压作用减弱。利福平和氟康唑可降低氯沙坦活性代谢产物水平。

厄贝沙坦(irbesartan)

厄贝沙坦能特异性地阻断 AT_1 受体,抑制 Ang Ⅱ 所引起的血管收缩和醛固酮的释放,产生降压作用,单用或与氢氯噻嗪等其他降压药联合治疗原发性高血压。口服厄贝沙坦的血药浓度达峰时间约为 1~1.5 小时,$t_{1/2}$ 约为 11~15 小时,血浆蛋白结合率约为 90%,以原形或代谢物经胆道和肾脏排泄。不良反应有头痛、眩晕等。可致低血压反应,发生率约为 0.4%。

三、肾素抑制药

肾素抑制药能有效地选择性抑制 RAS 的第一个环节,且具有一定的抗交感活性作用,能改善心衰患者的血流动力学,对肾脏的保护作用理论上优于 ACEI 和 AT_1 受体阻断药。代表药如雷米克林(remikiren)、依那克林(enalkiren)等,目前此类药物存在生物利用度低,易被蛋白酶水解等缺点,仍待研发优化。

第三节　钙通道阻滞药

钙通道阻滞药(calcium channel blockers,CCB)是常用抗高血压药,主要药理学作用机制是通过阻滞血管平滑肌细胞膜上钙通道,减少外钙内流,松弛血管平滑肌、降低外周阻力,从而发挥降压作用。依据化学结构可分为二氢吡啶类和非二氢吡啶类,前者代表药为硝苯地平和氨氯地平,后者为维拉帕米。

一、二氢吡啶类钙通道阻滞药

硝苯地平(nifedipine)

【体内过程】口服吸收快而完全,生物利用度约60%,血浆蛋白结合率约95%,口服片剂约20分钟后可出现降压作用,1~2小时血浆药物达峰;舌下含服约3分钟即可起效,血浆药物达峰时间约为20~30分钟。首过效应明显,主要经肝CYP3A4酶代谢,肾脏排泄。$t_{1/2}$约为4小时。老年人及肝功能受损者首过效应减少,药物$t_{1/2}$相对延长,故上述患者用药时需酌情减量。

【药理作用及作用机制】

1. **降压、抗心肌缺血作用**　硝苯地平通过阻滞细胞膜L-型电压依赖性钙通道而减少细胞内钙离子浓度,使外周血管平滑肌松弛,外周血管阻力下降,降低血压和改善外周血管痉挛。另外,硝苯地平还可通过扩血管、减轻心脏前后负荷继而降低心肌耗氧量,及扩张冠脉等效应改善缺血心肌的供血。硝苯地平对外周血管强大的扩张作用所导致的交感神经活性反射性增高,抵消了药物本身的对心脏的负性作用。

2. **其他**　硝苯地平通过阻滞支气管平滑肌细胞膜钙通道和血小板钙通道而减少细胞内钙离子浓度,继而松弛支气管平滑肌、抑制血小板聚集等。

【临床应用】

1. 硝苯地平是抗高血压的常用药物之一,用其缓释剂型治疗各型高血压,尤其适合高血压合并变异型心绞痛的患者。

2. 其他　用于心绞痛、雷诺病、支气管哮喘和动脉粥样硬化疾病等。

【不良反应及注意事项】一般不良反应较为常见,如头晕、头痛,颜面潮红及足踝水肿,踝部水肿为毛细血管前血管扩张,而非水钠潴留。由于硝苯地平对外周血管扩张作用强,可引发交感神经张力反射性增强,出现心率加快、心输出量增加及血浆肾素活性增高等不良反应。对硝苯地平过敏者、妊娠妇女禁用。

利福平通过影响CYP3A4酶,可显著降低硝苯地平生物利用度,从而取消了其降压效应,故硝苯地平不与利福平合用。与β_1肾上腺素受体阻断药或利尿药合用可增强硝苯地平降压效果,并减少不良反应,但可能诱发低血压;硝苯地平与双香豆素类、苯妥英钠、奎尼丁和奎宁等蛋白结合率高的药物联合应用时,可使这些药物的游离浓度发生改变。硝苯地平与西咪替丁同用时,硝苯地平的血浆浓度增加,应注意调整剂量。

氨氯地平(amlodipine)

作用与硝苯地平相似,但对血管选择性更高。降压作用起效较慢,服药后1~2周才出现明显的降压作用,6~8周降压效果达峰值,$t_{1/2}$长达35~50小时,维持时间较长。无快速降压所致的心动过速、头痛等不良反应,不引起反射性交感神经活性增加,适用于高血压和缺血性心脏病等疾病的治疗。

二、非二氢吡啶类钙通道阻滞药

维拉帕米（verapamil）

【体内过程】口服 90% 以上被吸收,生物利用度为 20%~35%。血浆蛋白结合率为 87%~93%,1~2 小时起效,持续 6 小时。主要经肝脏代谢,代谢产物去甲维拉帕米仍有活性。静脉给药 2 分钟起效,2~5 分钟效应达峰,作用持续约 2 小时,主要经肾脏排出。

【药理作用及作用机制】

1. 降压作用　维拉帕米降压作用与硝苯地平的作用机制相似,但较之明显弱。

2. 对心脏具有负性肌力、负性频率和负性传导作用　钙离子在心肌细胞兴奋-收缩偶联过程中的作用至关重要,维拉帕米可以作用于心肌动作电位 2 期(平台期),阻滞胞外 Ca^{2+} 内流,限制胞质 Ca^{2+} 水平升高,使心肌收缩力相对减弱,从而出现负性肌力作用。窦房结和房室结是慢反应细胞,窦房结的自律性主要依赖于动作电位 4 期 Ca^{2+} 内流的自动除极,房室结的传导性主要依赖于动作电位 0 期 Ca^{2+} 内流的除极。维拉帕米使窦房结及房室结的细胞膜上的 Ca^{2+} 通道被阻滞,最终表现为心率下降,传导减慢。

3. 扩张冠状动脉,增加心肌供血,减少心肌耗氧量。

【临床应用】

1. 高血压　尤其适用于合并肥厚型心肌病、房性期前收缩、阵发性室上性心动过速、心绞痛的高血压患者。

2. 心律失常　房性期前收缩或阵发性室上性心动过速,静脉注射适用于治疗快速性室上性心律失常。

3. 心绞痛　包括稳定型或不稳定型心绞痛,以及冠状动脉痉挛所致的心绞痛,如变异型心绞痛。

【不良反应及注意事项】对心脏的过度抑制可引起心动过缓(50 次 / 分以下)、二度或三度房室传导阻滞,甚至心脏停搏、心力衰竭等。维拉帕米还可导致低血压、下肢水肿、眩晕等不良反应,偶可致肢体冷痛、麻木及烧灼感等。充血性心力衰竭;二度至三度房室传导阻滞;病态窦房结综合征;预激综合征伴房颤或房扑;心源性休克和心动过缓等禁忌使用。

环磷酰胺、长春新碱、阿霉素和顺铂等可减少维拉帕米的吸收;苯巴比妥可降低维拉帕米的血浆浓度;西咪替丁可提高维拉帕米的生物利用度;维拉帕米抑制乙醇的消除;维拉帕米增加地高辛、卡马西平、环孢素、阿霉素和茶碱的血药浓度;与胺碘酮、氟卡尼、丙吡胺和 β_1 肾上腺素受体阻断药联合使用可增加对心脏的毒性。维拉帕米与其他抗高血压药合用时可能出现低血压。

第四节　利尿药

呋塞米等高效利尿药短期用于高血压危象等。氢氯噻嗪等中效利尿药又称基础降压药,是常用的降压药。在采用其他降压方案治疗顽固性高血压或难治性高血压疗效均差时,可考虑联合使用螺内酯等拮抗醛固酮的利尿药。这节重点介绍中效利尿药的抗高血压作用及临床用途。

氢氯噻嗪（hydrochlorothiazide）

【体内过程】口服后 1 小时产生降压效应,作用持续时间为 12 小时。氢氯噻嗪降压作用温和、持久,一般用药 2~4 周达最大疗效。氢氯噻嗪的降压效应与饮食中摄入钠量有关,如限制食盐摄入能增强降压作用。

【药理作用】降压机制包括:①初期用药通过排钠利尿,使血容量减少、心输出量减少而降压;②用药3~4周后,因利尿排钠降低血管平滑肌细胞内 Na^+ 水平,经 Na^+-Ca^{2+} 交换机制,减少细胞内 Ca^{2+} 水平,血管平滑肌松弛,血管张力减弱而降压;③除此以外,氢氯噻嗪尚可诱导动脉壁产生激肽、前列腺素 E_2 等扩血管物质,使血管扩张,血压下降。

【临床应用】单独使用适用于轻度高血压;也可作为基础降压药与其他降压药合用治疗中、重度高血压。因其利尿消肿作用,尤其适用于伴有充血性心力衰竭、水肿的高血压患者。与其他降压药合用,不仅可以增强降压的疗效,并可减轻其他药物引起的水钠潴留,但要谨防过度降压。长期使用导致低血钾,可与保钾利尿药螺内酯合用,不仅增强利尿效应,同时预防低钾血症。不宜用于伴有高血脂、糖尿病的高血压病患者。

吲达帕胺(indapamide)

对于高血脂、糖尿病代谢紊乱的高血压患者需用利尿药进行基础降压时,可使用非噻嗪类的中效利尿药吲达帕胺控制血压。

第五节 交感神经抑制药

一、中枢性降压药

中枢神经系统存在抑制性和兴奋性两类神经元,是调控外周交感神经活动的主要因素。兴奋性神经元被激活,可引起外周交感神经兴奋,使血管收缩、血压上升和心率加快。抑制性中枢神经元 α_2 肾上腺素受体和咪唑啉受体被激活后,可引起外周交感神经抑制,继而导致血管扩张、血压下降和心率减慢。可乐定为第一代中枢性抗高血压药。甲基多巴、莫索尼定为第二代中枢性抗高血压药。

可乐定(clonidine)

【体内过程】口服吸收良好,生物利用度约为75%,服药后0.5小时起效,易透过血脑屏障,2~4小时血药浓度达峰,血浆 $t_{1/2}$ 约为12~16小时。30%~50%经肝代谢,约40%~60%以原形从尿中排泄。

【药理作用】激动延髓孤束核的抑制性神经元突触后膜 α_2 受体和延髓腹外侧区嘴部(rostral ventrolateral medulla,RVLM)的 I_1 咪唑啉受体,减少中枢交感神经冲动的发放,产生降压作用。同时,激动外周交感神经突触前膜的 α_2 肾上腺素受体,负反馈抑制去甲肾上腺素的释放,使血压下降。但大剂量的可乐定可兴奋外周血管平滑肌的 α_1 肾上腺素受体,引起血管收缩,减弱其降压作用。还可抑制胃酸的分泌,增加肾血流量。

【临床应用】一般用于中、重度高血压,尤适合兼有溃疡病的高血压和肾性高血压,与利尿药等其他降压药合用可控制重度和难治性高血压。

【不良反应】常见不良反应主要有眩晕、嗜睡、抑郁、口腔和鼻黏膜干燥等。久用致水钠潴留,合用利尿药可避免此缺点。某些患者长期使用可出现性欲减少、阳痿、排尿困难和尿潴留等不良反应。长期使用突然停药可出现血压骤升、头痛和心悸等交感神经功能亢进现象。

【禁忌证】对可乐定过敏者、高空作业及驾驶机动车辆的人员等应禁用。

【药物相互作用】丙米嗪、阿米替林、地昔帕明及吩噻嗪类等在中枢与可乐定发生竞争性拮抗作用,抑制可乐定的降压效应;可乐定能增加巴比妥、乙醇、丙米嗪、阿米替林、地昔帕明及吩噻嗪类的中枢抑制效应,故合用时应慎重。

甲基多巴（methyldopa）

甲基多巴属第二代中枢性降压药，口服吸收的个体差异大（26%~76%），服药后 2~3 小时起效，6~8 小时作用达峰，主要以原形或代谢物形式经肾脏排出。甲基多巴通过血脑屏障后在脑内可转化为 α- 甲基去甲肾上腺素，后者激动中枢抑制性神经元 α_2 肾上腺素受体，减少中枢发出的交感神经冲动而产生降压作用。降压作用较可乐定温和持久（约 24 小时）。同时，伴心率减慢和心输出量减少，扩张肾血管作用明显，不减少肾血流量，并有降低肾素活性的作用。可用于中度高血压，尤适用于肾性高血压或伴有肾功能障碍的高血压患者，与利尿药等其他降压药合用可产生协同降压作用，用于重度或难治性高血压的治疗。甲基多巴常见的不良反应有嗜睡、眩晕和口干等，久用可引起水钠潴留、肝损害、低血压等。

二、神经节阻断药

与乙酰胆碱竞争结合交感和副交感神经的神经节细胞 N_N 受体，阻断自主神经冲动的传递。交感神经节被阻断则产生强大的降压作用，副交感神经节被阻断则引起广泛的不良反应。本类药的代表药有美卡拉明（mecamylamine）、咪噻芬（trimetaphan camsilate）等，偶用于其他药物无效的高血压危象或手术麻醉时控制血压等。

三、交感神经末梢抑制药

本类药主要作用于去甲肾上腺素能神经末梢部位，通过耗竭囊泡内递质，阻断外周去甲肾上腺素的缩血管作用，从而降低血压。本类药包括利血平和胍乙啶。利血平（reserpine）通过与囊泡膜上胺泵结合，不仅抑制去甲肾上腺素被囊泡再摄取，还抑制囊泡膜摄取多巴胺合成去甲肾上腺素；大剂量利血平还能破坏囊泡膜并阻止去甲肾上腺素与 ATP 结合，终使囊泡内递质的合成与储存减少直至耗竭，继而使交感神经功能减弱、血压下降。降压作用起效缓慢、作用温和，但持久，同时伴心率减慢。口服给药 1 周才起效，停药后尚能持续降压 3~4 周。利血平单用一般主要用于轻度高血压，与噻嗪类利尿药等其他降压药合用可产生协同降压效应，用于中、重度高血压或难治性高血压的治疗。

利血平有镇静、安定作用，并可导致鼻塞、胃酸分泌过多、胃肠运动增加及腹泻等副交感神经亢进症状。长期大剂量应用尚可能引起抑郁症及心律失常、帕金森综合征、性功能障碍和消化性溃疡等不良反应。

胍乙啶作用机制与利血平类似，但其不易透过血脑屏障，故无显著中枢抑制作用。

四、肾上腺素受体阻断药

（一）β 肾上腺素受体阻断药
β 肾上腺素受体阻断药是治疗高血压病的常用药，能降低高血压病并发脑卒中、心肌梗死等的发生率和死亡率。常用的 β 受体阻断药有普萘洛尔、美托洛尔、阿替洛尔等。

普萘洛尔（propranolol）

【体内过程】口服吸收完全，但首过效应明显，生物利用度约为 25%。$t_{1/2}$ 约为 4 小时，连续口服 2~3 周才出现降压作用，能有效地控制高血压患者的血压。

【药理作用】普萘洛尔的降压作用机制是通过多环节产生：①阻断心脏 β_1 肾上腺素受体，抑制心肌收缩力并减慢心率,使心输出量减少,血压降低;②阻断肾小球旁细胞的 β₁ 肾上腺素受体,抑制肾素的分泌,从而阻断 RAS,血管扩张,血压下降;③阻断交感神经末梢突触前膜 β₂ 肾上腺素受体,抑制其正反馈作用而减少去甲肾上腺素的释放;④阻断中枢兴奋性神经元上的 β 肾上腺素受体,减弱其支配外周交感神经的功能,使血管扩张、血压下降;⑤改变压力感受器的敏感性;⑥增加 PGI₂ 的合成。

【临床应用】 单独用于轻、中度高血压病的治疗,也可与氢氯噻嗪、卡托普利、硝苯地平或哌唑嗪等联合应用。尤其适用于伴心输出量高或肾素活性高、心绞痛、室上性快速性心律失常、偏头痛等高血压病患者。普萘洛尔临床用药个体差异较大,口服后血药浓度可相差 20 倍左右,因此需要个体化用药。若长期给药的患者骤然停用,可引发血压陡升,故停药时必须逐渐减量。本品可增加洋地黄毒性,故禁用于洋地黄化的患者。不宜用于伴有支气管哮喘、高血脂、抑郁症的高血压病人。

(二) α₁ 肾上腺素受体阻断药

α₁ 肾上腺素受体阻断药是人工合成的喹啉类衍生物,通过选择性阻断血管平滑肌突触后膜的 α₁ 肾上腺素受体,使血管扩张,血压下降,但不影响突触前膜 α₂ 肾上腺素受体的药物。此类药物有哌唑嗪、特拉唑嗪和多沙唑嗪等。

哌唑嗪(prazosin)

【药理作用】 选择性阻断血管平滑肌突触后膜 α₁ 肾上腺素受体,松弛血管平滑肌,产生中等偏强的降压作用。它对突触前膜的 α₂ 肾上腺素受体几乎无作用,不影响突触前膜的负反馈功能,在降压同时,不增加递质释放和血浆肾素活性。对心率、心输出量、肾血流量和肾小球滤过率均无明显影响。长期使用可降低血总胆固醇、甘油三酯、低密度脂蛋白和极低密度脂蛋白,升高高密度脂蛋白。同时还具有扩张静脉和动脉的功能,可降低充血性心衰患者的心脏前后负荷。

【临床应用】 用于各型高血压,尤适用中度高血压并发肾功能障碍患者及合并良性前列腺肥大或伴有动脉粥样硬化的高血压病患者的治疗,与其他降压药合用可增强降压效果。

【不良反应】 常见有眩晕、疲乏、口干和鼻塞等。某些个体在首次给药后 30~60 分钟出现"首剂现象",采取首次剂量减半并于睡前服用的方法可避免,一般连续服用数次后"首剂现象"即可消失。还可导致阳痿、尿频、失禁、耳鸣等。

【药物相互作用】 与噻嗪类利尿药或 β 肾上腺素受体阻断药合用,可使降压作用增强,水钠潴留等不良反应减轻,但需防范血压过度降低;吲哚美辛等非甾体类抗炎镇痛药或拟交感类药物可减弱哌唑嗪的降压作用。

(三) α₁ 肾上腺素受体和 β 肾上腺素受体阻断药

拉贝洛尔(labetalol)

降压作用温和,对心输出量和心率无明显影响,适用于各型高血压的治疗,静脉注射可用于高血压危象,利尿药可增强其降压效果。本药对 α₁ 和 β 肾上腺素受体都具有竞争性阻断作用,对 β 肾上腺素受体的阻断作用强于对 α₁ 肾上腺素受体的作用,且对 β₁ 和 β₂ 肾上腺素受体无选择性。

卡维地洛(carvedilol)

选择性阻断 α₁ 受体和非选择性阻断 β 受体,无内在拟交感活性。阻断 α₁ 受体的作用约为拉贝洛尔的 1/2,阻断 β 受体的作用较拉贝洛尔强 3~5 倍。降压作用肯定,对心输出量及心率影响较小,适用于轻、中度高血压或伴有肾功能不全、糖尿病的高血压患者。基本不影响血脂代谢。

第六节　血管扩张药

血管扩张药包括直接扩张血管药和钾通道开放药,前者代表药如肼屈嗪、硝普钠,是经典抗高血压药;后者是新型抗高血压药,包括二氮嗪、米诺地尔、吡那地尔等。

一、直接扩血管药

肼屈嗪(hydralazine)

肼屈嗪(hydralazine)降压作用快且强,扩张动脉后反射性兴奋交感神经,导致心率、心输出量、心肌耗氧量和血浆肾素活性增加以及水钠潴留,故常与利尿药或 β 肾上腺素受体阻断药合用治疗中、重度高血压。肼屈嗪主要扩张动脉而对静脉影响较小,相对不易引起体位性低血压。该药口服吸收快而完全,主要在肝脏代谢,其中乙酰化速率受遗传因素影响,慢乙酰化者血药浓度高。女性慢乙酰化型患者连续应用 5 个月以上的大剂量肼屈嗪容易发生类风湿性关节炎或全身性红斑狼疮样综合征。该药还有头痛、头晕、乏力、恶心、呕吐和外周神经炎等不良反应,并可诱发心绞痛和心力衰竭,老年人或伴有冠心病的高血压患者应慎用肼屈嗪。

硝普钠(sodium nitroprusside)

硝普钠(sodium nitroprusside)又名亚硝基铁氰化钠,通过释放 NO,激活鸟苷酸环化酶,促进血管平滑肌细胞环鸟苷酸生成,继而降低细胞内 Ca^{2+} 浓度,导致血管平滑肌松弛,直接扩张小动脉和小静脉,是一种快速、强效、短效的降压药。通过调整滴注速度,硝普钠可将血压维持于所需水平,但停药后 5 分钟血压可恢复至给药前水平,主要用于治疗高血压危象、高血压脑病、恶性高血压和嗜铬细胞瘤发作引起的血压升高。因硝普钠可扩张小动脉和小静脉、减轻心脏前后负荷,故还可用于急、慢性心功能不全以及高血压合并心衰的患者。

有恶心、呕吐、精神不安、肌肉痉挛、头痛、出汗和发热等不良反应。长期或过量给药可致血中硫氰化物蓄积而中毒,引起急性精神病或甲状腺功能减退等,故用药时须严密监测血浆硫氰化物浓度或不良反应。值得注意的是,硝普钠水溶液不稳定,遇光、热或长时间贮存易发生分解并产生有毒的硫氰化物,使用时应避光。肝、肾功能不全及甲状腺功能减退者慎用,孕妇禁用。

二、钾通道开放药

二氮嗪(diazoxide)

二氮嗪降压作用快且强,临床常静脉注射用于高血压危象、高血压脑病及恶性高血压等。二氮嗪够激活 ATP 敏感的钾通道,促进血管平滑肌细胞内 K^+ 外流,使胞膜超极化,减少细胞外钙内流,松弛血管平滑肌,扩张小动脉,降低外周阻力而降压。常见不良反应有心率加快、心输出量增加、眩晕、头痛、恶心和面部发红等,久用可致肾素分泌增加、水钠潴留,并可导致高血糖和高尿酸血症。米诺地尔、吡那地尔、尼可地尔等与之类似。

第七节　其他新型抗高血压药

一、前列环素合成促进药

沙克太宁（cicletanine）

沙克太宁属于呋喃吡啶类，降压作用起效迅速、温和、持久，可持续 6~10 小时，用于轻、中和重度高血压。降压作用机制系增加 PGI_2 的合成，直接松弛血管平滑肌、扩张血管。沙克太宁还有轻度的利尿及抑制血管平滑肌增殖的作用，对血管壁脆化、水肿和缺血再灌注心脏具有一定的保护作用。

二、5- 羟色胺受体阻断药

酮色林（ketanserin）

酮色林口服后吸收迅速，0.5~2 小时血药浓度达峰值，血浆蛋白结合率约为 95%，用于控制轻、中度或重高血压，亦能用于控制手术前、后以及妊高征等急性高血压发作。可单用或与其他降压药合用，亦可用于充血性心力衰竭和雷诺氏病等。本药具有选择性阻断 5- 羟色胺 2A（$5-HT_{2A}$）受体以及轻度阻断 α_1 肾上腺素受体等作用，另外，还能对抗儿茶酚胺类和 Ang II 所致的血管收缩和血小板聚集作用，少数患者出现嗜睡、头晕等不良反应。这些反应在治疗数天后逐渐消失。

三、内皮素受体阻断药

波生坦（bosentan）

波生坦是特异性内皮素受体的阻断药，能与 ET_A 和 ET_B 受体竞争性结合，对 ET_A 受体的亲和力比对 ET_B 受体的亲和力稍高。其生物利用度大约为 50%，口服后 3~5 小时达到最大血药浓度，血浆蛋白结合率 >98%，主要在肝脏代谢。波生坦能减少肺动脉高压的肺血管阻力、逆转肺血管重构和右心室肥大，减轻肺纤维化。主要用于肺动脉高压的治疗。

第八节　抗高血压药的应用原则

高血压的治疗包括非药物治疗和药物治疗，非药物治疗是指改变生活方式，消除引起血压升高和其他心血管病的危险因素，其中，限盐、限酒、控制体重和适当运动是治疗轻度高血压的非药物治疗措施。抗高血压药物治疗的原则是：①有效治疗与终生治疗：将血压控制在 140/90mmHg 以下，由于原发性高血压病病因不明，无法根治，经非药物治疗无效的情况下须终生药物治疗；②根据病情及合并症选用合适的降压药物；③个体化治疗：结合病人的具体情况，采取综合治疗措施，有效控制血压；④保护靶器官：选用对靶器官具有保护作用的药物，如 ACEI、AT_1 受体阻断药等；⑤联合用药：联合用药的目的是增强疗效，减少不良反应，具体方案见表 17-2。

表 17-2　抗高血压药物联合使用的建议

首选方案	次优方案	不合理方案
ACEI 和氢氯噻嗪	β 受体阻断药和氢氯噻嗪	ACEI 和 ARB
ARB 和氢氯噻嗪	二氢吡啶类 CCB 和 β 受体阻断药	肾素抑制剂和 ARB
ACEI 和 CCB	CCB 和氢氯噻嗪	肾素抑制剂和 ACEI
ARB 和 CCB	二氢吡啶类和非二氢吡啶类 CCB	非二氢吡啶类 CCB 和 β 受体阻断药
α_1 受体阻断药和 β 受体阻断药	氢氯噻嗪和可乐定	中枢交感抑制药和 β 受体阻断药
		可乐定和 α- 甲基多巴
		利血平和胍乙啶

注:ACEI:血管紧张素转换酶抑制药;ARB:AT_1 受体阻断药;CCB:钙通道阻滞药

案例 17-1

　　一位 28 岁的男性原发性高血压患者,一次性服用 100mg 盐酸可乐定后,最初出现血压陡升,随后出现低血压、心动过缓、窒息、幻觉和半昏迷等。

　　思考:请问该患者的用药方案是否正确? 为什么?

案例 17-2

　　一位 59 岁的女性重度高血压病患者,血压 190/140mmHg,有支气管哮喘病史,同时还罹患糖尿病、高脂血症,自行联合服用了普萘洛尔、卡托普利和氢氯噻嗪治疗高血压病,随后血压有所下降,但病人出现全身乏力、头晕、喘息、气急等表现。

　　思考:请问该患者的用药方案是否正确? 为什么?

(杨丹莉)

目前抗高血压药种类繁多,根据药物作用部位及作用机制不同,可将抗高血压药分成六大类。第一类是肾素-血管紧张素系统(RAS)抑制药:包括血管紧张素转化酶抑制药、血管紧张素Ⅱ受体阻断药和肾素抑制药等。第二类是钙通道阻滞药:包括二氢吡啶类和非二氢吡啶类等。第三类是利尿药,其中氢氯噻嗪为基础降压药。第四类是交感神经系统抑制药,包括:①中枢性降压药;②神经节阻断药;③交感神经末梢抑制药;④肾上腺素受体阻断药(β受体阻断药、α₁受体阻断药和α、β受体阻断药)。

药、α_1受体阻断药和α、β受体阻断药)。第五类是血管扩张药。第六类是其他新型降压药,包括前列腺素合成促进药、$5-HT_{2A}$拮抗药和内皮素受体阻断药等。目前国内外常用的抗高血压药是血管紧张素转化酶抑制药、血管紧张素Ⅱ受体阻断药、钙通道阻滞药、利尿药和α_1或β肾上腺素受体阻断药等。高血压药物治疗的原则是:①有效治疗与终生治疗;②根据病情及合并症选用合适的降压药物;③个体化治疗;④保护靶器官;⑤联合用药。

1. 抗高血压药物有哪几类?每类请列出1个代表药。其中常用的抗高血压药物类别有哪些?

2. 为减少氢氯噻嗪引起肾素活性升高的不良反应最好联合使用哪类降压药?

3. 请问 ACEI 与 AT_1 受体阻断药的药理作用有什么不同?二药适合联合用药吗?为什么?

第十八章　治疗充血性心力衰竭的药物

18

充血性心力衰竭（congestive hearts failure，CHF）又称慢性心功能不全（chronic cardiac dysfunction），是由心脏结构和功能异常所导致的一种临床综合征，是心血管疾病的最严重阶段。表现为血流动力学障碍，使心脏泵血功能降低，组织器官血液灌流不足，不能满足机体的需要。同时，心室腔压力高于正常（左室舒张末期压又称左室充盈压 >18mmHg；右室舒张末期压又称右室充盈压 >10mmHg），静脉回流受阻，导致肺循环和（或）体循环淤血。

CHF 的预后较不良，生存率较低，严重威胁并影响人类的健康和生活质量，成为心血管疾病的一项难题。CHF 的致病因素很多，心肌炎、心肌梗死、先天性心脏病、高血压、心瓣膜疾病、甲状腺功能亢进及贫血等均有可能导致 CHF。

第一节　充血性心力衰竭的病理生理变化

一、交感神经系统的激活和 β 受体信号转导的变化

CHF 时，交感神经系统激活是最早且最常见的变化，而长期激活交感神经可导致心肌 β 受体信号转导发生变化。

CHF 时，心肌收缩力减弱，心排出量下降，从而使窦弓和心内压力感受器的敏感性降低，进而反射性地激活交感神经系统，在 CHF 早期可起到一定代偿作用。但长期激活交感神经活性，可增加心脏后负荷及心肌耗氧量，促进心肌肥厚，诱发心律失常，甚至猝死。

长期激活交感神经系统可使 β_1 受体下调，以减轻去甲肾上腺素对心肌的损害。同时，兴奋性 G 蛋白（Gs）数量减少，活性下降；而抑制性 G 蛋白（Gi）数量增多，活性增强，Gs/Gi 比值下降；G 蛋白偶联受体激酶（GRKs）活性增加，β_1 受体与兴奋性 Gs 蛋白脱偶联，使心脏对 β_1 受体激动药的反应性降低。

二、肾素 - 血管紧张素 - 醛固酮系统

CHF 时，肾脏血流量降低，从而刺激肾脏肾小球旁细胞受体释放肾素，激活肾素 - 血管紧张素 - 醛固酮系统（RAS）。在 CHF 早期，RAS 被激活有一定的代偿作用，但长期激活 RAS，可使 Ang Ⅱ 含量明显升高，收缩全身小动脉，增加外周血管阻力，增加心脏后负荷。同时因醛固酮释放增多，导致水钠潴留，从而增加血容量，增加心脏前负荷。另外，Ang Ⅱ 还有促生长作用，从而导致心肌肥厚和重构。

三、醛固酮

近年来，对于醛固酮在 CHF 发病中的重要性有了进一步认识，发现 CHF 患者体内醛固酮水平可明显增高达 20 倍以上。醛固酮能刺激蛋白质合成，使心肌组织顺应性降低，导致心功能降低。大量的醛固酮还有促生长作用，特别是促进成纤维细胞增殖，导致心脏和大血管发生重构和纤维化，加速 CHF 的恶化。醛固酮还能强化儿茶酚胺等的作用、影响血管内皮功能，还能产生氧自由基，诱发炎症及损伤。

四、心脏重构

CHF 是一种超负荷心肌病，心肌缺血和缺氧、过度牵张，引发心肌细胞肥大，发生心肌细胞凋亡和（或）坏死，表现为心肌细胞体积缩小、数量减少。而心肌细胞外基质各成分增多并堆积，造成心肌组织纤维化，

从而导致心脏收缩和舒张功能发生障碍。心肌在长期的超负荷状态下,在过度牵拉等机械性因素和神经递质性因素及其他促生长因素的影响下,可促进蛋白质的合成,导致心肌细胞肥大、心肌肥厚、心腔扩大,进而加剧心脏收缩和舒张功能障碍。这一过程,称为心脏重构(remodeling)。心脏重构是各种 CHF 发病过程中心脏形态结构变化等多种病理表现的总和,是 CHF 恶化进展的基础。

第二节　治疗充血性心力衰竭药物的分类

目前,药物治疗是治疗 CHF 的主要手段。传统的药物治疗目标仅仅局限于缓解症状、改善血流动力学的异常变化。而现代治疗心衰的目标已转向防止并逆转心室肥厚或重构,延长患者生存期,降低死亡率和改善预后。

根据药物的作用及作用机制可将治疗 CHF 的药物分为以下几大类(图 18-1):

1. **肾素 - 血管紧张素 - 醛固酮系统(RAS)抑制药**

(1) 血管紧张素转化酶抑制药(ACEI):卡托普利、依那普利等。

(2) 血管紧张素 Ⅱ 受体(AT_1 受体)阻断药:氯沙坦、缬沙坦等。

(3) 醛固酮受体阻断药:螺内酯、依普利酮等。

2. **β 受体阻断药**　美托洛尔、比索洛尔、卡维地洛。

3. **利尿药**　氢氯噻嗪、呋塞米等。

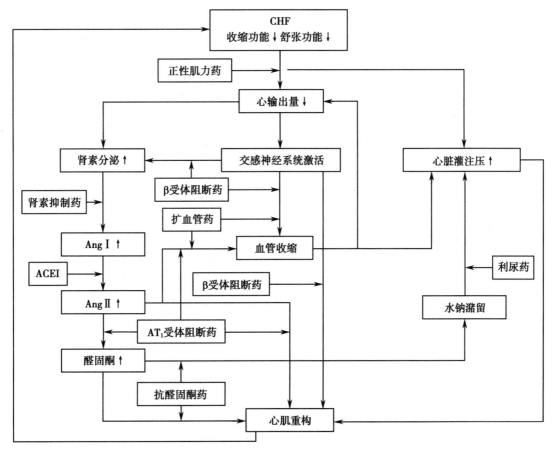

图 18-1　CHF 的病理生理特征及药物作用位点

4. 正性肌力药

(1) 强心苷类:地高辛、洋地黄毒苷等。

(2) 非苷类正性肌力药:米力农、维司利农等。

5. 扩血管药 硝普钠、硝酸酯类、哌唑嗪、肼屈嗪等。

第三节 肾素-血管紧张素-醛固酮系统抑制药

肾素-血管紧张素-醛固酮系统(RAS)抑制药主要包括血管紧张素转化酶抑制药(ACEI)和血管紧张素Ⅱ受体阻断药(AT_1 受体阻断药)。大量研究表明,该类药物不仅能改善 CHF 血流动力学、缓解心衰症状、提高生活质量,而且能防止和逆转心室和血管重构,显著降低心衰患者的发病率和病死率,改善预后。目前,该类药物已作为治疗心衰的一线药物,广泛用于临床。

一、血管紧张素转化酶抑制药

ACEI 治疗 CHF 是近 20 年来 CHF 药物治疗最重要的进展之一。临床常用于治疗 CHF 的 ACEI 类药物有卡托普利、依那普利、培哚普利、雷米普利、赖诺普利和群多普利等。

【药理作用及作用机制】

1. **降低心脏前后负荷** ACEI 可抑制血管紧张素转化酶的活性,抑制 Ang Ⅰ 向 Ang Ⅱ 的转化,使 Ang Ⅱ 的生成减少,从而减弱了 Ang Ⅱ 收缩血管的作用。同时 ACEI 可以抑制缓激肽的降解,提高血中缓激肽的含量。缓激肽可促进 NO 和前列环素(PGI_2)的生成,发挥扩血管的作用,使外周血管阻力下降,降低心脏后负荷。ACEI 可减少醛固酮的释放,从而减轻水钠潴留,降低血容量,降低心脏前负荷。

2. **改善血流动力学** ACEI 可降低全身血管阻力、增加心排出量;降低左室充盈压、左室舒张末压,降低室壁张力,改善心脏舒张功能;扩张冠状动脉血管,增加冠状动脉血流量,保护缺血心肌,减轻缺血再灌注损伤;降低肾血管阻力,增加肾血流量,有助于缓解 CHF 的症状,增加运动耐量,提高生活质量。

3. **抑制心肌及血管肥厚与重构** Ang Ⅱ 及醛固酮均可促进细胞生长、促进蛋白质合成,最终导致心肌肥厚。ACEI 可以抑制 Ang Ⅱ 的生成,减少醛固酮的释放,从而有效地防止和逆转心室重构、肥厚及心肌纤维化,逆转血管壁增厚,提高血管顺应性。另外还可通过增加缓激肽含量,而促进 NO 和 PGI_2 的生成,亦有助于逆转心肌肥厚。

4. **抑制交感神经活性** ACEI 可通过减少 Ang Ⅱ 的浓度,发挥抗交感神经的作用,进一步改善心功能。还可恢复下调的 β 受体数量,增加 Gs 蛋白量,降低血中儿茶酚胺和加压素的含量。

5. **保护血管内皮细胞** ACEI 能抗氧自由基损伤,逆转血管内皮细胞损伤,改善血管舒张功能。

【临床应用】ACEI 作为治疗 CHF 的基础药物,常与利尿药和地高辛合用,广泛用于不同程度的 CHF,包括无症状 CHF。不仅能缓解或消除 CHF 症状、提高运动耐量、防止和逆转心肌肥厚、降低病死率、改善预后、提高生存率、延长存活时间,还能够延缓 CHF 的发生,延缓尚未出现症状的早期心功能不全患者的病程进展。

各种 ACEI 治疗 CHF 的疗效相似,应采取从小剂量开始,逐渐增加剂量的方法。

【不良反应】见第十七章。

【注意事项】

1. 治疗时应从小剂量开始,逐渐增加剂量,以免发生低血压反应。

2. 心衰合并肾功能不全者,易发生高血钾症,故需监测血钾水平,并应避免同时使用钾盐和保钾利尿药。

3. 在妊娠中期和末期用药,可引起胎儿畸形、发育不全,甚至引起胎儿死亡。

4. 雷米普利、福辛普利等亲脂性强的 ACEI,可经乳汁分泌,故哺乳期妇女忌用。

二、血管紧张素 II 受体阻断药

ACEI 是治疗 CHF 的重要药物,但是易引起咳嗽、血管神经性水肿等不良反应,而且对糜酶催化 Ang I 生成 Ang II 的途径无效。而血管紧张素 II 受体阻断药(AT_1 受体阻断药),可在受体水平阻断 RAS,阻断不同途径生成的 Ang II 的作用。临床常用的 AT_1 受体阻断药有氯沙坦、缬沙坦、厄贝沙坦、坎地沙坦、他索沙坦(tasosartan)、依普沙坦(eprosartan)和替米沙坦。

【药理作用及作用机制】AT_1 受体阻断药可直接阻断 Ang II 与 AT_1 受体相结合,对各种途径产生的 Ang II 均有阻断作用。能预防、中止及逆转心脏和血管肥厚及重构,降低 CHF 患者的病死率。AT_1 受体阻断药对缓激肽的降解无影响,故使用后不引起咳嗽、血管神经性水肿等不良反应。

【临床应用】主要用于血浆肾素活性高、Ang II 增多而引起的心肌 / 血管肥厚和重构、纤维化的 CHF,以及 ACEI 无效或不能耐受 ACEI 不良反应者的替代用药。

三、醛固酮受体阻断药

应用 ACEI 治疗 CHF 时,血浆醛固酮水平在短期内会下降,但长期治疗后醛固酮水平反而升高,称为醛固酮逃逸现象。因此在治疗心衰时,仅仅使用 ACEI 抑制醛固酮是不够的,必要时应加用抗醛固酮药,如螺内酯、依普利酮。

醛固酮可引起多种生物学效应,如可增加水钠潴留,从而引起水肿和心室充盈压升高;可减少心肌摄取去甲肾上腺素,从而增强去甲肾上腺素的作用,促进心肌重塑和心律失常的发生;还可降低压力感受器的敏感性,使副交感神经活性降低,增加心源性猝死的发生率;可刺激蛋白质合成,促进心脏和血管重构。抗醛固酮药可阻断醛固酮的作用,从而有利于 CHF 的治疗。

研究表明,对于严重 CHF 患者,在常规治疗的基础上,加用抗醛固酮药螺内酯,能显著改善 CHF 的血流动力学,缓解 CHF 症状,降低 CHF 病死率。但是螺内酯具有对抗雄性激素的作用,可引起男性乳腺增生症。另外,还应注意其抑制钾的排泄所导致的高钾血症。**依普利酮**(eplerenone)是新型抗醛固酮药,选择性较高,不良反应较轻,是治疗 CHF 安全有效的药物。

第四节　β 受体阻断药

由于 β 受体阻断药具有负性肌力作用和负性频率作用,过去一直被认为是 CHF 的禁忌用药。随着临床治疗学的研究进展,大量临床试验和基础研究已经证实长期应用 β 受体阻断药可以改善心力衰竭的症状,提高患者的生活质量,降低死亡率。β 受体阻断药治疗 CHF 从禁忌到提倡使用,是近年来 CHF 治疗的重要进展之一。目前临床上常用于治疗 CHF 的 β 受体阻断药有美托洛尔、比索洛尔和卡维地洛。

【药理作用及作用机制】

1. 抑制交感神经过度兴奋　β 受体阻断药通过阻断心脏 β 受体,拮抗交感神经对心脏的作用,拮抗过量儿茶酚胺对心脏的毒性作用,避免心肌细胞坏死;同时通过上调 β 受体的数量,恢复其信号转导能力,改善心肌能量代谢。

2. 抑制 RAS 的激活 β 受体阻断药可抑制 RAS 的激活,减少肾素、血管紧张素和醛固酮的释放,使血管扩张,减少水钠潴留,减轻心脏前后负荷。

3. β 受体阻断药可降低内皮素、TNF-α、IL-6 等细胞因子水平及抗氧化损伤,改善心功能。

4. 改善心功能与血流动力学 长期应用 β 受体阻断药后,可因心率减慢,明显降低充盈压,降低心肌耗氧量,增加心排出量,明显改善心功能与血流动力学。

5. 抗心律失常作用 β 受体阻断药具有明显的抗心律失常作用(见第二十章),可抑制心肌异位节律,减慢传导,可减少 CHF 时心律失常的发生,降低 CHF 患者的病死率和猝死率,改善 CHF 患者的预后。

【临床应用】临床上主要用于扩张性心肌病和缺血性心肌病伴 CHF 患者以及风湿性心脏病 CHF 伴交感神经亢进者。长期应用可降低心律失常及猝死的发生率,阻止临床症状恶化,改善患者的心功能和预后,提高患者生活质量。其他临床应用见第七、十七、二十章。

【注意事项】

1. 应用 β 受体阻断药治疗 CHF 时,应正确选择适应证,如对扩张型心肌病 CHF 的疗效最好。

2. 从小剂量开始,逐渐增加剂量,并且调整剂量应缓慢,严密观察患者反应,避免心功能降低。

3. β 受体阻断药必须与常规治疗 CHF 的药物如地高辛、利尿药、ACEI 等合并使用。同时,需要观察长期效果。

4. 使用该类药物时,应定期检查血尿素氮、肌酐。严重心动过缓、重度房室传导阻滞、支气管哮喘患者禁用。

5. 使用该类药物时,个体差异较大,必要时应进行血药浓度监测。

卡维地洛(carvedilol)

【体内过程】口服吸收迅速而完全,与食物一起服用可减少体位性低血压的可能,且食物不影响其生物利用度。半衰期约为 6 小时,口服 25~50mg 后药效发挥迅速,达峰时间为 1~2 小时,在体内分布广泛,持续时间长。主要经肝脏代谢,其代谢产物几乎无药理活性,约 60% 的代谢产物经胆汁排入肠道随粪便排出,0.3%~2% 以原形药物和 16% 以代谢物的形式经肾脏排泄,因此,肾功能不全的病人应用也是安全的。

【药理作用及作用机制】卡维地洛为第三代 β 受体阻断药,具有阻断 $β_1$、$β_2$ 受体和 $α_1$ 受体的作用,无内源性拟交感活性,兼有钙拮抗、抗氧化、抗细胞增殖及保护细胞等作用,表现出较全面的抗交感神经作用。

阻断心脏 β 受体,可抑制交感神经兴奋,拮抗交感神经对心脏的作用,拮抗过量儿茶酚胺对心脏的毒性作用,从而防止心功能恶化;同时可减慢心率,降低心肌耗氧量,改善 CHF 患者的心功能。阻断 $α_1$ 受体,可扩张外周血管,降低循环阻力,减轻心脏后负荷,有利于 CHF 患者血流动力学的改善。抑制 RAS 从而减轻心脏的前、后负荷,减慢心率,减少心肌的耗氧量,从而改善心室舒张功能及 CHF 时血流动力学的异常变化,改善心肌缺氧。卡维地洛具有强大的抗氧化作用,能抑制缺血心肌线粒体脂质过氧化,保护线粒体功能;拮抗氧自由基诱导心律失常、细胞凋亡、心肌重构等细胞毒性作用,从而保护心肌,延缓 CHF 过程。

【临床应用】在治疗原发性高血压、心绞痛、心肌梗死、抗心律失常等方面均有独特且显著的疗效,尤其在 CHF 的治疗过程中能明显提高左心室射血分数,改善心功能,显著降低 CHF 患者的病死率并改善预后。适用于扩张性心肌病。此外,临床将卡维地洛与利尿药、ACEI 及地高辛合用疗效更好。

第五节 利尿药

利尿药是治疗 CHF 的常规用药,目前仍作为一线药物广泛用于各种 CHF 的治疗。与任何其他治疗 CHF 的药物相比,利尿剂能更快更有效地缓解 CHF 的症状。常用的治疗 CHF 的利尿药有呋塞米、氢氯噻嗪、螺内酯等。

【药理作用及作用机制】CHF 时，血管壁内 Na^+ 增多，通过细胞膜上的 Na^+-Ca^{2+} 双向交换器，使大量的 Ca^{2+} 进入血管平滑肌细胞，促进血管收缩，使外周阻力增加，增加心脏后负荷。利尿药促进水、Na^+ 排出，降低血容量，从而降低心脏前负荷；同时通过排 Na^+，减少血管壁 Ca^{2+} 的含量，使血管扩张，外周阻力下降，从而降低心脏后负荷，改善心功能和血流动力学的异常变化；亦可消除或缓解静脉淤血及其所引起的肺淤血、肺水肿和外周水肿。此外，利尿药还能降低室壁肌张力，降低房室舒张压从而防止左室功能的恶化，改善 CHF 病程。

【临床应用】主要适用于伴有水肿或明显充血和淤血的 CHF 患者。

利尿药的作用机制和特点不同（详见第十六章），尤其是排钾利尿药可引起低钾血症，而诱发 CHF 患者心律失常。因此治疗 CHF 时，应根据病情合理选择利尿药。轻度 CHF 可单独应用中效能利尿药噻嗪类；中度 CHF 可用中效能利尿药噻嗪类与保钾利尿药合用或口服高效能利尿药；严重 CHF、慢性 CHF 急性发作、急性肺水肿或全身水肿者，可静脉注射高效能利尿药；伴有高醛固酮血症的严重 CHF，应选用具有抗醛固酮作用的保钾利尿药，如螺内酯。

临床上使用利尿药治疗 CHF 时，须与 ACEI 合用，后者可抑制利尿药引起的神经内分泌的激活。

【不良反应与注意事项】

1. 大剂量利尿药可减少有效循环血量，进而降低心排出量，反射性地兴奋交感神经，激活 RAS，减少肾血流量，加重组织器官灌注不足，加重肝肾功能障碍，导致 CHF 恶化。

2. 利尿药可引起电解质紊乱，尤其是排钾利尿药引起的低钾血症，是 CHF 诱发心律失常的常见原因之一。因此，应注意补充钾盐或者与保钾利尿药合用。

3. 长期大量应用利尿药还可导致糖代谢紊乱和高脂血症。

第六节　正性肌力药物

一、强心苷类

强心苷（cardiac glycoside）用于治疗 CHF 已经有 200 余年的历史，也可用于治疗某些心律失常。是一类选择性作用于心脏，能够增加心肌收缩力的苷类化合物。强心苷多为天然化合物，从植物中提取，如洋地黄、糠秕毒毛旋花、羊角拗、黄花夹竹桃、冰凉花以及铃兰等。强心苷分为一级强心苷和二级强心苷。天然存在于植物中的为一级强心苷，如毛花苷丙；提取过程中经水解而得到的是二级强心苷，如地高辛、洋地黄毒苷等。临床上常用的强心苷类药物有**地高辛**（digoxin）、**洋地黄毒苷**（digitoxin）、**毛花苷丙**（lanatoside C，西地兰，cedilanid）、**毒毛花苷 K**（strophanthin K）等。这类化合物的作用性质相同，其化学结构是由苷元（配基）和糖组成的。因其化学结构中侧链的不同，在药代动力学上具有一定的差异，化学结构如图 18-2 所示。

【构效关系】强心苷由苷元和糖缩合而成，其中苷元由甾核及一个不饱和内酯环构成，是强心苷发挥药理作用的基本结构。甾核上 C_3、C_{14} 的羟基及 C_{17} 的不饱和内酯环为强心苷保持活性的必需结构。甾核上的羟基数目直接关系到强心苷作用的强弱和持续时间。羟基越多，起效越快，持续时间越短。糖的部分可增加苷元的水溶性，决定药物与组织间的亲和力及作用持续时间，除了葡萄糖外，多为稀有糖，如洋地黄毒糖。

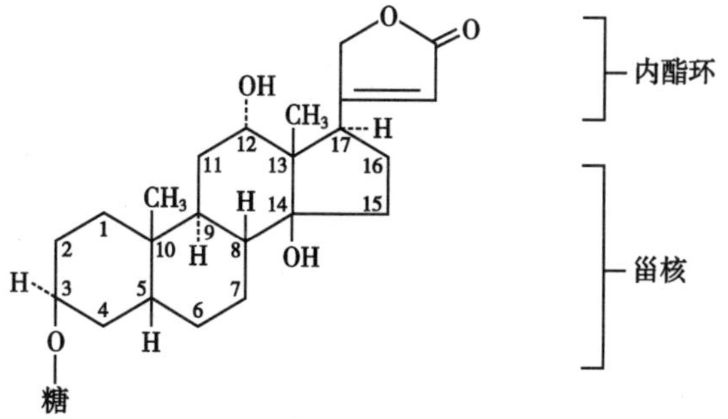

图 18-2　强心苷的化学结构

【体内过程】不同的强心苷,化学结构中的侧链不同,其体内过程也不尽相同(表18-1)。侧链上羟基数目不同,造成药物脂溶性不同,也决定了强心苷发生作用的快慢和持续时间的长短。羟基数越少,脂溶性越高。反之,则脂溶性越低。

1. **吸收** 各种强心苷从胃肠道吸收的程度与药物脂溶性高低呈正相关。洋地黄毒苷的脂溶性最高,口服吸收最好。地高辛口服吸收个体差异大,且易受其他因素的影响,故临床用药必须注意,必要时应监测血药浓度,进行个体化给药。毛花苷丙和毒毛花苷 K 因其口服吸收差,一般是注射给药。

2. **分布** 强心苷血浆蛋白结合率的高低也与药物脂溶性呈正相关,在不同组织中的浓度也有差异。地高辛在体内分布非常广泛,在各组织器官中的浓度相差较大。地高辛对心肌具有高度亲和性,在心肌中的浓度为血浆药物浓度的 10~30 倍。骨骼肌中地高辛浓度仅为心肌浓度的一半,但体内骨骼肌面积大,故给药时应考虑到骨骼肌中的浓度。强心苷可透过胎盘屏障进入胎儿体内,亦可分布到乳汁中。

3. **代谢与排泄** 各种强心苷的脂溶性不同,体内代谢率差异也较大。洋地黄毒苷主要在肝中被 CYP 酶代谢失活,以代谢物形式经肾脏排出体外。地高辛在体内代谢较少,主要以原形从肾脏排出。而毛花苷丙和毒毛花苷 K 几乎全部以原形经肾排出。

表 18-1 常用强心苷的药代动力学特征

参数	洋地黄毒苷	地高辛	毛花苷丙	毒毛花苷 K
口服生物利用度(%)	90~100	60~85	20~30	2~5
血浆蛋白结合率(%)	97	25	<20	5
分布容积(L/kg)	0.6	5.1~8.1	4.4	-
肝肠循环 %	26	7	少	少
肝代谢率 %	70	20	少	0
原形肾排泄 %	10	60~90	90~100	100
$t_{1/2}$	5~7d	36h	33~36h	12~19h
起效时间	2h	1~2h	10~30min	5~10min
达峰时间(h)	8~12	4~8	1~2	0.5~2.0
治疗血药浓度(ng/ml)	10~35	0.5~2.0	-	-
中毒血药浓度(ng/ml)	≥45	≥3.0	-	-
给药方法	口服	口服	静脉注射	静脉注射

【药理作用及作用机制】

1. 对心脏的作用

(1) 正性肌力作用(positive inotropic action):强心苷对心脏具有高度选择性,能明显增加 CHF 时的心肌收缩力,使心肌收缩有力而敏捷,舒张期相对延长。增加心排出量,降低心室舒张末压,使心室容积缩小,室壁张力下降。因此,强心苷在加强 CHF 心肌收缩力的同时,并不增加心肌耗氧量,或者反而降低心肌耗氧量,从而提高心功能。

强心苷的正性肌力作用的机制是增加兴奋时心肌细胞内的 Ca^{2+}。强心苷可抑制心肌细胞膜上的受体 Na^+-K^+-ATP 酶的活性,从而抑制了 Na^+ 外排,导致细胞内 Na^+ 增多,进而通过细胞膜上的 Na^+-Ca^{2+} 双向交换器,使 Na^+ 外流增加,Ca^{2+} 内流增加,最终导致细胞内 Na^+ 浓度下降,Ca^{2+} 浓度上升。Ca^{2+} 又可以兴奋肌浆网上 Ca^{2+}-ATP 酶,使肌浆网摄取 Ca^{2+} 增多,储存 Ca^{2+} 增多。细胞内 Ca^{2+} 增加时,能增加 Ca^{2+} 离子流,使动作电位 2 相内流的 Ca^{2+} 增多,此 Ca^{2+} 能够促进肌浆网释放更多的 Ca^{2+}("以钙释钙"过程)。心肌兴奋时,心肌细胞内 Ca^{2+} 浓度增高,激动心肌收缩蛋白,增加心肌收缩力。

(2) 负性频率作用(negative chronotropic action):治疗量强心苷对于正常心脏的心率无明显影响,但对于心脏衰竭伴有心率加快者,具有明显的减慢心率的作用。其作用机制主要是继发于正性肌力作用,通过增加颈动脉窦、主动脉弓和心内压力感受器的敏感性,反射性兴奋迷走神经而使心率减慢。另外,强心苷还可以直接增敏窦弓压力感受器,和(或)直接兴奋迷走神经,使心率减慢。

(3) 对心肌电生理的影响:治疗量强心苷通过增强迷走神经活性,促进 K^+ 外流,增加最大舒张电位,降低窦房结自律性;而中毒量强心苷却通过抑制 Na^+-K^+-ATP 酶,使细胞内失 K^+,降低最大舒张电位,而增高其自律性。强心苷通过增强迷走神经活性而缩短心房有效不应期,减慢房室结传导速度。

(4) 对心电图的影响:治疗量强心苷可使 T 波低平或倒置,S-T 段呈鱼钩状,P-R 间期延长,Q-T 间期缩短,P-P 间期延长。中毒量的强心苷可导致各种类型的心律失常,使心电图发生相应的变化。

2. 对神经及内分泌系统的作用 治疗量强心苷的正性肌力作用可反射性兴奋迷走神经,也可通过增敏窦弓压力感受器而兴奋迷走神经,或者兴奋迷走神经中枢而增强迷走神经的活性,从而减慢心率,缓解 CHF 的临床症状。

治疗量强心苷可直接抑制交感神经活性,但中毒量强心苷可直接兴奋交感神经中枢和外周交感神经,严重时可引起中枢神经兴奋症状,表现为行为失常、谵妄、精神失常甚至惊厥等。

强心苷能抑制 RAS,降低 CHF 患者血浆肾素活性和去甲肾上腺素水平;升高心钠素水平,对过度激活的 RAS 产生拮抗作用。

3. 对肾脏的作用 强心苷对 CHF 患者有一定的利尿作用。一是通过正性肌力作用,增加心排出量,从而增加肾血流,间接产生利尿作用。二是通过抑制肾小管 Na^+-K^+-ATP 酶,减少肾小管对 Na^+ 的重吸收,直接产生利尿作用。

【临床应用】主要用于治疗 CHF 及某些类型的心律失常。

1. 治疗 CHF 凡是有收缩功能障碍的,各种原因所致的 CHF,强心苷都有一定的治疗作用,但是疗效可因情况不同而有差异。最佳适应证是伴有心房纤颤或心室率快的 CHF;对高血压、缺血性心脏病、心瓣膜病、先天性心脏病等低排血量的 CHF 疗效较好;对继发于严重贫血、甲亢及维生素 B_1 缺乏症的高排血量 CHF 疗效欠佳,临床应以消除病因为主;对肺源性心脏病导致的右心衰竭、心肌炎、缺血缺氧性 CHF 疗效较差;对于心肌外机械性因素所致的 CHF 如心包积液、缩窄性心包炎、二尖瓣狭窄等,疗效很差甚至无效。伴有左心室流出道狭窄的肥厚型心肌病者,应避免使用强心苷。急性心肌梗死导致的左心衰竭,应与降低心脏负荷的扩血管药联合应用,以防单独应用强心苷时可能因心肌耗氧量增加,而使心肌梗死范围扩大。

2. 治疗心律失常

(1) 心房纤颤:心房纤颤是快慢不等、强弱不均的心房纤维颤动,每分钟达 400~600 次,对患者的主要危害是过多的冲动传到心室,引起心室率过快,妨碍心脏泵血,导致严重循环障碍。强心苷是治疗心房纤颤的首选治疗药物,通过增强心肌收缩力、减慢房室传导以及减慢心率,使过多冲动隐匿在房室结中,不能穿过房室结进入心室,从而减慢心室率,改善泵血功能。

(2) 心房扑动:心房扑动与心房纤颤相比,异位节律相对较规则,但冲动较强,更加容易传入心室,引起心室率过快。强心苷是治疗心房扑动的最常用的药物,可通过不均一地缩短心房有效不应期,使心房扑动转变为心房纤颤。然后通过增加迷走神经活性,抑制房室传导,增加房室结的隐匿性传导,从而减慢心室率。

(3) 阵发性室上性心动过速:强心苷通过增强迷走神经活性,而降低心房的兴奋性,从而治疗阵发性室上性心动过速。

【不良反应及防治】强心苷安全范围小,一般治疗量已接近中毒剂量的 60%,并且个体差异较大,故易发生不良反应。约 20% 的用药者发生不同程度的毒性反应。

1. 不良反应的临床表现

(1) 胃肠道反应:是最常见的早期中毒表现,主要表现为厌食、恶心、呕吐、腹泻、腹痛等。剧烈呕吐可导致缺钾而加重强心苷中毒,故应注意补钾,同时减量或停药。但 CHF 时胃肠道淤血可导致胃肠道症状,临床上应注意强心苷中毒与用量不足而导致的 CHF 症状未受控制相区别。

(2) 神经系统反应:主要表现为头痛、眩晕、疲倦、谵妄、幻觉等,也可出现黄视症、绿视症、视力模糊等视觉异常,是强心苷中毒的先兆,为停药指征之一。

(3) 心脏毒性:是强心苷最严重的不良反应,可出现各种心律失常。最常见的是室性期前收缩,发生率高达 33%,也可发生二联律、室上性或室性心动过速,属于中毒先兆,为停药的指征之一。甚至可发生室颤,是强心苷中毒致死的主要原因。亦可出现房室传导阻滞、窦性心动过缓等,严重时还可导致窦性停搏。当心率降至 60 次 / 分以下时,属于中毒先兆,为停药的指征之一。

2. 强心苷中毒的预防 由于患者对强心苷的敏感性个体差异很大,应进行个体化给药。根据患者的年龄、心功能、肾功能以及临床合并症来制订用药方案,同时在用药过程中密切观察患者情况,监测强心苷的血药浓度,随时调整给药方案。

(1) 注意诱发中毒的因素:①电解质紊乱:如低血钾、低血镁、高血钙等,低血钾状态下,容易发生强心苷中毒。②疾病状态:心肌缺血时对强心苷比较敏感,易发生心律失常;肾功能不良时,可减少强心苷的排泄,造成强心苷在体内蓄积,易诱发中毒。③药物相互作用:维拉帕米、奎尼丁等药物可延缓地高辛的代谢,升高地高辛的血药浓度,易导致中毒反应。

(2) 注意观察中毒先兆:室性期前收缩、视觉异常(黄视症或绿视症)、窦性心动过缓(心率 <60 次 /min)为停药的指征,一旦出现,立刻停药。

3. 强心苷中毒的诊断和治疗

(1) 强心苷中毒的诊断:密切观察 CHF 患者使用强心苷前后的症状、体征、心电图等的变化,血药浓度监测有利于及早发现强心苷的中毒反应。当地高辛的血药浓度在 3.0ng/ml,洋地黄毒苷在 45ng/ml 以上,可确诊为中毒。

(2) 强心苷中毒的治疗:应根据情况采取不同的治疗措施:①氯化钾是治疗强心苷中毒所致快速型心律失常的有效药物。K^+ 可与强心苷竞争 Na^+-K^+-ATP 酶,减少强心苷与酶的结合,减轻毒性并阻止毒性的发展。但补钾不可过量,注意患者的肾功能,防止发生高血钾。强心苷中毒引起的房室传导阻滞不能补钾,否则可致心脏停搏。②苯妥英钠能使与强心苷结合的 Na^+-K^+-ATP 酶解离下来,恢复其活性。为治疗强心苷中毒所致重度快速型心律失常的首选药物。③利多卡因可用于治疗强心苷中毒引起的室性心动过速和心室纤颤。④阿托品可用于治疗强心苷中毒引起的房室传导阻滞、窦性心动过缓和停搏。⑤地高辛抗体Fab 片段对地高辛有极高的亲和力,静脉注射后能迅速中和地高辛,使后者脱离 Na^+-K^+-ATP 酶而迅速解毒,已成功地用于地高辛引起的严重中毒。静脉注射 20 分钟见效,每 80mg 能拮抗 1mg 地高辛。

【药物相互作用】强心苷与排钾利尿药合用时,应适时地补钾,防止发生强心苷中毒。奎尼丁、胺碘酮、普罗帕酮等均能使地高辛血药浓度升高,易致中毒,故合用时应适当降低地高辛的用量,并监测地高辛的血药浓度。丙胺太林可抑制胃肠运动而将地高辛的生物利用度提高 25%,而甲氧氯普胺则可促进肠蠕动,而使地高辛的生物利用度降低约 25%。考来烯胺、新霉素等可在肠道内与药物结合,减少吸收,从而降低地高辛的血药浓度。苯妥英钠可增加地高辛的清除而降低地高辛的血药浓度。与 β 受体阻滞剂同用,有导致房室传导阻滞、发生严重心动过缓的可能。

二、非强心苷类

(一) β 受体激动药

CHF 时,交感神经被激活,内源性儿茶酚胺持续增多,导致 β 受体下调,使得衰竭心脏对 β 受体激动药及儿茶酚胺类药物的敏感性下降。β 受体激动药能与心肌细胞膜上的 β 受体结合,通过 G 蛋白偶联激活腺苷酸环化酶,催化 ATP 生成 cAMP,促使 Ca^{2+} 浓度上升,从而起到正性肌力作用。β 受体激动药不宜用于 CHF 的常规治疗,仅在强心苷治疗效果不佳或禁忌时使用,尤其适用于伴有心率减慢或传导阻滞的 CHF 患者。常见的 β 受体激动药有多巴胺、多巴酚丁胺等。

多巴胺(dopamine)

是去甲肾上腺素的前体,药理作用与剂量有关,半衰期 3~5 分钟,多用微量泵泵入。小剂量多巴胺可选择性激动 D_1、D_2 受体,扩张肾、肠系膜及冠状血管,增加肾血流量,促进 Na^+ 的排出。较大剂量可激动 β 受体,并促进去甲肾上腺素的释放,从而加强心肌收缩力,增加心排出量。大剂量可激动 α 受体,收缩血管,增大外周阻力,增加心脏后负荷。仅静脉滴注用于急性 CHF 或进展性 CHF 短期维持循环。

多巴酚丁胺(dobutamine)

可选择性兴奋心脏 $β_1$ 受体,具有较强的正性肌力作用。多巴酚丁胺对心排出量较少并伴有左心室充盈压高的患者优于多巴胺,主要用于对强心苷反应不佳的严重左心室功能不全、心肌梗死后 CHF、术后 CHF、心肌炎以及心源性休克等。

(二)磷酸二酯酶抑制剂

磷酸二酯酶抑制剂(phosphodiesterase inhibitor,PDEI)通过抑制磷酸二酯酶Ⅲ(PDE Ⅲ)的活性,而明显增加心肌细胞内及周围血管平滑肌中的 cAMP 水平,cAMP 通过激活蛋白激酶 A(PKA)使钙通道磷酸化,促进 Ca^{2+} 内流而增加细胞内 Ca^{2+} 的浓度,从而发挥正性肌力作用,增强心肌收缩力。cAMP 可扩张血管,使心脏后负荷降低,降低心肌耗氧量,缓解 CHF 症状。对心率和血压无明显影响。常用药物有:氨力农、米力农、维司力农等。

氨力农(amrinone)

又称氨吡酮,是最早应用的 PDEI,具有正性肌力作用和直接扩血管作用。可增加心脏指数,增加心排出量和肾血流量,改善肾功能,有利尿消肿作用。不良反应较多,常见恶心、呕吐、腹痛、心律失常、肝功能损伤等。15%~20% 的患者长期应用后可出现血小板减少。临床上仅短期静脉给药用于治疗严重 CHF。

米力农(milrinone)

药理作用与氨力农相似,对 PDE Ⅲ 的抑制强度为氨力农的 15~20 倍。能明显缓解 CHF 的症状,提高运动耐量。不良反应较氨力农少,主要有心律失常、低血压、头痛、心绞痛等。目前作为短期静脉给药治疗严重 CHF 的首选药物,但长期口服米力农可增加 CHF 患者的病死率,因此不适合作为口服制剂长期应用。

维司力农(vesnarinone)

是一种口服有效的 PDEI,有强大的正性肌力作用及中等程度的舒张血管作用。其作用机制较复杂,除了抑制 PDE Ⅲ 外,还能促进 Na^+ 内流,抑制 K^+ 外流,增加细胞内 Ca^{2+} 含量。可缓解 CHF 患者的症状,提高生活质量。

第七节　扩血管药

扩血管药自 20 世纪 70 年代开始用于治疗 CHF,能降低心脏前后负荷,改善血流动力学,有效缓解 CHF 的症状,提高运动耐量。临床常用于治疗 CHF 的扩血管药有硝酸酯类、硝普钠、肼屈嗪、哌唑嗪等。

【**药理作用及作用机制**】可扩张动脉和静脉,降低心脏前、后负荷,缓解 CHF 的症状。扩血管药通过扩张静脉,使回心血量减少,降低心脏前负荷,继而降低左室舒张末压和肺楔压,减少心肌耗氧量,改善血流动力学的异常变化,缓解肺部淤血症状;通过扩张小动脉,降低外周阻力,降低心脏后负荷,从而改善心功能,增加心排出量,增加动脉供血,缓解组织缺血。

【**临床应用**】不同扩血管药的作用特点不同,治疗 CHF 时,应根据病情选择不同药物。硝酸酯类以扩张静脉为主,可用于肺静脉压明显升高、肺淤血症状明显的 CHF 患者;肼屈嗪等以扩张动脉为主,可用于心排出量明显减少、外周阻力升高的 CHF 患者。对于心排出量低但肺静脉压高的 CHF,则应兼顾选药,选择硝普钠,或者联合应用肼屈嗪和硝酸酯类。

硝酸酯类(nitrate esters)

硝酸酯类药物含有硝基,经巯基还原释放 NO 而松弛血管平滑肌,产生扩血管作用。主要扩张静脉,使回心血量减少,降低心脏前负荷,明显减轻肺部淤血及呼吸困难等症状。还能选择性地扩张心外膜下的冠状血管,增加冠脉血流,缓解心衰症状,提高患者的运动耐量。适用于冠心病、肺楔压增高、肺淤血症状明显的 CHF。也可与肼屈嗪合用,治疗心排出量低但肺静脉压高的 CHF。持续使用硝酸酯类易产生耐受性,影响其疗效,临床应用应从小剂量开始,采用间歇疗法,同时补充巯基供体,合理调配膳食等,以避免耐受性的产生。临床常用于治疗 CHF 的硝酸酯类药物有硝酸甘油、硝酸异山梨酯。

硝普钠(sodium nitroprusside)

能明显扩张小静脉和小动脉。通过扩张小动脉,降低外周血管阻力,降低心脏后负荷,从而增加心排出量,缓解组织缺血;通过扩张小静脉,减少回心血量,降低心脏前负荷,降低左室充盈压,增加血管顺应性,减轻肺淤血。此外硝普钠还可直接扩张冠状动脉。硝普钠起效快、作用强。静脉给药后 2~5 分钟即起效,可快速抢救危急 CHF。临床主要用于静脉滴注给药治疗冠心病、高血压性心脏病合并左心衰竭;主动脉瓣或二尖瓣关闭不全导致的 CHF;急性心肌梗死伴 CHF。临床应用时应注意硝普钠的剂量,剂量过大可引起血压急剧下降以及重要器官供血不足,出现眩晕、大汗、头痛、肌肉抽搐、焦虑、烦躁、胃痛、反射性心动过速等。

肼屈嗪(hydralazine)

主要扩张小动脉,降低心脏后负荷,增加心排出量;亦可扩张肾血管,显著增加肾血流量。适用于肾功能不全和(或)不能耐受 ACEI 的 CHF 患者,可明显降低病死率,改善预后。但长期单独应用肼屈嗪可反射性激活交感神经和 RAS,应用时应注意。

哌唑嗪(prazosin)

是选择性的 α_1 受体阻断药,能扩张动脉和静脉,降低心脏前后负荷,增加心排出量,改善心功能。主要用于缺血性心脏病的 CHF 患者。久用效果较差,易引起体位性低血压。

案例 18-1

患者,男性,58 岁,因反复呼吸困难 2 年,加重 3 个月,体重增加 8kg 入院。入院前两年,有呼吸困难、端坐呼吸、踝部水肿,此后症状逐渐加重,使用氢氯噻嗪治疗,但疗效不佳。近 3 个月只能端坐入睡,有重度水肿。BP 160/100mmHg,颈静脉怒张,心脏检查有舒张早期奔马律。血常规检查血钾略低。患者目前使用氢氯噻嗪和美托洛尔。

　　思考：1. 请问该患者为何种疾病？

　　　　　　2. 应该如何调整治疗方案？治疗时应注意什么事项？

（陈　霞）

学习小结

常用的治疗 CHF 的药物主要有 RAS 系统抑制药、β 受体阻断药、利尿药、强心苷类药、扩血管药、磷酸二酯酶抑制剂等。ACEI 是治疗 CHF 的一线药物，常与利尿药和地高辛合用，广泛用于不同程度的 CHF，包括无症状 CHF。能缓解或消除 CHF 症状、防止和逆转心肌肥厚、降低病死率、提高生存率，延缓 CHF 的发生及进展。其作用机制是降低心脏前后负荷、改善血流动力学、抑制心肌及血管肥厚与重构、抑制交感神经活性、保护血管内皮细胞。长期使用 β 受体阻断药可降低心律失常及猝死的发生率，阻止 CHF 临床症状恶化，临床上主要用于扩张性心肌病和缺血性心肌病伴 CHF 患者以及风湿性心脏病 CHF 伴交感神经亢进者。以地高辛为代表的强心苷类药，具有正性肌力作用、负性频率作用，可用于治疗各种原因所致的心力衰竭。但该类药物毒性较强，使用时应注意药物中毒的先兆，及时停药治疗。用药过程中应监测药物浓度，进行个体化给药。另外还有利尿药、扩血管药、非强心苷类正性肌力药。心力衰竭的病理生理过程复杂，应针对不同类型的心力衰竭选择药物，实施个体化综合治疗方案，以提高治疗效果，改善预后，降低病死率。

复习参考题

1. 试述治疗 CHF 的药物分类及各类的代表药物。

2. 试述 ACEI 治疗 CHF 的药理作用及作用机制。

3. 试述 β 受体阻断药治疗 CHF 的药理作用、机制及临床应用。

4. 试述强心苷治疗 CHF 的药理学机制、不良反应及防治措施。

第十九章　抗心绞痛药

19

学习目标	
掌握	硝酸甘油、普萘洛尔、硝苯地平和维拉帕米抗心绞痛的作用特点和临床用途。
熟悉	抗心绞痛药物的分类及其代表药;硝酸甘油、普萘洛尔、硝苯地平和维拉帕米的不良反应和禁忌证。
了解	心绞痛的分型;药物的相互作用。

心绞痛（angina pectoris）是由冠状动脉（冠脉）供血不足，心肌急剧的、暂时的缺血、缺氧所引起的临床综合征，典型的临床表现为阵发性胸骨后压榨性疼痛，可放射至心前区和左上肢。心绞痛持续发作得不到及时缓解则可发展为急性心肌梗死。

参照 WHO "缺血性心脏病的命名及诊断标准"，心绞痛的分型诊断如下：①劳累性心绞痛，包括稳定型心绞痛、初发型心绞痛及恶化型心绞痛。②自发性心绞痛，包括卧位型心绞痛、变异型心绞痛、急性冠脉功能不全和梗死后心绞痛等。主要与冠脉血流贮备量减少有关，与心肌耗氧量增加无明显关系，疼痛程度较重、时限较长。③混合性心绞痛，在心肌耗氧量增加或无明显增加时发生。

临床上心绞痛还习惯性分为两大类：①稳定型心绞痛，系临床最常见的心绞痛；②不稳定型心绞痛，其中变异型心绞痛是由于冠脉痉挛导致冠脉血流量减少，心肌供血绝对不足所致，多无明显诱因，常在休息时发作。

心绞痛的主要病理生理机制是心肌供氧与耗氧失衡，造成心肌暂时性缺血缺氧，引起心前区疼痛（图 19-1）。决定心肌耗氧量的主要因素有：①心室壁肌张力：这是最主要的影响因素之一，心室壁肌张力越大，耗氧量越大。心室壁肌张力与心室内压、心室容积成正比，与心室壁厚度成反比。外周阻力、血压的升高可使心室内压增加，而回心血量的增加则可使心室容积增加，继而心室壁肌张力增加。②心率：心脏收缩的频率越快，则耗氧越多。③心肌收缩力：心肌收缩力越强，则耗氧越多。

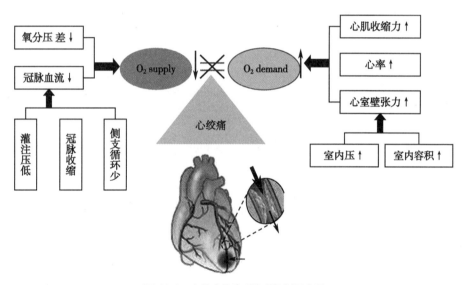

图 19-1 心绞痛的病理生理机制示意图

抗心绞痛药对症处理的主要策略是降低心肌耗氧量和（或）扩张冠脉、改善缺血心肌的供氧。

第一节 硝酸酯类

硝酸酯类药物包括：硝酸甘油、硝酸异山梨酯、单硝酸异山梨酯和戊四硝酯。本类药物均有硝酸多元酯结构，其中 -O-NO₂ 是发挥效应的关键结构。此类药物作用快慢、维持时间长短和不良反应的程度有所不同。

硝酸甘油（nitroglycerin）

硝酸甘油是硝酸酯类的代表药。1846 年意大利化学家苏布雷罗化学合成硝酸甘油。1878 年威廉默雷尔医生小规模试用硝酸甘油治疗心绞痛，之后该药很快在临床上广泛使用，迄今仍是防治心绞痛最常用的药物。它具有起效快、使用方便和经济等优点，临床上应用的硝酸甘油制剂有口含片、口颊片、皮肤贴片、气雾剂和注射剂等。

【体内过程】 口服首过效应明显，生物利用度仅为8%，难以达到有效浓度，故不宜口服给药。硝酸甘油脂溶性高，易于通过皮肤、黏膜吸收，舌下含服硝酸甘油可避免首过效应，生物利用度可达80%，较口服吸收好，用量小。舌下含服一般1~2分钟起效，作用持续时间20~30分钟，$t_{1/2}$ 为1~4分钟。经皮肤贴皮给药，作用持续时间可达24小时。硝酸甘油在肝脏代谢为二硝基或一硝基代谢物及无机亚硝酸盐，然后与葡糖醛酸结合从尿中排出。

【药理作用及作用机制】 硝酸甘油松弛血管平滑肌的直接作用是其防治心绞痛的基础。硝酸甘油扩张静脉，降低前负荷，使左心室内容积下降；扩张动脉，降低后负荷，使左心室内压下降，二者使得心室壁肌张力下降，心耗氧量降低；硝酸甘油还扩张较大的冠脉，建立侧支循环，改善缺血区的血流分布，增加缺血区心肌供血。

1. 扩张外周血管，改善血流动力学，降低心肌耗氧量　硝酸甘油对静脉血管的扩张作用大于动脉。它通过扩张静脉，增加静脉贮备量，使回心血量减少，心脏容积缩小，继而减轻心脏前负荷、降低心室壁肌张力而减少心肌耗氧量。由于重力影响，在立位或坐位时回心血量减少更多，故此体位缓解心绞痛效果较卧位好。硝酸酯类也能扩张动脉，降低心脏射血阻抗，减少左心室的后负荷，使左心室内压下降，继而降低室壁肌张力、减少心肌耗氧量。尽管硝酸甘油扩张动脉的效应会引起反射性心率加快与心肌收缩力加强，增加心肌耗氧量，但在正确使用该药的前提下，上述效应综合后，硝酸甘油仍可使心肌耗氧量明显降低。事实上全身给药和冠脉局部直接给药的临床研究也证实，硝酸甘油抗心绞痛效应与其降低心肌耗氧量密切相关。

硝酸甘油作为前体药，在血管谷胱甘肽转移酶作用下发生降解并释放一氧化氮（nitric oxide，NO），NO与其受体 - 可溶性鸟苷酸环化酶活性中心的 Fe^{2+} 结合激活鸟苷酸环化酶，促进血管平滑肌细胞内环鸟苷酸（cyclic guanosine monophosphate，cGMP）的生成，继而激活 cGMP 依赖性蛋白激酶（cGMP-dependent protein kinases，PKG），引起一系列生物学效应，减少细胞内钙释放和细胞外钙内流，降低细胞内 Ca^{2+} 水平、肌球蛋白去磷酸化，继而血管平滑肌松弛、血管扩张。

NO 又称血管内皮舒张因子（endothelium derived relaxing factor，EDRF），是血管内皮细胞释放的扩血管物质。血管内皮细胞内含有一氧化氮合酶，该酶被激活后，可促使内源性 NO 的生成。NO 从血管内皮细胞弥散到血管平滑肌细胞，并与其 NO 受体结合，产生松弛血管平滑肌、扩张血管的作用。硝酸甘油是 NO 的供体，其作用与 NO 相似，但无需作用于血管内皮细胞即可产生扩血管作用，故硝酸甘油对内皮受损的血管仍可产生扩张作用。

2. 改善心脏局部血流动力学，增加缺血心肌的局部血液供应　硝酸甘油的扩张冠脉作用和降低心肌耗氧量所产生的继发反应可明显改善心脏局部的血流动力学，增加缺血心肌的供血、供氧，缓解心绞痛。

（1）增加缺血区心肌的血供：硝酸甘油扩张输送性冠脉和侧支血管，增加缺血区心肌的血供。①较大的心外膜冠脉与直径 >100μm 的小冠脉对硝酸甘油的扩血管作用比小阻力血管敏感。所以，硝酸甘油可通过扩张输送性冠脉、心外膜下冠脉和连结分支的侧支血管来开放或增加侧支血流，并使冠脉的灌注压差增加。②心绞痛发生时，冠脉可通过自身调节使心肌非缺血区血管阻力增加，而缺血区冠脉阻力血管则因明显的缺血缺氧、乳酸等代谢物的堆积而处于代偿性扩张状态。这样，冠脉血液能更多地流向缺血区，增加缺血区供血、供氧。

（2）增加心内膜下区血供：硝酸甘油降低左心室内压与室壁肌张力，改善心肌顺应性，增加心内膜下区血供。心脏冠脉分布和血流的特点使心肌氧分压从心外膜到心内膜呈梯度下降，心外膜下冠脉血液的氧分压是心内膜下的1.5倍左右。当左室壁肌张力增大时，心内膜下氧分压降低，心内膜下区易发生心肌缺血。应用硝酸甘油后，随着心脏前、后负荷的下降，心室容积、左心室内压和室壁肌张力的降低，加之冠脉灌注压差的增大，血液更容易自心外膜流向心内膜下区，增加该区心肌的供血、供氧。

3. 保护缺血心肌细胞　硝酸甘油释放的 NO,可促进内源性前列环素(prostaglandin I$_2$,PGI$_2$)、降钙素基因相关肽等的生成与释放。这些物质可减轻缺血心肌细胞的钙超载等所致的心肌损伤,增强缺血心肌细胞的膜稳定性,提高室颤阈值,发挥保护缺血心肌的作用。此外,治疗量的硝酸甘油能降低心脏负荷,改善左心室功能,使心肌耗氧量明显减少,亦可对缺血心肌细胞起到一定的保护作用。

4. 抑制血小板聚集。

【临床应用】

1. **心绞痛**　硝酸甘油对稳定型和不稳定型心绞痛均有效。是稳定型心绞痛的首选药。舌下含服或喷雾吸入硝酸甘油能迅速缓解心绞痛症状,有效终止心绞痛发作,还可预防心绞痛的发作。硝酸甘油可反射性引起心率加快,因此,硝酸甘油常与 β 肾上腺素受体阻断药或非二氢吡啶类钙通道阻滞药联合应用防治心绞痛。

2. **急性心肌梗死**　早期使用硝酸甘油能降低心脏负荷,增加缺血心肌供血,减轻心肌缺血性损伤,防止心肌梗死面积扩大。

3. **心力衰竭**　包括急性左心衰竭和慢性充血性心力衰竭。硝酸甘油扩张静脉、动脉,降低心脏的前、后负荷,利于衰竭心脏功能的恢复。急性左心衰竭宜采用静脉给药。

4. **其他**　急性呼吸衰竭、肺动脉高压和高血压危象等。

【不良反应及注意事项】

1. 一般不良反应多为硝酸甘油扩张血管所致,表现为搏动性头痛、颜面潮红等,继续使用可逐渐减轻。首次含服硝酸甘油时,由于其外周血管舒张作用可致直立性低血压和晕厥。大剂量时血压过度降低,反射性兴奋交感神经,增加心肌耗氧量,同时也明显降低冠脉灌注压,加重心肌缺血。为减少硝酸甘油上述不良反应,应用时宜从小剂量开始。

2. 大剂量或频繁用药可引起高铁血红蛋白血症。

3. 连续用药 2~3 周可产生耐受性,故不宜长期连续应用,应采用小剂量、间歇给药法。为避免或减少耐受性的发生,每天应给予足够的无药间歇期(约 >8 小时)。一般停药 1~2 周后,患者对硝酸甘油的耐受性可消失。

4. 长期接触硝酸酯类药物可产生"依赖性"。如果突然停药,可能产生严重的心肌缺血、心肌梗死,甚至猝死。故应逐渐减量直至停用。

硝酸甘油可使颅内压升高,因此,颅脑外伤、颅内出血者禁用。对由严重主动脉瓣狭窄或肥厚型梗阻性心肌病引起的心绞痛,不宜用硝酸甘油。使用西地那非的患者 24 小时内不能应用硝酸甘油,否则可能引起低血压,甚至危及生命。硝酸甘油可减弱肝素的抗凝作用。阿司匹林可减慢硝酸甘油在肝脏的消除,增强硝酸甘油的作用。

硝酸异山梨酯(isosorbide dinitrate)

硝酸异山梨酯属于长效硝酸酯类,作用较硝酸甘油温和。舌下含服起效比硝酸甘油稍慢,但维持时间较长。一般口服 40~60 分钟起效,持续 3~5 小时。单硝酸异山梨酯为其肝脏代谢后的活性产物,具有扩血管及抗心绞痛作用。硝酸异山梨酯可用于预防和治疗心绞痛。值得注意的是,患者对硝酸异山梨酯的个体反应差异性较大,因此一些患者更容易发生体位性低血压等不良反应。

单硝酸异山梨酯(isosorbide mononitrate)

单硝酸异山梨酯是硝酸异山梨酯的活性代谢产物,口服经胃肠道迅速吸收,生物利用度近 100%。口服后 1 小时血药浓度达峰值,作用维持 8 小时,$t_{1/2}$ 约为 5 小时。本药作用与硝酸异山梨酯相同,临床上用于防治心绞痛发作,以及心肌梗死后的治疗和肺动脉高压的治疗。用药初期可出现血压下降,偶见头痛、头晕和心悸等。

第二节 β肾上腺素受体阻断药

β肾上腺素受体阻断药品种较多,包括非选择性β肾上腺素受体阻断药普萘洛尔(propranolol)、吲哚洛尔(pindolol)和噻吗洛尔(timolol);选择性β₁肾上腺素受体阻断药美托洛尔(metoprolol)、阿替洛尔(atenolol)和醋丁洛尔(acebutolol);具有α和β肾上腺素受体阻滞作用的药物卡维地洛(carvedilol)等。β肾上腺素受体阻断药常用于高血压、心律失常和心绞痛等心血管系统疾病治疗和甲状腺功能亢进的辅助治疗。本章节重点介绍β肾上腺素受体阻断药的抗心绞痛作用和临床应用。

【抗心绞痛作用机制】

1. 降低心肌耗氧量　β肾上腺素受体阻断药通过减慢心率、抑制心肌的收缩力等效应,减少心脏做功和降低心肌耗氧量。心绞痛发作时交感神经活性增强,心肌局部和血液中儿茶酚胺的含量增高,激动心脏β₁肾上腺素受体,使心肌收缩力增加、心率加快;激动血管平滑肌上α₁肾上腺素受体,继而收缩血管平滑肌、增加外周血管阻力和左心室后负荷。以上作用均导致心脏做功和心肌耗氧量增加。然而,β肾上腺素受体阻断药对心脏的负性肌力、负性频率作用及舒张血管效应,均使心脏做功减少和心肌耗氧量降低。降低心肌耗氧量是β肾上腺素受体阻断药抗心绞痛的主要作用机制。临床研究发现,β肾上腺素受体阻断药抗心绞痛的疗效与患者用药后心率减慢和心肌收缩性减弱的程度呈正相关。不足的是,β肾上腺素受体阻断药对心脏的负性作用使得心脏射血时间延长和心脏射血不完全,继而心室容积扩大,这在一定程度上拮抗此类药物降低心肌耗氧量作用。

2. 增加缺血区血液供应　β肾上腺素受体阻断药对心脏的负性频率作用使心脏舒张期延长、冠脉灌注时间增加,同时负性肌力作用降低了心室壁肌张力,有利于血液流向心肌缺血区,尤其是心内膜下区。

3. 改善心肌代谢　心肌缺血时,交感神经过度兴奋,心肌局部和血液中儿茶酚胺的含量增加,使脂肪分解酶活性增高,继而游离脂肪酸(free fatty acids,FFA)增多。FFA供能的比例由正常时的20%~50%增加到60%~90%,其代谢所需氧量增加,加重心肌缺血。β肾上腺素受体阻断药可抑制脂肪分解酶活性,减少FFA产生,同时心肌缺血区对葡萄糖的摄取和利用相对增多,代谢耗氧量减少,缓解心肌缺血。

4. 促进氧合血红蛋白解离,增加心脏的供氧。

【临床应用】

β肾上腺素受体阻断药是治疗心绞痛的一线药物,可单独应用,也可与硝酸酯类或钙通道阻滞药合用。与普萘洛尔相比,选择性β₁肾上腺素受体阻断药较少诱发或加重支气管哮喘,因此目前临床上更倾向于选用美托洛尔、阿替洛尔及比索洛尔等治疗心绞痛。值得注意的是,β肾上腺素受体阻断药的使用剂量应个体化,并从较小剂量开始,逐级增加剂量。

1. 稳定型心绞痛　β肾上腺素受体阻断药能降低心肌梗死后稳定型心绞痛患者死亡和再梗死的风险。在无禁忌证的前提下,β肾上腺素受体阻断药可作为稳定型心绞痛的初始选择药物。由于此类药物对心脏具有负性频率、负性传导以及降低血压的效应,故尤其适用于伴有心率快、心输出量高、肾素活性高或高血压的患者。当单用β肾上腺素受体阻断药治疗稳定型心绞痛效果不佳时,可联合使用二氢吡啶类钙通道阻滞药或硝酸酯类抗心绞痛药,产生协同效应。

2. 不稳定型心绞痛　对于此型心绞痛,β肾上腺素受体阻断药的疗效取决于冠脉的病变类型和程度。若以冠脉器质性病变为主则疗效较好,而以冠脉痉挛为主则疗效相对较差。值得注意的是,非选择性β肾上腺素受体阻断药(普萘洛尔)禁用于变异型心绞痛。由于此类药阻断冠脉β₂肾上腺素受体,相对增强了儿茶酚胺兴奋冠脉α₁肾上腺素受体,故不利于冠脉痉挛的缓解,甚至会加重变异型心绞痛。

第三节　钙通道阻滞药

钙通道阻滞药(calcium channel blockers),亦称钙通道拮抗药,临床用于高血压、心律失常、雷诺氏病、支气管哮喘、缺血性脑病等的防治。自20世纪70年代以来,此类药成为防治缺血性心脏病的一类常用药物。常用于抗心绞痛的钙通道阻滞药有硝苯地平、氨氯地平(amlodipine)等二氢吡啶类和维拉帕米、地尔硫䓬、普尼拉明(prenylamine)、哌克昔林(perhexiline)等非二氢吡啶类等。

本节重点介绍钙通道阻断药的抗心绞痛作用和应用。

【抗心绞痛作用】

1. 降低心肌耗氧量

(1) 扩张血管,减轻心脏负荷,降低心肌耗氧量。由于血管平滑肌的肌浆网发育差,储钙能力不佳,因此血管收缩过程更依赖于血管平滑肌细胞外钙内流。钙通道阻滞药通过抑制外钙内流可使血管平滑肌松弛、血管扩张(对动脉的扩张作用强于静脉),降低心脏前、后负荷,减少心肌耗氧量。在钙通道阻滞药中,硝苯地平对小动脉血管的扩张作用最强,地尔硫䓬次之,维拉帕米较弱。

(2) 抑制心脏做功,降低心肌耗氧量。钙通道阻滞药抑制心脏工作细胞的外钙内流,抑制心肌收缩力;抑制窦房结细胞外钙内流,减慢窦性频率;抑制房室结细胞外钙内流,减慢房室传导,降低心室率。因此,抑制心脏做功,降低心肌耗氧量。对心脏直接抑制作用以维拉帕米最强,地尔硫䓬次之。硝苯地平对心脏直接抑制作用较弱。值得注意的是,在体时应用硝苯地平时由于其扩张血管作用强,可反射性兴奋心脏,一定程度增加耗氧。

2. 增加缺血心肌的供血　钙通道阻滞药扩张冠脉,缓解冠脉痉挛,并促进侧支循环建立,增加冠脉供血,并增加心内膜下区心肌的血供,改善缺血心肌的供血。

(1) 扩张痉挛冠脉:钙通道阻滞药扩张动脉作用较静脉强,对冠脉扩张作用较为明显,尤其是痉挛的冠脉,增加缺血心肌的供血,以硝苯地平尤为突出。

(2) 促进侧支循环:一方面缺血心肌区的阻力冠脉因缺血缺氧处于代偿性扩张状态,另一方面钙通道阻滞药通过扩张输送冠脉、侧支血管、阻力冠脉,促进侧支循环建立。加之钙通道阻滞药能扩张外周血管,降低心脏前、后负荷,及其对心脏的负性作用(维拉帕米、地尔硫䓬),导致心室壁肌张力下降,冠脉血液易于流向心内膜下区,增加其缺血区心肌的供氧。

(3) 抑制血小板聚集。

3. 保护缺血心肌　通过阻滞钙通道减轻心肌细胞钙超载发挥保护缺血心肌的作用。

【临床应用】钙通道阻滞药是治疗心绞痛的常用药物,用于防治稳定型和不稳定型心绞痛的发作。硝苯地平、维拉帕米和地尔硫䓬主要通过改善缺血区的冠脉血供和(或)减少心肌耗氧来发挥抗心绞痛作用。钙通道阻滞药具有一定程度的松弛支气管平滑肌作用,故对伴有支气管哮喘和阻塞性肺疾病患者亦适用。该药还能扩张外周血管,降低血压,故适用于伴有雷诺病和高血压的心绞痛患者。

对变异型心绞痛最有效(首选),也可用于稳定型心绞痛,急性心肌梗死等。硝苯地平可与β肾上腺素受体阻断药合用防治心绞痛,二者产生协同作用,β肾上腺素受体阻断药可减轻硝苯地平引起的反射性心动过速。但硝苯地平不宜与硝酸甘油合用。

维拉帕米(verapamil)

可用于稳定型和不稳定型心绞痛,但不单独应用于变异型心绞痛。由于维拉帕米能减慢房室传导,常用于伴有心房颤动、心房扑动或窦性心动过速的心绞痛。同时,禁用于伴有心衰及明显房室传导阻滞的心绞痛。维拉帕米和β肾上腺素受体阻断药联合用药时,二者对心脏的抑制作用加重,故老年人、心动过缓或左心室功能不良的患者不宜这样联合用药。维拉帕米可与硝酸酯类合用,产生协同作用,防治心绞痛。

地尔硫䓬(diltiazem)

地尔硫䓬的药理作用与维拉帕米相似,扩血管作用较维拉帕米作用稍强,对心脏的抑制作用较维拉帕米弱。可用于稳定型、不稳定型心绞痛,变异型心绞痛也可使用。

第四节　其他抗心绞痛药物

一、减轻症状、改善心肌缺血的抗心绞痛药物

尼可地尔(nicorandil)

尼可地尔是一种新型的血管扩张药,既能释放 NO,增加血管平滑肌细胞内 cGMP 生成,又能激活血管平滑肌细胞膜上 K^+ 通道,使 K^+ 外流增加,膜超极化,抑制钙内流。临床主要用于变异型心绞痛。

吗多明(molsidomine)

代谢物作为 NO 的供体,释放出 NO。临床采用舌下含服或喷雾吸入治疗稳定型心绞痛及心肌梗死伴高充盈压患者。

曲美他嗪(trimetazidine)

通过调节心肌能源底物,抑制脂肪酸氧化,改善心肌缺血及左心功能,缓解心绞痛。

二、改善预后的药物

1. **抗血小板聚集的药物**　临床研究证实了慢性稳定型心绞痛患者服用阿司匹林(aspirin)可降低心肌梗死的风险。阿司匹林通过抑制环氧酶和血栓烷素(TXA2)的合成达到抗血小板聚集的作用。不能耐受阿司匹林的患者,可改用氯吡格雷(clopidogrel)替代治疗。

2. **调血脂药**　他汀类药物、胆汁酸结合树脂、贝特类、烟酸类和低分子量肝素类等可以预防冠脉粥样硬化。

3. **血管紧张素转换酶抑制剂(ACEI)**　在稳定型心绞痛患者中,合并糖尿病、心力衰竭或左心室收缩功能不全的高危患者应该使用 ACEI。

案例 19-1

　　王某,男,42 岁,患有原发性高血压及高甘油三酯血脂和高胆固醇血症,并且有慢性支气管哮喘,最近常在休息时出现心前区疼痛,持续时间较短,经住院治疗,医生诊断为变异型心绞痛。
　　思考:请问医生应选择什么药物治疗方案?

(杨丹莉)

抗心绞痛的药物治疗策略主要是降低心肌耗氧量,扩张冠脉、改善缺血心肌供氧。临床上用于抗心绞痛的药物主要有硝酸酯类、β肾上腺素受体阻断药和钙通道阻滞药等。硝酸甘油是缓解稳定型心绞痛首选药物。由于硝酸甘油口服后首过效应明显、生物利用度低,故硝酸甘油片剂宜舌下含服。β肾上腺素受体阻断药适用于伴有高血压或心率快或心输出量高或肾素活性高等心绞痛患者,但对于伴有支气管哮喘或慢性阻塞性肺疾病的心绞痛和变异型心绞痛病人禁忌使用非选择性β肾上腺素受体阻断药。钙通道阻滞药是治疗心绞痛的常用药物,可用于稳定型和不稳定型心绞痛。对变异型心绞痛者和伴有支气管哮喘或阻塞性肺疾病或伴有雷诺氏病的患者首选扩血管作用较强的硝苯地平。对伴有心房颤动、心房扑动、室上型阵发性心动过速的心绞痛患者首选地尔硫䓬。不稳定型心绞痛应尽快改善冠脉血流量和降低心肌耗氧量以控制症状,防止病情恶化。

复习参考题

1. 为什么硝酸甘油常与β肾上腺素受体阻断药合用治疗稳定型心绞痛?

2. 为什么变异型心绞痛伴有外周血管痉挛的病人不宜使用普萘洛尔?

第二十章　抗心律失常药

20

学习目标	
掌握	奎尼丁、利多卡因、普罗帕酮、普萘洛尔、胺碘酮和维拉帕米的药理作用、作用机制、临床应用和重要不良反应。
熟悉	抗心律失常药的基本作用；普鲁卡因胺、苯妥英钠、美托洛尔、索他洛尔、地尔硫䓬和腺苷抗心律失常的特点。
了解	丙吡胺、美西律、妥卡尼、莫雷西嗪、醋丁洛尔和阿替洛尔等抗心律失常的特点。

心律失常(arrhythmia)是指心动频率和节律的异常,可表现为心率过快、过慢或节律不整等,临床类型有窦性心动过速、窦性心动过缓、室性或室上性心动过速、期前收缩、心房扑动、心房或心室颤动等。按照心率的快慢,心律失常分为快速型和缓慢型两大类。治疗缓慢型心律失常,临床常采用阿托品和异丙肾上腺素。本章主要介绍抗快速型心律失常的药物。

第一节　心律失常电生理学基础

一、正常心肌电生理

心脏正常冲动来自窦房结,按照以下次序传导:窦房结、心房肌和房内传导系统、房室交界、房室束支、左束支和右束支、浦肯野纤维、心室,引起心脏节律性收缩。正常冲动的产生和传导取决于正常心肌电生理活动。

1. **心肌细胞跨膜电位** 心肌细胞静息膜电位呈内负外正的极化状态。细胞兴奋时,膜两侧离子跨膜转运,产生除极和复极,引发动作电位(action potential,AP)。根据 AP 特征将心肌细胞分为两类:快反应细胞,包括心房肌、心室肌和传导系统细胞;慢反应细胞,包括窦房结、房室结细胞。

AP 分为 5 个时相,快反应细胞和慢反应细胞各时相的特点有所不同。①对于快反应细胞,0 相(快速除极期)由快钠通道开放,大量 Na^+ 内流所致,表现为膜电位快速上升;1 相(快速复极初期)由瞬时外向 K^+ 电流开放所致,膜电位快速下降;2 相(平台期,缓慢复极期)由 Ca^{2+} 及少量 Na^+ 内流,同时 K^+ 外流所致,内流和外出离子相当,膜电位基本不变;3 相(快速复极末期)由钙通道关闭,钾通道开放使大量 K^+ 外流所致,膜电位快速下降;4 相为恢复期。此期通过 Na^+-K^+ 泵将 AP 形成过程中进入细胞的 Na^+ 排出,外流的 K^+ 摄入;也涉及 Na^+-Ca^{2+} 交换以恢复膜两侧的 Ca^{2+} 浓度差。②对于慢反应细胞,0 相除极由钙通道开放,Ca^{2+} 内流所致,膜电位上升较缓慢;1、2 相不明显;3 相也由钾通道开放使 K^+ 外流所致,膜电位下降;4 相膜电位为 -60mV,此期 Ca^{2+}、Na^+(少量)内流发生自动除极,当达到阈电位时可重新激发 AP。AP 从 0 相至 3 相结束的时程被称为动作电位时程(action potential duration,APD)(图 20-1)。

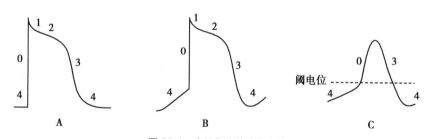

图 20-1　心肌细胞的动作电位
A:心房肌和心室肌细胞;B:浦肯野细胞;C:窦房结和房室结细胞
0、1、2、3、4:AP 的 0 相、1 相、2 相、3 相、4 相

2. **快反应电活动和慢反应电活动** 快反应电活动和慢反应电活动特点见表 20-1。在心肌缺血、缺氧、药物中毒等病理情况下,快反应细胞可由于膜离子通道的改变,导致膜电位减小(负值减小),从而表现为慢反应电活动。

3. **膜反应性和传导速度** 膜反应性是指膜电位水平与 0 相最大上升速率之间的关系,代表 0 相除极离子通道的活性,是决定传导速度的重要因素之一。若 0 相上升速率越大,AP 振幅越高,则膜反应性越高,传导速度越快。

表 20-1　快反应电活动和慢反应电活动特点

	快反应电活动	慢反应电活动
产生细胞	快反应细胞	慢反应细胞
静息膜电位负值	较大	较小
0 相除极开放的通道	快钠通道	钙通道
0 相除极离子活动	Na^+ 内流	Ca^{2+} 内流
除极速度	快	慢
传导速度	快	慢

4. **有效不应期**　有效不应期(effective refractory period,ERP)指 AP 过程中,从除极开始到膜电位恢复至对新刺激产生可扩布动作电位之前的这段时间。ERP 反映快钠通道恢复至有效开放所需的最短时间。

二、心律失常发生的电生理学机制

(一) 冲动形成异常

1. **自律性升高**　心脏自律性细胞包括窦房结、房室结、浦肯野细胞和发生病变的其他快反应细胞等。

自律性取决于舒张期最大电位水平、4 相自动除极速度、阈电位水平和 APD 长短。当最大舒张电位水平减小(K^+ 外流减少,负值减小)、4 相自动除极速度加快(慢反应细胞取决于 Ca^{2+} 内流速度,浦肯野细胞取决于 Na^+ 内流超过 K^+ 外流)、阈电位水平下移(负值加大)和 APD 缩短,均可使自律性升高导致快速型心律失常的产生。

2. **后除极和触发冲动**　后除极为一次动作电位中 0 相除极后再次发生的除极。根据发生时间,分为早后除极和迟后除极。早后除极发生在 2 相或 3 相,因细胞外低 K^+ 、APD 过度延长等因素所致,多表现为尖端扭转型室性心动过速。迟后除极发生在 4 相,由细胞内钙过多而诱发 Na^+ 短暂内流所致,临床常见诱因为强心苷中毒,心肌缺血及细胞外高钙等。后除极电位频率快、振幅小、呈振荡性波动,到达阈值时可引起异常冲动的发放,称为触发活动,从而引起快速型心律失常的发生。触发活动多由迟后除极引起(图 20-2)。

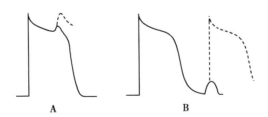

图 20-2　心肌细胞的后除极与触发活动
A:早后除极与触发活动;B:迟后除极与触发活动

(二) 冲动传导异常

主要表现为折返激动。折返激动指冲动经传导通路返回原处而反复运行,引发心肌反复被激动的现象,是快速型心律失常的主要发生机制之一。

折返激动的形成条件是:存在解剖学环路、单向传导阻滞以及折回的冲动落在已兴奋心肌的不应期之外。正常情况下,浦肯野纤维 AB 支与 AC 支传导的冲动同时到达心室肌,引起心肌除极。在 CB 段,AB 支和 AC 支冲动各自消失在对方不应期中,因而虽然存在 ABC 构成的解剖环路,但由 A 来的一次冲动只能引起一次心跳。在病理情况下,若 AB 支发生单向传导阻滞(冲动不能自 A 至 B 的方向传导,却能自 B 至 A 方向传导),冲动仍能由 AC 支下传,但在 CB 段,由于缺乏正常时 AB 支传来冲动伴随的不应期,冲动继续沿 C 至 B 传导,再由 B 传导至 A,折回到 AC 支从而形成折返激动。一次折返激动可形成一次期前收缩,连续折返激动可引起阵发性室上性或室性心动过速、房性或室性的扑动和颤动等(图 20-3)。

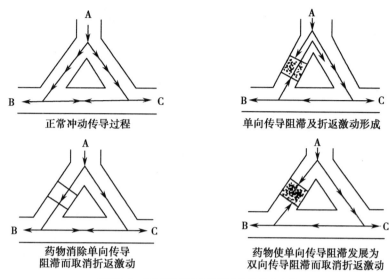

正常冲动传导过程　　　　　单向传导阻滞及折返激动形成

药物消除单向传导　　　　　药物使单向传导阻滞发展为
阻滞而取消折返激动　　　　双向传导阻滞而取消折返激动

图 20-3　折返激动形成机制及药物治疗环节

第二节　抗心律失常药的作用机制及分类

一、抗心律失常药的作用机制

(一)降低自律性
药物降低自律性的环节包括:①促进 K^+ 外流而增大最大舒张电位,使其较远离阈电位;②抑制慢反应细胞 4 相 Ca^{2+} 内流;③抑制快反应细胞 4 相 Na^+ 内流。

(二)减少后除极和触发活动
药物减少后除极和触发活动的环节包括:①加速复极(如促 K^+ 外流)以减少早后除极的发生;②阻滞 Ca^{2+}、Na^+ 内流减少迟后除极的发生,进而减少触发活动。

(三)消除折返激动
1. **改变传导性**　①加快传导:如促 K^+ 外流,加大最大舒张电位,增强膜反应性,加快传导,从而取消单向传导阻滞;②减慢传导:如抑制 Na^+ 内流而减慢传导,使单向传导阻滞发展为双向传导阻滞,从而消除折返激动(见图 20-3)。

2. **增大 ERP 与 APD 的比值(ERP/APD)**　ERP/APD 在抗心律失常作用中有一定意义,比值增大时,表明在一个 APD 中 ERP 占时增多,冲动有更多机会落入 ERP 中,从而消除折返激动。增大 ERP/APD 的方式:①绝对延长 ERP:如抑制 Na^+ 通道,使其恢复重新开放所需的时间延长,从而延长 ERP 和 APD,但延长 ERP 更显著,ERP/APD 比值增大;②相对延长 ERP:如促 K^+ 外流,从而缩短 ERP 和 APD,但缩短 APD 更显著,ERP/APD 比值增大。

任何抗心律失常药,都是通过降低自律性、减少后除极和触发活动、消除折返激动中的一个或多个方面实现的。

二、抗心律失常药物的分类

根据药物主要作用的离子通道和电生理学特点,将抗心律失常药物分为以下几类:

1. **Ⅰ类药——钠通道阻断药** 根据阻滞钠通道程度的不同又分为 I_A、I_B、I_C 三个亚类。

(1) I_A 类:适度阻滞钠通道,从而降低 AP 0 相上升速率,减慢传导,延长复极过程。代表药物为奎尼丁、普鲁卡因胺。

(2) I_B 类:轻度阻滞钠通道,从而轻度降低 AP 0 相上升速率,传导略减慢或不变;主要促进 K^+ 外流,加速复极过程,降低自律性。代表药有利多卡因、苯妥英钠。

(3) I_C 类:重度阻滞钠通道,明显降低 AP 0 相上升速率和幅度,减慢传导的作用明显,对复极影响较小。代表药为普罗帕酮。

2. **Ⅱ类药——β肾上腺素受体阻断药** 阻断心脏 β 受体,抑制交感神经兴奋引起的起搏电流、钠电流、钙电流的增加,从而降低 AP 0 相上升速率,减慢传导;抑制 4 相除极速率,降低自律性。代表药为普萘洛尔。

3. **Ⅲ类药——延长动作电位时程药** 主要抑制钾通道,延长 ERP 和 APD,使 ERP/APD 比值增大。代表药为胺碘酮。

4. **Ⅳ类药——钙通道阻断药** 抑制 Ca^{2+} 内流,降低窦房结自律性,减慢房室结传导。代表药为维拉帕米。

5. **其他药物** 如腺苷。

第三节　常用抗心律失常药

一、Ⅰ类——钠通道阻断药

(一) I_A 类药物

奎尼丁(quinidine)

为茜草科植物金鸡纳树皮中所含的一种生物碱。

【体内过程】口服吸收迅速,达峰时间为 1~2 小时,生物利用度为 70%~80%。血浆蛋白结合率 80%~90%,心肌中药物浓度约为血药浓度的 10 倍。在肝脏代谢,羟化代谢产物仍有一定抗心律失常作用。代谢物和原形药均经肾脏排泄,其中原形占排泄量的 10%~20%。半衰期为 5~7 小时。肝功能不全时,游离药物增多,半衰期延长,易发生中毒。

【药理作用及作用机制】奎尼丁适度阻滞钠通道,轻度阻滞钾通道,主要作用在快反应细胞。

1. **降低自律性** 治疗剂量下适度阻滞钠通道,抑制 4 相 Na^+ 内流,降低浦肯野纤维的自律性。对正常窦房结则影响很小。

2. **减慢传导** 抑制 0 相 Na^+ 内流,使 AP 0 相上升速率减慢,膜反应性下降,心房、心室和浦肯野纤维等传导减慢,使单向传导阻滞变为双向传导阻滞,利于消除折返激动。

3. **延长 ERP** 轻度阻滞钾通道,抑制 K^+ 外流,使 AP 3 相复极过程延长,APD 和 ERP 延长,ERP/APD 增大,利于消除折返激动。

4. 其他

(1) 抑制心肌收缩力:这是由于大剂量奎尼丁阻滞钙内流所致。

(2) 对自主神经的影响:奎尼丁有阻断 α 受体和 M 胆碱受体的作用,静脉注射时可导致低血压。

【临床应用】为广谱抗心律失常药,适用于治疗各种快速型心律失常。

1. 心房纤颤、心房扑动 目前多采用电转律法,但奎尼丁仍有应用价值。电转律前,合用强心苷或 β 肾上腺素受体阻断药,能使 80% 心房纤颤、心房扑动的心室率恢复正常;电转律后,用本药维持窦性心律,以防止复发。

2. 室上性和室性心动过速的转复和预防。

【不良反应】

1. 胃肠道反应 为用药初期常见的不良反应,腹泻最常见。

2. 金鸡纳反应(cinchonic reaction) 较长时间用药的不良反应,表现为头痛、头晕、耳鸣、听力减退、视物模糊、恶心、腹泻等。

3. 心血管系统方面 高浓度奎尼丁可致各种心律失常;2%~8% 患者可出现 Q-T 间期延长,如延长超过 50% 应立即停药;严重的毒性反应被称为奎尼丁样晕厥,由尖端扭转型室性心动过速发展为心室纤颤或心室扑动所致,表现为突然意识丧失、四肢抽搐、呼吸停止等,应即刻行人工呼吸、胸外按摩、电复律法或应用异丙肾上腺素、乳酸钠等抢救;静脉注射常引起严重的低血压,应注意监测血压变化,避免夜间给药。

4. 过敏反应 常见发热、皮疹、血管神经性水肿、血小板和白细胞减少等。

【药物相互作用】与 CYP 诱导剂(如苯巴比妥、苯妥英钠等)合用,可加速本药的代谢。普萘洛尔由于显著降低肝脏血流量而减少奎尼丁代谢,合用时应调整本药剂量。本药可减少地高辛的经肾排泄,合用时应减少地高辛用量。

【禁忌证】对本药过敏、严重心肌损害者和孕妇禁用。

普鲁卡因胺(procainamide)

【体内过程】口服吸收迅速,达峰时间约为 1 小时,生物利用度为 80%。在肝中乙酰化为有活性(延长 APD)的 N- 乙酰普鲁卡因胺,乙酰化分快乙酰化及慢乙酰化两型。

【药理作用】与奎尼丁比较:①相似处:能降低浦肯野纤维的自律性,减慢传导速度,延长 ERP;②不同点:无阻断 α 受体作用,抑制心肌收缩和抗胆碱作用弱。

【临床应用】①与奎尼丁相似,为广谱抗心律失常药,但主要用于室性心律失常,如室性期前收缩、室性心动过速;②对心房纤颤及心房扑动的转复作用弱于奎尼丁;③常静脉注射抢救危重病例,原因在于口服需多次给药才能达到良好的治疗效果,而长期给药不良反应较多。

【不良反应】①胃肠道反应,常见,表现为厌食、恶心、呕吐等;②过敏反应,见于少数患者,表现为皮疹、发热、关节痛、粒细胞减少等;③精神症状,偶有产生,出现幻听、幻视等;④心血管反应,大剂量静脉注射引起低血压、传导阻滞等;⑤红斑狼疮样综合征,为较严重的毒性反应,发生率为 20%~40%,多见于用药半年以上者,慢乙酰化者易发生,停药后可消失,必要时用糖皮质激素治疗。

丙吡胺(disopyramide)

口服吸收较好,达峰时间为 2 小时,半衰期为 6~7 小时。静脉注射 5~10 分钟后起效。丙吡胺作用和奎尼丁类似,但较强。用于维持心房纤颤和心房扑动的窦性节律,或预防室性心动过速和心室纤颤的复发,对室上性心律失常的疗效较好。由于其抗胆碱作用比奎尼丁显著,可引起口干、视力模糊、尿潴留及加重青光眼,出现这些症状时应停药。中毒浓度可以产生各种心律失常,因抑制心肌收缩力作用明显,充血性心力衰竭禁用。

(二) I_B 类药物

利多卡因（lidocaine）

【体内过程】首过效应明显,常静脉注射用药。静脉注射后 1~2 分钟生效,作用维持 10~20 分钟。血浆蛋白结合率为 50%~70%,体内分布广泛。绝大部分在肝中代谢,肾脏排泄,原形占排泄量的 10%。半衰期约为 2 小时。

【药理作用及作用机制】主要作用于浦肯野纤维和心室肌,促进 K^+ 外流,并轻度阻滞钠通道。

1. **降低自律性** 促进浦肯野纤维 4 相 K^+ 外流,并抑制 Na^+ 内流,最大舒张电位增大,使其较远离阈电位,导致自律性降低。

2. **传导性改变** ①在细胞外高钾及酸性环境如心肌缺血时,可抑制 Na^+ 内流,减慢浦肯野纤维传导,使单向传导阻滞发展为双向传导阻滞,从而消除折返激动,利于防止急性心肌梗死后心室纤颤的发生;②在血钾降低或牵张部分除极的浦肯野纤维,可促进 K^+ 外流,增强膜反应性,加快传导,从而消除单向传导阻滞,利于终止折返激动。

3. **相对延长 ERP** 促进 AP 的 3 相 K^+ 外流,缩短浦肯野纤维和心室肌 APD 和 ERP,但 ERP/APD 比值增大,有利于消除折返激动。

【临床应用】①窄谱抗心律失常药,主要用于治疗室性心律失常,如室性期前收缩、室性心动过速、心室扑动和心室纤颤等;②也常用于防治心脏手术、强心苷中毒、电转律术后、全身麻醉等引起的室性心律失常。

【不良反应】①神经系统症状,表现为头昏、嗜睡、定向障碍、肌肉颤动等,大剂量引起语言障碍、惊厥甚至呼吸抑制;②心血管系统反应,剂量过大时产生,表现为窦性停搏、房室传导阻滞、血压下降等。

苯妥英钠（phenytoin sodium）

【药理作用】作用于浦肯野纤维,药理作用与利多卡因相似。特点是能与强心苷竞争 Na^+-K^+-ATP 酶,抑制强心苷中毒所致的迟后除极和触发活动;同时在低血钾时,苯妥英钠可加快传导,由于强心苷中毒时常伴有低血钾,因而苯妥英钠对强心苷中毒所致快速型心律失常治疗效果较好。

【临床应用】①强心苷中毒所致室性心律失常的首选药物;②治疗心肌梗死、心脏手术、麻醉、电复律等引起的室性心律失常,疗效不如利多卡因,可作为利多卡因无效时的替代药物;③低血钾引起的心律失常。

【不良反应】①注射剂为强碱性,刺激性强,静脉注射时需注射用水稀释后缓慢进行;②心血管系统反应,表现为低血压、窦性心动过缓、窦性停搏、心室颤动,甚至出现心搏停止等。常在静脉注射速度太快时发生,因而更需缓慢注射用药。

美西律（mexiletine）

口服吸收完全迅速,生物利用度约为 90%,达峰时间为 2~3 小时。血浆蛋白结合率为 70%。85% 经肝脏代谢,半衰期为 10~12 小时。药理作用与利多卡因相似,用于治疗各种快速型室性心律失常,尤其是强心苷中毒、急性心肌梗死引起者,对利多卡因无效者,应用本药还可有效。与利多卡因不同,本药口服有效。不良反应与剂量有关,多见于剂量较大时,可出现胃肠道反应、嗜睡、头痛、眩晕、震颤、低血压、心动过缓和传导阻滞等。

妥卡尼（tocainide）

利多卡因的衍生物,作用与用途和利多卡因相似,口服有效。本药口服吸收迅速而完全,生物利用度接近100%,达峰时间为0.5~1.5小时。半衰期为8~12小时。用于防治各种器质性心脏病引起的室性心律失常。对功能性室性心律失常也有疗效,对室性期前收缩的疗效尤为显著。对其他抗心律失常药无效的病人常可奏效。不良反应轻微、短暂,一般不影响治疗用药。常见有胃肠道反应和神经系统症状,停药后可自行消失。偶可引起粒细胞缺乏。

(三)Ic类药

普罗帕酮(propafenone)

【体内过程】口服吸收良好,达峰时间为2~3小时。与血浆蛋白结合率为93%。在肝脏经CYP 2D6代谢成5-羟基普罗帕酮,作用于与普罗帕酮相似(但β受体阻断作用减弱),代谢物经肾脏排泄,半衰期为4小时。给药后0.5~1.5小时起效,作用持续6~8小时。

【药理作用】主要作用于心房肌、心室肌和浦肯野纤维,明显阻滞钠通道,降低自律性,减慢传导,延长APD和ERP。此外,还具有局麻作用、弱的β受体阻断作用、L-型钙通道阻滞作用。

【临床应用】广谱抗心律失常药,用于防治室上性及室性期前收缩、室上性及室性心动过速(包括伴预激综合征者)、电转律后室颤发作等。对高血压、冠心病所致的快速型心律失常疗效较好。

【不良反应】①消化系统反应,常见恶心、呕吐、口干、舌唇麻木等。②心血管反应,可见低血压、房室传导阻滞、Q-T间期延长、折返性室性心动过速和充血性心衰加重等,应注意血压和心电图监测,当心电图QRS波延长超过20%以上时,应减量或停药。若出现重度窦房性或房室性传导阻滞,应停药可静脉注射乳酸钠、阿托品等抢救。③肝肾功能不良时应减量。

莫雷西嗪(moracizine)

口服生物利用度38%,饭后30分钟服用影响吸收速度,峰浓度降低,吸收量不受影响,达峰时间为0.5~2小时。血浆蛋白结合率约95%,心肌中药物浓度高。约60%经肝脏代谢,半衰期1.5~3.5小时。作用于心室肌和浦肯野纤维,抑制快Na^+内流,降低AP 0相上升速率,减慢传导;并促进AP 3相复极,缩短APD和ERP,但ERP/APD比值增大。用于治疗冠心病、高血压等引发的房性及室性期前收缩、心房纤颤或心房扑动等,疗效显著,并具有副作用轻,毒性小,耐受性好,宜于长期服用的特点。不良反应可出现头晕、恶心、头痛、乏力和嗜睡等,致心律失常作用的发生率约3.7%。慎用于心肌梗死后无症状的非致命性室性心律失常,禁用于严重房室传导阻滞及双束支传导阻滞且无起搏器者、心源性休克、过敏、严重低血压和肝肾功能不全者。

二、Ⅱ类——β肾上腺素受体阻断药

普萘洛尔(propranolol)

【药理作用及作用机制】通过阻断心脏β受体发挥抗心律失常的作用。

1. 抑制窦房结、心房和浦肯野纤维的自律性,在运动及情绪激动时尤为明显。

2. 抑制儿茶酚胺所致的迟后除极。

3. 高浓度时具有膜稳定作用,可降低AP 0相上升速率,明显减慢房室结及浦肯野纤维的传导,延长房室结ERP。

【临床应用】在抗心律失常方面,主要用于治疗室上性心律失常。

1. 窦性心动过速 对交感神经过度兴奋有关者如焦虑、情绪激动、甲状腺功能亢进和嗜铬细胞瘤等引起的窦性心动过速,疗效显著,可作为首选。

2. 心房纤颤、心房扑动及阵发性室上性心动过速　单用或与强心苷合用，可有效控制心室率。

3. 室性心律失常　对由运动、情绪激动、甲状腺功能亢进和嗜铬细胞瘤等所诱发的室性心律失常也有效。

4. 预防心肌梗死后心律失常的发生，缩小心肌梗死面积，降低死亡率。

普萘洛尔的其他临床应用见第七、十七、十八章。

【不良反应】可引起心血管系统反应，如窦性心动过缓、房室传导阻滞、低血压、心力衰竭等，也引起糖脂代谢异常（见第七章）。

【禁忌证】禁用于病态窦房结综合征、房室传导阻滞、支气管哮喘等患者。

醋丁洛尔（acebutolol）

为选择性 β_1 受体阻断药，兼有内在拟交感活性和膜稳定作用。电生理作用与普萘洛尔相似但较弱。主要用于室上性心律失常，也适用于室性心律失常的治疗，约使 40% 病人室性期前收缩减少 75%，较奎尼丁易于耐受。常见的不良反应为胃肠道不适、疲乏、头痛和眩晕。

阿替洛尔（atenolol）

为长效 β_1 受体阻断药，可降低窦房结和房室结自律性，减慢房室结和浦肯野纤维的传导。主要用于室上性心律失常，控制心房纤颤和心房扑动的心室率，也可用于室性心律失常的治疗。不良反应与普萘洛尔相似。

美托洛尔（metoprolol）

为选择性 β_1 受体阻断药，作用与普萘洛尔类似但较弱，作用于窦房结和房室结，降低自律性，减慢传导，具有良好的抗心律失常作用。主要用于室上性心律失常，对儿茶酚胺诱发者疗效好；也用于防止高血压、心绞痛及心肌梗死后严重心律失常的发生。疗效较好。严重支气管痉挛及肝、肾功能不良者慎用，禁用于病态窦房结综合征、严重心动过缓、低血压、房室传导阻滞和严重的心力衰竭等。

三、Ⅲ类——延长动作电位时程药

胺碘酮（amiodarone）

【体内过程】口服吸收缓慢，生物利用度为 30%~40%，有明显个体差异。血浆蛋白结合率为 95%，组织分布广泛，心肌药物浓度约为血药浓度的 30 倍。肝脏代谢，代谢产物去乙基胺碘酮仍具有生物活性。绝大部分代谢物经胆汁排泄，经肾脏排泄仅 1%，肾功能减退不需减量，半衰期为 40 天。口服 4~7 天后起效，停药后作用可持续 4~6 周。静脉注射 10 分钟起效，维持 1~2 小时。

【药理作用及作用机制】胺碘酮为多靶点抗心律失常药，具有抑制 K^+ 外流，阻滞 Na^+ 和 Ca^{2+} 内流，以及非竞争性阻断 α、β 受体的作用。

1. **降低自律性**　通过阻滞 AP 4 相 Na^+ 和 Ca^{2+} 内流，以及 β 受体阻断作用，降低浦肯野纤维和窦房结的自律性。

2. **减慢传导速度**　通过阻滞 AP 0 相 Na^+ 和 Ca^{2+} 内流，降低膜反应性，减慢浦肯野纤维和房室结的传导速度。对心房肌、心室肌的传导影响小。

3. **延长 APD 和 ERP**　通过阻滞钾通道，明显抑制心肌复极过程，延长心房肌、心室肌和浦肯野纤维的 APD 及 ERP，ERP/APD 比值增大。

4. 其他 可非竞争性地阻断 α、β 受体,引起冠脉扩张,外周血管阻力降低,心肌耗氧量下降等。

【临床作用】广谱抗心律失常药,对心房扑动、心房纤颤、室上性心动过速、室性期前收缩、室性心动过速、预激综合征并发的室上性折返性心动过速疗效较好。对危及生命的快速型心律失常、其他药物治疗无效的顽固快速型心律失常应用本药常能起效。本药可降低病人的死亡率,为重要的抗心律失常药物。

【不良反应】长期大量使用不良反应较多,可采用给予负荷量后,小剂量维持治疗,可减少不良反应,疗效不变。主要不良反应:①胃肠道反应,如厌食、恶心、呕吐、便秘等;②角膜微粒沉着,服药数周可引起,一般不影响视力,停药后可消失;③心血管系统反应,静脉注射时可引起心动过缓、房室传导阻滞、低血压,剂量过大可导致严重的心律失常如尖端扭转型室性心动过速,也可引起 Q-T 间期延长;④甲状腺功能紊乱,少数人服药后发生,应定期检测 T_3、T_4 水平;⑤肺纤维化,最为严重,应定期检测肺功能和胸部 X 线检查,若能及早发现并及时停药,肺部病变可消失。

【禁忌证】禁用于碘过敏、甲状腺功能异常、房室传导阻滞和心动过缓者。

索他洛尔(sotalol)

非选择性 β 受体阻断药,可降低心率、减慢房室传导;同时能选择性阻滞复极 K^+ 离子外流,延长心房肌、心室肌、房室结和浦肯野纤维的 APD 和 ERP,降低窦房结及浦肯野纤维的自律性。临床应用同胺碘酮,不良反应发生率较少,最严重的不良反应为尖端扭转型室速和室颤。禁用于无起搏器保护的病态窦房结综合征、休克、低血压、Q-T 间期延长者。

四、Ⅳ类——钙通道阻断药

维拉帕米(verapamil)

【体内过程】首过效应明显,生物利用度 10%~30%,口服 2 小时起效,维持 5~6 小时。静脉注射 1~2 分钟起效,维持时间 15 分钟,主要在肝脏代谢。

【药理作用及作用机制】主要作用于慢反应细胞,阻滞心肌细胞膜钙通道,抑制 Ca^{2+} 内流。主要作用有:①降低自律性。通过抑制窦房结及房室结 AP 4 相 Ca^{2+} 内流,降低其自律性,并能降低心肌缺血时心房、心室和浦肯野纤维的异常自律性。②减慢传导。抑制房室结 AP 0 相最大上升速率和振幅,降低膜反应性,减慢房室结传导速度。③延长房室结 ERP。

【临床应用】①为治疗房室结折返所致的阵发性室上性心动过速的首选药。静脉注射后常在数分钟内停止发作,口服可预防发作;②控制心房纤颤和心房扑动者的心室率,常单用或与强心苷合用。

【不良反应】口服安全,可出现头痛、瘙痒、便秘、腹泻等。静脉注射可引起心动过缓、房室传导阻滞、低血压及诱发心力衰竭。为防止对心脏的抑制作用加重,一般不与 β 受体阻断药合用。

【药物相互作用】能抑制地高辛经肾小管排出而升高其血药浓度,故两药合用时应调整地高辛的用量。

【禁忌证】禁用于病态窦房结综合征及二度、三度房室传导阻滞、心力衰竭等。

地尔硫䓬(diltiazem)

本药电生理作用、用途与维拉帕米相似,主要用于治疗室上性心律失常,不良反应与维拉帕米相似,但较轻。

五、其他

腺苷（adenosine）

【体内过程】大多数细胞再摄取后，进一步被腺苷脱氨酶灭活，半衰期为 10~20 秒，故静脉注射要迅速，起效快而作用短暂。

【药理作用及作用机制】主要作用于心房、窦房结及房室结。①与腺苷受体结合而激活乙酰胆碱敏感的钾通道，使 K^+ 外流增加，缩短 APD，降低自律性。②阻滞 Ca^{2+} 内流，抑制迟后除极；延长房室结 ERP，增加 ERP/APD；减慢房室传导。

【临床应用】静脉注射用于终止阵发性室上性心动过速。

【不良反应】常见呼吸困难、胸部不适、眩晕等，持续时间短暂。静脉注射速度过快可致短暂心脏停搏，一般不超过 5 秒。

【禁忌证】房室传导阻滞、支气管哮喘和阻塞性肺部疾患等禁用。

第四节　抗心律失常药临床选用

治疗心律失常，首先应积极治疗原发病、消除诱发因素，然后综合心律失常的临床表现，才考虑是否选用抗心律失常药。由于抗心律失常药的安全范围相对较窄，都有致心律失常作用，因而在临床选药时要做到：依据心律失常的类型和病因选药，根据药物特点选药，用药个体化和合理联合用药。

1. 依据心律失常的类型和病因选药

(1) 窦性心动过速：必要时选用 β 受体阻断药如普萘洛尔，也可选用维拉帕米。

(2) 心房纤颤或心房扑动：常先应用电转律纠正，再应用奎尼丁或普罗帕酮维持窦性心律。对于冠心病、心肌梗死等并发的心房纤颤，应用胺碘酮维持窦律安全有效。

(3) 阵发性室上性心动过速：首选维拉帕米，也可选用腺苷、胺碘酮、普萘洛尔、普罗帕酮和奎尼丁等。

(4) 快速型室性心律失常：强心苷中毒引起者首选本妥英钠，一般可选用普罗帕酮，也可选用胺碘酮、美西律、普鲁卡因胺、妥卡尼。

(5) 心肌梗死后心律失常：选用 β 受体阻断药或胺碘酮。

(6) 难治性快速型心律失常：可选用胺碘酮。

2. 根据药物特点选药　要依据药物代谢动力学（尤其是生物利用度、代谢途径、半衰期等）、药物效应动力学特性（作用的心肌细胞类型）、不良反应（特别注意药物的致心律失常作用、副反应）选药，对严重房室传导阻滞、严重心功能不全、低血压者要慎用或禁用。此外，由于 β 受体阻断药和胺碘酮长期应用可改善心律失常病人的预后，要重视这些药物的应用。

3. 用药个体化　根据病人生理、病理因素对所选用药物的影响，尽量做到用药个体化，必要时通过监测血药浓度调整剂量。

4. 合理联合用药　为增强疗效、减少不良反应，下列情况可联合应用抗心律失常药物：①治疗心房纤颤先用强心苷合用小量维拉帕米或 β 受体阻断药，电转律后用奎尼丁维持窦性心律，必要时合用强心苷（当伴有心功能不全时）；②选用胺碘酮治疗难治性快速型心律失常时，对伴有心功能不全者合用强心苷。

　　王某,男,55岁,患有高血压和心房纤颤6年,一直应用维拉帕米控制心房纤颤,疗效较好。近期心房纤颤复发,应用维拉帕米控制无效,医生为其静脉滴注胺碘酮,2小时后心房纤颤开始好转,第2天得到控制,遂改为口服维持治疗,随访半年未见复发。

　　思考:1. 为什么选用胺碘酮控制心房纤颤?

　　　　　2. 长期服用胺碘酮应注意哪些问题?

(赵晓民)

学习小结

　　心律失常发生的电生理学机制包括冲动形成异常(自律性升高、后除极和触发活动)、冲动传导异常(折返激动)。相应抗心律失常药的作用机制包括:降低自律性、减少后除极和触发活动、消除折返激动。根据药物主要作用的离子通道和电生理学特点,对抗心律失常药物进行分类。Ⅰ类药中,利多卡因用于治疗室性心律失常,苯妥英钠是治疗强心苷中毒所致室性心律失常的首选药物;Ⅱ类β肾上腺素受体阻断药是治疗交感神经过度兴奋所致窦性心动过速的首选药,并可降低心肌梗死后的死亡率;Ⅲ类药胺碘酮具有多靶点抗心律失常的作用,可改善患者预后;Ⅳ类钙通道阻断药是治疗房室结折返所致的阵发性室上性心动过速的首选药。抗心律失常药有致心律失常的作用,要合理使用。

复习参考题

1. 根据心律失常发生的电生理学机制,阐述抗心律失常药的作用机制。

2. 论述抗心律失常药物作用于心肌细胞的类型、作用机制和临床应用间的联系。

3. 比较各类抗心律失常药物作用机制的异同点。

第二十一章　调血脂药及抗动脉粥样硬化药

21

学习目标	
掌握	调血脂药及抗动脉粥样硬化药物的分类;HMG-CoA 还原酶抑制药及贝特类的药理作用、作用机制和临床应用。
熟悉	临床常用的调血脂药及抗动脉粥样硬化药物作用靶点。
了解	临床常用的调血脂药及抗动脉粥样硬化药物对各种血脂的影响特点。

血脂是血浆或血清中脂类的总称,包括总胆固醇(cholesterol,TC)、甘油三酯(triglyceride,TG)及磷脂(phospholipid,PL)等,其中总胆固醇又分为游离胆固醇(free cholesterol,FC)和胆固醇酯(cholesterol ester,CE)。它们在血浆中分别与载脂蛋白(apoprotein,apo)结合形成血浆脂蛋白,易于其转运和代谢。

高脂血症(hyperlipidemia)或高脂蛋白血症(hyperlipoproteinemia)主要是指血浆中乳糜微粒(chylomicron,CM)、极低密度脂蛋白(very low density lipoprotein,VLDL)和低密度脂蛋白(low density lipoprotein,LDL)含量高于正常值。1970年世界卫生组织将高脂血症分为六型。Ⅰ型:原发性高乳糜微粒血症;Ⅱa型:家族性高脂蛋白血症,包括杂合子家族性高脂蛋白血症和纯合子家族性高脂蛋白血症;Ⅱb型:家族性复合型高脂蛋白血症;Ⅲ型:家族性异常 β- 脂蛋白血症;Ⅳ型:家族性高甘油三酯血症;Ⅴ型:混合性高甘油三酯血症。通常Ⅱ~Ⅳ型均能引起动脉粥样硬化。动脉粥样硬化(atherosclerosis,AS)是心脑血管病的主要病理学基础,它主要表现为受累动脉内膜脂质沉积,单核细胞和淋巴细胞浸润及血管平滑肌细胞增生等,形成泡沫细胞、脂纹和纤维斑块、钙质沉着,并有动脉中层的逐渐退变,引起血管壁硬化、管腔狭窄和血栓形成,从而导致冠心病、脑血管病和周围血管病。研究证实血清总 TC 和 LDL-C 水平增高可导致 AS。AS 的特点是受累动脉的病变从内膜开始。

具有降低血脂作用的药物统称为抗高血脂药(antihyperlipidemic drugs)或抗动脉粥样硬化药(antiatherosclerotic drugs)。目前常用药物有:①调血脂药(lipid regulators);②抗氧化药(antioxidant);③多烯脂肪酸类(polyenoic fatty acid);④动脉内皮保护药(agents used to protect arterial endothelium)。

第一节 调血脂药

调血脂药通过对血浆脂质或脂蛋白的紊乱加以调整,治疗高脂血症及 AS。调血脂药按作用机制不同可分为:① HMG-CoA 还原酶抑制药;②影响胆固醇吸收和转化的药物;③影响脂蛋白合成、转运及分解的药物。

一、HMG-CoA 还原酶抑制药

羟甲戊二酸单酰辅酶 A(3-hydroxy-3-methylglutaryl CoA,HMG-CoA)还原酶是肝脏胆固醇合成的限速酶,催化 HMG-CoA 生成甲羟戊酸(mevalonic acid,MVA),MVA 的合成是内源性胆固醇合成的关键步骤,抑制此酶活性可阻碍肝细胞合成胆固醇,使其含量减少(图 21-1)。HMG-CoA 还原酶抑制药统称他汀类(statins)药物,常用药物有洛伐他汀、辛伐他汀、普伐他汀、氟伐他汀及阿伐他汀等,是目前治疗高胆固醇血症的新型药物。

理论与实践

他汀类药物是 1976 年 Endo 等首先从霉菌的培养液中获得的,其中美伐他汀和洛伐他汀是从真菌培养物中分离而来的;普伐他汀和辛伐他汀为人工半合成品,普伐他汀是美伐他汀的活性代谢产物;辛伐他汀是洛伐他汀甲基化衍生物;氟伐他汀和阿伐他汀是人工合成品。一般具有内酯环的洛伐他汀和辛伐他汀亲脂性较强,具有开环羟基酸形式的普伐他汀亲水性较强,氟伐他汀介于两者之间。结合表 21-1 可以分析常用他汀类药物的作用特点。

洛伐他汀(lovastatin)

是从红曲霉(或土曲霉)菌培养液中提取的霉菌代谢产物。是第一个应用于临床的 HMG-CoA 还原酶抑制药,其调血脂作用稳定可靠。

【体内过程】 见表 21-1。

【药理作用及作用机制】

1. **调血脂作用** 对肝脏有高度的选择性。口服后能剂量依赖性地降低血浆 TC 和 LDL-C 水平。大剂量时可降低血浆 TG 而使 HDL-C 浓度略有升高,但作用不如苯氧酸类。长期应用可促使 AS 斑块消退,减轻冠脉狭窄的程度。

本品可竞争性地抑制 HMG-CoA 还原酶活性。一方面由于胆固醇合成减少,阻碍了 VLDL 的合成和释放;另一方面,通过肝细胞自身调节机制,LDL 受体的合成代偿性地增加,肝细胞膜上的 LDL 受体不仅数目增加、其活性及与 LDL 的亲和力也增强,使血浆中更多的 LDL 经 LDL 受体途径代谢,最终将胆固醇转变为胆汁酸排出体外,进一步降低了血浆 LDL-C、VLDL-C 和 TC 的水平。

2. **非调血脂作用** 血管平滑肌细胞的增殖和迁移是 AS 形成的基本因素,洛伐他汀能抑制血管平滑肌细胞的增殖、迁移和减少胶原纤维的合成,在他汀类药物中作用最强。以外,还具有抗炎症、抗氧化、减少内皮素生成、减少组织因子表达、抑制血小板聚集、稳定斑块、抗血栓等多方面作用,这些作用都有利于其发挥抗 AS 作用。

【临床应用】 适用于治疗以胆固醇升高为主的高脂血症,尤其对伴有 LDL 升高的患者,即对杂合子家族性或非家族性 Ⅱa 型高脂血症治疗较好。也可用于治疗 Ⅱb 型、Ⅲ型、混合型和继发性高脂血症。必要时可与胆汁酸螯合剂合用以增强其降低胆固醇的效应。对较严重的高甘油三酯血症和高乳糜微粒血症疗效差。对纯合子家族性高脂血症无效。一般用药 2 周呈现明显效应,4~6 周可达最佳治疗效果。此外,对 AS、冠心病及缺血性脑卒中也有防治作用。

【不良反应】 一般剂量无严重不良反应。少数病人有胃肠道反应、头痛或皮疹。约 2% 的患者有血清转氨酶升高,在治疗后 3~12 个月增高显著,停药后可恢复正常,故长期用药应监测肝功能。如转氨酶值高于正常值 3 倍应停药。少数人在治疗 3 个月内可发生急性胰腺炎。

【药物相互作用】 极少数病人合用免疫抑制剂环孢素 A 或降脂药烟酸、吉非贝齐后可发生肌痛并伴有肌酸磷酸激酶暂时升高及并发肾衰竭。考来替泊、考来烯胺可使洛伐他汀的生物利用度降低,因此应该在服用前者 4 小时后服用洛伐他汀。服用洛伐他汀前不要食用葡萄柚,防止葡萄柚中的化学成分抑制洛伐他汀代谢而致血药浓度升高。

【禁忌证】 活动性肝炎、肝功能不全、孕妇和育龄妇女禁用。

其他同类药

普伐他汀(pravastatin)是美伐他汀的衍生物。与洛伐他汀相比,本身具有开环羟酸结构,起效快。其作用机制与洛伐他汀相似。由于其具有亲水性,不易弥散到其他组织细胞,极少影响其他外周细胞内的胆固醇的合成,因而不易引起外周性疾病,也不易通过血脑屏障。树脂类药物的吸附反应可降低本药的生物利用度,故联合应用时,应间隔一定时间。与华法林合用,不影响后者的抗凝作用。不良反应、非调血脂作用及药物相互作用与洛伐他汀相似。

辛伐他汀(simvastatin)为洛伐他汀的衍生物,本身无活性,口服吸收后水解转化为 β-羟基酸才具有活性。对 HMG CoA 还原酶的抑制作用更强,调血脂作用为洛伐他汀的 2 倍,降低 TC 和 LDL-C 的作用也比洛伐他汀强。此外还可降低 TG、VLDL-C 和 apo B(LDL、VLDL 的主要载脂蛋白)的浓度,升高 HDL-C、apo A 的水平。临床试验表明,长期应用辛伐他汀在有效调血脂的同时,还能显著延缓 AS 病变进展和病情恶化,减少心脏事件和不稳定心绞痛的发生。不良反应、非调血脂作用及药物相互作用与洛伐他汀相似。

氟伐他汀(fluvastatin)是第一个全人工合成的他汀类药。能同时阻断 HMG-CoA 还原酶的底物和产物,有效地抑制 MVA 生成胆固醇而发挥调血脂作用。在发生调血脂作用的同时,还能抑制血小板聚集和改善胰岛素抵抗。不良反应与洛伐他汀类似。与环孢素、地高辛、华法林、抗高血压药、H₂ 受体阻断药及非甾体类抗炎药合用比其他他汀类药安全。

阿托伐他汀(atorvastatin)为新合成的最有效的他汀类药。与氟伐他汀有相似的作用特性和适应证,但其降 TG 作用较强。与大多数他汀类药不同,该药大剂量对纯合子家族性高脂蛋白血症仍然有效。不良反应轻,发生率 1%,最常见的是胃肠道反应,该反应与剂量无关。

瑞舒伐他汀(rosuvastatin)为化学合成的他汀类新药,作用机制同洛伐他汀。目前临床上认为该药降血脂作用优于其他的他汀类药物。临床上用于高胆固醇血症和混合型高脂血症以及冠心病和脑卒中的预防。治疗杂合子家庭遗传高脂血症病人的效果强于阿托伐他汀。与吉非贝齐同时使用,可使本品的 C_{max} 和 AUC 增加 2 倍;与环孢素合用时,本品的 AUC 比在健康志愿者中所观察到的平均高 7 倍,但合用不影响环孢素的血浆浓度。本品不经 CYP3A4 代谢,故与经该酶代谢的药物合用不会发生明显的药物相互作用。

常用他汀类药物的体内过程特点见表 21-1。

表 21-1　常用他汀类药物的体内过程特点

	洛伐他汀	辛伐他汀	普伐他汀	氟伐他汀	阿托伐他汀	瑞舒伐他汀
口服吸收(%)	30	60~85	35	>98		
口服吸收特点	空腹时吸收减少	良好	迅速	迅速完全	迅速	迅速
生物利用度(%)	30		18	19~29	12	20
血药浓度达峰时间(h)	2~4	1.2~2.4	1~1.5	0.6	1~2	3~5
血浆蛋白结合率(%)	≥95	>95	50	≥98	≥98	88
肝摄取率(%)	≥70	≥80	45	≥70		
排泄途径:尿(%)	<10	13	20	5	<2	5(原形)
粪(%)	85	60	70	>90	>95	>90
$t_{1/2}$(h)	3	1.9	1.3~2.7	1.2	14	19
疗效达峰时间(周)		4~6		4		
食物对生物利用度影响(%)	+50	0	−30	0	−13	−20
主要代谢酶					CYP3A4	CYP2C9

注:"+"和"−"代表食物可增加或减少药物的生物利用度

相关链接

西立伐他汀是他汀类药物,该药在撤出市场前与吉非贝齐联合口服后,导致西立伐他汀的血药浓度明显升高,AUC 可增加 4.4 倍,C_{max} 升高 2.5 倍,血浆半衰期延长 2.4 倍。究其原因,西立伐他汀是肝细胞血管侧膜上有机阴离子多肽(OATP)的底物,经 OATP 摄取入肝细胞,而吉非贝齐也为 OATP 的底物。西立伐他汀与吉非贝齐合用后,由于吉非贝齐竞争了 OATP 对西立伐他汀的肝摄取,使西立伐他汀的肝清除率下降而过多地进入血中,使其血药浓度升高。此外,吉非贝齐又是肝细胞内代谢西立伐他汀的 CYP2C8 的抑制剂。当西立伐他汀与吉非贝齐合用后,吉非贝齐抑制了西立伐他汀的肝代谢,进一步使西立伐他汀的血药浓度升高。这种在转运体和代谢酶水平上发生药物相互作用所产生的后果,对病人来说可谓是"雪上加霜",这可能是西立伐他汀与吉非贝齐合用后产生严重不良药物相互作用的作用机制。除了西立伐他汀与吉非贝齐合用导致前者血药浓度明显升高外,西立伐他汀与环孢素A联合口服后,也可使西立伐他汀血药浓度显著上升,其程度和原理与西立伐他汀和吉非贝齐合用时相似。

二、影响胆固醇吸收和转化的药物

(一)胆酸结合树脂

本类药物又称为胆汁酸螯合剂(bile acid binding resins)为碱性阴离子交换树脂,口服后不被消化道吸收,在肠道内与氯离子和胆汁酸进行离子交换,与胆汁酸牢固结合形成胆汁酸螯合物,阻滞胆汁酸的肝肠循环和反复利用(见图21-1),从而大量消耗胆固醇而间接降低血浆和肝脏中TC和LDL-C的水平。常用的药物有考来烯胺和考来替泊。

考来烯胺(colestyramine)

为苯乙烯型强碱性阴离子交换树脂,不溶于水,不易被消化酶所破坏。

【体内过程】口服不被胃肠道吸收,在小肠与胆汁酸结合,形成不溶性化合物阻止其吸收。

【药理作用及作用机制】口服后与胆汁酸结合,阻断胆汁酸的肝肠循环,并增加其在肠道的排泄。因此,可解除胆汁酸对肝细胞微粒体α-羟化酶的抑制,加速胆固醇转化为胆汁酸。同时,因肠道吸收外源性胆固醇必须要有胆汁酸,故其与胆汁酸络合后,必然影响外源性胆固醇的吸收。以上作用均可使血浆和肝脏中胆固醇水平降低。口服考来烯胺后4~7天起效,2周达到最大效应。

【临床应用】是目前最安全的降胆固醇药物。主要治疗以TC和LDL-C升高为主的、TG水平正常而不能使用他汀类的高胆固醇血症病人。适用于Ⅱa和Ⅱb型高脂蛋白血症,选择用于家族性高胆固醇血症或多因素的高胆固醇血症,而对纯合子家族性高脂血症无效。此外还可降低冠脉AS和心肌梗死的危险性。用药1~2周后,血浆胆固醇浓度开始降低,可持续降低1年以上。用药1~3周后,因胆汁淤滞所致的瘙痒得到缓解。停药2~4周后血浆胆固醇浓度恢复至基础水平。

【不良反应】不良反应较多,有特殊的臭味和一定的刺激性,少数人用后有恶心、腹部不适、便秘及碱性磷酸酶和氨基转移酶活性暂时增高。部分病人有反跳现象,停药1~2周后,再次出现因胆汁淤滞所致的瘙痒。还可干扰脂溶性维生素、叶酸及铁、镁、锌的吸收。大剂量可发生脂肪痢、骨质疏松和增加出血的倾向。以氯化物形式应用本品,久用可引起高氯性酸血症。

【药物相互作用】作为强碱性阴离子交换树脂可影响多种药物的吸收,包括HMG-CoA还原酶抑制药、叶酸、青霉素、氢化可的松、铁剂、对乙酰氨基酚、噻嗪类、普萘洛尔、保泰松、万古霉素、苯巴比妥、洋地黄毒苷、口服抗凝药和脂溶性维生素(A、D、E、K)等,应尽量避免配伍使用,必要时可在服用考来烯胺前1小时或后4小时服用上述药物。与普罗布考合用,具有协同降脂作用,且不良反应减少。与他汀类、烟酸合用可增强疗效。

考来替泊(colestipol)

为二乙基五胺环氧氯丙烷的聚合物,是弱碱性阴离子交换树脂,不溶于水。药理作用、临床应用及不良反应等与考来烯胺相似。

(二)胆固醇吸收抑制剂

依折麦布(ezetimibe)

【体内过程】口服后吸收迅速,并广泛结合成具药理活性的酚化葡糖醛酸苷(glucuronides)(依折麦布-葡糖醛酸苷)。依折麦布-葡糖醛酸苷结合物的达峰时间为1~2小时,依折麦布的达峰时间为4~12小时。依折麦布及依折麦布-葡糖醛酸苷结合物的消除半衰期为22小时,血浆蛋白结合率分别为99.7%及88%~92%。主要在小肠和肝脏与葡糖醛酸结合(第二相反应),随后由胆汁(78%经粪便)及肾脏(11%)排出。依折麦布和依折麦布-葡糖醛酸苷结合物有肝肠循环。

【药理作用及作用机制】依折麦布附着于小肠绒毛刷状缘,与胆固醇转运体 NPC1L1 结合后抑制其转运胆固醇的功能,从而抑制胆固醇的吸收。此外还可降低小肠中的胆固醇向肝脏中的转运,使得肝脏胆固醇贮量降低从而增加血液中胆固醇的清除。本品与胆酸螯合剂不同的是不增加胆汁分泌;与他汀类不同的是不抑制胆固醇在肝脏中的合成。选择性抑制胆固醇吸收的同时并不影响小肠对甘油三酯、脂肪酸、胆汁酸、孕酮、炔雌醇及脂溶性维生素 A、D 的吸收。本品和他汀类联合使用可同时抑制胆固醇的小肠吸收和肝脏合成,有效改善血清中 TC、LDL-C、apo B、TG 及 HDL-C 水平,这些效果强于本品和他汀类单独给药。

【临床应用】用于原发性高胆固醇血症、纯合子家族性高胆固醇血症及纯合子谷固醇血症(或植物固醇血症)。与他汀类合用可分别从胆固醇的内、外源途径对血脂水平进行调节。

【不良反应及用药注意事项】较少。单独应用本品少数人可发生头痛、腹痛、腹泻等;与他汀类联合应用可出现头痛、乏力、腹痛、便秘、腹泻、腹胀、恶心、ALT 和 AST 升高、肌痛等。

问题与思考

1. 依折麦布与胆酸螯合剂和他汀类的药理作用有哪些不同?

2. 查询葡萄柚中有什么化学物质抑制代谢他汀类药物的哪个酶,从而导致他汀类药物的血药浓度升高。

三、影响脂蛋白合成、转运及分解的药物

(一)贝特类

第一个贝特类(fibrates)药物——氯贝特为该类药的第一代产物。但发现其不良反应多而重,现已少用。目前应用的新型贝特类,调血脂作用增强而不良反应减少。第二代贝特类有非诺贝特、环丙贝特及苯扎贝特等,具有作用强、毒性低的特点。苯扎贝特和非诺贝特还有降低脂蛋白(a)的作用。贝特类通过调血脂和非调血脂作用降低血脂。调血脂作用表现在降低血浆 VLDL、TG、TC 等水平(见图 21-1);非调血脂作用表现在抗凝血、抗血栓和抗炎作用等。这两种作用共同发挥降低血脂及抗 AS 的效应。

吉非贝齐(gemfibrozil)

【体内过程】口服吸收迅速而完全,达峰时间为 1~2 小时,血浆蛋白结合率为 92%~96%,70% 原形经肾排泄,6% 经粪便排出,半衰期为 1.5~2 小时,肾功能减退者半衰期延长。降血脂作用在治疗 2~5 天后开始出现,高峰作用出现在第 4 周。

【药理作用及作用机制】口服后能明显降低血浆 VLDL 和 TG 浓度;中等强度降低血浆 TC 和 LDL-C 浓度,升高 HDL 水平。对 LDL 作用与患者血浆中 TG 水平有关,对单纯高甘油三酯血症患者的 LDL 无影响或略升高,这种升高可能继发于 VLDL 分解代谢的增强,以及由于 VLDL 及其残粒(IDL)清除率增加而产生的肝脏 LDL 受体下调;但对单纯高胆固醇血症患者和 TG 水平正常者可降低 LDL。此外,糖尿病患者合并高脂蛋白血症时,该药能使血浆 TG 降低 40%,而氯贝特只能降低 5%。对肾病综合征和尿毒症病人也能有效降低血浆 VLDL 和 TG 水平。

本类药物调血脂作用机制尚未完全被阐明。贝特类药物还可通过降低某些凝血因子的活性、减少纤

溶酶原激活物抑制物的产生等非调血脂作用治疗 AS。

【临床应用】对 VLDL 和血浆 TG 含量增高的患者有特殊效果，如Ⅱb、Ⅲ、Ⅳ型高脂血症。长期应用可明显降低冠心病的死亡率。本品也可作为烟酸代用品用于家族性复合型高脂血症、家族性或继发性高甘油三酯血症，尤其适用于经 6 个月饮食治疗疗效不佳者。但对家族性高乳糜微粒血症、LDL 升高的患者无效。

【不良反应】最常见的不良反应是胃肠道症状，如恶心、腹痛、腹泻。少数患者可出现过敏反应。可见轻度一过性肝脏转氨酶升高，用药早期应监测肝功能。偶见尿氮增高。肝或肾功能不良者、孕妇、哺乳期妇女及胆石症患者禁用，小儿慎用。

【药物相互作用】本药与口服抗凝血药合用，应适当减少抗凝血药的剂量。因有轻度升高血糖的作用，故对糖尿病患者应适当调整胰岛素或口服降糖药的剂量。与他汀类合用时少数患者可发生肌痛并伴有血浆肌酸磷酸激酶浓度的暂时升高。还可能导致他汀类血药浓度升高，系本药抑制他汀类肝代谢酶和抑制他汀类肝摄取转运体而致。

其他同类药

苯扎贝特（bezafibrate）是治疗Ⅳ型高脂血症以及以 TG 升高为主的高脂血症的首选药，也可用于糖尿病伴有血脂增高者。口服易吸收，排泄较快，48 小时后 94.6% 经尿排出。3% 由粪便排出，无蓄积性，肾功能不全者慎用。调血脂作用及应用同吉非贝齐。实验研究表明，苯扎贝特也有抑制肝脏 HMG-CoA 还原酶的作用，抑制胆固醇的合成，并经反馈调节机制使 LDL 受体数目增加，促进血浆 LDL 经受体途径代谢，使血浆总 TC 和 LDL 水平降低。此外还可以降低空腹血糖，降低血浆 FFA、纤维蛋白原和糖化血红蛋白，抑制血小板聚集。**环丙贝特**（ciprofibrate）特别适用于有甘油三酯升高和 HDL- 胆固醇低下的患者。**氯贝特**（clofibrate）用于Ⅲ型高脂血症有特效。**非诺贝特**（fenofibrate）治疗Ⅳ型高脂血症的效果比Ⅱ型好，并能显著降低血浆纤维蛋白原和血尿酸水平，降低血浆黏稠度改善血流动力学。

新一代的苯氧酸类不良反应轻微。最常见的为短暂的胃肠道反应，血清转氨酶轻度升高。

（二）烟酸类

烟酸（nicotinic acid）

为水溶性 B 族维生素，是于 1955 年第一个广泛用于降低胆固醇水平的药物。大剂量的烟酸对多种类型高脂蛋白血症均有效。现多应用烟酸的衍生物，如阿昔莫司（acipimox）、烟酸肌醇酯（inositol niaciniate）等。

【体内过程】口服吸收迅速而完全，生物利用度为 95%，约 1 小时达血药峰浓度，血浆蛋白结合率小于 20%，迅速分布于肝、肾及脂肪组织，2/3 以原形从肾脏排泄，半衰期为 20~45 分钟。

【药理作用及作用机制】大剂量能降低血浆 TG 和 VLDL 水平，服药 1~4 小时后起效，作用强度与患者的 VLDL 水平有关。LDL-C 水平下降较慢，需 5~7 天显效，3~5 周达最大效应，下降幅度与用药剂量有关。如与考来烯胺合用作用增强。烟酸还可轻、中度升高 HDL-C 水平，还能使血清 Lp（a）水平降低约 25%，因此有抗 AS 及冠心病的作用。

烟酸调血脂的作用机制尚未完全阐明，可能是多途径共同作用的结果。此外还能抑制 TXA_2 的生成，增加 PGI_2 的生成，发挥抑制血小板聚集和扩血管的作用。

【临床应用】为广谱调血脂药，除Ⅰ型以外的各型高脂血症均可应用，为Ⅴ型高脂血症的首选药。3g/d 能预防胰腺炎和黄瘤（一种以皮肤损害为突出表现的脂质沉积性疾病）。与胆汁酸螯合剂或贝特类合用可提高疗效。因其副作用较多，故主要适用于饮食控制无效又有危险的高脂血症患者。

【不良反应】最常见的不良反应为面部潮红、心悸和胃肠道反应如恶心、呕吐、腹泻等。面红可能是前列腺素引起的皮肤血管扩张所致，服药前 30 分钟应用前列腺素合成酶抑制剂阿司匹林可减轻此类反应。

大剂量烟酸尚可引起血糖和血尿酸浓度升高、肝功能异常和变态反应等。禁用于有痛风、溃疡病、活动性肝病、2型糖尿病的患者和孕妇。新型烟酸的长效制剂不良反应可减轻。

【药物相互作用】本药与HMG-CoA还原酶抑制药合用具有潜在的横纹肌溶解的危险，应慎用。与阿司匹林合用，可减少烟酸的代谢消除。

第二节 抗氧化药

氧自由基在AS的发生和发展中的促进作用已被证实。因此，防止氧自由基脂蛋白的氧化修饰，已成为阻止高脂血症、AS发生和发展的重要措施。

一、合成型

普罗布考（probucol）

又称丙丁酚，为合成的亲脂性抗氧化药。能显著降低血浆TC和LDL-C水平但对TG无影响。因有较强的降低HDL-C作用而未受到重视。本品能使AS病变明显减轻，降低冠心病发病率，效应与其抗氧化作用密切相关。

【体内过程】口服吸收小于10%，且不规则，食物可增加其吸收。一次口服常用剂量，峰浓度为24小时。吸收后主要蓄积在脂肪组织和肾上腺，血清中浓度较低，脂肪组织中浓度为血浓度的100倍。代谢情况未明。主要经胆汁、粪便排泄。服后4天内粪便排出90%，仅有2%经尿排出。半衰期为52~60小时。

【药理作用及作用机制】调血脂和抗AS的机制尚未完全阐明，但已证明LDL水平的下降与增加LDL血浆清除有关，是抗氧化和调血脂作用的综合结果。

1. **抗氧化作用** 能抑制Ox-LDL的生成及其引起的一系列AS病变过程，如内皮细胞损伤等（见图21-1）。

2. **调血脂作用** 可降低血浆TC和LDL-C，HDL-C及apo A I 同时明显下降，对血浆TG和VLDL一般无影响。与他汀类或胆汁酸结合树脂配伍可增强调血脂效果。

3. **抗AS作用** 长期用药可降低冠心病的发病率，使AS斑块减小或消除。

【临床应用】主要用于治疗各种类型高胆固醇血症。可用于杂合子、纯合子家族性高胆固醇血症和其他严重进行性动脉粥样硬化的高胆固醇血症病人。对继发于肾病综合征或糖尿病的II型脂蛋白血症也有效。

【不良反应】不良反应较少，以胃肠道症状发为主，发生率1%~10%。还可有肝功能异常、高血糖、高尿酸、血小板减少，嗜酸性粒细胞增多等改变。可发生心电图Q-T间期延长，故Q-T间期延长者慎用，也禁与Q-T间期延长的药物合用。因其降低HDL，故LDL和HDL比值很高的患者不应使用。近期有心肌损伤者禁用，孕妇和小儿禁用。

【药物相互作用】本品能加强香豆素类药物的抗凝血作用，还能加强降血糖药物的作用。

二、天然型

维生素E（vitamine E）

又称生育酚，是1992年从植物油中分离得到的成分，具有多方面的生理和药理作用，是典型的天然型生物抗氧化药。

【体内过程】口服后 50%~80% 在肠道(十二指肠)吸收,因其为脂溶性维生素,吸收需要有胆盐和食物中的脂肪参与。在肝内代谢,经胆汁和肾脏排泄。

【药理作用及作用机制】能抑制磷脂酶 A_2 和脂氧酶的活性,减少氧自由基的生成,进而清除自由基;此外,还能防止脂质过氧化,减少其产物丙二醛(MDA)及 MDA-LDL 的生成。因此,通过其抗氧化作用,阻止 Ox-LDL 的形成,减少由 Ox-LDL 引起的 AS 的发生,保护了膜结构,从而减轻了对动脉内皮的损伤。维生素 E 还可减少白三烯的合成,增加 PGI_2 的释放等,从而抑制 AS 的发展,降低缺血型心脏病的发生率和死亡率。

【临床应用】可作为 AS 的辅助治疗用药。

【不良反应】一般无不良反应。大剂量应用时可有胃肠功能的紊乱,皮肤皲裂和肌无力等。剂量过大也可能影响生殖功能、导致出血倾向和改变内分泌及代谢等。

第三节　多烯脂肪酸类

又称多烯不饱和脂肪酸(polyunsaturated fatty acids,PUFA),根据不饱和双键开始出现的位置不同,可将其分为 ω-3(或 n-3)型和 ω-6(或 n-6)型两大类。

ω-3 型 PUFA

代表性的 ω-3 型 PUFA 有二十碳五烯酸(EPA)和二十二碳六烯酸(DHA)。EPA 和 DHA 主要来自海洋生物,在海洋藻类、海鱼及贝类脂肪中含量丰富。

【药理作用及作用机制】EPA 和 DHA 可通过调血脂和非调血脂作用治疗 AS。

1. **调血脂作用**　EPA 和 DHA 可能通过抑制肝脏 TG 和 apo B 的合成,提高 LPL 活性,促进 VLDL 分解,发挥调血脂作用(见图 21-1)。与 ω-6 类 PUFA 相比,ω-3 类的调血脂作用更强,其可显著降低 VLDL、TG 水平,继而降低 TC 和 LDL 水平,并升高 HDL 水平。ω-3 类降低总 TC 的作用与其和胆固醇结合成酯使胆固醇易于转运、代谢和排泄。ω-3 类还可使胆固醇重新分配。

2. **非调血脂作用**　EPA 和 DHA 可抑制血小板聚集、降低全血黏度、扩张血管、抑制内皮生长因子和增强内皮舒张因子(EDRF)的功能等。长期应用能预防动脉粥样硬化形成,并使斑块消退。

ω-6 型 PUFA

ω-6 型 PUFA 包括亚油酸(LA)和 γ-亚麻酸(γ-LNA),主要来源于植物油,如月见草油、玉米油、葵花子油和亚麻油等。其降血脂作用较弱,主要降低 TC 和 LDL-C 水平,升高 HDL 水平。常用月见草油(evening primrose oil)和 LA,具有调血脂和抗 AS 作用。

第四节　动脉内皮保护药

血管内皮损伤在 AS 的发病过程中起重要的作用,因此保护动脉内皮也是防治 AS 的重要途径之一。如细菌毒素、化学刺激以及机械损伤等因素均能损伤血管内皮,改变其通透性,导致白细胞和血小板黏附,并可释放多种活性因子,使血管内皮进一步损伤,其结果可促进 AS 斑块形成。

常用的动脉内皮保护药有硫酸多糖(polysaccharide sulfate),包括低分子量肝素和天然类肝素、硫酸软骨素 A(chondroitin sulfate A)和硫酸葡聚糖(dextran sulfate)等。这些硫酸多糖的分子表面带有大量负电荷,结合在血管内皮表面,防止白细胞、血小板以及损伤因子的黏附,从而使血管内皮免受损伤(图 21-1),达到防治 AS 斑块形成的目的。

　　高脂血症、AS 是严重危害人类健康的常见病、多发病,并可诱发多种心脑血管疾病。临床上采用调血脂、抗血小板、抗氧化以及保护血管内皮细胞等多途径药物进行治疗,这些药物的治疗靶点及机制可归纳为图 21-1。

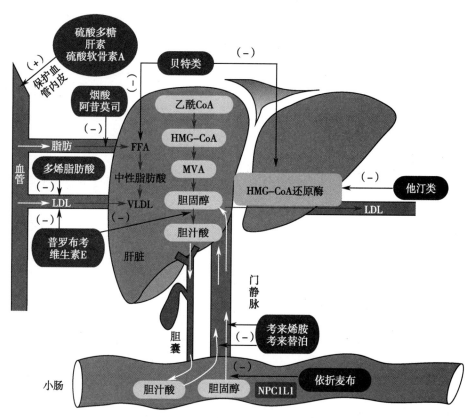

图 21-1　抗高血脂、抗 AS 药物的主要药理学作用机制

临床常用的抗高血脂、抗 AS 药物对各种血脂的影响见表 21-2。

表 21-2　常用的抗动脉粥样硬化药物的作用

脂蛋白	普伐他汀	考来烯胺	普罗布考	烟酸	氯贝丁酯
胆固醇(C)	↓	↓	↓	↓	→↓
TG	↓	→↑	→	↓	↓
VLDL	↓	→↑	→	↓	↓
IDL			→	↓	↓
LDL	↓	↓	↓	↓	↑或↓
HDL	↑	↑(弱)	↓	↑	↑
HDL-C		↑	↓		
TC		↑	↓	↑	

注:"↑"、"↓"和"→"分别表示升高、降低和不变

某病人患有高脂血症和 AS，且 TG 较高，进一步检查确诊为纯合子家族性高脂蛋白血症，确诊前曾服用洛伐他汀，效果不佳。如何为该病人选择他汀类药物？服用该他汀类药物时应注意不能同服哪些药物？

思考：

从药物的作用及临床应用特点、强度考虑为病人选药；从药物相互作用的注意事项分析用该药时应避免和哪些药物合用，并分析为什么。

（刘克辛）

学习小结

常用的抗高血脂、抗 AS 药物主要有调血脂药、抗氧化药、多烯脂肪酸类以及动脉内皮保护药。重要的调血脂药为以洛伐他汀为代表的他汀类药物。他汀类药物可于胆固醇合成的早期阶段，竞争性地抑制 HMG-CoA 还原酶而降低血脂，治疗 AS。影响胆固醇吸收和转化的常用药物有阴离子交换树脂考来烯胺和考来替泊，口服后，在小肠与胆汁酸结合，形成不溶性化合物阻止其吸收。此外，还有胆固醇吸收抑制剂依折麦布，与胆固醇转运体 NPC1L1 结合后抑制其转运胆固醇的功能，从而抑制胆固醇的吸收。影响脂蛋白合成、转运及分解的药物有贝特类，常用的有吉非贝齐、非诺贝特、环丙贝特及苯扎贝特等。合成型抗氧化药的代表药物有普罗布考；天然型抗氧化药的代表药物有维生素 E。多烯脂肪酸类抗 AS 药物有 EPA、DHA、亚油酸、γ- 亚麻酸以及月见草油等。常用的动脉内皮保护药主要有硫酸多糖，包括低分子量肝素和天然类肝素、硫酸软骨素 A 和硫酸葡聚糖等。

复习参考题

1. 调血脂药按作用机制分类有哪些？试述他汀类药物调节血脂的药理学机制。

2. 结合临床应用，试述他汀类药物调节各种血脂的强度和特点。

3. 常用贝特类药物有哪些？试述其调节血脂作用的特点、机制及临床应用。

4. 为什么他汀类药物与吉非贝齐不宜联合应用？

第五篇

作用于内脏系统及血液系统的药物

第二十二章　作用于消化系统的药物

22

消化系统包括胃肠道、肝脏、胰腺等，有消化食物、吸收营养、排出废物等多项功能。这些功能需要中枢神经系统通过内脏神经调节消化系统的分泌、吸收和运动完成，同时还受到复杂的激素阵列调节。

作用于消化系统药物包括抗消化性溃疡药、助消化药、止吐药与胃肠促动力药、泻药、止泻药以及利胆药等。

第一节　抗消化性溃疡药

消化性溃疡是常见的消化系统疾病，主要指发生于胃和十二指肠的溃疡。目前有关消化性溃疡的发病机制尚未完全阐明，但大多数人认为，一般情况下，胃黏膜的保护因子和黏膜损伤因子处于动态平衡状态，因此机体处于健康状况。其中，胃黏膜的保护因子包括前列腺素的细胞保护和黏液、HCO_3^- 的屏障作用，而黏膜损伤因子主要指具有消化作用的胃酸、胃蛋白酶以及幽门螺杆菌（*Helicobacter pylori*）对黏膜的侵袭。当黏膜防御能力减弱，或胃酸分泌过多，或幽门螺杆菌感染，均有可能打破这一动态平衡，导致溃疡形成。所以，根据以上机制，抗消化性溃疡药主要分为两类：降低对黏膜侵袭能力的药物和胃黏膜保护药。其中，降低对黏膜侵袭能力的药物主要包括抗酸药、抑制胃酸分泌药和抗幽门螺杆菌药。故目前临床上治疗消化性溃疡的药物主要包括抗酸药、抑制胃酸分泌药、抗幽门螺杆菌药和胃黏膜保护药等。

一、抗酸药

抗酸药（antacids）又称胃酸中和药，多为弱碱性物质，口服后在胃内直接中和胃酸、升高胃内容物 pH值，降低胃蛋白酶活性，起到保护溃疡面和胃黏膜以及缓解溃疡病疼痛等作用。常用的抗酸药及其作用特点如下：

氢氧化镁（magnesium hydroxide）

抗酸作用较强且快，Mg^{2+} 有导泻作用。少量吸收后可经肾排出，故肾功能不良者可出现血镁过高。

氧化镁（magnesium oxide）

中和胃酸作用强，肠道难吸收，可引起腹泻。

三硅酸镁（magnesium trisilicate）

抗酸作用较弱，在胃内生成胶状二氧化硅，对溃疡面有保护作用。

氢氧化铝（aluminum hydroxide）

抗酸作用较强、起效缓慢。作用后产生的氧化铝有收敛和止血的作用，也可引起便秘。长期服用，可影响肠道对磷酸盐的吸收。

碳酸钙（calcium carbonate）

抗酸作用较强、作用迅速而持久，可产生 CO_2 气体。进入小肠的 Ca^{2+} 可促进促胃液素的分泌，引起反跳性胃酸分泌增加。不良反应主要是嗳气和便秘，故本品不宜长期应用。

碳酸氢钠（sodium bicarbonate）

俗称小苏打,作用强,起效快而维持时间短暂。口服后可被肠道吸收,可能引起碱血症。中和胃酸产生的 CO_2 可引起嗳气、腹胀。

目前,抗酸药物在临床上较少单药应用,常使用复方制剂,既可增强抗酸药的作用,又可减少不良反应,如:胃舒平等。因为该类药需在胃内容物几近排空或完全排空后才能充分发挥抗酸作用,合理用药应在每次餐后 1 小时和 3 小时及晚上临睡前各服用 1 次,即 1 天 7 次。

由于抗酸药物仅仅是直接中和已经分泌的胃酸,而不能调节胃酸的分泌,有些甚至可能造成反跳性的胃酸分泌增加,并且具有产气、腹泻或便秘等不良反应。因此抗酸药物并不是治疗消化性溃疡的首选药物,通常仅用于对症治疗,如反酸、缓解疼痛等不适症状。

二、抑制胃酸分泌药

胃酸的分泌受外周的诸多因子(内分泌性和旁分泌性)和中枢(神经性)的复杂调控。

在负责分泌胃酸的胃壁细胞的基底膜上存在着不同的受体,包括乙酰胆碱(ACh)-M 受体、组胺 -H_2 受体和促胃液素 - 促胃液素受体。这些受体被激活后,通过升高胃壁细胞内的游离钙离子或环腺苷酸(cAMP)浓度,经历一系列生化过程,最终引起质子泵 H^+-K^+-ATP 酶(面向胃黏膜腔)的激活,向胃黏膜腔排出 H^+,引起胃酸分泌增加。

中枢神经系统受到与食物相关的刺激后,通过迷走神经直接释放 ACh,激活 M 受体,也能增加胃酸分泌。同时,ACh 还能激活旁分泌细胞膜上的 M 受体,促使细胞释放组胺,激活胃壁细胞上的 H_2 受体(通常胃壁细胞与旁分泌细胞紧密相邻),也可增加胃酸的分泌。胃窦部的 G 细胞可分泌受多种因子调控的多肽激素促胃液素,作用于旁分泌细胞膜上的 CCK_2 受体,经过一系列生化过程,同样可促进胃酸分泌。

因此,相关受体阻断药及质子泵抑制药均可抑制胃酸分泌,应用于各种消化性溃疡,有利于促进溃疡的愈合。

(一) H_2 受体阻断药

【体内过程】口服后吸收迅速,一般在 1~3 小时后达到血浆峰值,与血浆蛋白结合率偏低。被肝脏代谢的药物仅为小部分(10%~35%),药物以代谢物形式或原形经肾脏排出。血液透析只能排出少量药物,故肌酐清除率降低的患者应减少药量,晚期肝病合并肾脏功能不良的患者必须减量。

【药理作用及作用机制】H_2 受体阻断药竞争性地阻断胃壁细胞基底膜的 H_2 受体。此类药物相对于其他抑制胃酸分泌类药物而言,对基础胃酸分泌的抑制作用最强,因此对以基础胃酸分泌为主的夜间胃酸分泌有良好的抑制作用。夜间胃酸分泌减少对十二指肠溃疡的愈合十分重要,因此该类药物一般在晚餐后、入睡前服用,为治疗十二指肠溃疡的首选。而对促胃液素、进食、迷走神经兴奋以及低血糖等诱导的胃酸分泌抑制作用较弱。

【临床应用】主要用于治疗消化性溃疡,促进胃和十二指肠溃疡的愈合。还可用于治疗无并发症的胃食管反流和预防应激性溃疡的发生。

【不良反应及注意事项】发生率较低(<3%),主要表现为轻微的腹泻、眩晕、肌肉痛、乏力。在静脉注射后可能发生较少见的中枢神经系统反应(如头痛、幻觉、语速加快、意识混乱等),也有引起血细胞减少的报道。由于西咪替丁与雄性激素受体可以结合,从而拮抗雄激素的作用,因此长期大剂量使用西咪替丁后,男性患者可能偶见乳腺发育。西咪替丁可抑制 CYP 酶对雌性激素的代谢,可导致女性患者溢乳。

【药物相互作用】西咪替丁具有 CYP 酶抑制作用,可抑制普萘洛尔、苯妥英钠、奎尼丁、华法林、茶碱等药物的代谢,使后者的血药浓度升高。

常用的药物主要有:①**西咪替丁**(cimetidine,甲氰咪胍)对十二指肠溃疡疗效好;②**雷尼替丁**(ranitidine)抑制胃酸分泌作用比西咪替丁强 5~8 倍,具有速效、长效、安全性大的特点;③**法莫替丁**(famotidine)作用与西咪替丁类似,但抑制胃酸分泌作用约为西咪替丁的 40 倍。

三种药物的比较见表 22-1。

表 22-1 主要 H_2 受体阻断药的比较

H_2 受体阻断药	生物利用度(%)	相对强度	血药浓度半衰期(小时)	疗效持续时间(小时)	抑制 CYP 酶相对强度
西咪替丁	80	1	1.5~2.3	6	1.0
雷尼替丁	50	5-10	1.6~2.4	8	0.1
法莫替丁	40	32	2.5~4.0	12	0

(二)M 胆碱受体阻断药

M 胆碱受体阻断药可阻断胃壁细胞上的 M 受体,进而抑制胃酸分泌;也可阻断 ACh 对胃黏膜中的嗜铬细胞、抑制 G 细胞 M 受体的激动作用,使组胺和促胃液素等物质释放减少,间接抑制胃酸分泌。此外,此类药还有解痉作用。在未出现 H_2 受体阻断药和质子泵抑制药前,广泛用于消化性溃疡的治疗。但由于抑制胃酸分泌的作用较弱,与 M 受体阻断相关的不良反应也较多,目前已经较少用于溃疡的治疗。

(三)促胃液素受体阻断药

促胃液素受体阻断药丙谷胺(proglumide)与促胃液素竞争促胃液素受体,可抑制胃酸分泌;同时也可促进胃黏膜黏液合成,增强胃黏膜的黏液 -HCO_3^- 盐屏障,因而发挥抗溃疡病的作用。

(四)质子泵抑制药(H^+-K^+-ATP 酶抑制药)

【药理作用及作用机制】位于胃壁细胞的胃黏膜腔侧的胃 H^+-K^+-ATP 酶又被称为质子泵。其功能是泵出 H^+(质子),使之进入胃黏膜腔,提高胃内的酸度,作为交换,将 K^+ 泵入胃壁细胞内。胃壁细胞亦存在其他的离子转运系统,将 K^+ 和 Cl^- 同时排入胃黏膜腔,总的结果是保持胃内的 HCl 水平。激活促胃液素受体、M 受体、H_2 受体都可激活 H^+-K^+-ATP 酶,增加胃酸分泌。因此,最直接和有效的抑酸手段为抑制质子泵 H^+-K^+-ATP 酶。

目前临床使用的质子泵抑制药有奥美拉唑(omeprazole),兰索拉唑(lansoprazole),雷贝拉唑(rabeprazole)与泮托拉唑(pantoprazole)等,均为 pK_a 约为 4 的苯并咪唑类化合物。在酸性的胃壁细胞分泌小管内可转化为次磺酸(sulfenic acid)和亚磺酰胺(sulfenamide),后者与 H^+-K^+-ATP 酶 α 亚单位的巯基共价结合后可使酶失活,使胃酸分泌减少。由于药物与酶为不可逆的结合,因此有强大且持久抑制胃酸分泌的作用,同时可减少胃蛋白酶的分泌。此外,体内外实验证明此类药物可抑制幽门螺杆菌的生长。由于其疗效显著,已成为目前世界上应用最广的抑制胃酸分泌的药物。

【临床应用】可用于治疗反流性食管炎、消化性溃疡、上消化道出血、幽门螺杆菌感染。

奥美拉唑(omeprazole)

奥美拉唑是第一代质子泵抑制药。

【体内过程】口服生物利用度为 35%,重复用药的生物利用度可达 60%。1~3 小时可达血药峰浓度,血浆蛋白结合率为 95%,80% 代谢产物可由尿排出,其余则随粪便排出。

【药理作用及作用机制】本药为脂溶性质子泵抑制药,呈弱碱性。抑制胃酸分泌作用强大而持久。本药对组胺、五肽促胃液素等刺激引起的胃酸分泌有明显的抑制作用。实验证明奥美拉唑有抗幽门螺杆菌作用和对胃黏膜损伤有预防保护作用,有利于溃疡病的治疗。

【不良反应及注意事项】发生率较低(<3%),在消化系统方面可见腹胀、口干、恶心、呕吐;神经系统症

状有头痛、头昏、外周神经炎等;偶有男性乳腺发育、溶血性贫血、皮疹、白细胞减少等。

【药物相互作用】本药为 CYP 酶抑制药,与华法林、苯妥英钠、地西泮等药合用,会延长后者在体内的半衰期,使代谢减慢。

兰索拉唑(lansoprazole)

兰索拉唑是第二代质子泵抑制药。口服易吸收,但对胃酸不稳定,生物利用度约为 85%。升高血促胃液素、抑制胃酸分泌、胃黏膜保护作用及抗幽门螺杆菌作用与奥美拉唑相似,但抑制胃酸分泌作用及抗幽门螺杆菌作用较奥美拉唑强,不良反应与奥美拉唑类似。

泮托拉唑(pantoprazole,泮他拉唑,喷妥拉唑)

泮托拉唑是第三代质子泵抑制药。抗溃疡病作用与奥美拉唑相似,口服后吸收迅速,半衰期短,生物利用度高,约为 70%,几乎不影响其他药物的代谢,不良反应较轻。

雷贝拉唑(rabeprazole)

第三代质子泵抑制药。抗胃酸分泌能力和治愈黏膜损害、缓解症状的作用强于其他抗酸药物,不良反应轻微,发生率约 2.5%。

三、抗幽门螺杆菌药

抑制胃酸药物虽然能促进溃疡愈合,但其复发率常达到 80%,最后不得不用外科手术治疗。因此,溃疡病的复发成为了一个多年令人困扰的问题。直至 1983 年,澳大利亚两位科学家 Warren 和 Marshall 从人的胃黏膜中分离出幽门螺杆菌,并证明其感染与消化性溃疡的关系。十二指肠溃疡患者的幽门螺杆菌感染阳性率占 93%~97%,胃溃疡患者的阳性率为 70%,且幽门螺杆菌阳性与溃疡复发有着密切的关系。多年来的临床和基础研究都表明,在抗酸治疗的同时,必须根除幽门螺杆菌感染才能真正达到治愈消化性溃疡的目的。

幽门螺杆菌为革兰氏阴性厌氧菌,可使黏膜的保护作用降低,是引起消化性溃疡的主要致病因子。使用单一的抗生素很难根除体内的幽门螺杆菌,两种抗菌药合用后杀灭幽门螺杆菌的能力大大增强。表 22-2 列出根治根治幽门螺杆菌的常用药物。需注意的是,已发现幽门螺杆菌对大环内酯类(甲基红霉素)和尼立达唑类(甲硝唑)产生耐药性,但对阿莫西林和四环素的耐药性尚不多见,故应在抗生素应用时加以注意。

表 22-2 根治幽门螺杆菌的常用药物

药物种类	药物
铋盐	柠檬酸铋钾
抗胃酸分泌药	H_2 受体阻断药,H^+-K^+-ATP 酶抑制药
抗生素	甲基红霉素,阿莫西林,四环素
硝基咪唑	甲硝唑

抗生素或其他抗菌药物应与抗胃酸分泌药联合应用组成三联或者四联疗法才能获得理想的疗效。下列是一些临床常用的联合应用方案:

1. 标准的 H^+-K^+-ATP 酶抑制药加甲基红霉素再加阿莫西林或甲硝唑或呋喃唑酮。

2. 标准的 H^+-K^+-ATP 酶抑制药加阿莫西林再加甲硝唑或呋喃唑酮。

3. 枸橼酸铋钾加甲基红霉素再加甲硝唑或呋喃唑酮。

4. 枸橼酸铋钾加标准的 H^+-K^+-ATP 酶抑制药加四环素或阿莫西林再加甲硝唑或者呋喃唑酮组成四联疗法。

四、黏膜保护药

胃黏膜屏障由两部分组成:黏液 -HCO_3^- 盐屏障和细胞屏障。细胞屏障有抵抗胃酸和胃蛋白酶的作用。黏液 -HCO_3^- 盐屏障可防止胃酸、胃蛋白酶损伤胃黏膜细胞。当胃黏膜屏障功能受到损伤时,可引起溃疡病发作。增强胃黏膜屏障的药物,就是通过增强胃黏膜的细胞屏障,黏液 -HCO_3^- 盐屏障或两者均增强而发挥抗溃疡病作用。常用的药物有前列腺素及其衍生物如米索前列醇、硫糖铝和枸橼酸铋钾等(图 22-1)。

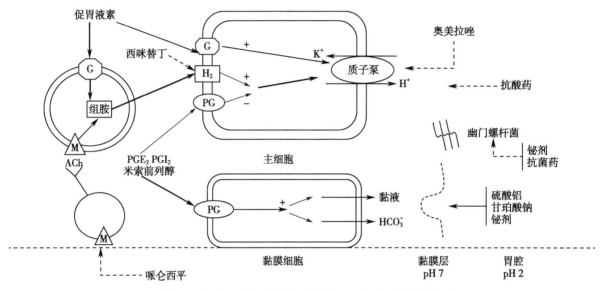

+:促进;−:抑制;虚线:药物的抑制作用;实线:药物的保护作用;
G:促胃液素受体;H_2:组胺 H_2 受体;PG:前列腺素受体;M:胆碱受体

图 22-1 溃疡病发病与药物治疗

米索前列醇(misoprostol)

【药理作用及作用机制】米索前列醇为合成的前列腺素 E_1 的衍生物。主要抑制胃壁细胞的胃酸分泌,可抑制基础胃酸分泌,组胺、五肽促胃液素等刺激引起的胃酸分泌和胃蛋白酶分泌增加。还可扩张胃黏膜血管,刺激黏液分泌和重碳酸盐分泌,加强黏膜的保护作用。

【临床应用】主要用于胃、十二指肠溃疡及急性胃炎引起的消化道出血,尤其是非甾体抗炎药引起的慢性胃出血。非甾体抗炎药尤其非选择性 NSAIDs 多属于酸性,对于黏膜上皮来说,有直接的侵害作用。更重要的是,它们可抑制所有环加氧酶(cyclooxygenase,COX)的同工酶。一方面,这种作用降低了与炎症相关的前列腺素生成,达到 NSAIDs 抗炎治疗的目的。另一方面,破坏了黏膜保护机制,促进溃疡的形成,原因就在于它减少了胃、十二指肠黏膜上皮分泌的前列腺素。因此,米索前列醇常作为防治非甾体抗炎药引起的溃疡、上消化道出血的首选。

【不良反应及注意事项】不良反应发生率约 13%,主要表现为腹痛、腹泻、恶心、腹部不适;也有头痛、头晕等。与抗酸药(尤其是含镁离子的抗酸药)合用后会加重腹泻。此外还有引起子宫收缩的作用,故孕妇禁用。孕妇及前列腺素类过敏者禁用。

硫糖铝（sucralfate, ulcerlmin, ulcerban）

【药理作用及作用机制】硫糖铝在胃的酸性环境下可形成胶冻状，黏附于胃、十二指肠黏膜表面并在溃疡面形成保护膜。促进胃、十二指肠黏膜合成前列腺素 E_2，从而增强胃、十二指肠黏膜的黏液 -HCO_3^- 盐屏障和细胞屏障。此外，还可增强碱性成纤维细胞生长因子、表皮生长因子的作用，使之聚集于溃疡区，促进溃疡愈合。本药还可抑制幽门螺杆菌的繁殖，降低黏膜中的幽门螺杆菌密度，抵御幽门螺杆菌的蛋白酶、脂酶破坏黏膜。

【临床应用】临床上多用于胃及十二指肠溃疡，对溃疡复发有较好疗效。此外，还可用于预防上消化道出血。

【不良反应及注意事项】长期用药可引起便秘、腹泻、皮疹、头晕及瘙痒。应注意：①与布洛芬、吲哚美辛、四环素、氨茶碱、地高辛合用，可降低上述药物的生物利用度；②可减少甲状腺素的吸收；③此药在酸性环境中会起保护胃、十二指肠黏膜的作用，故不宜与碱性药合用。

枸橼酸铋钾（bismuth potassium citrate）

又称三钾二枸橼酸铋，是一种稳定的胶状悬浮剂。在胃内酸性条件下能形成氧化铋胶体，沉着于溃疡表面，构成保护屏障，阻止胃酸刺激，降低胃蛋白酶活性。还能促进黏液分泌，抑制幽门螺杆菌生长。用于治疗各种消化性溃疡和糜烂性胃炎等。

不良反应发生率较低，服药期间舌、粪便可被染黑，偶见恶心、腹泻、腹痛、呕吐、便秘，个别患者会出现面部潮红。严重肾病患者及孕妇禁用。

五、其他同类药

替普瑞酮（teprenone）

为一种萜烯类衍生物，可增加胃黏液合成、分泌，提高黏液层中脂类的浓度，提高胃黏膜的防御能力。不良反应轻微，个别病人有胃肠道反应，皮肤瘙痒，ALT、AST 轻度增高。

麦滋林（marzulene）

由 99% 的谷氨酰胺（glutamine）和 0.3% 的水溶性薁（azulene）组成，前者增加胃黏膜前列腺素 E_2 合成，促进黏膜细胞增殖，增加黏液合成，增强黏膜屏障；后者有抑制致炎物质的抗炎作用，抑制胃蛋白酶活性。可减轻溃疡病症状，促进溃疡愈合。

第二节　助消化药

助消化药多为消化液中成分或促进消化液分泌的药物。多用于消化道分泌功能减弱或消化不良等，可促进食物的消化。

胃蛋白酶（pepsin）

来自动物胃黏膜。常与稀盐酸同服，用于治疗消化酶分泌不足、胃酸分泌不足引起的消化不良和其他胃肠疾病。禁与碱性药物配伍使用。

胰酶(pancreatin)

含淀粉酶、蛋白酶、胰脂酶,可消化蛋白质、脂肪和淀粉。口服用于治疗消化不良。不宜与酸性药同时服用,整片吞服。

乳酶生(biofermin)

干燥活的乳酸杆菌制剂,可使糖类分解产生乳酸,提高肠内容物的酸性,抑制肠内腐败菌繁殖,减少发酵和产气。用于消化不良、腹胀及小儿消化不良性腹泻。不宜与抗菌药或吸附药同时服用,以免抑制乳酸杆菌而使药效降低。

第三节　止吐药及促胃肠动力药

呕吐是一种复杂的反射活动,引起呕吐的因素很多,如:胃肠道等内脏疾病、化学药物、放疗等。参与呕吐反射的中枢部位包括化学催吐感受区(CTZ)和呕吐中枢。处理呕吐时,应该针对不同病因,选用不同药物。

一、H_1受体阻断药

如茶苯海明(dimenhydrinate)、苯海拉明(diphenhydramine)、美克洛嗪(meclozine)等具有中枢镇静和止吐作用,可用于预防和治疗晕动病、内耳性眩晕症等。

二、M胆碱受体阻断药

此类药物主要通过阻断呕吐中枢和外周反射途径中的M受体,从而降低迷路感受器的敏感性和抑制前庭小脑通路的传导,起到抗晕动病、预防恶心、呕吐的作用。其中以东莨菪碱的作用较为明显。阿托品、苯海索、东莨菪碱等均为本类药物。

三、多巴胺受体阻断药

多潘立酮(domeperidone)

【体内过程】口服后吸收迅速,不易通过血脑屏障,生物利用度约为15%,半衰期为7~8小时,主要经肝脏代谢转化为无活性的物质从胆汁排出。

【药理作用及作用机制】本药为多巴胺受体阻断药,主要作用于外周,可阻断胃肠D_2受体。直接作用于胃肠壁,可加强胃肠蠕动,促进胃的排空,协调胃与十二指肠运动,增加食管较低位置括约肌张力,阻止食物反流。该药对结肠作用很小。具有加强胃肠推动和止吐作用。

【临床应用】用于治疗慢性食后消化不良、腹胀、嗳气、恶心、呕吐、腹部胀痛。对于偏头痛、颅外伤、肿瘤化疗治疗、放射性治疗等引起的恶心、呕吐也有效。

【不良反应及注意事项】头痛、促进胃酸分泌和催乳激素释放,偶有轻度腹部痉挛。孕妇慎用。

甲氧氯普胺（metoclopramide）

【药理作用】对中枢的作用主要是阻断中枢 CTZ 多巴胺（D_2）受体产生止吐作用。对外周的作用则因阻断胃肠多巴胺受体，引起从食管到近端小肠平滑肌的运动，松弛幽门，增加贲门括约肌张力，使食物通过胃和十二指肠的时间缩短，加速胃的正向排空。

【临床应用】主要用于治疗慢性功能性消化不良引起的胃肠运动障碍，如恶心、呕吐等症，对肿瘤放疗及化疗、急性颅脑损伤等引起的呕吐也有效。对前庭功能紊乱引起的呕吐无效。

【不良反应及注意事项】常表现为疲倦、嗜睡、烦躁不安等轻微反应，偶有锥体外系反应、便秘、腹泻、男性乳房发育等。孕妇忌服。

四、5-HT$_3$ 受体阻断药

昂丹司琼（ondansetron）

【体内过程】口服易吸收，达到峰浓度时间约为 2 小时，其生物利用度约为 60%，半衰期约为 3~4 小时，血浆蛋白结合率约为 75%，代谢产物主要经肾脏排泄。

【药理作用及作用机制】可选择性阻断 5-HT$_3$ 受体，对肿瘤化疗和放疗所致的呕吐可产生迅速而强大的止吐作用。但对晕动病及多巴胺受体激动药阿扑吗啡所引起的呕吐无效。

【临床应用】主要用于化疗及放疗引起的恶心和呕吐。

【不良反应及注意事项】较轻，可有头痛、疲倦、腹泻、便秘。哺乳期妇女禁用。

阿洛司琼（alosetron）和格拉司琼（granisetron）等也属于该类药物。

五、促胃肠动力药

临床上常用的促胃肠动力药有四代：第一代如甲氧氯普胺，是具有胆碱能特征的多巴胺受体阻断药。甲氧氯普胺有较多的中枢性副作用，早期用于治疗上消化道动力障碍如功能性消化不良、胃轻瘫等，目前已经被第二、三代促胃肠动力药所代替，但由于甲氧氯普胺有注射剂，并有止吐作用，临床上目前多作为止吐药使用。第二代促胃肠动力药是多潘立酮，为外周多巴胺受体阻断药，临床应用广泛。第三代是西沙必利，是一种化学结构上取代了烷化苯丙咪唑的甲氢氯普胺。但近年临床发现在西沙必利高敏患者中可出现 Q-T 间期延长或导致尖端扭转性室性心动过速，对于其在临床进一步应用，还有着很大的争议。第四代为莫沙必利，为非选择性 5-HT$_4$ 受体激动药，是新型促胃肠动力药物，安全、有效，临床正在广泛使用。目前最新的促胃肠动力药为替加色罗和伊托必利，分别为 5-HT$_4$ 受体部分激动药和多巴胺受体阻断药。另一种促胃肠动力药为红霉素，具有胃动素样的促动力效应，在促胃肠动力方面是研究的热点，但由于其上腹痛、恶心、呕吐等不良反应明显，限制了其临床应用。

西沙比利（cisapride）

【药理作用】可加强并协调胃肠运动，防止食物滞留与反流。其作用机制主要是选择性地促进肠肌层神经丛节后处 ACh 的释放（在时间上和数量上），从而增强胃肠的运动；但不影响黏膜下神经丛，因此不改变黏膜的分泌。

【适应证】本品可用于由神经切断术或部分胃切除引起的胃轻瘫。也用于 X 线、内镜检查呈阴性的上消化道不适；对胃 - 食管反流和食管炎也有良好作用，其疗效与雷尼替丁相同，与后者合用时其疗效可能得到加强;还可用于假性肠梗阻导致的推进性蠕动不足和胃肠内容物滞留及慢性便秘;对于采取体位和饮食措施仍不能控制的幼儿慢性、过多性反胃及呕吐也可试用本品治疗。

【不良反应及注意事项】由于本品促进胃肠活动,可能发生瞬时性的腹部痉挛、腹鸣或腹泻,此时可考虑酌减剂量。曾有过敏、轻度短暂头痛或头晕的报道。偶见可逆性肝功能异常,并可能伴有胆汁淤积。个别报道本品能影响中枢神经系统。对于老年人,由于半衰期延长,故治疗剂量应酌减。肝、肾功能不全患者开始剂量可减半,以后可根据治疗效果及可能发生的副作用及时调整剂量。对本品过敏的患者禁用,哺乳妇女勿用本品。本品无胚胎毒性,也无致畸作用,但小于 34 周的早产儿应慎用。

第四节　泻药

泻药是一类能增加肠内水分,促进肠蠕动,软化粪便或润滑肠道促进排便的药物。临床主要用于功能性便秘。按作用机制可分为以下四类:

一、容积性泻药

口服后肠道吸收较少,可使肠容积增大,肠道扩张,刺激肠道蠕动而排便增加,产生泻下作用。

乳果糖(lactulose)

口服不吸收,细菌在结肠内可将其分解为乳酸,刺激结肠局部渗出,增加粪便容积,从而导致肠蠕动,促进排便。乳酸还可使结肠对氨的吸收减少,有降低血氨的作用。尤其适宜于老年人、孕产妇、儿童及术后便秘者。糖尿病病人慎用。此药的主要缺点是在细菌作用下发酵产生气体,引起腹胀等不适感。

甘油(glycerol)和山梨醇(sorbitol)

直肠内给药后起效较快,有轻度刺激性导泻作用,老年体弱者和小儿便秘患者适用。

二、渗透性泻药

代表药物为**硫酸镁**(magnesium sulfate)和**硫酸钠**(sodium sulfate),口服后硫酸根离子、镁离子在肠道极难被吸收,产生肠内容物高渗后可减少肠内水分的吸收,肠腔容积增大,刺激肠道蠕动,促使排便。此外,硫酸镁还有利胆作用,主要是由于口服高浓度硫酸镁或用导管直接注入十二指肠后反射性引起胆总管括约肌松弛,胆囊收缩。约有 20% 镁离子可被肠道吸收,经肾排泄。此外,硫酸镁还可以抑制中枢神经系统,因此肾功能障碍或中枢抑制的患者应慎用。由于硫酸镁、硫酸钠具有较强的泻下作用,因此月经期妇女、体弱和老年人、妊娠妇女应慎用。

三、刺激性泻药

又称接触性泻药,此类泻药及其代谢产物可使肠蠕动加强,粪便排出增加。

酚酞(phenolphthalein)

口服后在肠道可与碱性肠液形成可溶性钠盐,直接刺激结肠肠壁蠕动,同时还可使肠内水分吸收减少。服药后6~8小时排出软便,一次服药可维持3~4天,适用于顽固性便秘的病人。偶有过敏反应、肠绞痛、肺、肾、心损害,长期服用可引起水、电解质丢失及结肠功能性障碍。

大黄(rhubarb)、蒽醌类(anthraquinones)、番泻叶(senna)等中药中含有蒽醌苷类成分,它在肠道内可被细菌分解并释放出蒽醌而直接促进结肠蠕动,服药4~8小时起效。丹蒽醌(danthron)是游离的蒽醌,口服后6~12小时后排出粪便。常用于急、慢性便秘。

四、润滑性泻药

这类泻药主要是通过润滑肠壁、软化粪便,而使粪便易于排出。

液状石蜡(liquid paraffin)

润滑作用明显,使粪便易于排出,适用于老人和小儿。

甘油(glycerol)

由于高渗压刺激肠壁引起机体产生排便反应,适用于老人和小儿。

纤维素类(celluloses)

如植物纤维素、甲基纤维素(methylcellulose)等,口服后在肠道不吸收,引起肠容积增加并保持粪便湿度,产生良好的通便作用。

第五节　止泻药

控制腹泻的药物为止泻药。腹泻病人的治疗应以对因治疗为主,但对腹泻剧烈而持久的病人,可适当给予止泻药。

阿片制剂主要用于较严重的非细菌感染性腹泻,临床使用的制剂有:复方樟脑酊(tincture camphor compound),阿片酊(apium tincture),其中复方樟脑酊是阿片酊的复方制剂。

洛哌丁胺(loperamide)

化学结构类似哌啶,为氟哌啶醇衍生物。很少进入中枢,主要作用于胃肠道的μ阿片受体,止泻作用比吗啡强40~50倍,止泻作用强、快、持久。洛哌丁胺可抑制肠壁神经末梢释放ACh,使肠道分泌减少。还可结合钙调蛋白,降低许多钙依赖的酶的活性,其不良反应轻微,主要有恶心、呕吐、口干及皮疹等。具有中枢抑制作用,儿童更敏感。过量时可用纳洛酮治疗。

地芬诺酯(diphenoxylate)

地芬诺酯为人工合成的哌替啶衍生物,对肠道运动的影响与阿片类相似,通过作用于阿片μ受体起作用,可直接作用于肠平滑肌,抑制肠蠕动,增加肠内水分的吸收。临床上用于减少排便的频率和急、慢性功能性腹泻。不良反应较少,偶见嗜睡、腹胀和腹部不适、恶心、呕吐等,停药后可消失。长期和大剂量应用时可引起药物依赖性,过量时可导致严重抑制和昏迷。

鞣酸蛋白(tannalbin)属**收敛剂**(astringents)临床上用于治疗各种腹泻。其鞣酸含量约50%,口服后在肠内分解释放鞣酸,使肠黏膜表面蛋白质凝固、沉淀,从而减轻刺激,降低炎性渗出物,发挥收敛、止泻作用。

药用炭（medicinal charcoal）或称活性炭、白陶土（kaolin），以及复方的矽炭银（agysical）均是吸附药（adsorbents），可吸附肠道内细菌、气体等，起阻止毒物吸收和止泻的作用。

第六节　利胆药

利胆药是具有促进胆汁分泌或促使胆囊排空的药物。胆汁酸为胆汁的基本成分，胆汁酸具有许多生理功能：如促进脂质和脂溶性维生素吸收；调节胆固醇合成与消除；引起胆汁流动；反馈性抑制胆汁酸合成等。常用的利胆药作用涉及胆汁酸。

熊去氧胆酸（ursodeoxycholic acid）

最初由熊胆汁中分离而被命名。

【药理作用及作用机制】口服后在肝内与甘氨酸及牛磺酸结合从胆汁排入小肠参与肠肝循环。作用机制为：①抑制肠道吸收胆固醇：熊去氧胆酸能够降低胆固醇分泌，使进入胆汁中的胆固醇量减少，它不抑制胆固醇合成，但能减弱胆固醇降低时正常补偿的合成；②降低胆汁的胆固醇饱和指数：熊去氧胆酸与鹅去氧胆酸作用类似，主要降低胆固醇在胆汁的相对浓度，降低胆汁中胆固醇含量，促进结石表面的胆固醇溶解。

【临床应用】用于胆囊功能基本正常的胆固醇型结石，对直径小于 5mm 者疗效较好，对于胆囊炎、胆道炎等也有一定作用。

【不良反应及注意事项】不良反应较鹅去氧胆酸发生少且不严重，主要为腹泻，少见与剂量相关的和过敏有关的血清转氨酶和碱性磷酸酶升高现象。胆道完全阻塞、严重肝功能减退者及孕妇禁用。

鹅去氧胆酸（chenodeoxycholic acid）

鹅去氧胆酸为天然的二羟胆汁酸。由于其可降低胆固醇合成（抑制 HMG-CoA 还原酶）与分泌，因此可降低胆汁中的胆固醇含量和促进胆固醇结石溶解，在有些病人中可增加胆汁酸分泌。治疗剂量时常引起腹泻，因此可减半使用。用药 6 个月期间，一些病人会出现转氨酶活性升高（可逆的）。该药禁用于梗阻性肝胆疾病、胆管或肠炎症性疾病。可能有致畸性，故妊娠妇女、哺乳者禁用。

硫酸镁（magnesium sulfate）

硫酸镁用于利胆的作用机制为口服或灌入十二指肠内的硫酸镁溶液可刺激十二指肠黏膜，使其分泌缩胆囊素（cholecystokinin，有刺激分泌和运动作用），反射性引起胆囊收缩，胆总管括约肌松弛，促进胆道小结石排出。临床用于治疗胆石症、胆囊炎、十二指肠引流检查。

牛胆酸钠（sodium tauroglycocholate）

主要成分为牛磺胆酸钠和甘氨胆酸钠，可从牛胆汁或猪胆汁提取制成。口服能刺激肝细胞分泌胆汁（主要分泌固体成分），促进脂肪乳化和吸收，帮助脂溶性维生素的吸收。临床主要用于长期胆瘘胆汁丧失的病人，可用于脂肪消化不良和慢性胆囊炎，也可用于补充胆盐的不足等。

茴三硫（anethol trithione）

对胆固醇、胆酸、胆色素等固体成分的分泌增加，可直接兴奋肝细胞，改善肝脏解毒功能。此外还能促进尿素的生成和排泄，因此具有明显的利尿作用。用于胆囊炎、胆石症、急慢性肝炎、肝硬化等。可引起尿变色,有时发生过敏反应,有腹胀、腹泻、发热、皮疹等,长期大剂量应用可引起甲亢。胆道阻塞者禁用。

案例 22-1

患者,男性,42 岁,职业为司机,因间断上腹痛 3 年加重 3 天入院就诊。病人 3 年前出现无明显诱因上腹痛,偶尔有反酸、嗳气,自认为消化不良,未予以重视。此后上腹痛时有发作,且常于进餐加重,3 天前病人再次腹部胀痛,伴反酸、嗳气就诊。

思考:1. 如何对该病人进行诊疗建议?

2. H_2 受体阻断药和 H^+-K^+-ATP 酶抑制药作用机制是什么?

（周宇宏）

学习小结

目前临床上治疗消化性溃疡的药物主要包括抗酸药、抑制胃酸分泌药、抗幽门螺杆菌药和胃黏膜保护药等。其中 H^+-K^+-ATP 酶(H^+ 泵,质子泵)和 H_2 受体为抑制胃酸分泌药物的主要作用靶点,故临床应用最广泛的抑制胃酸分泌的药物为质子泵抑制药和 H_2 受体阻断药。止吐药包括 H_1 受体阻断药、M 胆碱受体阻断药、多巴胺受体阻断药、5-HT_3 受体阻断药和促胃肠动力药。常用的泻药分为容积性泻药、渗透性泻药、刺激性泻药和润滑性泻药四类。

复习参考题

1. 抗消化性溃疡药可分为哪几类?每类请写出其代表药并阐述其药理作用。

2. 试述质子泵抑制药奥美拉唑抗消化性溃疡的作用机制与临床应用。

3. 试述止吐药及促胃肠动力药的作用机制、药理作用及临床应用。

第二十三章　作用于呼吸系统的药物

23

第一节　平喘药

呼吸系统疾病常有喘息、咳嗽、咳痰症状,平喘药(antiasthmatic drugs)、镇咳药(antitussives)和祛痰药(expectorants)是呼吸系统疾病的对症治疗药物。

支气管哮喘(简称哮喘)是一种以气道炎症和气道高反应性为特征的疾病,其发病原因是由于抗原过敏所致的慢性气道炎症,它包括炎症细胞、炎症介质和细胞因子与气道组织、细胞间的相互作用,这种相互作用导致急性支气管收缩、气道上皮脱落、血管通透性增加、气道黏膜水肿、腺体分泌增多、黏液栓形成和气管壁的重塑,从而产生气道狭窄与阻塞;炎症还可引起气道反应性增高,使气道对多种刺激因素(如变应原、理化因素、运动、药物等)呈现高度敏感状态。可见,防治慢性气道炎症是哮喘防治的根本。平喘药是指能够缓解喘息症状的药物,常用的有支气管扩张药、糖皮质激素类平喘药和抗过敏平喘药。

一、支气管扩张药

支气管扩张药是常用的平喘药,包括 β 肾上腺素受体激动药、茶碱类和抗胆碱药。

(一) β 肾上腺素受体激动药

【药理作用及作用机制】支气管平滑肌细胞膜上主要存在有肾上腺素 $β_2$ 受体和 α 受体。激动 $β_2$ 受体,可激活腺苷酸环化酶,使细胞内的 cAMP 含量增加,进而激活 cAMP 依赖性蛋白激酶 A,通过减少细胞内游离 Ca^{2+}、肌球蛋白轻链激酶失活、钾通道开放三个途径,最终引起支气管平滑肌松弛;支气管黏膜层肥大细胞膜上的 $β_2$ 受体被激动时,可使炎症介质与过敏介质释放减少,有助于消除喘息。激动 α 受体,虽可收缩呼吸道黏膜血管而减轻黏膜水肿,但却使支气管平滑肌收缩。用于平喘的 β 肾上腺素受体激动药分为非选择性和选择性 $β_2$ 肾上腺素受体激动药两类,前者包括肾上腺素、麻黄碱和异丙肾上腺素,它们能激动 $β_2$ 受体产生平喘作用,但因激动 $β_1$ 受体产生心脏兴奋或激动 α 受体收缩支气管,而不利于哮喘的治疗,已逐渐被选择性 $β_2$ 肾上腺素受体激动药所代替。选择性 $β_2$ 肾上腺素受体激动药对 $β_2$ 受体有较高的选择性,通过其强大的 $β_2$ 受体兴奋作用而产生平喘;对 $β_1$ 受体的作用弱,常规剂量口服或吸入给药时很少产生心血管反应;对 α 受体无作用。常用药物如下。

沙丁胺醇(salbutamol)

又称舒喘灵,为中效 $β_2$ 受体激动药,对 $β_2$ 受体的选择性高,有较强的支气管扩张作用,其强度至少与异丙肾上腺素相等;口服或吸入给药作用持续时间为 4~6 小时,明显比异丙肾上腺素长;对心脏兴奋作用为异丙肾上腺素的 1/10。适用于哮喘、哮喘型支气管炎和肺气肿患者的支气管痉挛,制止发作多用吸入给药,预防发作则可口服。本药静脉给药的平喘效果并不比气雾吸入强,而作用时间却缩短,且不良反应多见,故仅对急需缓解呼吸道痉挛者才采用静脉给药。

特布他林(terbutalin)

又称间羟舒喘灵,为中效 $β_2$ 受体激动药,作用与沙丁胺醇相似,其支气管扩张作用强度比沙丁胺醇略弱,对心脏兴奋作用仅为异丙肾上腺素的 1/100。既可口服、吸入给药,又可皮下注射,皮下注射能迅速控制哮喘症状,作用持续 1.5~4 小时。适应证同沙丁胺醇。

克仑特罗(clenbuterol)

又称氨哮素,为中效 $β_2$ 受体激动药,作用与沙丁胺醇相似,但扩张支气管作用强度为沙丁胺醇的 100

倍,主要用于哮喘和支气管痉挛等。

福莫特罗(formoterol)

为长效 β₂ 受体激动药,对支气管扩张作用比沙丁胺醇强而持久。吸入给药 2 分钟起效,作用持续 12 小时左右。本药有明显的抗炎作用,能抑制炎症细胞聚集与浸润;还能抑制炎症介质的释放。主要用于慢性哮喘与慢性阻塞性肺病的维持治疗与预防发作,因其作用时间长,特别适用于哮喘夜间发作患者。此外,本药也用于预防运动性哮喘发作。

【不良反应】选择性 β₂ 肾上腺素受体激动药的主要不良反应有:①心脏反应:大剂量或注射给药时可引起心脏反应,尤其是对原有心律失常的病人;②肌肉震颤:激动骨骼肌 β₂ 受体所致,好发部位在肢体和面颈部,可随用药时间延长而逐渐减轻或消失;③代谢紊乱:β₂ 受体激动药增加肌糖原分解,引起血乳酸、丙酮酸升高,并产生酮体;④血钾降低:能兴奋骨骼肌细胞膜 Na^+-K^+-ATP 酶,促进 K^+ 进入细胞而致血钾降低,过量应用或与糖皮质激素合用时,可能引起低血钾,必要时宜补充钾盐。

(二)茶碱类

【体内过程】茶碱类口服吸收快而完全,1~3 小时达血药浓度峰值。茶碱的有效血药浓度为 10~20mg/L,表面分布容积为 0.45L/kg,血浆蛋白结合率约为 60%,半衰期为 5~6 小时。90% 在肝内代谢,10% 以原形从尿中排出。

【药理作用及作用机制】

1. **平喘作用** 茶碱类对气道平滑肌有较强的直接舒张作用,但强度不及 β₂ 受体激动药。茶碱类的平喘作用机制较复杂,主要包括:①抑制磷酸二酯酶(PDE),减少 cAMP 分解,使支气管平滑肌细胞中 cAMP 水平升高而舒张支气管平滑肌;②阻断腺苷受体,拮抗内源性腺苷诱发的支气管收缩;③促进肾上腺髓质释放儿茶酚胺,间接发挥拟肾上腺素作用;④抑制肥大细胞、巨噬细胞、嗜酸性粒细胞等炎症细胞的功能,减少呼吸道 T 细胞,起到抗炎作用;⑤增强呼吸肌(主要是膈肌)收缩力,减轻呼吸道阻塞、呼吸负荷增加造成的呼吸肌疲劳。

2. **其他作用** ①增加心肌收缩力,使心输出量增加,低剂量一般不加快心率;②扩张输出和输入肾小动脉,增加肾小球滤过率和肾血流量,抑制肾小管对钠和水的重吸收,呈现利尿作用;③舒张冠状动脉、外周血管和胆管。

【临床应用】主要用于支气管哮喘及慢性阻塞性肺病,常以口服来维持治疗;对重症哮喘及哮喘持续状态可静脉注射或与肾上腺皮质激素配伍治疗。对因脑部疾病或原发性呼吸中枢病变导致通气不足的中枢型睡眠呼吸暂停综合征,茶碱通过兴奋呼吸中枢,增强膈肌收缩力等作用,使病人通气功能加强,症状改善,有较好疗效。也用于急性心功能不全和心源性哮喘的辅助治疗;尚可用于胆绞痛。

【不良反应及注意事项】茶碱类的不良反应较多见,其发生率与血药浓度密切相关,血药浓度超过 20mg/L 时易发生不良反应。

1. **局部刺激作用** 口服可引起恶心、呕吐、食欲减退等,应饭后服药。与氢氧化铝同服,或服用肠衣片均可减轻局部刺激。

2. **中枢兴奋** 多见不安、失眠、易激动等反应,必要时可用镇静催眠药对抗。

3. **急性毒性** 静脉注射过快或浓度过高,可引起心动过速、心律失常、血压骤降、谵妄、惊厥、昏迷等,甚至呼吸、心搏停止而死亡。静脉注射时应充分稀释后缓慢给药,以防急性毒性的发生。儿童对茶碱的敏感性较成人高,易致惊厥,更应慎用。

茶碱难溶于水,为提高水溶性,常制成复盐供临床应用。

氨茶碱（aminophylline）

为茶碱与乙二胺的复盐，含茶碱 77%~83%。本药碱性较强，局部刺激性大，口服容易引起胃肠道反应。口服后 2~3 小时达最大效应，作用维持 5~6 小时，主要用于维持治疗；对重症病人可采用静脉注射或静脉滴注。

胆茶碱（cholinophylline）

为茶碱与胆碱的复盐，含茶碱 60%~64%。本药的疗效不及氨茶碱，但对胃肠道刺激性小，适用于因胃肠道刺激症状明显而不能耐受氨茶碱的病人。

（三）抗胆碱药（M 胆碱受体阻断药）

人呼吸道 M 胆碱受体有 3 个亚型：M_1、M_2、M_3 胆碱受体。M_1 胆碱受体存在于胆碱能神经节，激动时可引起胆碱能神经节后纤维释放 ACh；ACh 激动存在于气道平滑肌、气道黏膜下腺体与血管内皮细胞上的 M_3 胆碱受体，引起气道平滑肌收缩、黏液分泌增多及血管扩张等；M_2 胆碱受体存在于胆碱能神经节后纤维，为抑制性反馈调节受体，激动时可抑制 ACh 释放。可见，选择性阻断 M_1、M_3 胆碱受体可产生支气管扩张作用。颠茄、阿托品等 M 胆碱受体阻断药，不仅作用于气道所有 M 胆碱受体，也作用于气道外组织的 M 胆碱受体，故副作用较大，不能用于治疗哮喘。

异丙托溴铵（ipratropium bromide）

异丙托溴铵又称异丙托品，为一种吸入性抗胆碱药。虽对 M_1、M_2、M_3 胆碱受体无选择性，但对气道平滑肌有较高的选择性，松弛支气管平滑肌作用较强。可用于支气管哮喘，对老年人及哮喘病程长的患者疗效较好；因其达峰时间较长，尤其适用于预防发作。也用于慢性阻塞性肺病，疗效好于肾上腺素受体激动药。还可用于治疗由 β 受体阻断药引起的支气管痉挛。

泰乌托品（tiotropium，噻托溴铵）

为选择性 M_1、M_3 胆碱受体阻断药，松弛支气管平滑肌作用强于异丙托溴铵，且作用持续时间长，一次吸入 10~20μg 作用可维持 15 小时。适应证同异丙托溴铵。

二、糖皮质激素类平喘药

糖皮质激素（glucocorticoids，GCs）

糖皮质激素有较强的平喘作用，是目前治疗哮喘最有效的药物。平喘作用主要与其强大的抗炎作用和免疫抑制作用有关，也可能与其增强机体对儿茶酚胺的反应性、抑制 PDE 而增加细胞内 cAMP 含量、增加肺组织中 $β_2$ 受体数目等有关。GCs 的全身不良反应多而重，故全身用药（口服、肌内注射或静脉注射）受限，往往用于重症哮喘、哮喘持续状态或哮喘治疗过程中出现的病情加重，及其他呼吸系统疾病（如特发性肺纤维化、肺结缔组织病、重症肺部感染）等。GCs 的吸入给药可避免全身不良反应，且能有效控制哮喘的症状与改善肺功能，减轻气道高反应性，吸入用 GCs 已成为哮喘治疗的一线药物。

二丙酸倍氯米松（beclomethasone dipropionate）

为地塞米松的衍生物，属局部应用的强效 GCs，局部抗炎作用比地塞米松强 500 倍。气雾吸入直接作用于呼吸道发挥抗炎平喘作用，且无全身不良反应，长期应用也不抑制肾上腺皮质功能，可用于哮喘的防治。本药也可作为防治慢性哮喘的首选药物之一。本药起效较慢,对严重哮喘发作宜先用其他 GCs 口服或注射给药,加用本药吸入后,逐渐停用口服或注射药物。对 GCs 依赖的哮喘患者,可代替 GCs 的全身给药,并使肾上腺皮质功能得到恢复。长期吸入,可引起局部副反应,包括口咽部沉积导致口腔真菌感染和喉部沉积导致的声嘶,宜多漱口。

目前应用的吸入用 GCs 还有氟尼缩松(flunisolide)、布地奈德(budesonide)、丙酸氟替卡松(fluticasone propionate)、曲安奈德(triamcinolone acetonide)等。

三、抗过敏平喘药

过敏为哮喘发作的重要原因之一,过敏可导致气道平滑肌肥大细胞和嗜酸性粒细胞等靶细胞释放过敏性介质,引起气道平滑肌痉挛。抗过敏平喘药可有效地控制过敏性介质的释放。本类药物包括炎症细胞膜稳定剂(如色甘酸钠)、H_1 受体阻断药(如酮替芬)以及抗白三烯药物,这些药物起效较慢,临床上主要用于预防哮喘的发作。

色甘酸钠(sodium cromoglicate)

【体内过程】口服仅吸收 1%,治疗支气管哮喘主要用其微粒粉末吸入给药。吸入 20mg 后,约 10% 达肺深部组织并吸收入血,15 分钟达血药浓度峰值,半衰期约为 80 分钟,以药物原形从胆汁和尿排出。

【药理作用及作用机制】色甘酸钠无松弛支气管平滑肌作用和 β 受体激动作用,也无抗组胺、白三烯等过敏介质作用,但在接触抗原前用药,可预防 Ⅰ 型变态反应所致的哮喘;也能预防运动或其他刺激所诱发的哮喘。其作用机制包括:①本药可能在肥大细胞的细胞膜外侧钙通道部位与 Ca^{2+} 形成复合物,加速了钙通道的关闭,使外钙内流受阻,从而阻止肺组织的肥大细胞由抗原诱导的脱颗粒释放过敏介质;②抑制二氧化硫、冷空气、甲苯二异氰酸盐及运动等非特异性刺激因素所诱导的感觉神经末梢释放神经多肽(P 物质、神经激肽 A 等),从而阻止这些神经多肽所诱发的支气管平滑肌痉挛、黏膜充血水肿及气道反应性增高。

【临床应用】可用于预防各型哮喘发作,疗效最好的是外源性(过敏性)哮喘,特别是对抗原已明确的年轻患者;对运动性哮喘也有较好疗效;对内源性(感染性)哮喘疗效较差;对依赖 GCs 的哮喘患者,经用本药可减少或完全停用 GCs。一般应于接触哮喘诱发因素前 1 周用药,但运动性哮喘可在运动前 15 分钟给药。此外,本药也用于过敏性鼻炎、季节性花粉症、春季角膜与结膜炎、过敏性湿疹、溃疡性结肠炎及其他胃肠道过敏性疾病。

【不良反应】不良反应少见,仅少数病人有咽喉与气管刺痛感或呛咳、支气管痉挛,必要时可同时吸入 $β_2$ 受体激动药预防之。

酮替芬(ketotifen)

又称噻哌酮,除了有类似色甘酸钠的作用外,还有强大的 H_1 受体阻断作用,其作用强度较氯苯那敏约强 10 倍。主要用于预防哮喘,对各型哮喘均有一定预防发作的效果,对儿童哮喘的疗效优于成年人。有嗜睡、头晕、疲倦、口干等不良反应。

抗白三烯药物

半胱氨酰白三烯(cysteinyl leukotrienes,Cys-LTs)是花生四烯酸经 5- 脂氧酶途经代谢产生的一组炎症介质,对支气管平滑肌有较强的收缩作用,尚可刺激支气管黏液分泌、增加气道血管通透性与促进黏膜水肿、促使嗜酸性粒细胞在气道组织浸润及刺激 C 神经纤维末梢释放缓激肽等,在哮喘时的气道炎症反应过程中起着重要的作用。

抗白三烯药物是指能够阻断白三烯的各种生物学作用的药物,有 Cys-LTs 受体阻断药如扎鲁司特(zafirlukast)、孟鲁司特(montelukast)以及 5- 脂氧酶抑制剂如齐留通(zileuton)等,主要用于轻、中度慢性哮喘的预防和治疗,尤其适用于对阿司匹林敏感或有阿司匹林哮喘的患者;对严重哮喘病人,可与 GCs 合用,以增强 GCs 的抗炎作用,减少 GCs 的用量。有轻度头痛、咽炎、胃肠道反应等不良反应。

第二节 镇咳药

咳嗽是一种保护性反射活动,能将呼吸道内的痰液和异物排出,保持呼吸道畅通。临床应根据病因,合理使用镇咳药。无痰的干咳能引起病人痛苦,甚至引起其他并发症,应在对因治疗的同时,使用镇咳药;若咳嗽伴有咳痰困难,应先用祛痰药,必要时使用镇咳药,否则积痰排不出,易继发感染,且能阻塞呼吸道而引起窒息。

镇咳药是指作用于咳嗽反射的中枢或末梢部位,抑制咳嗽反射的药物。根据其作用部位,分为中枢性镇咳药和外周性镇咳药。

一、中枢性镇咳药

中枢性镇咳药直接抑制延脑咳嗽中枢而产生镇咳作用,可分为成瘾性和非成瘾性两类。

(一)成瘾性中枢性镇咳药

主要指阿片类生物碱,其中镇咳作用最强的是吗啡,较为常用的是可待因。由于吗啡的严重成瘾性和呼吸抑制等不良反应,此药仅用于晚期支气管癌或主动脉瘤引起的剧烈咳嗽,或急性肺梗死、急性左心衰竭伴有的剧烈咳嗽。

可待因(codeine)

又称甲基吗啡,为阿片生物碱的一种,对延脑咳嗽中枢有选择性抑制作用,镇咳作用强而迅速,其镇咳作用强度为吗啡的 1/4,呼吸抑制作用及成瘾性较吗啡弱。本药还有镇痛作用,强度为吗啡的 1/10~1/7。临床主要用于剧烈的无痰干咳,对胸膜炎干咳伴胸痛者尤其适用;也用于中度疼痛。偶有恶心、呕吐、便秘及眩晕等不良反应,过量时明显抑制呼吸中枢,并产生兴奋、烦躁不安等症状。久用可产生耐受性及成瘾性。

(二)非成瘾性中枢性镇咳药

此类药物不具成瘾性,且对呼吸中枢作用很弱,已逐渐取代了成瘾性中枢性镇咳药。

右美沙芬(dextromethorphan)

右美沙芬为吗啡类左吗喃甲基醚的右旋异构体,其镇咳作用强度与可待因相近或略强,不具镇痛作用,治疗量不抑制呼吸,无耐受性和成瘾性。适用于上呼吸道感染、急慢性支气管炎、支气管哮喘、咽喉炎及肺结核等所致的无痰干咳。偶有头晕、轻度嗜睡、口干、恶心、呕吐及便秘等不良反应。

喷托维林(pentoxyverine)

又称咳必清,对咳嗽中枢有直接抑制作用,并有轻度阿托品样作用和局麻作用,能松弛支气管平滑肌、抑制支气管内感受器及传入神经末梢,镇咳作用强度为可待因的 1/3。适用于上呼吸道炎症引起的干咳、阵咳,尤其对小儿百日咳有较好效果。因其具有阿托品样作用,故偶有轻度头晕、口干、恶心、腹胀和便秘等不良反应,青光眼、前列腺肥大者慎用。

氯哌斯汀(cloperastine)

氯哌斯汀为苯海拉明的衍生物,主要抑制咳嗽中枢,还具有 H_1 受体阻断作用,能轻度缓解支气管平滑肌痉挛及支气管黏膜充血和水肿,有助于止咳。其镇咳作用弱于可待因,适用于急性呼吸道炎症、慢性支气管炎、肺结核及肺癌等所致的无痰干咳。偶有口干和嗜睡等不良反应。

二、外周性镇咳药

外周性镇咳药抑制咳嗽反射弧中的末梢感受器、传入神经或传出神经的传导而起镇咳作用。

苯佐那酯(benzonatate)

苯佐那酯又名退嗽(tessalon),为丁卡因的衍生物,有较强的局部麻醉作用,能选择性抑制肺牵张感受器,阻断迷走神经反射,抑制咳嗽的传入神经冲动而产生镇咳作用。对刺激性干咳、阵咳效果较好,但疗效不及可待因。本药也可用于支气管镜等检查前预防咳嗽。有轻度嗜睡、头晕、恶心、鼻塞等不良反应。服用时勿将药丸咬碎,以免引起口腔麻木。

苯丙哌林(benproperine)

苯丙哌林主要抑制肺及胸膜牵张感受器,阻断迷走神经反射而产生镇咳作用。本药对咳嗽中枢也有一定的抑制作用,且有平滑肌解痉作用。镇咳作用较可待因强 2~4 倍,适用于多种原因引起的刺激性干咳。有轻度口干、头晕、胃部烧灼感和药疹等不良反应。

第三节 祛痰药

祛痰药是指使痰液变稀、黏稠度降低而易于咳出的药物。祛痰药促进呼吸道内积痰排出,减少了痰液对呼吸道黏膜的刺激,间接地起到平喘和镇咳作用,也有利于控制继发感染。按作用机制不同,祛痰药分为痰液稀释药和黏痰溶解药两大类。

一、痰液稀释药

痰液稀释药是指能增加痰液中的水分含量,稀释痰液而使之易于咳出的药物,主要用于急、慢性呼吸道炎症痰稠难于咳出者。按作用机制的不同,有如下两类药物:

1. **恶心性祛痰药** 氯化铵(ammonium chloride)、碘化钾(potassium iodide)、酒石酸锑钾(antimony potassium tartrate)、愈创甘油醚(guaifenesin)、吐根(ipecac)及远志、桔梗等,口服后刺激胃黏膜引起恶心,反射性促进支气管腺体分泌增加,使黏痰稀释,易于咳出。此外,碘离子还可以由呼吸道腺体排出,直接刺激呼吸道腺体分泌增加;部分氯化铵吸收后可分泌至呼吸道,提高呼吸道管腔内渗透压,使呼吸道内水分增多。这些药物空腹服用效果明显,剂量过大可引起呕吐。

2. **刺激性祛痰药** 桉叶油(eucalyptus oil)、安息香酊(benzoin tincture)等挥发性物质,经水熏蒸后,吸入蒸气,借助其对呼吸道黏膜的温和刺激而使气管及支气管腺体分泌增加,同时能湿润呼吸道,导致痰液稀释。

使用时应注意防止呼吸道黏膜被蒸气烫伤。

二、黏痰溶解药

黏痰溶解药是指能改变痰中黏性成分,降低痰的黏稠度而使之易于咳出的药物,主要用于手术后咳痰困难或急、慢性呼吸系统疾病所致痰液稠厚咳痰困难者。大多数黏痰溶解药的作用机制是使黏痰中的主要黏性成分黏蛋白和脱氧核糖核酸(DNA)分解,按作用机制的不同,有如下四类药物:

1. **黏蛋白纤维素分解剂**　如溴己新(bromhexine)、氨溴索(ambroxol)等,能使痰液中的黏蛋白纤维断裂,从而降低痰液黏稠度。

2. **二硫键裂解剂**　如乙酰半胱氨酸(acetylcysteine)、羧甲司坦(carbocysteine)、美司坦(methylcysteine)等,通过药物结构中的巯基(—SH)与黏蛋白的二硫键互换作用,使黏蛋白分子裂解而降低痰液黏稠度。

3. **蛋白分解酶类制剂**　如胰蛋白酶(trypsin)、糜蛋白酶(chymotrypsin)等,能使黏蛋白的蛋白质部分裂解,使痰液黏稠度降低;又如脱氧核糖核酸酶(deoxyribonuclease),能使脓性痰中的 DNA 分解,降低脓性痰的黏稠度。

4. **表面活性剂**　如泰洛沙泊(tyloxapol),其水溶液雾化吸入可降低痰液的表面张力,从而降低痰液黏稠度。

案例 23-1

某哮喘患者,早期口服氨茶碱及吸入肾上腺素治疗,但出现心悸、烦躁等症状。后因接触烟雾而急性发作,医生建议停用上述药物,改用氟替卡松和福莫特罗的联合吸入剂,必要时应用沙丁胺醇气雾剂。请对其用药进行分析。

　　思考:1. 治疗哮喘的药物分类。

　　　　　2. 氟替卡松治疗哮喘的机制是什么?

（周宇宏）

平喘药可从多个环节作用于气道，使支气管扩张。包括：选择性激动支气管平滑肌 β_2 受体药物（沙丁胺醇）；直接松弛支气管平滑肌药物（氨茶碱）；抗炎、抗免疫、降低气道反应性药物（倍氯米松）；选择性阻断支气管平滑肌 M 受体药物（异丙托溴铵）；稳定肥大细胞膜药物（色甘酸钠）。主要用于防治各种原因引起的哮喘。局部用药（气雾吸入）可减少全身性不良反应。镇咳药通过选择性抑制延髓咳嗽中枢（可待因、喷托维林）和抑制咳嗽反射弧中的某一环节（苯佐那酯）而呈现镇咳作用。主要用于各种干咳、多痰者。祛痰药包括痰液稀释药（氯化铵）和黏痰溶解药（溴己新），主要用于各种原因引起的痰液黏稠不易咳出者。

复习参考题

1. 平喘药分为几类？说明各类药物的作用机制、作用特点及适应证。

2. 与异丙肾上腺素比较，沙丁胺醇在治疗哮喘时有什么优点？

3. 为下列病情选用合适的药物，并说明理由。

(1) 剧烈的无痰干咳。

(2) 支气管哮喘喘息性发作。

(3) 预防支气管哮喘发作。

第二十四章　作用于子宫平滑肌的药物

24

学习目标	
掌握	缩宫素、麦角生物碱类的药理作用、临床应用及用药注意事项。
熟悉	催产、引产、产后出血时不同的选药原则。
了解	前列腺素、子宫平滑肌抑制药对子宫平滑肌的作用。

子宫平滑肌兴奋药是一类选择性兴奋子宫平滑肌的药物,包括垂体后叶激素类、前列腺素类、麦角生物碱类;子宫平滑肌抑制药可抑制子宫平滑肌收缩,包括 β_2 受体激动药、硫酸镁、钙通道阻滞药、前列腺素合成酶抑制药等。

第一节　子宫平滑肌兴奋药

子宫平滑肌兴奋药(oxytocics)是一类能直接兴奋子宫平滑肌的药物,其作用可因子宫生理状态及剂量的不同而有差异,可产生子宫节律性收缩或强直性收缩作用。小剂量子宫兴奋药引起的子宫节律性收缩可用于催产和引产;大剂量子宫兴奋药引起的强直性收缩作用可用于产后止血或产后子宫复原,但禁用于催产和引产。

一、垂体后叶激素类

缩宫素(oxytocin)

缩宫素的前体物质(前激素)在下丘脑的视上核与视旁核神经元内合成,沿下丘脑 - 垂体束转运至神经垂体,在转运过程中,前激素转化为两种含有二硫键 9 肽的垂体后叶素,即缩宫素和加压素(vasopressin;抗利尿激素,antidiuretic hormone,ADH),并储存于神经末梢。当神经冲动到达时,缩宫素和加压素被释放,由毛细血管进入血液循环,到达靶器官发挥作用。目前临床应用的缩宫素为人工合成品或从猪、牛的神经垂体中提取的一种化合物。

【体内过程】口服易被消化酶破坏而失效;可经鼻及口腔黏膜吸收,但作用较弱;肌内注射吸收良好,3~5 分钟起效,作用维持 20~30 分钟。静脉注射起效快,持续时间短,需要静脉滴注维持疗效。主要经肝、肾代谢。

【药理作用及作用机制】

1. **兴奋子宫平滑肌**　激动子宫平滑肌的缩宫素受体,使收缩加强,频率加快。作用特点:①子宫收缩的性质及强度取决于用药剂量:小剂量(2~5U)使子宫节律性收缩,收缩振幅加大,张力稍有增加,其收缩性质类似正常分娩;大剂量(约 10U)引起子宫平滑肌张力持续增高,可致子宫强直性收缩,对产程中的胎儿和母体不利。②对子宫不同部位平滑肌的作用不同:对子宫体和底部平滑肌产生节律性收缩,对子宫颈平滑肌松弛,有利于促进胎儿娩出。③作用受子宫生理状态和雌激素及孕激素水平影响:雌激素能提高子宫平滑肌对缩宫素的敏感性,孕激素则降低其敏感性。妊娠早期体内孕激素水平高,子宫对缩宫素不敏感,有利于胎儿正常发育;妊娠后期,体内雌激素水平高,对缩宫素敏感性增高,有利于胎儿娩出,故此时只需小剂量缩宫素即可达到引产、催产的目的。分娩后子宫对缩宫素的敏感性又逐渐降低。

2. **促进排乳**　缩宫素能使乳腺腺泡周围的肌上皮细胞收缩,促进排乳。

3. **其他作用**　大剂量缩宫素能松弛血管平滑肌,有短暂的降压作用;尚有轻度抗利尿作用。

【临床应用】

1. **催产、引产**　对于胎位正常、头盆相称、无产道障碍的产妇,只因宫缩无力性难产,可用小剂量缩宫素催产;对于死胎、过期妊娠及妊娠合并严重疾病(如心脏病、肺结核等),必须提前终止妊娠者,可用其引产。用法:一般每次 2.5U,用 5% 葡萄糖注射液 500ml 稀释后,先以每分钟 8~10 滴的速度静脉滴注,必须密切观察。以后根据子宫收缩和胎心情况调整滴注速度,最快不超过每分钟 40 滴。

2. **产后止血**　产后出血时,应立即皮下或肌内注射较大剂量缩宫素(5~10U),使子宫产生强直性收缩,压迫子宫肌层内血管而止血。但因其作用短暂,常需加麦角生物碱制剂以维持子宫收缩状态。

3. **催乳** 滴鼻给药有助于乳汁自乳房排出,但并不增加乳腺的乳汁分泌量。

【不良反应及注意事项】

1. 缩宫素的人工合成品不良反应较少,偶见变态反应。大量使用缩宫素时可导致抗利尿作用。如果病人输液过多或过快,可出现水潴留和低钠血症。

2. 在用缩宫素催产或引产时,必须注意以下两点:①严格掌握剂量:根据宫缩和胎心情况及时调整静脉滴注速度,避免出现子宫强直性收缩引起胎儿宫内窒息;②严格掌握禁忌证:有产道异常、胎位不正、头盆不称、前置胎盘、三次妊娠以上的经产妇或剖宫产史者禁用,以防子宫破裂或胎儿窒息。

垂体后叶素(pituitrin)

垂体后叶素是从猪或牛的脑神经垂体提取的粗制剂,内含缩宫素和加压素。本药所含加压素具有收缩血管作用,尤其是对毛细血管和内脏小动脉,使血压升高。临床上用于治疗尿崩症及肺出血。由于本药含有加压素,对子宫平滑肌选择性不高,不良反应较多,故作为子宫收缩药已被缩宫素取代。

二、麦角生物碱类

麦角(ergot)是寄生在黑麦上的一种麦角菌的干燥菌核,在麦穗上突出如角。麦角中含有多种生物碱,均为麦角酸衍生物,根据其结构可分为:①氨基麦角生物碱类:以麦角新碱(ergometrine),甲麦角新碱(methylergometrine)为代表。口服易吸收,溶于水,对子宫的兴奋作用强,作用迅速而短暂。②氨基酸麦角碱类:以麦角胺(ergotamine)、麦角毒(ergotoxine)为代表。口服吸收差,难溶于水,对血管作用显著,作用缓慢而持久。

【药理作用及作用机制】

1. **兴奋子宫** 麦角生物碱类均有选择性兴奋子宫平滑肌的作用,其中以麦角新碱最为显著。作用特点:①作用强度取决于子宫的功能状态:妊娠子宫对麦角生物碱类比未孕子宫敏感,临产时或新产后的子宫最敏感。②与缩宫素比较,作用强而持久。无明显剂量依赖性特点,稍大剂量即可引起子宫强直性收缩。③对子宫体和子宫颈的兴奋无明显差别,这种兴奋子宫的特征不利于胎儿娩出。因此不用于催产和引产。

2. **收缩血管** 麦角胺及麦角毒能收缩末梢血管,大剂量还会损伤血管内皮细胞引起血栓和肢端坏疽。麦角胺亦能使脑血管收缩,减弱脑动脉搏动幅度,从而减轻偏头痛。

3. **阻断 α 受体** 氨基酸麦角碱类尚有阻断 α 肾上腺素受体作用,能使肾上腺素的升压作用翻转。只是引起不良反应,无应用价值。麦角新碱无此作用。

【临床应用】

1. **子宫出血** 产后、刮宫术后、月经过多等原因引起的子宫出血都可用麦角新碱止血,常选用肌内注射,使子宫平滑肌产生强直性收缩,机械性压迫肌层内血管而止血。

2. **产后子宫复原** 产后 10 天内若子宫宫缩无力、复原缓慢,容易引起出血或感染,可用麦角生物碱制剂促进子宫收缩和复原。

3. **偏头痛** 麦角胺能收缩脑血管,减弱脑动脉搏动幅度,用于偏头痛的诊断和治疗。咖啡因也具有收缩血管的作用,且能促进麦角胺的吸收,两药合用可增强疗效。

【不良反应及注意事项】注射麦角新碱可引起恶心、呕吐及血压升高等,伴有妊娠高血压综合征的产妇应慎用。偶见变态反应,严重者出现呼吸困难、血压下降。麦角流浸膏中含有麦角毒和麦角胺,长期应用可损害血管内皮细胞。麦角制剂禁用于催产及引产,血管硬化及冠心病患者。

三、前列腺素类

前列腺素（prostaglandins，PGs）

是广泛存在于体内的不饱和脂肪酸，对心血管、消化、生殖系统等具有广泛的生理和药理作用。本章只讨论其对生殖系统的作用。作为子宫兴奋药应用的 PGs 类药物有：地诺前列酮（dinoprostone，PGE_2，前列腺素 E_2）、地诺前列素（dinoprost，$PGF_{2\alpha}$，前列腺素 $F_{2\alpha}$）、硫前列酮（sulprostone）和卡前列素（carboprost，15- 甲基前列腺素 $F_{2\alpha}$，15-Me-$PGF_{2\alpha}$）。

【药理作用及作用机制】与缩宫素不同，对妊娠各期的子宫具有明显的兴奋作用。对临产前的子宫最为敏感；对妊娠初期和中期子宫的收缩作用远比缩宫素强。其引起子宫收缩的特性与分娩时的阵缩相似，即在增强子宫平滑肌节律性收缩的同时，能使子宫颈松弛。

【临床应用】可用于终止早期或中期妊娠和足月引产，28 周前的宫腔内死胎及良性葡萄胎时排除宫腔内异物。

【不良反应及注意事项】主要为恶心、呕吐、腹痛、腹泻等兴奋胃肠症状。过量可引起子宫强直性收缩，应严密观察宫缩情况。青光眼、心脏病、肝肾功能严重不全、哮喘患者禁用。

第二节　子宫平滑肌抑制药

子宫平滑肌抑制药可抑制子宫平滑肌，使其收缩力减弱，收缩节律减慢，临床主要用于防治早产及痛经。

一、β_2 肾上腺素受体激动药

人的子宫平滑肌上存在的 β 肾上腺素受体，以 β_2 受体占优势。许多常见 β_2 受体激动药如沙丁胺醇（salbutamol，舒喘灵）、特布他林（terbutaline）、利托君（ritodrine）等都具有松弛子宫平滑肌的作用。

利托君为选择性 β_2 肾上腺素受体激动药，可特异性抑制子宫平滑肌。能减弱妊娠和非妊娠子宫的收缩强度，减慢频率，并缩短子宫收缩时间。可用于治疗先兆早产。本品可引起心血管系统不良反应，表现为心率增加、心悸、血压升高、过敏反应。本品有很多禁忌证，使用时应严格掌握，且必须在有抢救条件的医院，由熟悉本药可能发生的不良反应和正确处理的医生密切观察下使用。

二、其他子宫平滑肌抑制药

硫酸镁（magnesium sulfate）可明显抑制子宫平滑肌收缩。妊娠期间应用硫酸镁可以防治早产和妊娠高血压综合征及子痫发作，对于 β_2 肾上腺素受体激动药禁用的产妇，可用本药治疗早产。钙通道阻滞药通过拮抗 Ca^{2+}，可松弛子宫平滑肌并能对抗缩宫素的诱导子宫收缩的作用。硝苯地平（nifedipine）可作为防治早产的钙通道阻滞药。前列腺素合成酶抑制药，如吲哚美辛（indomethacin）已被用于早产，但由于前列腺素能维持胎儿的动脉导管开放，故吲哚美辛可使胎儿动脉导管过早关闭，临床应用时应慎重。本药限于妊娠 34 周之内的妇女使用。

某产妇胎位正常、头盆相称、无产道障碍,生产过程中宫缩乏力,应使用小剂量缩宫素进行催产。

思考:请问选择使用缩宫素的原因?

（周宇宏）

学习小结

按对子宫平滑肌的作用分为子宫兴奋药和子宫抑制药,前者包括缩宫素、麦角生物碱和前列腺素;后者包括 β_2 受体激动药、硫酸镁、钙通道阻滞药、前列腺素合成酶抑制药等。子宫平滑肌兴奋药由于药物种类不同、用药剂量不同,以及子宫生理状态的不同,可引起子宫节律性或强直性收缩,分别用于催产、引产、产后止血或产后子宫复原。临床应用须严格掌握适应证。子宫平滑肌抑制药可抑制子宫平滑肌,使其收缩力减弱,收缩节律减慢,临床主要用于防治早产及痛经。

复习参考题

1. 缩宫素的药理作用、临床应用、不良反应及注意事项。

2. 麦角生物碱类药物的药理作用、临床应用、不良反应及注意事项。

第二十五章　作用于血液及造血系统的药物

25

血液是由血浆和血细胞组成,具有运输、参与体液调节、维持机体内环境稳定和防御功能。在正常生理情况下,机体内血液凝固系统、抗凝系统以及纤维蛋白溶解系统之间维持动态平衡,血液在血管内循环流动。病理状态下,当这一平衡遭到破坏或当血液中血细胞和血浆成分发生数量或性质变化时,就会引起或贫血;或出现血液凝固,形成血栓、栓塞;或引起出血性疾病。

第一节　抗凝血药

一、血液凝固的机制

血液凝固是由一系列凝血因子参与的复杂蛋白质水解活化的连锁反应过程,包括内源性凝血途径和外源性凝血途径(图 25-1)。内源性凝血途径是由血浆内凝血因子XII与受损血管内皮表面的胶原表面黏附而被激发。外源性凝血途径是从组织损伤释放组织因子激活凝血因子VII启始。内源或外源凝血途径通过一系列凝血因子的相继激活,最后使因子X激活为Xa,并与因子V由Ca^{2+}连接于磷脂表面,形成凝血激酶原激活物,激活凝血酶原转化为凝血酶,进一步生成难溶的纤维蛋白多聚体而形成血凝块。

抗凝血药(anticoagulants)是通过干扰凝血因子,从而阻止血液凝固的药物,主要用于防止血栓的形成和阻止血栓的扩大。

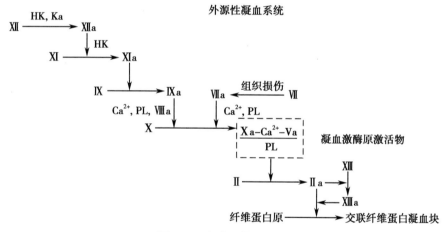

图 25-1　内、外源性凝血途径

二、纤维蛋白溶解系统

正常情况下,机体的血液凝固和血栓形成处于平衡状态,这样外伤或外科手术所致的出血才能尽快止血而又不至于使血栓无限制地扩大。否则,可使全身血液在数分钟内在血管内凝固或出血。出血停止、血管创伤愈合后,构成血栓的血纤维可逐渐溶解。血纤维溶解的过程,称为纤维蛋白溶解(简称纤溶)。

纤溶系统包括四种成分,即纤维蛋白溶解酶原(plasminogen)(纤溶酶原,血浆素原)、纤维蛋白溶解酶(plasmin)(纤溶酶,血浆素)、纤溶原激活物与纤溶抑制物。纤溶的基本过程可分两个阶段,即纤溶酶原的激活与纤维蛋白(或纤维蛋白原)的降解。纤维蛋白溶解药(fibrinolytic drugs)可直接或间接激活纤溶酶原成为纤溶酶,促进纤维蛋白溶解,故又称为溶栓药,是治疗血栓性疾病的有效措施。第一代溶栓药有链激酶和尿激酶,第二代溶栓药包括组织型纤溶酶原激活物和阿尼普酶,第三代溶栓药有瑞替普酶。

三、注射用抗凝血药

肝素（heparin）

因最初提取自肝脏，故名肝素。主要存在于肺、肠黏膜、肝及肥大细胞和嗜碱性粒细胞中。目前主要由牛、猪和羊肠黏膜或自牛、猪肺脏中提取，是由硫酸-D-葡萄糖胺和硫酸-L-艾杜葡糖醛酸、硫酸-D-葡糖胺和 D-葡糖醛酸两种双糖单位交替连接而成的黏多糖，呈强酸性，带大量阴电荷，这与其抗凝作用有关。分子量 3~50kDa，平均分子量 12kDa。

【体内过程】肝素不易通过生物膜，故口服和直肠给药不被吸收，常静脉给药，静脉注射后 10 分钟内血液凝固时间、凝血酶时间和凝血酶原时间明显延长。主要留存在血液中，很少进入组织，是分布容积最小的药物之一，血浆蛋白结合率约 80%。抗凝活性半衰期与给药剂量有关，肺栓塞、肝硬化患者半衰期延长。

【药理作用及作用机制】

1. **抗凝作用** 体内、体外均具有强大的抗凝作用，作用迅速。一次用常用量（12 500U）可维持抗凝作用 3~4 小时，可延长凝血时间和凝血酶时间，对凝血酶原时间影响较弱。其作用机制是加强并激活血浆中抗凝血酶Ⅲ（antithrombin Ⅲ，AT-Ⅲ）的作用。AT-Ⅲ 是血浆含丝氨酸残基蛋白酶的抑制剂，可与凝血因子Ⅱa、Ⅸa、Ⅹa、Ⅺa、Ⅻa 等通过精氨酸-丝氨酸肽键相结合，形成 AT-Ⅲ-凝血酶复合物，进而使这些因子灭活，发挥抗凝血作用。肝素与 AT-Ⅲ 结合形成肝素-AT-Ⅲ 复合物，并引起 AT-Ⅲ 构型改变，暴露出活性部位，从而加速 AT-Ⅲ 对Ⅱa、Ⅸa、Ⅹa、Ⅺa、Ⅻa 等的灭活。AT-Ⅲ 与凝血酶的亲和力，在有肝素的参与下增加 1000 倍。肝素也可抑制血小板聚集，这可能是继发于其抑制Ⅱa 的结果。

2. **降血脂作用** 肝素可使血管内皮释放脂蛋白酯酶，加速水解极低密度脂蛋白和乳糜微粒，同时还提高高密度脂蛋白水平。

3. **抗炎作用** 肝素能抑制炎症介质活性及炎症细胞活动，抑制血管内膜和血管平滑肌增生。

4. **抗血小板作用** 与肝素抑制凝血酶有关。

【临床应用】

1. **血栓栓塞性疾病** 肝素主要用于防治血栓形成和栓塞，如肺栓塞、脑栓塞、深部静脉血栓、心肌梗死和外周静脉术后，可防止血栓形成和扩大。对已形成的血栓无溶解作用。

2. **弥散性血管内凝血（DIC）** 如脓毒血症、胎盘早期剥离、恶性肿瘤溶解等所致的 DIC，早期应用肝素，可防止因纤维蛋白原和其他凝血因子耗竭所致的继发性出血，并保证重要脏器的血液供应。

3. **体外抗凝** 如血液透析、输血、心导管检查和体外循环等。

4. **抗动脉粥样硬化** 与肝素降血脂作用及抗炎作用有关。

【不良反应】

1. **出血** 可导致自发性出血，为肝素的主要不良反应，使用低分子量肝素的患者出血的可能性会低一些。表现为皮肤瘀点或瘀斑、血肿、关节积血、咯血、血尿、吐血、便血以及颅内出血等，一旦发生自发性出血，立即停用肝素，严重出血者注射鱼精蛋白解救。鱼精蛋白是强碱性蛋白质，可与肝素结合成稳定的复合物而使肝素失活。每 1mg 鱼精蛋白可中和 100U 肝素，每次剂量不应超过 50mg，静脉缓慢给药。

2. **肝素诱导性血小板减少症** 首次使用肝素 5~10 天后，部分患者会出现肝素诱发的血小板减少症，是由肝素引起的一过性血小板聚集作用所致，与免疫反应有关。通常停药后可恢复。

3. **其他** 偶有过敏反应如荨麻疹、哮喘、发热等。长期应用可发生脱发、短暂的可逆性秃头症及骨质疏松。

禁用于对肝素过敏、有出血倾向、血友病、血小板减少症和功能不全、紫癜、严重高血压、细菌性心内膜炎、肝肾功能不全、溃疡病、颅内出血、活动性肺结核、孕妇、先兆流产、产后、内脏肿瘤、外伤及术后等。

低分子量肝素（low molecular weight heparins, LMWH）

低分子量肝素是普通肝素经化学或酶法降解而得，分子量低于 6.5kDa。目前临床常用的低分子量肝素有依诺肝素（enoxaparin）、替地肝素（tedelparin）、弗希肝素（fraxiparin）、洛吉肝素（logiparin）及洛莫肝素（lomoparin）等。与普通肝素相比，低分子量肝素具有以下特点：①选择性抗凝血因子 X a 活性。对凝血酶及其他凝血因子影响较小。抗凝血活性较弱，抗血栓作用较强。②对血小板功能影响小，血小板减少和出血的副作用发生率低。③生物利用度高。在体内消除速率慢，半衰期是普通肝素的 2~4 倍，静脉注射活性可维持 12 小时，皮下注射每日 1 次即可。主要用于预防骨外科术后深静脉血栓形成和肺栓塞、急性心肌梗死、不稳定型心绞痛和血液透析、体外循环等。也可引起出血、血小板减少、低醛固酮血症伴高血钾症、过敏反应和暂时性转氨酶升高等不良反应。

四、口服抗凝血药

香豆素类（coumarins）

香豆素类是一类含有 4- 羟基香豆素基本结构的口服抗凝血药，药理作用相似。因口服有效，故又称口服抗凝药。包括双香豆素（dicoumarol）、华法林（warfarin，卞丙酮香豆素）、双香豆素乙酯（ethylbiscoumacetate）和醋硝香豆素（acenocoumarol，新抗凝）。

【体内过程】醋硝香豆素和华法林口服吸收迅速而完全，双香豆素吸收慢而不完全，也易受食物的影响。吸收后与血浆蛋白结合率高达 90%~99%，表观分布容积小。华法林和双香豆素在肝脏代谢，而醋硝香豆素以原形经肾排泄，半衰期 10~60 小时。本类药物可通过胎盘屏障，胎儿与母体血药浓度接近，故妊娠期禁用。

【药理作用及作用机制】香豆素类药物口服有效，抗凝作用慢而持久，只产生体内抗凝作用。该类药物为维生素 K 的竞争性拮抗剂，维生素 K 是 γ- 羧化酶的辅酶，参与凝血因子 Ⅱ、Ⅶ、Ⅸ、Ⅹ 前体以及内源性抗凝血蛋白 C 和 S 的氨基末端谷氨酸残基的 γ- 羧化作用，这些因子只有羧化后才能被活化。该类药物在肝脏抑制维生素 K 由环氧型向氢醌型转化，致使上述凝血因子的 γ- 羧化受阻，导致合成只有抗原性而无活性的六种因子的前体，发挥抗凝血作用。对已形成的凝血因子 Ⅱ、Ⅶ、Ⅸ、Ⅹ 无作用。其抗凝作用需待已形成的凝血因子 Ⅱ、Ⅶ、Ⅸ、Ⅹ 消耗殆尽时才能出现，故作用缓慢，一般需 8~12 小时后发挥作用，1~3 天达到高峰。停用后，也须新形成的凝血因子 Ⅱ、Ⅶ、Ⅸ、Ⅹ 恢复到正常浓度时才失去抗凝作用，故抗凝作用维持时间较长，停药后抗凝作用仍可维持数天。此外，该类药物还具有抑制凝血酶诱导的血小板聚集作用。

【临床应用】临床应用与肝素相似。口服用于防治血栓栓塞性疾病，如静脉血栓栓塞、外周动脉血栓栓塞、心房颤动伴有附壁血栓、降低肺栓塞的发病率和死亡率等，还可作为心肌梗死的辅助用药，也可用于减少外科大手术后，风湿性心脏病，髋关节固定术，人工置换心脏瓣膜手术后防止静脉血栓的发生。

防治静脉血栓和肺栓塞一般采用先用肝素后用香豆素类维持治疗的序贯疗法，开始时可与肝素并用，经 1~3 天充分发挥作用后停用肝素。也常与抗血小板药合用增加抗血栓效果。

【不良反应】应用过量易致自发性出血，严重者可致颅内出血，应严密观察。出现出血症状宜用维生素 K 对抗，必要时可采用输新鲜血浆或全血等方法以补充凝血因子。此外，口服抗凝药易致胎儿畸形，也可能出现胎儿或新生儿出血甚至胚胎死亡。因此，孕期妇女不宜服用口服抗凝药，可以使用肝素。禁忌证同肝素。

【药物相互作用】水合氯醛、保泰松、甲苯磺丁脲、奎尼丁、阿司匹林等可与双香豆素竞争血浆蛋白，而使后者浓度升高,抗凝作用增强;四环素等广谱抗生素长期应用抑制肠道产生维生素 K 的细菌,或减少维生素 K 的生成,或胆汁减少可降低维生素 K 生成或生物利用度,导致药物作用增强;肝药酶诱导剂苯巴比妥、苯妥英钠、利福平等能加速其代谢,降低其抗凝作用。

五、体外抗凝血用药

枸橼酸钠(sodium citrate)

枸橼酸钠又称柠檬酸钠,仅在体外有抗凝作用。枸橼酸钠的枸橼酸根离子能与血浆中 Ca^{2+} 结合,形成难解离的可溶性络合物,降低血中 Ca^{2+} 浓度,抑制凝血过程。用于体外血液的保存和输血。每 100ml 全血中加入输血用枸橼酸钠注射剂 10ml,既可使血液不再凝固。大量输入含本品血液时,应注射适量钙剂,以预防低钙血症。

第二节　抗血小板药

血小板是血液中的有形成分之一。主要是促进止血和加速凝血,同时血小板还有维护毛细血管壁完整性的功能。血小板在止血和凝血过程中,具有形成血栓、堵塞创口、释放与凝血有关的各种因子等功能。抗血小板药又称血小板抑制药,即抑制血小板黏附、聚集以及释放等功能。根据作用机制可以把这类药物分为抑制血小板代谢的药物、阻碍 ADP 介导血小板活化的药物、凝血酶抑制剂和 GP Ⅱ$_b$/Ⅲ$_a$ 受体阻断药。

一、抑制血小板代谢的药物

(一)环氧酶抑制剂

阿司匹林(aspirin)

小剂量阿司匹林可抑制血小板中花生四烯酸代谢酶即环氧酶,产生不可逆性的环氧酶乙酰化,使酶失去活性,从而减少 TXA_2 的生成,从而抑制血小板的功能,防止血栓形成。而对内皮细胞合成 PGI_2 的作用弱而可逆;大剂量则抑制 TXA_2 和 PGI_2 合成,可促进血栓形成。临床应用小剂量阿司匹林(每日口服 50~75mg),可抑制血小板聚集而引起的血栓,防治心、脑缺血后血栓形成,降低心脑血管疾病的梗死率和死亡率。

(二)TXA_2 合成酶抑制剂和 TXA_2 受体阻断药

利多格雷(ridogrel)

利多格雷为强大的 TXA_2 合成酶抑制剂和中度的 TXA_2 受体拮抗剂。与阿司匹林比较,利多格雷对防止新的缺血性疾病更为有效,对降低再栓塞、反复心绞痛及缺血性脑卒中等发生率的作用更强。但对急性心肌梗死的血管梗死率、复灌率及增强链激酶的纤溶作用等与阿司匹林相当。临床用于血栓病的治疗尤其对新形成的血栓疗效较好。不良反应一般较轻,仅有轻度胃肠道反应,易耐受。

(三)增加血小板内 cAMP 的药物

双嘧达莫(dipyridamole)

双嘧达莫又名潘生丁,有较强扩血管作用。双嘧达莫可通过抑制胶原和 ADP 诱发的血小板功能,防止血栓形成和发展,对出血时间无明显的影响。双嘧达莫的药理机制主要是抑制磷酸二酯酶(phosphodiesterase,PDE),并抑制腺苷摄取而激活腺苷酸环化酶,使血小板内 cAMP 增加,防止血小板聚集和黏附于血管壁损伤部位。也能增强 PGI_2 活性,并促进血管内皮细胞 PGI_2 的生成。双嘧达莫用于血栓栓塞性疾病、人工心脏瓣膜置换术后,防止血小板血栓形成,还可抑制动脉粥样硬化早期病变过程。单用作用较弱,与阿司匹林合用疗效较好。

二、阻碍 ADP 介导的血小板活化的药物

噻氯匹啶(ticlopidine)

噻氯匹啶为噻吩吡啶衍生物,为第二代强效抗血小板药。在体内转化为活性代谢产物,选择性并特异性干扰 ADP 介导的血小板活化,不可逆地抑制血小板聚集和黏附,防止血栓形成和发展。可延长出血时间。用于预防脑卒中、心肌梗死、脑血管和冠状动脉栓塞性疾病,与阿司匹林联合应用可以产生协同作用。尤适用于不能耐受阿司匹林、阿司匹林过敏或无效者。

三、凝血酶抑制药

水蛭素(hirudin)

水蛭素是从水蛭唾液中提取并纯化的抗凝成分,它是由 65~66 个氨基酸组成的小分子蛋白质,分子量约为 7kDa。水蛭素是迄今为止最强的凝血酶特异性抑制药。临床现用基因重组水蛭素(lepirudin),药理作用与天然水蛭素相同。水蛭素口服不易吸收,需要注射给药,半衰期约为 1.7 小时,大部分以原形从尿排出。与肝素相比,用量少,且不易引起出血。其抑制凝血酶的作用不依赖 AT-Ⅲ,可直接抑制凝血酶活性,阻止纤维蛋白的凝集、血小板的聚集和释放,能高效抗凝血、抗血栓形成及防止凝血酶催化的凝血因子活化和血小板反应。临床主要用于预防血栓形成、血管成形术后再狭窄、急性 DIC、不稳定型心绞痛、急性心肌梗死后溶栓的辅助治疗、血液透析和体外循环等。水蛭素的主要不良反应是引起出血和血压降低。

第三节　纤维蛋白溶解药与纤维蛋白溶解抑制药

一、纤维蛋白溶解药

纤维蛋白溶解药(fibrinolytics),是一类能使纤溶酶原转变为纤溶酶,加速纤维蛋白和纤维蛋白原降解,导致血栓溶解的药物,又称溶栓药(thrombolytics)。该类药物具有以下特点:①对血浆和血栓中纤溶酶原选择性低,溶栓同时可呈现全身纤溶状态而引起出血;②作用时间短,半衰期多在 25 分钟以下;③临床主要用于血栓栓塞性疾病的治疗,如急性心肌梗死、脑栓塞、肺栓塞、深静脉血栓、眼底血栓等;④对新形成的血栓疗效好,对陈旧性血栓溶解作用差。

链激酶(streptokinase)

链激酶是从丙组 β 溶血性链球菌培养液中提得的一种蛋白质,分子量为 47kDa。

【药理作用及作用机制】对纤溶酶原无直接激活作用,需与纤溶酶原前激活物形成复合物,能使纤溶

酶原激活因子的前体物活化为激活因子,使纤溶酶原转变成纤溶酶,降解已形成的不溶性纤维蛋白而产生溶栓作用。

【临床应用】静脉注射用于治疗血栓栓塞性疾病,如急性心肌梗死、急性肺栓塞、中央视网膜动静脉栓塞和急性深部静脉血栓形成、栓塞等,宜及早使用,血栓形成 6 小时内应用效果最佳。现已试用于心肌梗死早期治疗。冠脉注射链激酶,可使阻塞的冠脉再通。

【不良反应与注意事项】主要不良反应是易引起出血,严重出血可注射氨甲苯酸对抗链激酶的作用,更严重者可补充纤维蛋白原或全血。注射局部可出现血肿。本品具有抗原性,也可见皮疹、药热等变态反应。禁止与抗凝药和抗血小板药合用。外科手术,原则上术后 3 天内不得使用本品。妊娠 6 周内、产前 2 周内和产后 3 天内应慎用。消化性溃疡、出血性疾病、严重高血压禁用。

尿激酶(urokinase)

尿激酶是从健康人尿中分离,或从人肾组织培养中获得的一种酶蛋白。直接激活纤维蛋白溶酶原,使其成为纤溶酶而溶解纤维蛋白,发挥溶解血栓作用,对新形成血栓的效果好。用途与链激酶相同。尿激酶与链激酶不同,无抗原性,不引起链激酶样的变态反应。临床溶栓应用广泛,亦用于对链激酶过敏或无效者。

阿尼普酶(anistreplase)

阿尼普酶是链激酶进行改良的第二代溶栓药,为纤溶酶原和链激酶激活剂复合物的乙酰化物。此复合物进入体内缓慢脱酰基后发挥作用,故剂量可一次静脉注入,不必用滴注方法给药。起效较缓慢,作用时间较长,半衰期约为 90~105 分钟。该药溶栓作用强,主要用于急性心肌梗死和其他血栓性疾病的治疗。能改善症状,降低病死率。最常见不良反应为出血,常发生于注射部位,或胃肠道,也可发生一过性低血压。

葡激酶(staphylokinase,SAK)

葡激酶是金黄色葡萄球菌溶原性噬菌体合成的一种单链蛋白,由 136 个氨基酸组成,分子量 15.5kD,是目前相对分子质量最小的溶栓药物。目前已经可以通过基因工程生产重组葡激酶(recombinant staphylokinase,r-SAK)。

葡激酶本身不具有酶活性,但与血栓中的纤维蛋白溶酶原有较高的亲和力,它能在血栓的部位与纤溶酶原结合形成葡激酶 - 纤溶酶原激活物,促进纤溶酶原转变为纤溶酶,产生纤维蛋白溶解作用从而溶解血栓。葡激酶对富含血小板的血栓和已收缩的血栓溶栓效果也较好,这是它优于其他溶栓药的重要方面。血管内给药用于治疗急性心肌梗死和周围动脉血栓等血栓栓塞性疾病。

葡激酶是细菌成分,属异体蛋白,有免疫原性,可能引起变态反应。

组织型纤溶酶原激活物(tissue-type plasminogen activator,t-PA)

组织型纤溶酶原激活因子由血管内皮产生,目前已用 DNA 重组技术制备,为第二代纤维蛋白溶解药。t-PA 可选择性地激活结合在纤维蛋白上的纤溶酶原转变为纤溶酶,而对循环血液中纤溶酶原作用很弱,因此几无全身性纤维蛋白溶解作用。用于治疗肺栓塞和急性心肌梗死。急性心肌梗死时,t-PA 能有效溶解血栓,用后使阻塞血管再通率比链激酶高。为使血栓完全溶解,宜采用静脉滴注给药。副作用较小,但剂量过大也可引起出血。

二、纤维蛋白溶解抑制药

氨甲苯酸(paminomethylbenzoic acid,PAMBA)

氨甲苯酸又称对羧基苄胺。氨甲苯酸的化学结构与赖氨酸相似,竞争性地与纤溶酶原上的赖氨酸结合部位结合,低剂量时能竞争性抑制纤溶酶原与纤维蛋白的结合,阻止纤溶酶原的活化;高浓度则直接抑制纤溶酶的活性,从而抑制纤维蛋白的溶解而产生止血效果。

用于纤溶亢进所引起的出血,如含有纤溶酶原激活物的器官(肺、肝、脾、甲状腺、肾上腺等)手术时的异常出血,妇产科和产后出血以及肺结核所致咯血或痰中带血、血尿、前列腺肥大出血、上消化道出血等。也用于t-PA或纤溶药物过量引起的出血。对一般慢性出血效果显著,但对癌症出血、创伤出血止血及其他非纤维蛋白溶解亢进性出血无效。由于该药主要经尿道排出,可抑制尿激酶对尿路中血凝块的作用,因此,前列腺和泌尿系统手术时慎用。

不良反应少,长期应用未见血栓形成,但用量过大可引起血栓,可能诱发心肌梗死。对有血栓形成倾向或有血栓栓塞病史者慎用。

第四节　促凝血药

促凝血药,又称止血药,是能加速血液凝固或降低毛细血管通透性,使出血停止的药物。

维生素 K(vitamin K)

维生素 K 广泛存在于自然界,是一族具有甲萘醌基本结构的物质。植物中含维生素 K_1,肠道细菌产生的是维生素 K_2,维生素 K_1 和维生素 K_2 为脂溶性物质,需要胆汁协助吸收。人工合成的维生素 K_3、维生素 K_4 系水溶性,可直接吸收。

【药理作用及作用机制】

1. **促凝血作用**　维生素 K 为 γ- 羧化酶的辅酶,参与肝脏合成凝血因子 Ⅱ、Ⅶ、Ⅸ、Ⅹ、抗凝血蛋白 C 和抗凝血蛋白 S 等的活化过程。维生素 K 的环氧型在肝中转变为氢醌型,作为羧化酶的辅酶,促使上述因子前体物质中的谷氨酸残基 γ 羧化,从而使这些因子具有活性,且可与 Ca^{2+} 结合,再与带有大量负电荷的血小板磷脂结合,使血液凝固过程正常进行。此外,血液中上述凝血因子减少,会出现凝血迟缓和出血。

2. **其他**　维生素 K_1、维生素 K_3 尚有镇静、缓解平滑肌痉挛的作用,维生素 K_3 和吗啡镇痛作用有交叉耐受现象。

【临床应用】

1. 用于维生素 K 缺乏引起的出血　如阻塞性黄疸、胆瘘、慢性腹泻、胃肠广泛手术后、新生儿及早产儿出血以及长期应用广谱抗生素、磺胺药引起的继发性维生素 K 缺乏症,可通过口服、肌内注射和静脉注射给药。也用于香豆素类和水杨酸类药物过量引起的出血。

2. 维生素 K_1 或维生素 K_3 肌内注射有解痉、止痛作用,可用于胆石症和胆道蛔虫引起的胆绞痛。

【不良反应】毒性低。维生素 K_1 静脉注射速度过快可出现颜面潮红、呼吸困难、胸闷、血压剧降等类似过敏反应的症状,应缓慢滴注。较大剂量维生素 K_3、维生素 K_4 可致新生儿、早产儿产生溶血及黄疸。葡萄糖 -6- 磷酸脱氢酶缺乏患者可诱发溶血。肝功能不良者慎用。

凝血酶(thrombin)

凝血酶是从猪、牛血提取、精制、冷冻干燥而获得的无菌制剂。凝血酶直接作用于血液中的纤维蛋白原,促使其转变为纤维蛋白,发挥止血作用。此外,它还能促进上皮细胞有丝分裂,加速创伤愈合。适用于结扎止血困难的小血管、毛细血管以及实质性脏器出血的局部止血。也用于创面、手术、口腔、妇产科、泌尿道以及消化道等部位的渗血,还可用于肝素化病人,缩短穿刺部位出血的时间。外科治疗常与明胶海绵同用。凝血酶必须直接接触创面才能起止血作用,但因其具有抗原性,可产生变态反应,切忌药物入血。

醋酸去氨加压素(desmopressin acetate)

醋酸去氨加压素可使血浆中凝血因子Ⅷ的活力增加,同时释放出组织型纤维蛋白溶酶原激活因子(t-PA)。主要用于轻型或中型因子Ⅷ缺乏症患者和Ⅰ型血管性血友病患者。不良反应有头痛、恶心、颜面潮红等。

第五节　抗贫血药

血液内红细胞数量或(和)血红蛋白低于正常时称贫血。临床表现为面色苍白,伴有头昏、乏力、心悸、气急等症状。临床常见的贫血有缺铁性贫血、巨幼细胞贫血和再生障碍性贫血。

缺铁性贫血是由于铁的摄入不足或损失过多,导致体内供造血用的铁缺乏所致。其特点是红细胞小,染色淡,又称小细胞性、低色素性贫血,应用补充铁剂治疗。巨幼细胞贫血是由于叶酸、维生素 B_{12} 缺乏或其他原因引起 DNA 合成障碍所致的一类贫血,其特点是红细胞体积大、染色深,故又称大细胞、高色素性贫血。因内因子缺乏而致维生素 B_{12} 吸收不良引起的"恶性贫血"也属此类贫血,我国少见。应补充叶酸、维生素 B_{12}。再生障碍性贫血是由于造血功能障碍引起的以全血细胞减少为主要表现的综合征,治疗比较困难,可采取综合治疗。

铁　制　剂

临床上常用的口服铁剂有硫酸亚铁(ferrous sulfate)、枸橼酸铁铵(ferric ammonium citrate)、富马酸亚铁(ferrous fumarate)。注射铁剂有右旋糖酐铁(iron dextran)、山梨醇铁(iron sorbitex)等。

【体内过程】口服铁剂或食物中外源性铁以亚铁形式在十二指肠和空肠上段吸收。无机铁以 Fe^{2+} 形式吸收,Fe^{3+} 很难吸收,络合物中铁的吸收率大于无机铁。维生素 C、果糖、胃酸等还原剂有助于 Fe^{3+} 转变为 Fe^{2+},促进吸收;食物中高磷、高钙、鞣酸等物质使铁沉淀,有碍吸收。四环素等与铁络合,也不利于吸收。肉类血红素中的 Fe^{2+} 易吸收,蔬菜中的 Fe^{2+} 吸收较差。铁的吸收与体内贮存铁多少有关,一般食物中铁吸收率为10%,成人每天需补充铁 1mg,所以食物中铁为 10~15mg 就能满足需要。

吸收进入肠黏膜的铁,根据机体的需要,或转运至骨髓、肝和脾等造血器官供造血使用,或与肠黏膜等去铁蛋白结合,以铁蛋白形式贮存。铁主要随肠黏膜脱落排泄,也可经尿、胆汁、汗腺排泄。

【药理作用及作用机制】铁是机体构成血红蛋白、肌红蛋白和含铁酶等必需的元素,是合成血红素必不可少的物质。吸收到骨髓的铁,吸附在有核红细胞膜上并进入细胞内的线粒体,与原卟啉结合,形成血红素。后者再与珠蛋白结合,形成血红蛋白,进而促进红细胞成熟。血红蛋白中的 Fe^{2+} 与 O_2 可逆结合,实现氧在血液和组织间的运输。铁还构成肌红蛋白、细胞色素 a、细胞色素 b、细胞色素 c 和多种组织酶,参与氧的利用。机体缺铁时,网织红细胞成熟期中血红蛋白合成不足,但幼红细胞的增殖能力未变。因此红细胞数量不少,每个红细胞中血红蛋白含量却降低,形成小细胞低色素性贫血。

【临床应用】铁剂可用于防治各种原因引起的缺铁性贫血,对慢性失血、营养不良、妊娠和儿童发育期等引起的缺铁性贫血疗效甚佳,用药后一般症状及食欲迅速改善。口服1周,血中网织红细胞即可上升,10~14天达高峰,2~4周血红蛋白明显增加,1~3个月恢复正常。为使体内铁贮存恢复正常待血红蛋白正常后尚需减半量继续服药2~3个月。所以重度贫血病人最好应用数月。

硫酸亚铁吸收良好,价格低,不良反应少,最常用;枸橼酸铁铵为三价铁,必须在体内还原为二价铁后才能吸收,吸收不好,但刺激性小、作用缓和、易溶于水,可制成糖浆剂应用。右旋糖酐铁供注射应用,毒性较大,适用于少数急症、严重贫血、口服不耐受或无效者。

【不良反应】口服铁剂可刺激消化道引起恶心、呕吐、腹痛、腹泻,宜餐后服用。Fe^{2+}与肠腔中H_2S生成FeS,减少了硫化氢对肠壁的刺激作用,可引起便秘、黑便。肌内注射铁剂可引起局部刺激、疼痛和过敏。大剂量服用可致铁中毒,小儿误服1g可致死,表现为呕吐、腹痛、血性腹泻等,并可引起坏死性胃肠炎,甚至休克、死亡。急救可应用磷酸盐溶液或碳酸盐溶液洗胃,并以特殊解毒剂去铁胺(deferoxamine)经鼻饲管注入胃内以结合残存的铁。

叶酸(folic acid)

叶酸是由蝶啶核、对氨苯甲酸及谷氨酸三部分组成的一种B族维生素,存在于肝、肾、酵母和绿叶蔬菜中,不耐热,食物烹调后可损失90%以上。人体细胞不能合成叶酸,所需叶酸需直接从食物摄取,成人每日摄入200μg、妊娠及哺乳妇女每日摄入300~400μg叶酸即可满足生理需要。

【体内过程】食物中的叶酸多以聚谷氨酸形式存在,吸收前必须在肠黏膜水解成单谷氨酸叶酸的形式才易于吸收。在十二指肠和空肠上段以主动转运方式吸收,巨幼细胞贫血时吸收加快,主要在肝中储存,叶酸及其代谢物主要经肾脏排出,也可由胆汁和肠道排出。半衰期为40分钟。

【药理作用及作用机制】叶酸是细胞生长和增殖所必需的物质,在体内经叶酸还原酶和二氢叶酸还原酶作用,生成四氢叶酸。四氢叶酸是一碳单位的传递体,参与氨基酸和核酸的合成,包括嘌呤核苷酸的从头合成、从尿嘧啶脱氧核苷酸(dUMP)合成胸腺嘧啶脱氧核苷酸(dTMP)、促进某些氨基酸如同型半胱氨酸与甲硫氨酸、丝氨酸与甘氨酸的互变。

当叶酸缺乏时,增殖旺盛的骨髓或消化道上皮组织最易受到影响,上述代谢障碍,其中最为明显的是dTMP合成受阻,导致DNA合成障碍,细胞有丝分裂减少,分裂增殖速度下降。由于对RNA和蛋白质合成影响较少,使细胞的DNA/RNA比值降低,出现细胞增大、胞质丰富、细胞核中染色质疏松分散。这些改变在红细胞系最为明显,出现巨幼细胞贫血。对消化道黏膜细胞也有一定影响,出现舌炎、腹泻。

【临床应用】叶酸用于治疗各种原因引起的巨幼细胞贫血,尤适用于营养不良或婴儿期、妊娠期叶酸需要量增加所致的巨幼细胞贫血。治疗时,以叶酸为主,辅以维生素B_{12},效果良好。对维生素B_{12}缺乏所致"恶性贫血",大剂量叶酸只能纠正血象,但不能减轻甚至可加重神经症状。因而对恶性贫血的治疗以维生素B_{12}为主,叶酸为辅。叶酸也可用于预防心血管疾病,因叶酸具有改善血管内皮功能及抗氧化应激作用。

【不良反应】较少,口服叶酸通常无不良反应,偶可见变态反应,严重的变态反应症状包括皮疹、瘙痒、肿胀、头晕及呼吸困难等。长期服用可出现厌食、恶心和腹胀等,静脉注射较易产生不良反应,故不易采用。

维生素B_{12}(vitamin B_{12})

维生素B_{12}为含钴复合物,存在于动物内脏、牛奶和蛋黄中。自然界中的维生素B_{12}是微生物合成的,高等动植物不能制造维生素B_{12},人体也必须从外界摄取。正常人每日摄入1~2μg、妊娠及哺乳妇女每日摄入2~3μg方可保证机体需要。

【体内过程】口服维生素B_{12}必须与胃壁细胞分泌的"内因子"结合形成复合物,才能免受消化液破坏而进入空肠吸收。胃黏膜萎缩所致"内因子"缺乏可影响维生素B_{12}吸收,引起"恶性贫血"。进入血液的

维生素 B_{12} 与血浆蛋白结合,吸收后有 90% 贮存于肝,少量经胆汁、胃液和胰液排入肠内。主要经肾脏排泄,少量由泪液、唾液、乳汁排泄。

【药理作用及作用机制】 维生素 B_{12} 为细胞分裂和维持神经组织髓鞘完整所必需。它能够促进红细胞的发育和成熟,使机体造血机能正常,以预防恶性贫血;也以辅酶的形式促进碳水化合物、脂肪和蛋白质的正常代谢;维生素 B_{12} 还可促进蛋白质的合成,对维持婴幼儿的正常生长发育也有重要作用。维生素 B_{12} 还参与神经组织中脂蛋白的形成,是维持神经系统正常功能必需的维生素。体内维生素 B_{12} 主要参与下列两种代谢过程:①维生素 B_{12} 自 5- 甲基四氢叶酸得到甲基,使同型半胱氨酸甲基化成甲硫氨酸。同时,5- 甲基四氢叶酸则变成四氢叶酸,发挥传递一碳单位的作用,促进四氢叶酸循环利用,促进 DNA 和蛋白质合成。故维生素 B_{12} 缺乏会引起叶酸缺乏症状。②甲基丙二酰辅酶 A 变为琥珀酰辅酶 A 而进入三羧酸循环,需有 5′- 脱氧腺苷 B_{12} 参与。维生素 B_{12} 缺乏,甲基丙二酰辅酶 A 积聚,干扰脂肪酸的正常合成,使神经髓鞘脂类合成异常,出现神经症状,表现为感觉异常、运动失调等。

【临床应用】 主要用于恶性贫血及巨幼细胞贫血,也可作为神经系统疾病(如多发性神经炎、神经萎缩等)、肝硬化、白细胞减少症及再生障碍性贫血等的辅助治疗。

【不良反应】 维生素 B_{12} 本身无毒,但有可能引起变态反应,甚至过敏性休克,故不能滥用。

第六节　用于造血系统的药物和促进白、红细胞增生药

一、造血细胞生长因子

造血系统每天约生成 4000 亿个血细胞以维持血细胞新陈代谢的平衡。血细胞由多功能造血干细胞衍生而来,造血干细胞除自身分裂外,还能在生长因子和细胞因子的作用下分化产生各种血细胞生成细胞。

1. **粒细胞集落刺激因子** (granulocyte colony-stimulating factor, G-CSF)　粒细胞集落刺激因子是由 175 个氨基酸组成的糖蛋白,由血管内皮细胞、单核细胞或成纤维细胞合成。现已应用基因重组技术生产,重组人 G-CSF 可采用静脉滴注或皮下注射的方式给药。粒细胞集落刺激因子的主要作用是刺激粒细胞集落形成,促进造血干细胞向中性粒细胞增殖、分化,刺激成熟的粒细胞自骨髓释放,增强中性粒细胞的游走、吞噬、产酶、释放活性氧、杀菌功能。也可使早期多能干细胞进入细胞周期。

主要用于肿瘤化疗、放疗引起骨髓抑制,也用于自体骨髓移植及肿瘤化疗后严重中性粒细胞缺乏,可缩短中性粒细胞缺乏时间,减少感染的发病率;可部分或完全逆转艾滋病人中性粒细胞缺乏。也用于再生障碍性贫血、先天性和原发性中性粒细胞缺乏症。患者耐受良好,可有胃肠道反应、肝损害和骨痛等。有药物过敏史、孕妇、哺乳期妇女和婴儿以及肝、肾、心功能严重障碍者慎用。

2. **粒细胞 - 巨噬细胞集落刺激因子** (granulocyte-macrophage colony-stimulating factor, GM-CSF)　粒细胞 - 巨噬细胞集落刺激因子可由 T 淋巴细胞、单核细胞、成纤维细胞、血管内皮细胞合成。药用 GM-CSF 也为基因重组产品。它与白介素 3(IL-3)共同作用于多向干细胞和多向祖细胞等细胞分化原始部位,兴奋骨髓的造血功能,刺激粒细胞、单核细胞、T 细胞的集落形成和增生,并能促进单核细胞和粒细胞的成熟。对红细胞增生也有间接影响。

主要用于治疗各种原因引起的粒细胞缺乏症,包括骨髓移植、恶性肿瘤放疗和化疗引起的粒细胞减少症以及并发的感染,缩短肿瘤放疗和化疗时中性粒细胞减少时间,使患者易于耐受放疗和化疗。也用于某些骨髓造血不良、再生障碍性贫血或艾滋病有关粒细胞缺乏症。

首次静脉滴注时可出现潮红、低血压、呼吸急促等,需吸氧及输液处理。不良反应有皮疹、发热、骨痛等。严重的不良反应为心功能不全、支气管痉挛、室上性心动过速、颅内高压、肺水肿和晕厥等。

二、促红细胞生成素

促红细胞生成素(erythropoietin,EPO)

促红细胞生成素是由肾脏近曲小管管周细胞产生的糖蛋白,肝脏也能少量合成,分子量为34kDa。现用基因工程技术人工合成的重组人促红细胞生成素。

【药理作用】EPO与红系干细胞表面的EPO受体相结合,引起细胞内磷酸化及Ca^{2+}浓度增加,促进红系干细胞增殖、分化和成熟,增加红细胞数量和血红蛋白含量;并促使网织红细胞从骨髓中释放入血;还可稳定红细胞膜,提高红细胞膜抗氧化功能,也增强血小板功能,改善凝血障碍。

【临床应用】主要用于慢性肾衰竭性贫血及再生障碍性贫血,对尿毒症血液透析所致的贫血疗效最佳,对多发性骨髓瘤、骨髓增生异常、肿瘤化疗、骨癌、艾滋病药物治疗及结缔组织疾病所致的贫血也有效。

【不良反应】主要不良反应为与红细胞快速增加、血黏滞度增高有关的高血压、凝血功能增强等。偶有注射部位血栓形成以及流感样症状等。

第七节　血容量扩充药

大量失血或失血浆(如大面积烧伤)可引起血容量降低,严重者可导致休克。在全血或血浆来源受限时,用人工合成血容量扩充药迅速扩充血容量是治疗休克的基本措施。血容量扩充药通常是高分子化合物,能提高血液胶体渗透压,扩充血容量,维持重要器官的血流灌注。该类药物排泄较慢,作用持久,但也不长时间蓄积体内;无毒和无抗原性。

右旋糖酐(dextran)

右旋糖酐为葡萄糖脱水的聚合物。根据分子量大小可分高分子、中分子、低分子、小分子右旋糖酐。临床应用的有中分子量右旋糖酐,平均分子量为75 000Da;低分子量右旋糖酐,平均分子量为20 000~40 000Da;小分子量右旋糖酐,平均分子量为10 000Da。分别称右旋糖酐70、右旋糖酐40和右旋糖酐10。

【药理作用】

1. **扩充血容量**　右旋糖酐分子量较大,静脉注射后不易渗出血管,可提高血浆胶体渗透压,将细胞内水分吸入血管内而扩充血容量。其作用强度与维持时间与分子量成正比,分子量越小,越易被肾排出。

2. **抗血栓形成和改善微循环**　通过稀释血液及覆盖红细胞、血小板和胶原表面,使已经聚集的红细胞和血小板解聚。扩充血容量、降低血液黏度,并抑制凝血因子Ⅱ的激活,因而具有抗血栓和改善微循环的作用。

3. **渗透性利尿作用**　低分子和小分子右旋糖酐分子量较小,易自肾排出,但不被肾小管重吸收,渗透性利尿作用强,中分子右旋糖酐几无渗透性利尿作用。

【临床应用】

1. 用于大量失血或失血浆(如烧伤)时的低血容量休克,如出血性休克、手术中休克和烧伤性休克。

2. 可用于心肌梗死、心绞痛、脑血栓形成、血管闭塞性脉管炎的防治及中毒性、外伤性休克、休克后期的弥散性血管内凝血的防治。

3. 也用于预防休克后急性肾衰竭,改善肾脏的微循环。

【不良反应】少数病人可有过敏反应,表现为发热、荨麻疹、瘙痒、血压下降、胸闷、呼吸困难,严重者可致过敏性休克,应密切观察,发现症状,立即停药。用药前取 0.1ml 作皮内注射,观察 15 分钟。连续应用可致凝血障碍而出血,血小板减少、出血性疾病者禁用。严重心功能不全禁用。肺水肿、肝、肾功能不全和有出血倾向者慎用。

案例 25-1

患者,50 岁男性,以呼吸急促,胸痛入院。既往有心力衰竭病史,临床诊断为急性肺动脉栓塞,立刻给予肝素静脉注射治疗。

思考: 1. 该患者给予肝素治疗的药理学依据是什么?

2. 肝素中毒后应如何抢救?

（陈　霞）

学习小结

常用的抗凝药有肝素和香豆素类抗凝血药两类。肝素在体内外均有强大的抗凝作用,静脉注射后立即发生抗凝作用,通过增强抗凝血酶 III 的功能来抗凝血,主要用于防治血栓栓塞性疾病,DIC 和体外抗凝等;过量易出血,可用硫酸鱼精蛋白对抗。口服抗凝血药香豆素类是维生素 K 拮抗剂,在肝脏抑制维生素 K 由环氧化物向氢醌型转化,阻止维生素 K 的反复利用,影响凝血因子 II、VII、IX、X 的羧化作用,妨碍这些因子的活化,从而影响凝血过程。用途同肝素。抗血小板药抑制血小板功能,阿司匹林影响前列腺素系统减少 TXA_2 的合成,而抑制血小板功能。噻氯匹啶阻碍 ADP 介导的血小板活化。双嘧达莫增加 cAMP,与阿司匹林合用延长血栓栓塞性疾病的血小板生存时间,增强阿司匹林的抗血小板凝集作用。主要用于急性心肌梗死、脑卒中和外周动脉血栓性疾病的预防。纤维蛋白溶解药链激酶促使纤溶酶原激活溶解血栓,主要用于血栓栓塞性疾病,如急性心肌梗死、急性肺栓塞急性深部静脉血栓形成的溶栓治疗。抗贫血药包括铁剂、叶酸和维生素 B_{12}。铁剂用于缺铁性贫血;叶酸,用于巨幼细胞贫血的治疗;维生素 B_{12} 治疗恶性贫血、巨幼细胞贫血。

复习参考题

1. 香豆素类抗凝药与甲苯磺丁脲合用时,疗效会发生怎样改变? 为什么?

2. 抗血小板药物的作用机制和主要的临床应用有哪些?

3. 纤维蛋白溶解药治疗血栓栓塞性疾病的机制和主要的临床应用有哪些?

4. 肝素与香豆素类抗凝药比较,有哪些异同点?

第六篇

作用于内分泌系统的药物

第二十六章　　肾上腺皮质激素类药物

26

学习目标	
掌握	糖皮质激素的药理作用、临床应用和不良反应。
熟悉	肾上腺素皮质激素的分类;糖皮质激素类药物的分类、体内过程和作用机制;盐皮质激素的作用和临床应用。
了解	皮质激素抑制药的常见药物特点。

肾上腺皮质激素（adrenocortical hormones）是肾上腺皮质所分泌激素的总称，属甾体类化合物。根据生理作用可将其分为三类：①盐皮质激素（mineralocorticoids），由肾上腺皮质球状带细胞合成、分泌，包括醛固酮及去氧皮质酮，主要影响水盐代谢，也有较弱的糖代谢作用；②糖皮质激素（glucocorticoids），由肾上腺皮质束状带细胞合成、分泌，包括氢化可的松和可的松等，主要影响糖、蛋白质和脂肪代谢，对水盐代谢影响较小；③性激素（gonadal hormones），由肾上腺皮质网状带细胞所分泌，包括雄激素和少量雌激素（见第二十七章）。临床常用糖皮质激素类药物。

第一节　糖皮质激素类药物

糖皮质激素作用广泛而复杂，且随剂量的不同而变化。生理情况下所分泌的糖皮质激素主要影响物质代谢过程，超生理剂量糖皮质激素有抗炎、抗免疫和抗休克等药理作用。

【分泌调节】糖皮质激素的分泌受促肾上腺皮质激素释放激素（corticotropin releasing hormone，CRH）- 促肾上腺皮质激素（corticotrophin，adrenocorticotrophin，ACTH）- 皮质醇调节系统调节（图 26-1）。下丘脑分泌的CRH 由垂体门静脉进入腺垂体，促进其合成、分泌 ACTH，进而调节肾上腺皮质醇的合成。糖皮质激素对下丘脑和腺垂体起着负反馈调节作用，使 CRH 和 ACTH 分泌减少。此外，乙酰胆碱、5- 羟色胺、去甲肾上腺素等神经递质，IL-1、IL-2、TNF-α 等免疫递质也能作用于下丘脑，调节 ACTH 和糖皮质激素的合成和分泌（见图 26-1）。

糖皮质激素的分泌有昼夜节律性，一般早晨 8~10 时血中浓度最高，而后逐渐降低，至午夜 12 时降至最低。此昼夜节律变化主要由 ACTH 介导。

【体内过程】

1. **吸收**　口服易吸收，吸收速度与药物的脂溶性及其在肠内的浓度成正比。氢化可的松或可的松口服吸收迅速而完全，1~2 小时血药浓度达峰值。水溶性制剂可作肌内注射或静脉注射给药，混悬液注射剂吸收较慢，可延长作用时间。关节腔内注射作用可维持约一周。局部应用时，可经皮肤、黏膜、眼结膜等吸收，长时间大面积用药时应予以注意。

2. **分布**　吸收后与血浆蛋白结合分布于全身，肝中含量最高，其次为脑脊液、胸腔积液和腹水，而肾和脾中较少。氢化可的松吸收后约 90% 与血浆蛋白结合，其中约 80% 与皮质激素转运蛋白（corticosteroid-binding globulin，CBG）结合，少量与白蛋白结合。人工合成的糖皮质激素类药物亦可与转运蛋白结合，但结合率稍低，约 70%。

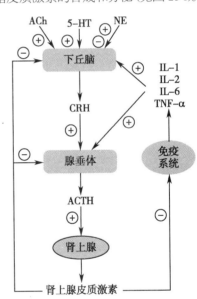

图 26-1　肾上腺皮质激素的分泌调节示意图
CRH：促肾上腺皮质激素释放激素；
ACTH：促肾上腺皮质激素

正常人血浆 CBG 约可结合 250μg/L 的氢化可的松，如血中糖皮质激素浓度过高，CBG 饱和，则游离药物浓度升高；肝肾疾病、甲状腺功能亢进患者及老年人血中 CBG 含量减少，也可使游离型增多。

3. **消除**　氢化可的松主要在肝中代谢，大部分与葡糖醛酸或硫酸结合后由肾排出，氢化可的松血浆半衰期约为 1.5~2.5 小时，但在 2~8 小时后仍具有生物活性，一次给药作用可持续 8~12 小时。可的松和泼尼松需在肝内转化为氢化可的松和泼尼松龙才有生物活性，故严重肝功能不全患者宜用氢化可的松或泼尼松龙。合成的糖皮质激素不易被代谢，半衰期可达 3~4 小时或更长。

根据糖皮质激素类药物作用时间的长短，可将其分为短效（$t_{1/2}<12$ 小时）、中效（$t_{1/2}=12~36$ 小时）和长效（$t_{1/2}>36$ 小时）三类。常用糖皮质激素类药物的比较见表 26-1。

表 26-1　常用糖皮质激素类药物的比较

| 分类 | 药物 | 活性 | | 等效剂量（mg） | 半效期（h） |
		抗炎作用	水盐代谢		
短效	氢化可的松（hydrocortisone）	1.0	1.0	20	8~12
	可的松（cortisone）	0.8	0.8	25	8~12
中效	泼尼松（prednisone）	4.0	0.8	5	12~36
	泼尼松龙（prednisolone）	4.0	0.8	5	12~36
	甲泼尼龙（methylprednisolone）	5.0	0.5	4	12~36
	曲安西龙（triamcinolone）	5.0	0	4	12~36
长效	地塞米松（dexamethasone）	30	0	0.75	36~72
	倍他米松（betamethasone）	25	0	0.75	36~72

【药理作用】

1. 对物质代谢的影响

（1）糖代谢：糖皮质激素是调节机体糖代谢的重要激素之一，在维持正常血糖水平和肝脏与肌肉的糖原含量方面有重要作用。可增加肝糖原、肌糖原的含量并升高血糖，机制为促进糖原异生；减慢葡萄糖分解为 CO_2 的氧化过程；减少机体组织对葡萄糖的利用等。

（2）蛋白质代谢：可使胸腺、肌肉、骨等肝外组织蛋白质分解代谢加强，导致血清中氨基酸含量和尿中氮排出增加，造成负氮平衡。大剂量糖皮质激素还能抑制蛋白质合成，久用可致生长减慢、肌肉消瘦、皮肤变薄和伤口愈合延缓等。

（3）脂肪代谢：短期使用对脂肪代谢无明显影响。大剂量长期应用可增高血浆胆固醇，激活四肢皮下脂酶，促进脂肪分解，重新分布于面部、颈背部、上胸部、腹部及臀部，形成向心性肥胖，呈现"满月脸"，"水牛背"等特殊体征。

（4）水盐代谢：有较弱的盐皮质激素样作用，长期大量应用可出现保钠排钾的作用。但在继发性醛固酮增多症时，糖皮质激素有抗醛固酮和拮抗抗利尿激素的作用，显示排钠利尿的功效。糖皮质激素能抑制钙、磷在肠道吸收和在肾小管内重吸收，使尿钙排出增加，血钙降低，长期使用会引起骨质疏松。

（5）核酸代谢：糖皮质激素通过影响敏感组织中的核酸代谢来实现对各种代谢的影响。研究发现，糖皮质激素可诱导合成某些特殊 mRNA，表达一种抑制细胞膜转运功能的蛋白质，从而抑制细胞对葡萄糖、氨基酸等物质的摄取，以致细胞合成代谢受到抑制。但糖皮质激素又能促进肝细胞中其他多种 RNA 及某些酶蛋白的合成进而影响物质代谢。

2. 增强对应激的抵抗力　糖皮质激素为维持机体正常代谢所必需，缺乏时可引起机体的代谢失调，甚至死亡。当机体处于应激状态时，应激刺激可导致肾上腺皮质分泌大量糖皮质激素，通过机体自身调节等作用，适应内、外环境所产生的强烈刺激，保护机体免受伤害。

3. 抗炎作用　糖皮质激素具有强大的抗炎作用，对物理、化学、病原体、免疫等各种原因引起的炎症和炎症的不同阶段均有明显的非特异性抑制作用。在炎症早期能抑制局部血管扩张，降低毛细血管通透性，减轻渗出、水肿、白细胞浸润及吞噬反应，从而改善红、肿、热、痛等症状；在炎症后期，可抑制毛细血管和成纤维细胞增生，延缓肉芽组织生成，防止粘连及瘢痕形成，减轻后遗症。但须注意，炎症反应是机体的一种防御性反应，炎症后期的反应更是组织修复的重要过程；糖皮质激素在抑制炎症、减轻症状的同时，也降低机体的防御功能，可致感染扩散，伤口愈合延迟。

糖皮质激素抗炎作用环节主要包括：

（1）影响炎性抑制蛋白及某些靶酶：糖皮质激素通过增加炎症抑制蛋白脂皮素 1（lipocortin 1）的合成，

继而抑制磷脂酶 A$_2$,影响花生四烯酸代谢的连锁反应,使具有扩血管作用的前列腺素(PGE$_2$、PGI$_2$)和有趋化作用的白三烯(LT)等炎性介质减少。糖皮质激素还可抑制一氧化氮合酶(NOS)和环氧合酶-2(COX-2)等的表达,从而阻断 NO、PGE$_2$ 等相关介质的产生。此外,糖皮质激素还诱导血管紧张素转化酶生成以降解可引起血管舒张和致痛作用的缓激肽。

(2) 影响细胞因子和黏附分子:细胞因子和黏附分子能促进白细胞对血管内皮细胞的黏附,进而使其从血液循环渗出到炎症部位;并能激活内皮细胞、中性粒细胞和巨噬细胞;还能增加血管通透性、刺激淋巴细胞增殖和分化。糖皮质激素不仅抑制多种炎性细胞因子如 IL-1、IL-2、IL-6、IL-8 和 TNF-α 等的产生,而且可在转录水平上直接抑制黏附分子如 E-选择素和细胞间黏附分子 1(ICAM-1)的表达。此外,还可影响细胞因子和黏附分子生物学效应的发挥。

(3) 影响细胞凋亡:参与炎症反应的单核细胞、多形核粒细胞、巨噬细胞及血小板等,被称为炎细胞。糖皮质激素能诱导炎细胞凋亡,从而产生抗炎作用。

4. 免疫抑制和抗过敏作用 小剂量糖皮质激素可抑制细胞免疫,如可抑制迟发性过敏反应或细胞免疫功能,推迟异体器官移植后的排斥反应,并能减弱一些自身免疫症状等;大剂量糖皮质激素还可抑制体液免疫,减少抗体生成。糖皮质激素的免疫抑制作用有种属差异,小鼠、大鼠和家兔等较敏感,而豚鼠、猴和人的敏感性较差。

糖皮质激素的免疫抑制作用与下述因素有关:①抑制巨噬细胞吞噬和处理抗原;②使敏感动物的淋巴细胞破坏和解体,也可使淋巴细胞移行至血管外组织,致血中淋巴细胞减少;③抑制 B 淋巴细胞转化为浆细胞的过程,使抗体生成减少;④干扰淋巴细胞在抗原作用下分裂增殖;⑤干扰补体参与免疫反应等。

糖皮质激素可通过减少组胺、5-羟色胺、缓激肽等过敏性介质产生,抑制过敏反应导致的病理变化,从而减轻过敏症状。

5. 抗休克作用 大剂量糖皮质激素具有抗休克作用。除抗炎、免疫抑制因素外,还可能与下列因素有关:①增强心肌收缩力,使心排出量增多;②降低血管对某些缩血管物质的敏感性,使痉挛血管舒张,改善微循环;③稳定溶酶体膜,阻止或减少蛋白水解酶释放,减少心肌抑制因子(myocardial-depressant factor,MDF)的形成,避免或减轻由 MDF 所致的心肌收缩力下降、内脏血管收缩和单核-吞噬细胞吞噬功能降低等病理变化;④提高机体对内毒素的耐受力,但对外毒素无防御作用。

6. 其他作用

(1) 退热作用:糖皮质激素有迅速且良好的退热作用,可用于严重中毒性感染如伤寒、脑膜炎、急性血吸虫病、败血症及晚期癌症的发热。可能与其抑制体温中枢对致热原的反应、稳定溶酶体膜、减少内源性致热原的释放等有关。但在发热病因诊断未明确前,不可滥用糖皮质激素,以免掩盖症状使诊断困难。

(2) 影响血液与造血系统:能刺激骨髓造血功能,使红细胞和血红蛋白含量增加;增加血小板及纤维蛋白原浓度,缩短凝血时间;使中性粒细胞数增多,但却抑制其游走、吞噬等功能,减弱其对炎症区域的浸润及吞噬活动。糖皮质激素还能降低外周血单核细胞、淋巴细胞、嗜酸性和嗜碱性粒细胞数。

(3) 中枢兴奋作用:可提高中枢神经系统兴奋性,影响认知能力及精神行为。患者可出现情绪高涨、欣快、不安、活动增加、失眠等,大剂量可致儿童惊厥或癫痫样发作。偶可诱发焦虑、抑郁及躁狂等行为异常。

(4) 骨骼:长期大量应用时可出现骨质疏松,特别是脊椎骨,故可见腰背痛,甚至发生压缩性骨折、鱼骨样及楔形畸形。其机制可能是糖皮质激素抑制成骨细胞的活力,减少骨中胶原合成,促进胶原和骨基质分解,使骨形成发生障碍;还可能与其大剂量时促进钙自尿中排泄,使骨盐进一步减少有关。

(5) 消化系统:能刺激消化腺的分泌功能,使胃酸和胃蛋白酶分泌增加,促进消化;同时,由于其对蛋白质代谢的影响可致胃黏液分泌减少、上皮细胞更换率降低,使胃黏膜自我保护和修复能力下降。故长期应用超生理剂量的糖皮质激素可加重或诱发溃疡病。

【作用机制】

糖皮质激素主要通过与胞质内的糖皮质激素受体(glucocorticoid receptor, GR)结合,经由复杂的信号转导,增加或减少靶基因表达,从而产生各种效应。GR由约800个氨基酸构成,存在GRα和GRβ两种亚型。GRα活化后产生经典的激素效应,而GRβ不具备与激素结合的能力,作为GRα拮抗体而起作用。

此外,快速效应是糖皮质激素发挥作用的另一重要机制,如大剂量糖皮质激素的抗过敏作用常常在几分钟内产生。现已证明细胞膜上的类固醇受体与糖皮质激素的快速非基因效应密切相关。目前这一受体的主要结构已清楚,并已被克隆。

【临床应用】

1. 替代治疗 常用于急、慢性肾上腺皮质功能不全,肾上腺皮质次全切术后,脑腺垂体功能减退等。

2. 严重感染或预防炎症后遗症

(1) 严重急性感染:在应用足量有效的抗感染药物治疗的同时,中毒性菌痢、暴发型流行性脑膜炎、中毒性肺炎、重症伤寒、急性粟粒性肺结核、猩红热、败血症等严重感染可用糖皮质激素作辅助治疗,常可迅速缓解症状,保护心、脑等重要器官,帮助病人度过危险期。病毒性感染一般不宜应用激素,以避免用药后机体防御功能降低而使病毒感染扩散,但若病毒感染对机体已构成严重威胁,如严重病毒性肝炎、流行性腮腺炎、乙型脑炎等,为了迅速控制症状,防止并发症,也可考虑应用激素。

(2) 防止某些炎症后遗症:对于人体重要器官或组织的炎症,如结核性脑膜炎、胸膜炎、心包炎、风湿性心瓣膜炎、损伤性关节炎等,感染虽不严重,但为防止组织粘连或瘢痕形成等后遗症,应早期应用糖皮质激素。对虹膜炎、角膜炎、视网膜炎和视神经炎等非特异性眼炎,应用糖皮质激素也可迅速消炎止痛,防止角膜混浊和瘢痕粘连的发生。

3. 自身免疫性疾病和过敏性疾病

(1) 自身免疫性疾病:对系统性红斑狼疮、肾病综合征、自身免疫性贫血、风湿病、重症肌无力、硬皮病和皮肌炎等自身免疫性疾病,糖皮质激素可缓解症状。

(2) 器官移植排斥反应:糖皮质激素也可应用于异体器官移植后产生的排斥反应,常与环孢素A等免疫抑制剂联合应用。

(3) 过敏性疾病:可用于血清病、过敏性鼻炎、支气管哮喘、荨麻疹、血管神经性水肿、过敏性血小板减少性紫癜和过敏性休克等疾病,对病情严重病例或其他抗过敏药物无效时,可用糖皮质激素作辅助治疗。

近年来,吸入型糖皮质激素已作为治疗过敏性鼻炎和哮喘的一线药物。目前临床常用的吸入型糖皮质激素有布地奈德(budesonide)、倍氯米松(beclometasone)和氟替卡松(fluticasone)等。

4. 休克 适用于各种休克,在针对休克病因治疗的同时,应用糖皮质激素可帮助病人度过危险期。应及早、短时、大剂量使用,见效后立即停药。对感染中毒性休克,须在有效抗菌药物治疗的基础上使用;对过敏性休克,可与首选药肾上腺素合用;对心源性休克,须结合病因治疗;对低血容量性休克,在补足液体及电解质或血液后疗效不佳者,可合用超大剂量糖皮质激素。

5. 血液病 多用于治疗儿童急性淋巴细胞白血病,疗效较好;但对急性非淋巴细胞白血病疗效较差。还可用于再生障碍性贫血、粒细胞减少症、血小板减少症和过敏性紫癜等,但停药后易复发。

6. 局部应用 对湿疹、肛门瘙痒、接触性皮炎、银屑病等皮肤病均有疗效,多采用氢化可的松、泼尼松龙和氟轻松等软膏、霜剂或洗剂局部应用。当肌肉韧带或关节劳损时,可将醋酸氢化可的松或醋酸泼尼松龙混悬液加入1%普鲁卡因注射液,肌内注射,也可注入韧带压痛点或关节腔内以消炎止痛。还可控制虹膜炎、视网膜炎和视神经炎等非特异眼炎的症状,但对眼后部炎症如脉络膜炎、视网膜炎需全身用药或球后给药。

7. 其他 可用于呼吸系统疾病如支气管哮喘、慢性阻塞性肺病的急性加重,心血管系统疾病的急症如严重心肌梗死、急性非特异性心包炎等。

【不良反应】

1. **长期大剂量应用引起的不良反应**

(1) 医源性肾上腺皮质功能亢进征：又称类肾上腺皮质功能亢进综合征或库欣综合征，是过量激素引起物质代谢和水盐代谢紊乱的结果。表现为皮肤变薄、向心性肥胖、满月脸、水牛背、痤疮、多毛、水肿、高血压、高血脂、低血钾、肌无力、糖尿等，停药后一般可自行恢复正常。必要时可对症治疗，并采用低盐、低糖、高蛋白饮食。

(2) 诱发或加重感染：糖皮质激素可降低机体防御功能，长期应用可诱发感染或使体内潜在感染病灶扩散，特别在原有疾病已使机体抵抗力降低的患者更易发生。故在治疗严重感染性疾病时，必须同时给予有效、足量的抗菌药物。

(3) 消化系统并发症：可刺激胃酸或胃蛋白酶的分泌并抑制胃黏液分泌，降低胃肠黏膜对胃酸和胃蛋白酶的抵抗力，诱发或加重胃、十二指肠溃疡，甚至发生出血和穿孔。少数患者可诱发胰腺炎或脂肪肝。

(4) 心血管系统并发症：长期应用糖皮质激素，由于水钠潴留和血脂升高可引起高血压和动脉粥样硬化。

(5) 骨质疏松：骨质疏松及椎骨压迫性骨折是应用糖皮质激素治疗中非常严重的并发症，可发生于所有年龄的患者，与治疗用量和持续时间有关，一旦发生立即停药。长期应用糖皮质激素的患者30%以上发生程度不同的骨质疏松，绝经后妇女更易发生，严重者可发生自发性骨折。可能与糖皮质激素直接抑制成骨细胞、激活破骨细胞，使骨生成减少、骨吸收增加，并促进钙、磷排泄有关。应及早采取预防措施，如补充钙盐及维生素 D 等。

(6) 其他：糖皮质激素可引起骨缺血性无感染坏死，常发生于股骨头和肱骨头。此外还可引起伤口愈合延迟、儿童生长缓慢、精神失常、白内障与青光眼等。

2. **停药反应**

(1) 医源性肾上腺皮质功能不全：长期应用尤其是连日给药的患者，体内糖皮质激素超过正常水平，反馈抑制腺垂体分泌 ACTH，造成内源性肾上腺皮质分泌功能减退甚至肾上腺皮质萎缩。突然停药时，内源性糖皮质激素不能立即分泌补足，可出现肾上腺皮质功能不全症状，表现为恶心、呕吐、食欲缺乏、肌无力、低血糖、低血压、休克等，严重者可危及生命。因此需缓慢减量，不可骤然停药。在停药数月或更长时间内，遇应激情况如感染、出血、手术等，应及时给予足量的糖皮质激素。

(2) 反跳现象：长期用药因减量太快或突然停药所致原病复发或加重的现象，称为反跳现象，可能是病人对激素产生的依赖性或病情尚未完全控制所致。常需加大剂量再行治疗，待症状缓解后再逐渐减量、停药。

【药物相互作用】苯巴比妥、苯妥英钠等能诱导 CYP 酶，加速糖皮质激素代谢，如果合用需加大糖皮质激素剂量。糖皮质激素可抑制肠道对钙的吸收。大剂量水杨酸盐通过刺激下视丘而使糖皮质激素释放，且由于水杨酸盐置换与蛋白结合的糖皮质激素而增加血浆中游离的糖皮质激素浓度。

【禁忌证】严重的精神病和癫痫，活动性消化性溃疡，新近胃肠吻合术，骨折，创伤修复期，角膜溃疡，肾上腺皮质功能亢进征，严重高血压，糖尿病，孕妇，抗菌药物不能控制的感染如水痘、麻疹、真菌感染等。当适应证和禁忌证并存时，应全面分析，权衡利弊，慎重决定。一般而言，对于病情危急的患者，虽有禁忌证存在，仍不得不用，但度过危险期后应尽早减量或停药。

【用法及疗程】

(1) 大剂量冲击疗法：用于急性、重症、危及生命疾病的抢救，如严重中毒性感染及各种休克。

(2) 一般剂量长程疗法：适用于反复发作、病变范围广泛的慢性病，如风湿性关节炎、肾病综合征等。根据糖皮质激素分泌的昼夜节律性，维持量有两种给药法：①每日晨给药法，早晨 7~8 时一次给予可的松或氢化可的松等短效糖皮质激素；②隔日晨给药法，每隔一日早晨 7~8 时给予泼尼松和泼尼松龙等中效糖皮质激素。

(3) 小剂量替代疗法：为对因治疗，须长期应用，用于腺垂体功能减退和肾上腺皮质次全切除术后等。

第二节　盐皮质激素

盐皮质激素包括醛固酮(aldosterone)和去氧皮质酮(desoxycortone, desoxycorticosterone)，主要调节水和电解质的代谢。其合成和分泌主要受血浆电解质组成和肾素-血管紧张素系统调节，血 Na^+ 降低或血 K^+ 升高时，直接刺激肾上腺皮质球状带细胞合成和分泌醛固酮；低钠还可通过肾素-血管紧张素 II 系统促进合成和分泌醛固酮，以维持机体的电解质平衡。

醛固酮主要促进肾远曲小管和集合管对 Na^+ 和 Cl^- 的重吸收，同时促进 K^+ 和 H^+ 排出，而表现出潴 Na^+ 排 K^+ 作用。去氧皮质酮潴钠作用仅有醛固酮的 1%~3%。

临床主要用于治疗慢性肾上腺皮质功能减退症，以纠正水、电解质紊乱，恢复水、电解质平衡。过量或长期使用易引起水钠潴留、高血压、心脏扩大和低钾血症等。

第三节　促皮质素及皮质激素抑制药

一、促皮质素

促皮质素(ACTH)由腺垂体嗜碱细胞合成和分泌，是一种由 39 个氨基酸组成的多肽，其合成受下丘脑促皮质激素释放激素(CRH)调节，对维持机体肾上腺正常形态和功能具有重要作用。ACTH 主要作用是促进肾上腺皮质分泌糖皮质激素，只有在肾上腺皮质功能完好时方能发挥作用。在生理情况下，下丘脑、腺垂体和肾上腺三者处于动态平衡，ACTH 缺乏，将引起肾上腺皮质萎缩、分泌功能减退。

ACTH 口服后易被胃蛋白酶破坏而失活，须注射给药。经肝脏代谢，血浆半衰期约为 15 分钟。通常在 ACTH 给药后 2 小时，肾上腺皮质才开始分泌氢化可的松。临床主要用于诊断脑垂体-肾上腺皮质功能状态及检测长期使用糖皮质激素停药前后的皮质功能水平，以防止因停药而发生皮质功能不全。

二、皮质激素抑制药

米托坦(mitotane)

又称双氯苯二氯乙烷，为杀虫剂滴滴涕(DDT)同类化合物。

本品可抑制皮质激素合成，并可选择性地使肾上腺皮质束状带及网状带细胞萎缩、坏死，用药后血、尿中氢化可的松及其代谢物明显减少；但该药不影响球状带，故醛固酮分泌不受影响。

临床主要用于不能手术切除的肾上腺皮质癌或皮质癌术后辅助治疗。不良反应有恶心、厌食、腹泻、嗜睡、头痛、眩晕、中枢抑制、运动失调和皮疹等，若用量过大可致皮质功能不全。

美替拉酮(metyrapone)

可抑制 11β-羟化反应，干扰皮质醇和皮质酮合成，使体内氢化可的松生成减少。主要用于治疗肾上腺皮质肿瘤和产生 ACTH 的肿瘤所引起的氢化可的松过多症和皮质癌，还可用于腺垂体释放 ACTH 功能试验。不良反应有眩晕、胃肠道反应、高血压、低血钾等。

氨鲁米特(aminoglutethimide)

主要通过竞争性抑制碳链裂解酶,阻滞胆固醇转化为20-α胆固醇,从而阻断类胆固醇生物合成第一步,对所有类固醇激素如氢化可的松、醛固酮以及雌激素等的合成均产生抑制作用。本品可诱导肝药酶,加速自身代谢,用药6~23周后半衰期可缩短一半左右。主要用于肾上腺皮质肿瘤、肾上腺增生等所致氢化可的松过多症。还可用于乳腺癌的治疗。一般不良反应有厌食、恶心、呕吐等,约5%患者出现甲状腺功能减退。

案例 26-1

患者,女,26岁,以全身水肿、少尿入院。检查:体重80kg,尿蛋白8.7g/24h,胆固醇12.6mmol/L,白蛋白8g/L,尿量0.8L/d。诊断为肾病综合征,每日给予泼尼松40mg,病情逐渐好转,尿蛋白0.5g/24h,胆固醇5.17mmol/L,白蛋白27g/L,尿量1.8L/d,体重60kg。用药21天后减量,24天后停药。病人肾病综合征又复发。

思考:1. 该病人治疗过程的经验和教训有哪些?
2. 服用糖皮质激素应如何减量、停药?

(宋丽华)

学习小结

糖皮质激素的分泌受促肾上腺皮质激素释放激素-促肾上腺皮质激素-皮质醇调节系统调节,具有昼夜节律。糖皮质激素具有抗炎、免疫抑制和抗过敏、抗休克、退热、中枢兴奋等药理作用;除替代治疗外,还用于严重感染或炎症、自身免疫性疾病和过敏性疾病、休克、血液病和皮肤病等的治疗。糖皮质激素长期大剂量应用时可产生类肾上腺皮质亢进综合征、骨质疏松、高血糖等不良反应,多是药物对机体物质代谢的影响所致;此外,还可引起医源性肾上腺皮质功能不全、停药反应等,故临床应用时需缓慢减量和停药。盐皮质激素主要有醛固酮和去氧皮质酮,主要调节电解质和水的代谢,临床主要用于慢性肾上腺皮质功能减退症。皮质激素抑制药包括米托坦、美替拉酮等。

复习参考题

1. 试述糖皮质激素类药物的药理作用。

2. 试述糖皮质激素类药物的临床应用和不良反应。

3. 试分析糖皮质激素的分泌调节与其不良反应、临床用法的关系。

第二十七章 性激素类药及避孕药

27

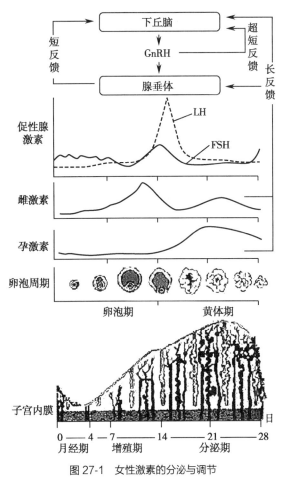

图 27-1　女性激素的分泌与调节

性激素(sex hormones)为性腺分泌的激素,包括雌激素(estrogen)、孕激素(progestin)和雄激素(androgen),属甾体化合物。临床应用为人工合成品及其衍生物。常用避孕药(contraceptives)多由雌激素与孕激素组成。性激素通过与细胞核内受体结合形成复合物,作用于DNA,影响 mRNA 转录和蛋白质合成,产生不同的生物效应。

性激素的分泌受下丘脑-腺垂体调节。下丘脑分泌促性腺激素释放激素(gonadotropin releasing hormone,GnRH),促进腺垂体分泌促卵泡素(follicle stimulating hormone,FSH)和黄体生成素(luteinizing hormone,LH)。FSH 促进女性卵泡生长、发育及成熟,并使其分泌雌激素;对男性则促进其精子生成。LH 促进卵巢黄体生成并分泌孕激素;对男性则促进睾丸间质细胞分泌雄激素。

性激素对下丘脑-腺垂体的分泌具有反馈调节作用,其取决于药物剂量和机体性周期(图 27-1)。包括:①长反馈:指性激素对下丘脑和腺垂体的反馈调节。如排卵前,水平较高的雌激素可直接或间接通过下丘脑促进腺垂体分泌 LH 导致排卵,此为正反馈。在月经周期的黄体期,由于血中雌、孕激素水平均高,可减少GnRH 分泌而抑制排卵,此为负反馈。常用甾体避孕药就是根据这一负反馈而设计。②短反馈:垂体分泌的 FSH、LH 可通过负反馈抑制下丘脑释放 GnRH。③超短反馈:为下丘脑分泌的 GnRH 反作用于下丘脑,实现自身调节。

第一节　雌激素类药及选择性雌激素受体调节药

一、雌激素类药

雌激素类药包括:①天然雌激素:活性较低,易在肝破坏,生物利用度低,需注射给药;如卵巢分泌的雌二醇(estradiol,E_2)及从孕妇尿中提取的雌二醇代谢产物雌酮(estrone,E_1)和雌三醇(estriol,E_3)等。②人工合成品:为雌二醇高效衍生物,类固醇样结构,具有口服、高效、长效的特点,如炔雌醇(ethinylestradiol)、炔雌醚(quinestrol)、戊酸雌二醇(estradiol valerate)及尼尔雌醇(nilestriol)等;近年来,结合雌激素(conjugated estrogens)因应用方便、长效、不良反应少等特点而被广泛应用,如妊马雌酮(雌酮硫酸盐和马烯雌酮硫酸盐混合物)。③其他合成品:为非甾体类药物,如己烯雌酚(diethylstilbestrol;乙菧酚 stilbestrol)。大多数雌激素易从皮肤和黏膜吸收,故可制成贴片经皮给药。也可制成霜剂或栓剂采用阴道给药。

【生理及药理作用】

1. **女性生殖系统**　可促进未成年女性性器官发育和成熟,维持女性第二性征。对成熟女性,可在孕激素协同作用下,使子宫内膜发生周期性变化(见图 27-1),形成月经周期;提高子宫平滑肌对缩宫素的敏感性;刺激阴道上皮增生,使浅表层细胞发生角化。

2. **排卵** 小剂量雌激素可促进排卵;较大剂量时可负反馈作用于下丘脑 - 腺垂体,抑制 GnRH 释放和 FSH、LH 分泌,从而抑制排卵。

3. **乳腺** 小剂量雌激素可刺激乳腺导管及腺泡的生长发育;大剂量时则抑制催乳素对乳腺的刺激作用,减少乳汁分泌。

4. **代谢** 有轻度钠水潴留作用,使血压升高;增加骨骼钙盐沉积,加速骨骺闭合;预防绝经期女性骨丢失;降低低密度脂蛋白,升高高密度脂蛋白;降低糖耐量等。

5. **其他** 增加凝血因子 Ⅱ、Ⅶ、Ⅸ、Ⅹ 的活性,促进凝血,在应用较大剂量时可能会发生血栓;升高白细胞;抗雄激素作用。

【临床应用】

1. **绝经期综合征** 也称更年期综合征,是因更年期女性卵巢功能衰退,雌激素分泌减少,垂体促性腺激素分泌增多,造成内分泌平衡失调的现象。应用雌激素替代后可抑制垂体促性腺激素的分泌而减轻各种症状。

2. **卵巢功能不全和闭经** 原发性或继发性卵巢功能低下者,应用雌激素替代可促进外生殖器、子宫及第二性征的发育。合用孕激素,可产生人工月经周期。

3. **功能性子宫出血** 可用雌激素促进子宫内膜增生,修复出血创面而止血;也可适当配伍孕激素,以调整月经周期。

4. **乳房胀痛和退乳** 女性停止授乳后,由于乳汁继续分泌可发生乳房胀痛,应用大剂量雌激素能抑制催乳素对乳腺的刺激作用,减少乳汁分泌而退乳消痛。

5. **晚期乳腺癌** 对绝经后晚期乳腺癌不宜手术者,大剂量雌激素可抑制腺垂体分泌促性腺激素,减少雌酮产生而缓解症状。但绝经前患者禁用,因此时雌激素可促进肿瘤生长。

6. **前列腺癌** 大剂量雌激素可抑制垂体促性腺激素分泌,使睾丸萎缩及雄激素分泌减少;同时其具有抗雄激素作用,故能治疗前列腺癌。

7. **痤疮** 青春期痤疮是由于雄激素分泌过多,刺激皮脂腺分泌,堵塞腺管继发感染所致。雌激素可通过减少雄激素分泌及抗雄激素作用,用于治疗痤疮。

8. **避孕** 与孕激素合用可避孕。

9. **其他** 与雄激素合用于老年性骨质疏松症;治疗放射线引起的白细胞减少症;小剂量雌激素长期应用可有效预防冠心病和心肌梗死等心血管疾病;局部应用治疗老年性阴道炎及女阴干枯症等。

【不良反应及注意事项】

1. 常见厌食、恶心呕吐及头昏等。从小剂量开始逐渐增加剂量可减轻症状。

2. 长期大量应用可引起子宫内膜过度增生及子宫出血,故有子宫出血倾向及子宫内膜炎者慎用。在治疗绝经期妇女更年期综合征时,能增加子宫癌的发生,可使用最小有效量及缩短疗程来避免。

3. 引起胆汁淤积性黄疸,故肝功能不良者慎用。长期大量应用可引起钠水潴留,发生高血压、水肿及加重心力衰竭,故高血压、心衰患者慎用。

二、选择性雌激素受体调节药

选择性雌激素受体调节药(selective estrogen receptor modulators,SERMs)是指对雌激素受体具有高亲和性,可产生组织选择性激动或拮抗作用,其可模拟雌激素对骨组织、血清脂质和心血管系统产生激动作用,而对乳腺和子宫内膜表现为拮抗作用。常用药物见表 27-1。

表 27-1　SERMs 的分类、代表药、临床应用及主要不良反应

分类	代表药	临床应用	主要不良反应
第一代	氯米芬（clomifene，克罗米芬）	不孕症、功能性子宫出血、月经不调、晚期乳腺癌、闭经	大剂量连用引起卵巢肥大；卵巢囊肿、妇科肿瘤、肝肾功能不全者禁用
	他莫昔芬（tamoxifen）	绝经前或后乳腺癌、晚期卵巢癌、晚期子宫内膜癌	月经失调、闭经、外阴瘙痒等
第二代	雷洛昔芬（raloxifen）	骨质疏松症	开始治疗的 4 个月可发生静脉血栓栓塞、血小板数目轻度减少；不宜用于子宫内膜癌者
第三代	阿佐昔芬（arzoxifene）	处于临床试验阶段，用于防治骨质疏松症和预防乳腺癌	

第二节　孕激素类药及抗孕激素类药

一、孕激素类药

孕激素（progestins）主要由卵巢黄体分泌，妊娠 3~4 个月后，黄体逐渐萎缩而由胎盘分泌，直至分娩。自黄体分离出的黄体酮（progesterone，孕酮）为天然孕激素，含量很低且口服无效，需注射或舌下给药。临床应用为人工合成品及其衍生物，作用较强，在肝脏破坏较慢，可口服给药，是避孕药主要成分。按照化学结构可分为 2 类。

1. 17α- 羟孕酮类　为黄体酮衍生物。如甲羟孕酮（medroxyprogesterone，安宫黄体酮，provera）、甲地孕酮（megestrol）、氯地孕酮（chlormadinone）和羟孕酮己酸酯（17α-hydroxyprogesterone caproate）。

2. 19- 去甲睾丸酮类　为炔孕酮衍生物。如炔诺酮（norethindrone）、双醋炔诺醇（etynodiol diacetate）、炔诺孕酮（norgestrel）。

【生理及药理作用】

1. 女性生殖系统　①月经后期时，在雌激素作用基础上，孕激素使子宫内膜继续增厚、充血、腺体增生并分支，由增殖期转为分泌期，有利于孕卵着床和胚胎发育；②抑制子宫收缩，并降低子宫对缩宫素的敏感性；③大剂量可抑制腺垂体 LH 的分泌，抑制卵巢排卵。

2. 乳腺　与雌激素共同促进乳腺腺泡发育，为哺乳做准备。

3. 代谢　竞争性拮抗醛固酮，促进钠水排泄而利尿。

4. 体温　可轻度升高体温，使月经周期的黄体相基础体温较高。

【临床应用】

1. 功能性子宫出血　黄体功能不足时可致子宫内膜不规则成熟与脱落而引起子宫出血。应用孕激素类可使子宫内膜同步转为分泌期，在行经期有助于子宫内膜全部脱落，可维持正常月经。

2. 痛经和子宫内膜异位症　可抑制子宫痉挛性收缩而止痛，也可使异位的子宫内膜萎缩退化。与雌激素合用，可提高疗效。

3. 先兆流产与习惯性流产　由于黄体功能不足所致的先兆流产与习惯性流产，可使用大剂量孕激素安胎，但对习惯性流产，疗效不确切。19- 去甲睾酮类由于具有雄激素样作用，可使女性胎儿男性化，故不宜采用。

4. 子宫内膜腺癌、前列腺肥大或前列腺癌　大剂量孕激素可使子宫内膜癌细胞分泌耗竭而退化；也可反馈抑制腺垂体分泌间质细胞刺激激素，从而减少睾酮分泌，使前列腺细胞萎缩退化。

5. 闭经的诊断与治疗　可与雌激素合用。给闭经妇女应用孕激素 5~7 天后，如果子宫内膜对内源性雌激素有反应，则发生撤退性出血。

【不良反应及注意事项】

较少,偶见头晕、恶心及乳房胀痛等。黄体酮有时可致胎儿生殖器畸形。大剂量应用 19- 去甲睾酮类可致肝功能障碍。

二、抗孕激素类药

米非司酮(mifepristone)

为孕激素受体拮抗药。口服有效,与孕酮受体亲和力比黄体酮强 5 倍。还有抗糖皮质激素作用及弱的抗雄激素作用,无雌激素和盐皮质激素活性。在妊娠早期,通过阻断子宫孕酮受体,破坏子宫蜕膜,促使胚泡脱落,进而使绒毛膜促性腺激素分泌减少,黄体分泌孕酮减少,提高子宫对前列腺素的敏感性,增强子宫平滑肌收缩力,并软化、扩张宫颈,诱发流产而用于抗早孕。此外,米非司酮可推迟或抑制排卵、阻止受精卵着床或延缓子宫内膜发育,可用作房事后紧急避孕。

不良反应常见有轻度恶心、呕吐、眩晕、乏力、下腹痛、肛门坠胀感和阴道出血等。带宫内节育器妊娠和怀疑宫外孕者禁用。

第三节　雄激素类药及抗雄激素类药

一、雄激素类药

天然雄激素(androgens)主要是睾丸间质细胞分泌的睾酮(testosterone,睾丸素),也可由肾上腺皮质、卵巢和胎盘少量分泌。临床常用为睾酮衍生物,如甲睾酮(methyltestosterone,甲基睾丸素)、丙酸睾酮(testosterone propionate,丙酸睾丸素)和苯乙酸睾酮(testosterone phenylacetate,苯乙酸睾丸素)等。一般用其油溶液肌内注射或片剂植于皮下,以延长作用时间。

【生理及药理作用】

1. **生殖系统**　促进男性性征和生殖器官发育与成熟,促进精子生成与成熟。大剂量可负反馈抑制腺垂体分泌促性腺激素,对女性可减少雌激素分泌。尚有抗雌激素作用。

2. **同化作用**　能明显促进蛋白质合成(同化作用),减少蛋白质分解(异化作用),减少尿氮排泄,使肌肉增长,体重增加。同时伴有水、钠、钙、磷潴留。

3. **提高骨髓造血功能**　在骨髓造血功能低下时,大剂量雄激素可促进肾脏分泌促红细胞生成素,也可直接刺激骨髓造血功能。

4. **增强免疫功能**　促进免疫球蛋白合成,增强机体免疫功能和抗感染能力。

5. **其他**　具有糖皮质激素样抗炎作用。

【临床应用】

1. **睾丸功能不全**　无睾症、类无睾症、男子性功能低下时,作替代疗法。

2. **功能性子宫出血**　其抗雌激素作用使子宫平滑肌及其血管收缩,内膜萎缩而止血,更年期患者适用。对严重出血病例,可用己烯雌酚、黄体酮和丙酸睾酮等三种混合物作注射以止血,但停药后易出现撤退性出血。

3. **晚期乳腺癌或乳腺癌转移者**　可能与其抗雌激素作用有关,也可能通过抑制垂体促性腺激素分泌,减少卵巢分泌雌激素。此外,雄激素尚有抗催乳素刺激乳腺癌的作用。治疗效果与癌细胞中雌激素受体含量有关,受体浓度高者,疗效较好。

4. 再生障碍性贫血及其他贫血 丙酸睾酮或甲睾酮可提高骨髓造血功能。

5. **虚弱** 见本节同化激素类药。

【不良反应及注意事项】长期用于女性患者,可引起痤疮、多毛、声音变粗、闭经、乳腺退化等男性化现象。男性患者可出现性欲亢进,久用可使睾丸萎缩,精子生成减少。可引起胆汁淤积性黄疸,应用中出现黄疸或肝功能障碍时,应立即停药。

孕妇及前列腺癌病人禁用。因有水、钠潴留作用,有肾炎、肾病综合征、肝功能不良、高血压及心力衰竭者也应慎用。

二、同化激素类药

同化激素(anabolic hormone)即同化作用较好,雄激素样作用较弱的睾酮衍生物,如苯丙酸诺龙(nandrolone phenylpropionate)、司坦唑醇(stanazolol,康力龙)及美雄酮(methandienone,去氢甲基睾丸素)等。

本类药物主要用于蛋白质同化或吸收不足,以及蛋白质分解亢进或损失过多的患者,如严重烧伤、营养不良、术后恢复期、老年骨质疏松和肿瘤恶病质等。服用时应同时增加食物中蛋白质成分。常见不良反应同雄激素类药。

三、抗雄激素类药

环丙孕酮(cyproterone)

为雄激素受体拮抗药,与二氢睾酮竞争性结合雄激素受体。也具有孕激素样活性,并抑制促性腺激素分泌。临床用于治疗男性性欲异常、妇女多毛症、痤疮、青春期早熟及不能手术的前列腺癌等。

不良反应有头痛、贫血、胃肠道反应等。可引起男性不育,停药后恢复。抑制女性排卵,引起不孕。大剂量可影响肝功能,甚至出现黄疸、肝损害。

有肝疾患、恶性肝肿瘤及消耗性疾病者禁用。妊娠、哺乳、有血栓栓塞史、伴有血管变化的严重糖尿病患者禁用。

非那雄胺(finasteride)

为特异性Ⅱ型 5α- 还原酶抑制剂,对雄激素受体无亲和力。5α- 还原酶在前列腺中使睾酮转化为二氢睾酮而发挥更强的雄激素作用,促使前列腺生长发育和良性增生。本药能有效降低二氢睾酮在血浆和前列腺中的浓度而抑制前列腺增生。临床用于良性前列腺增生者,可使前列腺缩小,改善患者排尿困难的症状。但须注意本药可使血清前列腺癌指标降低,故前列腺增生者治疗前应排除恶性肿瘤。

不良反应有性欲降低、男性乳房发育、精液量减少。

第四节 避孕药

避孕药是指阻碍受孕或防止妊娠的一类药物。生殖过程包括精子和卵子的形成与成熟、排出、受精、着床及胚胎发育等多个环节,阻断其中任一环节均可达到避孕和终止妊娠的目的。目前大多为女性避孕药,男性避孕药较少。

一、主要抑制排卵的避孕药

分类:除探亲避孕药和埋植剂为孕激素,其余均为雌、孕激素组成的复方。

1. **短效口服避孕药**　包括复方炔诺酮片(避孕片 I 号)、复方甲地孕酮片(避孕片 II 号)、复方炔诺孕酮甲片。

2. **长效口服避孕药**　包括复方炔诺孕酮乙片、复方氯地孕酮片、复方次甲氯地孕酮片。

3. **长效注射避孕药**　包括复方己酸孕酮注射液、复方甲地孕酮注射液。

4. **探亲避孕药**　包括甲地孕酮片(探亲避孕 1 号片)、炔诺酮片(探亲避孕片)、双炔失碳酯片(53 号避孕片)。

5. **埋植剂**　包括炔诺孕酮。

6. **多相片剂**　包括炔诺酮双相片、炔诺酮三相片、炔诺孕酮三相片。

【药理作用及作用机制】

1. **抑制排卵**　外源性雌激素通过负反馈抑制下丘脑释放 GnRH,从而减少 FSH 分泌,使卵泡生长成熟过程受到抑制,同时孕激素又抑制 LH 释放,两者协同作用而抑制排卵。停药后排卵功能可以很快恢复。

2. **其他**　抑制子宫内膜正常增殖而阻碍受精卵着床;影响子宫和输卵管平滑肌的正常活动导致受精卵不能适时到达子宫;增加宫颈黏液黏稠度导致精子不易进入宫腔;抑制黄体内甾体激素合成等。

【不良反应及注意事项】①类早孕反应,少数妇女在用药早期出现。一般坚持用药 2~3 个月后可减轻或消失;②子宫不规则出血,常见于用药后最初几个周期,可加服炔雌醇;③约有 1%~2% 妇女发生闭经,有不正常月经史者较易发生,如连续 2 个月闭经,应停药;④少数哺乳妇女用药可使乳汁减少;⑤甾体避孕药中雌激素可诱发血栓性静脉炎、肺栓塞或脑栓塞等;⑥轻度损害肝功能、痤疮、皮肤色素沉着、血压升高等。

充血性心力衰竭或有其他水肿倾向者慎用。急慢性肝病及糖尿病需用胰岛素治疗者不宜用。长期用药出现乳房肿块,应立即停药。宫颈癌、乳腺癌者禁用。

二、抗着床避孕药

也称探亲避孕药,可使子宫内膜发生各种功能和形态变化,阻碍孕卵着床。我国多用大剂量炔诺酮(norethindrone)、甲地孕酮(megestrol)或双炔失碳酯(anorethindrane dipropionate,53 号避孕片)。

三、主要影响子宫和胎盘功能的避孕药

本类药物通过收缩子宫或使胎盘组织变性、坏死,使其流产而达到避孕目的。包括抗孕激素类药(本章第二节)、3β- 羟甾脱氢酶抑制剂及前列腺素类等。

环氧司坦(epostane)

为 3β- 羟甾脱氢酶抑制剂,能抑制卵巢和胎盘孕酮的合成,降低体内孕酮水平,导致流产。临床与前列腺素合用于抗早孕。个别用药后有恶心、呕吐。

前列腺素类(prostaglandins)

本类药物性质稳定、不易被破坏;具有极强的收缩子宫平滑肌和扩张宫颈作用;不需静脉滴注或反复给药,常采用肌内注射或阴道给药。临床用于抗早孕、扩宫颈和中期引产等。常用药为前列腺素衍生物

如米索前列醇(misoprostol)、卡前列甲酯(carboprost methylate)和甲烯前列素(meteneprost)等。其中米索前列醇与米非司酮配伍应用,具有完全流产率高、对母体无明显不良反应、流产后月经周期恢复迅速、对再次妊娠无影响等特点。

四、外用避孕药

多为具有较强杀精作用的药物。如孟苯醇醚(menfegol)药膜放入阴道深部能快速溶解,发挥杀精作用,同时形成黏液,阻碍精子运动。烷苯醇醚(alfenoxynol)可损害精子头部,破坏精子的膜结构,使精子失去穿透卵子的能力。

案例 27-1

患者,女,48岁,1年多来阴道不规则出血,1小时前突发阴道大出血并引起休克。B超:子宫内膜增厚;子宫内膜活检:子宫内膜癌。询问病史发现该患者多年来为预防更年期综合征和骨质疏松症,常自行服用雌激素类药物。

思考: 如何正确使用雌激素?

(宋丽华)

学习小结

雌激素用于绝经期综合征、卵巢功能不全和闭经、功能性子宫出血、乳房胀痛及退乳、晚期乳腺癌、前列腺癌、痤疮、避孕。不良反应有厌食、恶心、呕吐及头昏;长期大量应用可引起子宫内膜过度增生及子宫出血,水肿、肝功能不良者可致胆汁淤积性黄疸。孕激素用于功能性子宫出血、痛经和子宫内膜异位症、先兆流产和习惯性流产、子宫内膜腺癌、前列腺肥大和前列腺癌、闭经的诊断与治疗。不良反应偶见恶心、呕吐、头痛、乳房胀痛及腹痛。雄激素用于睾丸功能不全、功能性子宫出血、晚期乳腺癌或乳腺癌转移者、再生障碍性贫血及其他贫血、虚弱。不良反应有长期应用引起女性男性化现象、胆汁淤积性黄疸。避孕药按照对生殖过程不同环节的影响分为:①主要抑制排卵避孕药;②抗着床避孕药;③主要影响子宫和胎盘功能避孕药;④外用避孕药。

复习参考题

1. 论述雌激素、孕激素和雄激素类药物的临床应用及不良反应。

2. 简述避孕药的分类及主要抑制排卵避孕药的药理作用和不良反应。

第二十八章　甲状腺激素及抗甲状腺药

28

学习目标	
掌握	抗甲状腺药的种类;硫脲类药物及碘和碘化物在不同剂量时的药理作用、作用机制、临床应用及不良反应。
熟悉	甲状腺激素的生理药理作用和临床应用;β 受体阻断药的抗甲状腺作用及临床应用。
了解	甲状腺激素的合成、分泌及其调节;放射性碘的抗甲状腺作用及临床应用。

甲状腺激素是维持机体正常代谢、促进生长发育所必需的激素,包括甲状腺素(thyroxine,T_4)和三碘甲腺原氨酸(triiodothyronine,T_3)。甲状腺激素分泌过少引起甲状腺功能减退,需补充甲状腺激素。分泌过多引起甲状腺功能亢进症(甲亢),甲亢是由各种原因引起甲状腺功能增强,甲状腺激素分泌过多而导致机体神经、循环、消化、心血管等系统的一系列高代谢综合征、高兴奋症状和眼部症状。治疗方法包括抗甲状腺药物和外科手术。

第一节　甲状腺激素

【甲状腺激素的合成、贮存、分泌和调节】

1. 合成、贮存、分泌　合成原料为碘与酪氨酸,前者来自食物,后者主要来自甲状腺球蛋白。过程如下:①碘的摄取:甲状腺腺泡细胞通过碘泵主动摄取血液中的碘化物,正常时其碘化物浓度为血浆中的25~50倍,甲亢时可高达250倍,故摄碘率可作为检测甲状腺功能的指标之一;②碘的活化和酪氨酸碘化:碘化物在过氧化物酶作用下被氧化成活性碘,活性碘与甲状腺球蛋白中的酪氨酸残基结合,生成一碘酪氨酸(monoiodotyrosine,MIT)和二碘酪氨酸(diiodotyrosine,DIT);③偶联:在过氧化物酶作用下,一分子MIT和一分子DIT偶联生成T_3,两分子DIT偶联生成T_4;④贮存:合成的T_3和T_4结合在甲状腺球蛋白上贮存于腺泡腔内的胶质中;⑤分泌:在蛋白水解酶作用下,甲状腺球蛋白分解并释放T_3、T_4入血。其中T_4占分泌总量的90%以上,在外周组织脱碘酶作用下,约36%T_4转化为T_3,T_3的生物活性约比T_4高5倍左右。

2. 调节　体内甲状腺激素分泌的相对稳定由下丘脑-垂体-甲状腺轴调节。下丘脑可分泌促甲状腺素释放激素(thyrotropin-releasing hormone,TRH)以调节垂体促甲状腺素(thyroid stimulating hormone,TSH)的分泌,而TSH可促进甲状腺激素合成与分泌。当血中游离T_3、T_4浓度过高时,可对下丘脑和垂体产生负反馈调节作用。长期缺碘时,甲状腺激素合成减少,负反馈引起TSH分泌过多,导致甲状腺组织肥大。

【体内过程】口服易吸收,T_3、T_4生物利用度分别为90%~95%和50%~70%,血浆蛋白结合率均高达99%以上,但T_3与蛋白亲和力较T_4低,游离量可达T_4的10倍。T_3作用快而强,维持时间短,半衰期为2天;T_4作用慢而弱,维持时间较长,半衰期为5天,故每天均只需用药1次。T_3、T_4主要在肝、肾线粒体内脱碘,并与葡糖醛酸或硫酸结合而经肾排泄。也可通过胎盘和经乳汁排泄,故妊娠期和哺乳期慎用。

【生理及药理作用】

1. 维持正常生长发育　甲状腺激素为人体正常生长发育所必需,可促进蛋白质合成及神经、骨骼系统的发育,尤其表现在神经系统和骨骼系统。甲状腺功能低下时,对小儿可致呆小病(克汀病),表现为智力低下、身材矮小、肢体粗短;对成年人可致黏液性水肿,表现为中枢神经兴奋性降低、记忆力减退等。妊娠期甲状腺功能不足时,可致胎肺发育不全,发生新生儿呼吸窘迫综合征。

2. 促进代谢　能促进物质氧化代谢,增加耗氧,提高基础代谢率,使产热增多。故甲亢患者可出现怕热、多汗等症状。

3. 提高交感神经系统活性及机体的反应性　甲状腺激素可提高机体对交感神经递质和肾上腺髓质激素的敏感性,故甲亢患者可出现神经过敏、烦躁、震颤、心率加快、心排出量增加和血压升高等症状。

【作用机制】甲状腺激素受体主要表达在垂体、心、肝、肾、骨骼肌、肺、肠等组织,分布于细胞核内。由于T_3与甲状腺激素受体的亲和力比T_4大10倍,且85%~90%的甲状腺激素受体与T_3结合,故甲状腺激素受体又称为T_3受体。饥饿、营养不良、肥胖或糖尿病时甲状腺激素受体数目可减少。当血中T_4和T_3与血浆蛋白解离后,可进入细胞核,与核内甲状腺激素受体结合并启动靶基因转录,促进mRNA合成,加速相关蛋白质和酶的生成,产生生理效应。此外,甲状腺激素还可与核糖体、线粒体和细胞膜上的甲状腺激素受体结合,影响转录后过程、能量代谢及膜的转运功能,增加葡萄糖、氨基酸等摄入细胞内,使多种酶和细胞活性增强。

【临床应用】

1. **甲状腺功能低下** ①呆小病:应尽早诊治,发育仍可正常;治疗应从小剂量开始,且须终生治疗;②黏液性水肿:一般服用甲状腺片,从小剂量开始,逐渐增加剂量,剂量过大可诱发或加重心脏病变;伴垂体功能低下者,应先给糖皮质激素再给予甲状腺片,以防止发生急性肾上腺皮质功能不全;伴昏迷者应大量静脉注射 T_3,并加用足量糖皮质激素,清醒后改为口服,若无注射剂可给予 T_3 片剂灌胃。

2. **单纯性甲状腺肿** 因缺碘所致者应补碘。原因不明者可给予适量甲状腺激素,以补充内源性激素不足,抑制 TSH 过多分泌,使腺体缩小。

3. **其他** ① T_3 抑制试验:服用 T_3 后,单纯性甲状腺肿者摄碘率比用药前下降 50% 以上,而甲亢者摄碘率下降小于 50%,目前此试验在临床已很少应用;②服用抗甲状腺药治疗的甲亢患者,加服 T_4 可减轻突眼、甲状腺肿大及防止发生甲状腺功能减退;③甲状腺癌术后服用较大剂量 T_4,可抑制残余甲状腺癌变组织的增殖,减少复发。

【不良反应及注意事项】过量可引起甲亢症状、腹泻、呕吐、发热、脉搏快而不规则,甚至心绞痛、心力衰竭、肌肉震颤或痉挛。应立即停药,并用 β 受体阻断药对抗。停药 1 周后再从小剂量开始应用。糖尿病、冠心病、快速型心律失常者禁用。

第二节　抗甲状腺药

抗甲状腺药是能干扰甲状腺激素的合成与释放等环节,缓解甲状腺功能亢进症状的药物。常用有硫脲类、碘和碘化物、放射性碘和 β 受体阻断药。

一、硫脲类

包括 2 类:①硫氧嘧啶类,有甲硫氧嘧啶(methylthiouracil,MTU)和丙硫氧嘧啶(propylthiouracil,PTU);②咪唑类,有甲巯咪唑(methimazole,他巴唑,tapazole)和卡比马唑(carbimazole,甲亢平,neomercazole),卡比马唑为甲巯咪唑的衍生物。临床常用为丙硫氧嘧啶和甲巯咪唑。

【体内过程】硫氧嘧啶类口服吸收快,2 小时血药浓度达峰值,生物利用度约为 80%,血浆蛋白结合率约为 75%,在体内分布较广,以甲状腺中浓集较多。可透过胎盘和进入乳汁,故妊娠期慎用、哺乳期禁用。约 60% 在肝内代谢,部分与葡糖醛酸结合后由肾排出。半衰期约为 2 小时。甲巯咪唑半衰期为 6~13 小时,在甲状腺中的药物浓度可维持 16~24 小时。

【药理作用及作用机制】

1. **抑制甲状腺激素合成** 通过抑制甲状腺内过氧化物酶介导的酪氨酸碘化及偶联过程,使甲状腺激素合成减少。但不影响碘的摄取,也不影响已合成甲状腺激素的释放和作用的发挥,故须待体内已合成的激素被消耗到一定程度后方可生效。一般用药 2~3 周甲亢症状开始减轻,1~2 个月基础代谢率恢复正常。

2. **抑制外周组织 T_4 转化为 T_3** 丙硫氧嘧啶能迅速降低血清中生物活性较强的 T_3 水平,故可作为治疗重症甲亢、甲状腺危象的首选药。

3. **免疫抑制作用** 能抑制血液循环中甲状腺刺激性免疫球蛋白(thyroid stimulating immunoglobulin,TSI)合成,对甲亢起到一定的病因治疗作用。

【临床应用】

1. **甲亢的内科治疗**　适用于轻症、不适宜手术或放射性碘治疗者，如儿童、青少年、术后复发及中重度患者而年老体弱或兼有心、肝、肾、出血性疾病等。开始治疗时给予大剂量以对甲状腺激素合成产生最大抑制作用。经 1~3 个月后症状明显减轻，当基础代谢率接近正常时，药量即可递减直至维持量，疗程 1~2 年。遇到应激（如感染）时可酌加剂量。

2. **甲状腺危象的治疗**　甲状腺危象是甲亢患者在感染、创伤、手术、精神刺激等诱因下，甲状腺激素突然大量释放入血，使患者出现高热、虚脱、心力衰竭、肺水肿、水和电解质紊乱等，严重可致死。此时除主要应用大剂量碘剂抑制甲状腺激素释放和采取其他综合措施外，可用大剂量丙硫氧嘧啶（约为治疗量 2 倍）辅助治疗，以阻止甲状腺激素合成并抑制外周组织 T_4 转化为 T_3。疗程一般不超过 1 周。

3. **甲亢手术前准备**　甲状腺次全切除手术前应先服用硫脲类药物，使甲状腺功能恢复或接近正常，以减少患者发生麻醉和术后并发症、甲状腺危象。但用药后 TSH 分泌增多，可致甲状腺增生、组织脆而充血，不利于手术，故须在术前两周加服大剂量碘剂，使腺体缩小变韧、减轻充血，以利手术进行及减少出血。

【不良反应及注意事项】

1. **过敏反应**　最常见，表现为皮疹、皮肤瘙痒，少数伴有发热，应密切观察，多数情况下不需停药可自行消失。

2. **粒细胞缺乏症**　为最严重不良反应，发生率约 0.3%~0.6%，甲硫氧嘧啶较多见，甲巯咪唑次之，丙硫氧嘧啶及卡比马唑最少发生。常发生在用药后的 2~3 个月内，应定期检查血象。若发生咽痛、发热等反应时应立即停药，并加用升白细胞的药物治疗，如沙肝醇、维生素 B_4 或重组人粒细胞 / 巨噬细胞集落刺激因子等，待白细胞回升后，仍可复用硫脲类药物，或者减量、换用其他药物。

3. **甲状腺肿大及甲状腺功能减退症**　长期用药后血清甲状腺激素水平显著下降，负反馈作用减弱，TSH 分泌增多而引起腺体代偿性增生所致，腺体增大、充血，重者可产生压迫症状。也可诱发甲状腺功能减退，及时发现并停药可恢复。

4. **消化道反应**　有恶心、呕吐、腹痛、腹泻等；严重时可发生黄疸性肝炎，应定期检查肝功能。

有癌变可能的结节性甲状腺肿及甲状腺癌患者禁用。

二、碘和碘化物

目前常用复方碘溶液（compound iodine solution），又称卢戈液（Lugol's solution），含碘 5%、碘化钾 10%，也可单用碘化钾或碘化钠。

【药理作用及作用机制】口服不同剂量的碘剂可对甲状腺功能产生不同的影响。

1. **促进甲状腺激素合成**　小剂量碘剂可促进甲状腺激素合成。碘摄入不足时，甲状腺激素合成减少，反馈性地使 TSH 分泌增多，刺激甲状腺组织增生、肥大，引起单纯性甲状腺肿（地方性甲状腺肿），严重时可致甲状腺功能减退。故在缺碘地区食用的食盐中按 1：100 000~1：10 000 比例加入碘化钠或碘化钾，以预防地方性甲状腺肿。

2. **抗甲状腺作用**　大剂量碘剂对正常人和甲亢患者均可产生抗甲状腺作用。机制如下：①大剂量碘剂能抑制谷胱甘肽还原酶对 TG 中二硫键的还原，从而使 TG 对蛋白水解酶不敏感，抑制甲状腺激素释放；此外，还可拮抗 TSH 促进甲状腺激素释放的作用。②大剂量碘剂能抑制提纯的甲状腺过氧化物酶，从而影响酪氨酸碘化和碘化酪氨酸偶联，减少甲状腺激素合成。

此作用快而强，用药后 1~2 天起效，10~15 天达最大效应。此时若继续用药，反使甲状腺细胞摄碘能力下降，胞内碘离子浓度减少，失去抗甲状腺的效应，导致甲亢症状复发。因此碘化物不能单独用于甲亢的内科治疗。

【临床应用】

1. **小剂量碘剂的应用** 用于防治缺碘引起的单纯性甲状腺肿及呆小病。重在预防,孕妇和 2 岁以下婴幼儿为重点补碘人群。一旦发病,对早期患者疗效好,晚期患者疗效差,必要时可加入甲状腺片以抑制腺体增生。如甲状腺腺体太大或已有压迫症状者应考虑手术治疗。

2. **大剂量碘剂的应用** ①甲亢术前准备:在硫脲类药物控制症状的基础上,于术前二周加用复方碘溶液,以纠正硫脲类引起的腺体增生、充血,有利于手术进行并减少出血;②甲状腺危象:大剂量碘剂可阻止甲状腺激素释放,一般 24 小时即可充分发挥作用,并在两周内逐渐停服,需同时合用硫脲类药物。

【不良反应及注意事项】

1. **过敏反应** 给药后立即或几小时内发生,表现为皮疹、药热、皮炎、血管神经性水肿,严重者可因上呼吸道黏膜水肿及喉头水肿而窒息。停药后即可消退,加服食盐和增加饮水量可促进碘排泄,必要时给予抗过敏治疗。

2. **慢性碘中毒** 咽喉烧灼感、口中金属味、流涎、呼吸道刺激、鼻窦炎和结膜炎等,停药后可消退。

3. **诱发甲状腺功能紊乱** 久用可诱发甲亢。也可诱发甲状腺功能减退和甲状腺肿。碘能进入乳汁和通过胎盘,引起新生儿和婴儿甲状腺肿或甲状腺功能异常,故妊娠期与哺乳期妇女慎用。

三、放射性碘

【体内过程】放射性碘(iodine radioactive)即 ^{131}I,半衰期为 8 天,用药后 1 个月可消除 90%,56 天可消除 99% 以上。

【药理作用及临床应用】甲状腺具有极强摄取 ^{131}I 的能力。其 β 射线(占 99%)射程仅约 0.5~2mm,故辐射损伤只限于甲状腺内,使腺泡上皮破坏、萎缩,减少甲状腺激素的合成,发挥类似于手术切除部分甲状腺的作用。此作用适用于不宜手术、手术后复发、其他抗甲状腺药治疗无效或过敏的甲亢患者。^{131}I 作用缓慢,一般于用药后 1 个月开始见效,经 3~4 个月后甲状腺功能可恢复正常。

少量的 γ 射线(占 1%)可在体外测得,用于甲状腺摄碘功能的测定。

【不良反应及注意事项】

1. 剂量过大易致甲状腺功能减退,故应严格掌握剂量,通常按估计的甲状腺重量和最高摄碘率计算,但个体差异较大;一旦发生可补充甲状腺激素。

2. 可引起放射性甲状腺炎,见于治疗后 7~10 天,个别可诱发甲状腺危象。故须在 ^{131}I 治疗前先用抗甲状腺药治疗。甲状腺危象、重症浸润性突眼症禁用。

3. 卵巢可浓集 ^{131}I,可能影响遗传;并可通过乳汁排出,影响婴儿甲状腺功能。故妊娠期、哺乳期禁用。

四、β 肾上腺素受体阻断药

甲亢时机体交感 - 肾上腺系统过度兴奋,心脏对儿茶酚胺的敏感性增强,产生心率加快、血压升高、出汗、手震颤等症状。β 受体阻断药可通过阻断 β 受体拮抗儿茶酚胺而控制甲亢症状。此外,还可抑制甲状腺激素分泌及外周 T_4 脱碘为 T_3。临床主要用于不宜手术、不宜用硫脲类或 ^{131}I 治疗的甲亢患者。另外,可辅助硫脲类药物用于甲亢术前准备(术前 2 周使用以防止甲状腺腺体增大变脆)及甲状腺危象(帮助患者度过危险期)的治疗。

常用药物有普萘洛尔(propranolol)等。

患者,甲亢,不规律服用甲巯咪唑治疗 2 个月。2 天前因受凉出现咳嗽、咳痰、发热(38~39℃),自行服用抗感冒药。1 小时前突发寒战、高热(39.6℃)、脉搏加快(143 次/分)、大汗淋漓、神志模糊、烦躁不安。体检:双肺呼吸音粗,右肺满布湿啰音。血常规:白细胞 18.8×10^9/L,中性粒细胞 16.9×10^9/L。诊断:肺部感染诱发甲状腺危象。

思考:针对该患者的甲状腺危象可选用哪些药物治疗?并说明选药依据。

(宋丽华)

学习小结

甲状腺激素包括 T_3、T_4,可维持正常生长发育、促进代谢、提高交感神经系统活性及机体的反应性;用于甲低(呆小病、黏液性水肿、单纯性甲状腺肿)的替代治疗。治疗甲亢的药物有:①硫脲类(丙硫氧嘧啶、甲巯咪唑):具有抑制甲状腺激素合成、抑制外周组织 T_4 转化为 T_3 及免疫抑制作用;用于轻症、不宜手术或放射性碘治疗者;与大剂量碘剂合用于甲亢术前准备;采用大剂量丙硫氧嘧啶辅助治疗甲状腺危象;主要不良反应有过敏、粒细胞缺乏症、黄疸性肝炎,用药期间定期检查血象和肝功能。②碘及碘化物(复方碘溶液):小剂量时促进甲状腺激素合成,防治单纯性甲状腺肿及呆小病;大剂量抑制甲状腺激素释放和合成,用于甲亢术前准备、甲状腺危象;主要不良反应有过敏、慢性碘中毒、甲状腺功能紊乱等。③放射性碘(^{131}I):其 β 射线可破坏腺泡上皮,用于不宜手术、手术后复发、其他抗甲状腺药治疗无效或过敏的甲亢患者;γ 射线可在体外测得,用于测定甲状腺摄碘功能。④β 受体阻断药(普萘洛尔):抑制甲状腺激素分泌及外周 T_4 脱碘为 T_3,并改善甲亢症状;用于甲亢、甲亢术前准备及甲状腺危象的辅助治疗。

复习参考题

1. 试比较丙硫氧嘧啶和大剂量碘剂抗甲状腺作用的机制和特点有哪些不同?

2. 简述碘和碘化物在不同剂量时的药理作用、作用机制和临床应用。

3. 甲状腺功能亢进患者术前准备可采用哪些药物?并说明用药目的。

4. 甲状腺激素可用于防治哪些疾病?

第二十九章 降血糖药

29

学习目标	
掌握	常用降血糖药物分类;胰岛素及各类口服降血糖药物的药理作用及临床应用;胰岛素的不良反应。
熟悉	胰岛素的体内过程及不同制剂作用特点。
了解	新型降血糖药物的作用及应用。

糖尿病是一组以高血糖为特征的慢性代谢性疾病,发病率逐年上升,已成为发达国家的第三大非传染性疾病,我国发病率居世界第 2 位。糖尿病分为胰岛素依赖性糖尿病(insulin-dependent diabetes mellitus,IDDM,1 型糖尿病)、非胰岛素依赖性糖尿病(non-insulin-dependent diabetes mellitus,NIDDM,2 型糖尿病)和其他特殊类型糖尿病。1 型主要因胰岛 β 细胞自身免疫性破坏,使胰岛素绝对缺乏,发病急,年龄多在 30 岁以下,多以非特异性症状或典型 "三多一少" 症状甚至昏迷就诊。急性并发症(酮症酸中毒)多见,需要应用胰岛素治疗。2 型主要因胰岛素抵抗和 β 细胞分泌缺陷,发病缓,年龄多在 40 岁以上,临床症状不明显,慢性并发症多见,治疗以饮食控制、运动及口服降糖药为主,晚期多需要胰岛素治疗。

1 型糖尿病需要按时注射胰岛素治疗;2 型糖尿病常用的治疗药物有:①胰岛素;②双胍类(biguanides);③磺酰脲类(sulfonylureas);④胰岛素增敏剂(insulin sensitizers);⑤ α- 葡萄糖苷酶抑制剂(alpha glucosidase inhibitors)等。以胰高血糖素样肽 -1(glucagons-like peptide-1,GLP-1)为新靶点的药物的成功研制,为 2 型糖尿病的治疗提供了新的选择。

第一节　胰岛素

胰岛素(insulin)是一种分子量为 56kDa 的酸性蛋白质,由两条多肽链(A、B 链)通过两个二硫键以共价键相联组成。药用胰岛素一般多由猪、牛胰腺提取得到或通过 DNA 重组技术利用大肠杆菌合成人胰岛素。提纯胰岛素抗原性强,易引起过敏反应;重组胰岛素抗原性弱,较少引起过敏反应。

【体内过程】胰岛素制剂口服易被消化酶破坏,必须注射给药。皮下注射吸收快,主要在肝、肾灭活。胰岛素可被肾胰岛素酶直接水解。半衰期为 9~10 分钟,但作用可维持数小时。10% 的原形和 90% 的代谢产物由肾脏排泄。严重肝肾功能不良者能影响其灭活。为延长胰岛素的作用时间,用碱性蛋白质与之结合,使等电点提高到 7.3,接近体液 pH 值,再加入微量锌使之稳定,这类制剂经皮下及肌内注射后,在注射部位发生沉淀,缓慢释放和吸收。胰岛素中、长效制剂均为混悬剂,不可静脉注射。胰岛素制剂特点如表 29-1 所示。

表 29-1　胰岛素各种制剂特点

类型	药名	给药途径	给药时间	作用时间 (小时)		
				开始	高峰	维持
超短效	赖脯胰岛素和门冬胰岛素	IH	餐时或餐前、餐后立即注射	0.25	0.5~1	2~4
短效	胰岛素	IH	餐前 0.5 小时 3~4 次 / 天	0.5	2~4	6~8
		IV	急救	立即	0.5	2
中效	低精蛋白锌胰岛素	IH	餐前 0.5 小时 1~2 次 / 天	2~4	6~12	18~26
	珠蛋白锌胰岛素	IH	餐前 1 小时 1~2 次 / 天	2~4	6~10	12~18
长效	精蛋白锌胰岛素	IH	餐前 1 小时	3~8	14~24	28~36
长效胰岛素类似物	甘精胰岛素、地特胰岛素	IH	每天任一时间注射一次	1.5~3	无	24

【药理作用】胰岛素对代谢过程具有广泛的影响。

1. 降低血糖　胰岛素可增加葡萄糖的转运,加速葡萄糖的氧化和酵解,促进糖原的合成与贮存,抑制糖原分解和糖异生而降低血糖。

2. 改善胰岛 β 细胞功能　阻止胰岛 β 细胞的衰退,并可增加胰岛的面积、密度和胰岛内胰岛素含量,对其分泌无影响;降低高胰岛素血症和血浆游离脂肪酸水平,使其对胰腺毒性减轻,也保护了 β 细胞的功能。

3. 促进蛋白质合成,抑制分解 胰岛素可增加氨基酸的转运和蛋白质的合成(包括 mRNA 的转录及翻译),同时又抑制蛋白质的分解。

4. 促进脂肪合成,减少分解 胰岛素能增加脂肪酸的转运,促进脂肪合成并抑制其分解,减少游离脂肪酸和酮体的生成。

5. 促进 K^+ 进入细胞,降低血 K^+ 胰岛素通过激活 Na^+-K^+-ATP 酶而促进 K^+ 内流,降低血 K^+ 浓度。

【作用机制】肝、肌肉、脂肪等靶细胞膜上存在胰岛素受体。胰岛素受体是由两个 13kDa 的 α- 亚单位及两个 90kDa 的 β-亚单位组成的大分子糖蛋白。α- 亚单位在胞外,含胰岛素结合部位;β-亚单位为跨膜蛋白,其胞内部分含酪氨酸蛋白激酶,胰岛素需与靶细胞膜受体结合后,才能产生一系列的生物效应,其产生效应的机制有以下假说:①胰岛素可诱导第二信使形成,它们模拟或具有胰岛素样的活性;②胰岛素与 α- 亚单位结合,移入胞内后可激活酪氨酸蛋白激酶,继而催化受体蛋白自身及胞内其他蛋白的酪氨酸残基磷酸化,因而启动了磷酸化的连锁反应;③胰岛素可使葡萄糖载体蛋白和其他蛋白质从胞内重新分布到胞膜,从而加速葡萄糖的转运。

【临床应用】胰岛素是治疗 1 型糖尿病的必需药物,对胰岛素缺乏的各型糖尿病均有效。主要用于下列情况:① 1 型糖尿病;② 2 型糖尿病经饮食控制或用口服降血糖药未能控制者;③糖尿病发生各种急性或严重并发症者,如酮症酸中毒及非酮症高血糖高渗性昏迷;④合并重度感染、消耗性疾病、高热、妊娠、创伤以及手术的各型糖尿病;⑤纠正高血钾:胰岛素与葡萄糖同用可促使钾内流,降低血钾。

【不良反应】

1. 低血糖症 为胰岛最常见最重要的不良反应,多见于胰岛素应用过量、注射胰岛素后未及时进餐或体力活动过度。早期表现为饥饿感、出汗、心跳加快、焦虑、震颤等症状,严重者引起昏迷、惊厥及休克,甚至脑损伤及死亡。为防止低血糖症的严重后果,应教会病人了解低血糖症的症状,以便及早发现并及时摄食或饮用糖水等。严重者应立即静脉注射 50% 葡萄糖溶液。必须在糖尿病患者中鉴别低血糖昏迷、酮症酸中毒性昏迷和非酮症性糖尿病昏迷。

2. 过敏反应 较多见,一般反应轻微,偶致过敏性休克。多数为使用牛胰岛素所致,可用猪胰岛素替代牛胰岛素,因其与人胰岛素更为接近。

3. 胰岛素抵抗

(1) 急性耐受:因并发感染、创伤、手术、情绪激动等应激状态所致。此时血中抗胰岛素物质增多,或因酮症酸中毒时,血中大量游离脂肪酸和酮体的存在妨碍了葡萄糖的摄取和利用。出现急性耐受时,短时间内需增加胰岛素剂量达数千单位。

(2) 慢性耐受:指每日需用 200U 以上的胰岛素并且无并发症,其原因较为复杂:①可能因体内产生了抗胰岛素受体抗体(AIRA),应用免疫抑制剂可控制症状,并使患者对胰岛素的敏感性恢复正常;②可能因胰岛素受体数量的变化;③可能因靶细胞膜上葡萄糖转运系统失常,出现慢性耐受时,换用其他动物胰岛素或改用高纯度胰岛素,并适当调整剂量常可有效。

4. 脂肪萎缩 见于注射部位,女性多于男性。有计划地更换注射部位可预防脂肪萎缩,或应用高纯度胰岛素制剂。

第二节 口服降血糖药

口服降糖药主要用于 2 型糖尿病的治疗。目前常用的口服降血糖药包括:双胍类、磺酰脲类、胰岛素增敏剂及 α- 葡萄糖苷酶抑制药。

一、双胍类

双胍类国内应用的有二甲双胍(metformin)、苯乙双胍(phenformine)。苯乙双胍曾是最广泛应用的双胍类降糖药,但因易引起乳酸酸中毒,目前已较少应用。盐酸二甲双胍又名甲福明。

【体内过程】二甲双胍结构稳定,不与血浆蛋白结合,原形随尿液排出,清除迅速,血浆半衰期为 1.7~4.5 小时,12 小时内 90% 被清除。二甲双胍主要以原形由肾脏排泄,肾功能减退时应用此药可在体内蓄积而引起乳酸酸中毒。

【药理作用】二甲双胍可降低 2 型糖尿病患者空腹及餐后血糖,对正常人无降糖作用。其作用机制可能是:①增加周围组织对胰岛素的敏感性,增加胰岛素介导的葡萄糖利用;②增加非胰岛素依赖的组织对葡萄糖的利用;③抑制肝糖原异生,降低肝脏葡萄糖输出量;④减少葡萄糖在肠道的吸收等。近年来发现,二甲双胍可增加胰岛素的敏感性,促进外周胰岛素与受体的结合,促进受体磷酸化,激活酪氨酸激酶和葡萄糖转运体 -4 的转位,从而改善组织对胰岛素的敏感性。

【临床应用】主要用于单纯饮食控制不满意的 2 型糖尿病患者,尤其是肥胖和伴高胰岛素血症者。

【不良反应】常见恶心、呕吐、腹泻、口腔金属味;如严格遵循用法用量和注意事项,二甲双胍引起乳酸血症的危险性较小,但肾功能不全、败血症、休克及大手术者应慎用。一旦发现血肌酐升高应停用。此外可减少肠道吸收维生素 B_{12},长期应用应及时补充维生素 B_{12}。

二、磺酰脲类

磺酰脲类较常用的品种包括:第一代:甲苯磺丁脲(tolbutamid)、氯磺丙脲(chlorpropamide);第二代:格列本脲(glibenclamide)、格列吡嗪(glipizide);第三代:格列齐特(gliclazipe)、格列美脲(glimepiride)。

【体内过程】口服吸收迅速而完全,与血浆蛋白结合率很高。主要在肝内氧化成羟基化合物,并迅速从尿中排出。甲苯磺丁脲作用最弱,维持时间最短,而氯磺丙脲半衰期最长,且排泄慢,每日只需给药一次。新型磺酰脲类作用较强,可维持 24 小时,每日只需给药 1~2 次。

【药理作用】

1. **降血糖作用** 磺酰脲与胰岛 β 细胞膜上的受体结合,阻滞与之相偶联的 ATP 敏感的钾通道,致使细胞膜去极化,增强电压依赖性钙通道开放,胞外钙内流,胞内游离钙浓度增加后,触发胞吐作用及胰岛素释放。长期服用且胰岛素已恢复至给药前水平的情况下,其降血糖作用仍然存在,这可能与抑制胰高血糖素的分泌,提高靶细胞对胰岛素的敏感性有关。也可能与增加靶细胞膜上胰岛素受体的数目和亲和力有关;另可降低血清糖原水平。

2. **对水排泄的影响** 氯磺丙脲可促进 ADH 分泌和增强 ADH 发挥抗利尿作用。

3. **对凝血功能的影响** 第三代磺酰脲类可减少血小板数量,降低血小板黏附力,促进纤溶酶原的合成而发挥抗凝血作用。

【临床应用】

1. **糖尿病** 用于胰岛功能尚存的、且单用饮食控制无效的轻、中度 2 型糖尿病。

2. **尿崩症** 氯磺丙脲能促进抗利尿素的分泌,可用于治疗尿崩症。

【不良反应】常见不良反应为胃肠不适、恶心、腹痛、腹泻。大剂量氯磺丙脲还可引起中枢神经系统症状,如精神错乱、嗜睡、眩晕、共济失调。也可引起粒细胞减少和胆汁淤积性黄疸及肝损害,一般在服药后 1~2 个月内发生。因此需定期检查肝功能和血象。较严重的不良反应为持久性的低血糖症,常因应用过量所致,尤以氯磺丙脲为甚。老人及肝、肾功能不良者较易发生,故老年糖尿病人不宜用氯磺丙脲。新型磺酰脲类较少引起低血糖。

【药物相互作用】因磺酰脲类血浆蛋白结合率较高,与之竞争结合血浆蛋白的药物(如保泰松、水杨酸钠、吲哚美辛、青霉素、双香豆素等),可使其游离血药浓度上升,而引起低血糖。此外,氯丙嗪、糖皮质激素、噻嗪类利尿药、口服避孕药均可降低磺酰脲类药物的降血糖作用。

【禁忌证】1 型糖尿病;患者并发急性代谢紊乱如酮症酸中毒,乳酸酸中毒,非酮症性高渗性昏迷等;患者伴有严重感染、外伤、手术等应激情况或严重肝、肾功能不全;妊娠期(有致畸危险和引起胎儿和新生儿低血糖的风险)。

三、胰岛素增敏药

噻唑烷二酮类(thiazolidinediones)是一类具有 2,4- 二酮噻唑烷结构的化合物,能提高胰岛素敏感性的新型口服降糖药物,包括罗格列酮(rosiglitazone)、吡格列酮(pioglitazone)、曲格列酮(troglitazone)、环格列酮(ciglitazone)等。胰岛素增敏药的出现,使人们对 2 型糖尿病治疗从单纯增加胰岛素的剂量转移到增加对胰岛素的敏感性上来。

【体内过程】口服吸收生物利用度为 99%,血浆药物浓度达峰时间约为 1 小时,血浆消除半衰期为 3~4 小时,服药后 6~12 周达到最大效应。主要经肝脏代谢。

【药理作用】

1. 改善血糖控制情况　降低餐后血糖和胰岛素水平。

2. 改善胰岛素抵抗　提高肝脏、肌肉和脂肪组织对胰岛素的敏感性,增强骨骼肌、脂肪组织对葡萄糖的摄取,降低外周组织对胰岛素的抵抗。

3. 改善脂肪代谢紊乱　降低 2 型糖尿病患者 TG、TC 和 FAA;升高 HDL。

4. 防治 2 型糖尿病血管并发症　延缓糖尿病发展。

【作用机制】该类药物能竞争性激活过氧化物酶增殖体受体(peroxisomal proliferators activated receptor,PPARr),调节胰岛素反应性基因的转录,增加外周组织葡萄糖转运体 -1 及葡萄糖转运体 -4 等的转录和蛋白合成,增加基础葡萄糖的摄取和转运,从而发挥降血糖作用。

【临床应用】主要用于治疗胰岛素抵抗及 2 型糖尿病患者(包括通过饮食和运动控制不佳的;单用二甲双胍或磺脲类药物控制不佳的;单用胰岛控制不佳的 2 型糖尿病患者)。对 1 型糖尿病无效。

【不良反应】该类药物有良好的安全性和耐受性,低血糖发生率低。主要副作用有嗜睡、肌肉和骨骼痛、头痛、消化道症状等。曲格列酮对极少数高敏人群具有明显的肝毒性,可引起肝衰竭甚至死亡,故用药期间应定期检查肝功。

【禁忌证】已知对本品或其中成分过敏、糖尿病酮症酸中毒、1 型糖尿病患者禁用;水肿患者应慎用本类药物;不适用于心功能 Ⅲ~Ⅳ 级的患者,因易引起液体潴留,有加重充血性心衰的危险;活动性肝病或血清丙氨酸转氨酶高于正常上限 2.5~3 倍者禁用;不推荐 18 岁以下患者应用;妊娠和哺乳妇女应避免应用。

四、α- 葡萄糖苷酶抑制剂

α- 葡萄糖苷酶抑制剂是由细菌中提取的一系列具有抑制 α- 糖苷酶活性的物质,口服应用可延缓肠道碳水化合物的消化和吸收,降低餐后高血糖状态。

目前用于临床的 α- 葡萄糖苷酶抑制剂主要有:阿卡波糖,伏格列波糖(voglibose),米格列醇(miglitol)。其中,阿卡波糖应用最早、最广泛。

阿卡波糖(acarbose)

阿卡波糖是由白色放线菌株发酵产生的一种假性四糖,抑制 α- 葡萄糖苷酶的活性。食物中的淀粉及低聚糖等,必须在唾液、胰液 α- 淀粉酶作用下分解为寡糖,然后在肠细胞刷状缘处被 α- 葡萄糖苷酶分解为单糖而被吸收。阿卡波糖通过竞争性抑制小肠壁细胞刷状缘的 α- 葡萄糖苷酶,抑制寡糖消化,从而减慢餐后血糖的急剧上升,达到降低餐后血糖目的。阿卡波糖对淀粉酶也有抑制作用,而伏格列波糖仅对 α- 葡萄糖苷酶抑制,对淀粉酶无抑制作用。

单独应用或与其他降糖药或胰岛素合用,可降低病人的餐后血糖,可用于 2 型糖尿病和血糖控制不稳定型糖尿病。服药期间应增加饮食中碳水化合物的比例,并限制单糖的摄入量,以提高药物的疗效。主要副作用为胃肠道反应,半数以上病人出现恶心、嗳气、腹胀、腹鸣、肛门排气增多等,偶有腹泻。

五、其他新型降血糖药

(一)胰高血糖素样肽 -1(GLP-1)激动药

GLP-1 是一种肠促胰素,在摄食后回肠黏膜上皮 L 细胞可分泌 GLP-1。现已知正常人餐后胰岛素分泌主要是由肠促胰岛素分泌所致,2 型糖尿病患者餐后肠促胰岛素分泌降低,血清胰岛素和 C 肽水平也相对降低。GLP-1 可刺激葡萄糖依赖性胰岛素分泌;抑制胰高血糖素分泌,减少肝糖产生和输出,延缓胃排空速度;增强饱感并减少摄食,减轻体重;提高胰岛素敏感性;促进胰岛 β 细胞新生、再生和增生。GLP-1 在体内可迅速被二肽基肽酶Ⅳ(DPP-Ⅳ)降解并由肾清除而失去生物活性,半衰期仅为 1~2 分钟,这限制了其临床应用。而最近上市的长效 GLP-1 受体激动剂**依克那肽(exenatide)**为 2 型糖尿病的治疗提供了新的用药选择。

依克那肽是一种长效 GLP-1 受体激动剂,通过激动 GLP-1 受体,可在不引起低血糖和增加体重风险的情况下用于 2 型糖尿病的治疗。主要针对采用二甲双胍、磺酰脲类、或两种药物联合治疗达不到目标血糖水平的患者。最常见的副作用是胃肠道反应,如恶心、呕吐、腹泻等,一般为轻到中度。严重胃肠道疾病和明显肾功能不全(肌酐清除率小于 30ml/min)患者禁用。

(二)二肽基肽酶Ⅳ抑制剂

DPP-Ⅳ抑制剂主要包括西他列汀(sitagliptin)、阿格列汀(alogliptin)、维格列汀(vildagliptin)等,可高选择性抑制 DPP-Ⅳ活性,减少 GLP-1 的降解,引起葡萄糖依赖性的胰岛素分泌增加,发挥降血糖作用。

由于 DPP-Ⅳ抑制剂发挥作用完全依赖于内源性 GLP-1 的分泌,故不适用于 GLP-1 分泌有障碍的患者。本类药物降糖作用强度中等,用于 2 型糖尿病,可单用或与磺酰脲类、双胍类、胰岛素增敏剂、胰岛素等联合应用。

(三)胰淀粉样多肽类似物

普兰林肽(pramlintide)与内源性胰淀粉样多肽有着相同的生物学功能,也是迄今为止继胰岛素之后第二个获准用于治疗 1 型糖尿病的药物,需皮下注射给药。能延缓葡萄糖吸收、抑制胰高血糖素的分泌、减少肝糖生成和释放,因而具有降低糖尿病患者体内血糖波动频率和波动幅度的作用。不良反应有关节痛、咳嗽、头晕、疲劳、头痛及咽炎等。

案例 29-1

　　患者,男,52 岁,体重 80kg,身高 170cm,吸烟,经常喝碳酸饮料,饮酒,多食、多饮、消瘦半年,双下肢麻木半个月来诊。实验室检查:空腹血糖(GLU)10.2mmol/L,总胆固醇(TC)12.51mmol/L,甘油三酯（TG）25.42mmol/L，高密度脂蛋白（HDL）1.44mmol/L，低密度脂蛋白（LDL）78.23mmol/L，糖化血红蛋白（HbA1c）8.8%；尿常规：尿蛋白（-），尿糖（+++），镜检（-）。诊断为2型糖尿病，高脂血症，糖尿病周围神经病变。

思考： 对该患者可选用何药治疗？说明选药依据。

（魏敏杰）

学习小结

1型糖尿病常规应用注射胰岛素治疗；胰岛素主要通过增加葡萄糖的转运、加速葡萄糖的氧化和酵解、促进糖原的合成和贮存、抑制糖原分解和异生降低血糖。口服降糖药主要包括双胍类（如二甲双胍）；磺脲类（如格列美脲、格列苯脲等）、胰岛素增敏药噻唑烷二酮类（如罗格列酮和吡格列酮）、α-葡萄糖苷酶抑制药（如阿卡波糖和伏格列波糖）等，主要用于2型糖尿病治疗。新型降糖药包括GLP-1受体激动剂依克那肽；DDP-Ⅳ抑制剂磷酸西他列汀等。

复习参考题

1. 简述胰岛素的适应证及不良反应。

2. 口服降糖药有哪些？请列举各类的代表药物。

3. 什么是胰岛素抵抗？如何改善胰岛素抵抗？

第三十章 组胺及抗组胺药

30

学习目标	
掌握	抗组胺药的药理作用、临床应用及不良反应。
熟悉	组胺受体激动药的作用特点和临床应用。
了解	组胺的药理作用及作用机制。

第一节　组胺及组胺受体激动药

一、组胺

组胺(histamine)是由组氨酸经特异性的组氨酸脱羧酶脱羧产生,即 β- 咪唑乙胺,是一种自身活性物质,广泛分布于体内。天然组胺以无活性形式(结合型)存在,在组织损伤、炎症、神经刺激、某些药物或一些抗原、抗体反应条件下,以活性(游离型)形式释放。组胺本身无治疗用途,组胺受体激动药临床主要用于胃酸功能的检查,而组胺受体阻断药临床应用广泛。目前已发现组胺受体有 H_1、H_2、H_3 和 H_4 四种亚型。

【体内过程】口服无效,皮下或肌内注射吸收较快,在体内经脱氨及甲基化迅速被代谢灭活,作用时间短。

【药理作用及作用机制】

1. 对心血管系统的作用　组胺对心血管作用有剂量依赖性,而且种属差异较大。

(1) 对血管的影响:组胺激动血管平滑肌细胞 H_1、H_2 受体,使小动脉、小静脉扩张,外周阻力降低,回心血量减少,引起血压下降。激动 H_1 受体可使毛细血管扩张,毛细血管通透性增加,引起局部水肿和全身血液浓缩。静脉注射大剂量组胺,可发生强而持久的血压下降,甚至休克。心率加快是由于降压引起的神经反射和组胺对心脏的直接作用所致,后者主要是通过 H_2 受体介导的。

人皮内注射小剂量组胺可产生“三重反应”:注射处首先由于皮肤毛细血管扩张,出现局部红斑(直径 <1cm);随后因毛细血管通透性增加,在红斑部位上由于局限性水肿形成丘疹;继而组胺刺激神经末梢引起的冲动通过轴索反射使邻近小动脉扩张,丘疹周围出现不规则红晕(直径扩大到 3cm)。此外,由于局部感觉神经末梢受到刺激,常伴有轻度的疼痛痒感。对于皮肤神经受损者,如麻风病人皮内注射组胺“三重反应”常不完整,可用于麻风病辅助诊断。

(2) 对心肌收缩性的影响:在人体及某些种属动物,组胺通过 H_2 受体直接作用于腺苷酸环化酶、增加心肌 cAMP 水平,而产生正性肌力作用;但在豚鼠则表现为 H_1 受体介导的负性肌力作用。近年研究还发现豚鼠心脏交感神经末梢上存在 H_3 受体,可能与反馈调节心交感神经末梢去甲肾上腺素的释放有关。

2. 兴奋平滑肌　组胺激动平滑肌细胞 H_1 受体,使支气管收缩,可致呼吸困难,正常人支气管平滑肌对组胺反应不明显,哮喘患者对组胺尤为敏感。收缩胃肠道平滑肌,大剂量可引起腹泻。人子宫平滑肌对组胺不敏感。

3. 促进腺体分泌　组胺作用于胃壁细胞 H_2 受体,激活腺苷酸环化酶,使细胞内 cAMP 水平增加,经过一系列生化反应最终激活 H^+-K^+-ATP 酶,使胃壁细胞分泌胃液显著增加。组胺是强大的胃液分泌刺激剂,在尚不能扩张血管的小剂量下,便足以刺激胃腺分泌大量胃酸。同时对唾液腺和支气管腺的分泌亦有较弱的促进作用。

4. 对血小板功能的影响　血小板膜上存在 H_1 受体、H_2 受体。组胺作用于 H_1 受体,激活磷脂酶 A_2(PLA_2),介导花生四烯酸的释放,调节细胞内 Ca^{2+} 水平,从而促进血小板聚集。激动 H_2 受体可增加血小板中的 cAMP 含量,对抗血小板聚集,最终效应取决于两者功能平衡变化。

【临床应用】主要用于胃分泌功能的检查,鉴别有无真性胃酸缺乏症。晨起空腹时,皮下注射磷酸组胺 0.25~0.5mg,然后检查胃液,如无胃酸分泌,即为真性胃酸缺乏症。恶性贫血、萎缩性胃炎及多数胃癌患者均有真性胃酸缺乏或过少症。目前临床多用五肽促胃酸激素代替,组胺已少用。也用于辅助诊断麻风病,用 1:1000 组胺溶液皮内注射,“三重反应”完整可排除麻风病。

【不良反应及注意事项】常见皮肤潮红、头痛、心动过速、体位性低血压等。支气管哮喘、心绞痛、消化性溃疡患者禁用。

二、组胺受体激动药

倍他司汀（betahistine）

倍他司汀又称抗眩定，是 H_1 受体激动药，具有扩张血管作用，可促进脑干和迷路的血液循环，纠正内耳血管痉挛，减轻膜迷路积水；还有抗血小板聚集及抗血栓形成作用。临床上用于：①内耳眩晕病，能减除眩晕、耳鸣、恶心及头痛等症状，近期治愈率较高；②多种原因引起的头痛；③慢性缺血性脑血管病。不良反应较少，偶有恶心、头晕等症状。溃疡病患者慎用，哮喘患者禁用。

倍他唑（betazole，氨乙吡唑），英普咪定（impromidine，甲双咪胍）均为选择性 H_2 受体激动药，能刺激胃酸分泌，用于胃功能检查。英普咪定对 H_2 受体具有高度选择性，还可增强人心室收缩功能，适用于治疗心力衰竭。

第二节　抗组胺药

一、H_1 受体阻断药

所有 H_1 受体阻断药是可逆性竞争组胺与 H_1 受体相互作用的抑制药。常用的第一代药物如苯海拉明（diphenhydramine）、异丙嗪（promethazine，非那根）、曲吡那敏（pyribenzamine，扑敏宁）、氯苯那敏（chlorpheniramine，扑尔敏）等，因对中枢活性强、受体特异性差，故有明显的镇静和抗胆碱作用，表现出"(困)倦、耐(药)、(作用时间)短、(口鼻眼)干"的缺点。为克服这些不足，第二代药物如西替利嗪（cetirizine）、左卡巴斯汀（levocabastine）、咪唑斯汀（mizolastine）等，具有：①大多长效；②无嗜睡作用；③对喷嚏、清涕和鼻痒效果好，而对鼻塞效果较差的特点。第一、第二代 H_1 受体阻断药的药理作用和临床应用基本相似，常用 H_1 受体阻断药的比较见表 30-1。

【体内过程】H_1 受体阻断药口服或注射均易吸收，大部分在肝内代谢，代谢物从肾排出，药物以原形经肾排泄的甚少。口服后多数在 15~30 分钟起效，1~2 小时作用达高峰，一般持续 4~6 小时。咪唑斯汀的半衰期长于 24 小时。阿司咪唑排泄缓慢，且由于其去甲基代谢产物仍具有 H_1 受体阻断活性，存在肠肝循环，故其半衰期可长达 10 天以上。

表 30-1　常用 H_1 受体阻断药的比较

药物	持续(小时)	镇静催眠	防晕止吐	主要应用
第一代药物				
苯海拉明	4~6	+++	++	皮肤黏膜过敏、晕动病
异丙嗪	4~6	+++	++	皮肤黏膜过敏、晕动病
曲吡那敏	4~6	++		皮肤黏膜过敏
氯苯那敏	4~6	+		皮肤黏膜过敏
第二代药物				
西替利嗪	12~24	+		皮肤黏膜过敏
阿司咪唑	10 天	−	−	皮肤黏膜过敏
氯雷他定	24	−	−	皮肤黏膜过敏
咪唑斯汀	>24	−	−	皮肤黏膜过敏、鼻塞

【药理作用及作用机制】

1. 外周 H_1 受体阻断作用 对组胺引起的支气管、胃肠道和子宫平滑肌的痉挛收缩具有完全拮抗作用,对组胺引起的毛细血管通透性增加和局部渗出水肿有明显对抗作用,但对血管扩张和血压降低等全身作用仅有部分对抗作用。对于后者,需同时应用 H_1 和 H_2 受体两种阻断药才能完全对抗。

2. 中枢抑制作用 此类药物多数可通过血脑屏障,产生不同程度的中枢抑制作用,尤以第一代药物苯海拉明和异丙嗪为甚,表现有镇静、嗜睡。第二代药物阿司咪唑不易透过血脑屏障,故无中枢抑制作用;西替利嗪、左卡巴斯汀、咪唑斯汀等均无镇静、嗜睡的副作用。

3. 其他作用 苯海拉明、异丙嗪等具有阿托品样抗 M 胆碱受体作用,止吐和防晕作用较强,第二代 H_1 受体阻断药对 M 受体毫无作用。此外,咪唑斯汀对鼻塞尚具有显著疗效。

【临床应用】

1. 变态反应性疾病 对组胺释放引起的荨麻疹、花粉症、过敏性鼻炎等皮肤黏膜变态反应性疾病效果较好,可作为首选药,现多用第二代 H_1 受体阻断药。对昆虫咬伤、药疹和接触性皮炎引起的皮肤瘙痒和水肿也有良效。对支气管哮喘疗效差,对过敏性休克无效。

2. 晕动病和呕吐 对晕动病、放射病等所致的恶心呕吐,可用苯海拉明、异丙嗪等。

3. 镇静催眠 可用中枢抑制作用较强的苯海拉明和异丙嗪治疗失眠。

【不良反应及注意事项】

可出现口干、厌食、恶心、呕吐、腹泻或便秘等消化系统不良反应,以及嗜睡、乏力、反应迟钝等中枢抑制症状,故机器操作者、驾驶员、高空作业者及精密仪器操纵人员应避免使用。偶见粒细胞减少、血小板减少、溶血性贫血等。本类药物具有抗胆碱作用,青光眼、尿潴留、幽门梗阻者禁用。

二、H_2 受体阻断药

H_2 受体阻断药能选择性阻断 H_2 受体,拮抗组胺引起的胃酸分泌,而对 H_1 受体没有影响。目前主要用于治疗消化性溃疡及其他病理性胃酸分泌过多症。常用 H_2 受体阻断药有西咪替丁(cimetidine,甲氰咪胍)、雷尼替丁(ranitidine)、法莫替丁(famotidine)、尼扎替丁(nizatidine)等。近年新的 H_2 受体阻断药罗沙替丁(roxatidine)、乙溴替丁(ebrotidine)、咪吩替丁(mifentidine)已应用于临床,其中罗沙替丁为长效制剂,具有强大而持久的抗胃酸分泌作用。H_2 受体阻断药的药理作用及其临床应用详见作用于消化系统的药物。

> **案例 30-1**
>
> 某患者全身瘙痒,搔抓后皮疹增大呈风团样,确诊为荨麻疹,且该患者为高空作业者。使用第二代 H_1 组胺受体阻断药治疗。
>
> **思考:**请问组胺受体阻断药治疗该疾病的药理学机制如何?为什么会选用第二代阻断药?从 H_1 受体阻断药的作用特点和第二代阻断药的药代动力学特点考虑。

(刘英华)

组胺是一种自身活性物质,其具有促进腺体分泌(H_2)、兴奋平滑肌(H_1)、扩张血管(H_1、H_2)的作用。抗组胺药分为两类,即 H_1 受体阻断药和 H_2 受体阻断药。H_1 受体阻断药可治疗皮肤黏膜变态反应性疾病,也有防晕止吐、镇静催眠的作用。第二代 H_1 受体阻断药不具备中枢镇静作用,消化道不良反应较少。H_2 受体阻断药可用于治疗消化性溃疡等疾病。

1. 常用的 H_1 受体阻断药有哪些? 简述其药理作用及临床应用。

2. 第一代 H_1 受体阻断药物与第二代 H_1 受体阻断药物作用的区别是什么?

第七篇

化学治疗药物

第三十一章　抗菌药物概论

31

对所有病原体,包括微生物、寄生虫及肿瘤细胞所致疾病的药物治疗统称为化学治疗(chemotherapy)。抗微生物药(antimicrobial agents)是指用于治疗病原微生物所致感染性疾病的药物,主要包括抗菌药(antibacterial drugs)、抗真菌药(antifungal drugs)和抗病毒药(antiviral drugs)。理想的化疗药物应对病原体具有高度选择性、对人体无毒或毒性很低、具有良好的药代动力学特征及使用方便等特点。

应用各类抗菌药物治疗疾病过程中,应掌握机体、细菌和药物三者在防治疾病中的相互关系(图 31-1)。细菌是疾病发生的重要因素,但机体的抗病能力及免疫状态在疾病的发生、发展过程中也发挥重要作用。机体的抗病能力强,就能战胜细菌的致病作用从而免于致病或达到疾病的康复。抗菌药物通过抑制或杀灭细菌发挥作用,使机体免遭致病,且可促进疾病康复,为机体最终消灭细菌、痊愈创造有利条件。但另一方面,在某些条件下,本来对药物敏感的细菌可以变得不敏感,甚至对多种药物耐药。在抗菌治疗中,药物可产生不良反应,严重者可影响患者健康,甚至危及生命。因此,医师应同时了解机体细胞与细菌的生化代谢特性、细菌对机体可能产生的病理生理学变化和抗菌药物的药动学、药效学及毒理学,以充分发挥药物的治疗作用并同时避免不良反应。

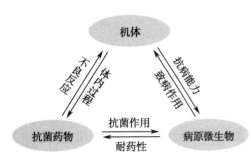

图 31-1 机体、抗菌药物和病原体之间的关系

第一节 抗菌药物基本概念

1. **抗菌药物**(antibacterial drugs) 指对细菌有抑制或杀灭作用的药物,包括抗生素(如青霉素、四环素类等)和化学合成药物(如喹诺酮类、磺胺类等)。

2. **抗生素**(antibiotics) 指由各种微生物(包括细菌、真菌、放线菌属)产生的,能杀灭或抑制其他病原微生物的物质。可分为天然抗生素和人工半合成抗生素,前者由微生物产生,后者是对前者进行结构改造获得的半合成产品。

3. **抑菌药**(bacteriostatic drugs) 指仅具有抑制细菌生长繁殖而无杀灭细菌作用的抗菌药物,如四环素类、红霉素类和磺胺类等。

4. **杀菌药**(bactericidal drugs) 指不仅具有抑制细菌生长繁殖且具有杀灭细菌作用的抗菌药物,如青霉素类、头孢菌素类和氨基糖苷类等。

5. **抗菌谱**(antibacterial spectrum) 指抗菌药抑制或杀灭病原微生物的范围。根据抗菌范围可分为窄谱抗菌药、广谱抗菌药,前者指仅对一种细菌或某属细菌有抗菌作用的药物,如异烟肼仅对结核分枝杆菌有效;后者对多种病原微生物有效,如四环素类、氯霉素、氟喹诺酮类、广谱青霉素类和头孢菌素类等。抗菌药物的抗菌谱是临床选药的基础。

6. **最低抑菌浓度**(minimal inhibitory concentration,MIC) 指细菌在体外培养 18~24 小时后,能够抑制培养基内细菌生长的最低药物浓度。是衡量抗菌药物抗菌活性大小的一个指标。

7. **最低杀菌浓度**(minimal bactericidal concentration,MBC) 指能够杀灭培养基内细菌或使细菌数减少 99.9% 的最低药物浓度。是衡量抗菌药物抗菌活性大小的指标。有些药物的 MIC 和 MBC 很接近,如氨基糖苷类抗生素;有些药物的 MBC 比 MIC 大,如 β- 内酰胺类抗菌药物。

8. **化疗指数**(chemotherapeutic index,CI) 是评价化学治疗药物的有效性和安全性的重要指标,常以化疗药物的半数动物致死量 / 治疗感染动物的半数有效量之比(LD_{50}/ED_{50})表示,或用 5% 的致死量 /95% 的有效量(LD_5/ED_{95})的比值表示。化疗指数愈大,表明该药物对机体的毒性越小,临床应用价值也就越高。但需注意,化疗指数大的化学治疗药物也并非绝对安全,如几乎对机体无毒性的青霉素仍有可能发生过敏性休克等严重不良反应。

9. 抗生素后效应（post antibiotic effect，PAE） 指抗生素与细菌短暂接触，在抗生素浓度下降、低于 MIC 甚至消失后，细菌生长繁殖仍受抑制的现象。可能与靶位恢复正常功能、细菌恢复生长时间延长有关。

10. 首次接触效应（first expose effect） 是抗菌药物在初次接触细菌时有强大的抗菌效应，再度接触或连续接触，并不明显地增强或再次出现这种明显的效应，需要间隔相当时间（数小时）以后，才会再起作用。氨基糖苷类抗生素具有明显的首次接触效应。

第二节　抗菌药物的作用机制

抗菌药物主要通过特异性干扰细菌的生化代谢过程，进而影响其结构和功能，最终使其失去正常生长繁殖的能力，从而达到抑制或杀灭细菌的目的。根据作用靶位不同，抗菌药物作用机制包括：抑制细菌细胞壁的合成，抑制蛋白质合成，影响核酸和叶酸代谢，增加胞质膜的通透性（图 31-2）。

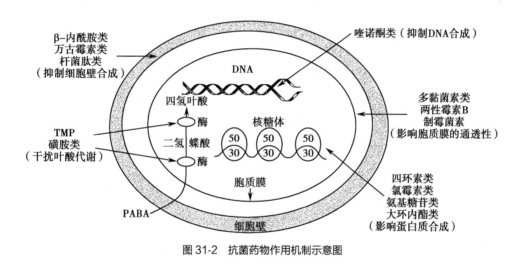

图 31-2　抗菌药物作用机制示意图

一、抑制细菌细胞壁的合成

细菌细胞壁位于细胞质膜之外，是维持细菌细胞外形完整的坚韧结构，它能适应多变的环境并可与机体相互作用。人体细胞不具有此结构，故抑制细胞壁合成的抗菌药物对人体细胞几乎没有毒性。细胞壁主要由肽聚糖构成，革兰氏阳性菌细胞壁厚，肽聚糖含量占细胞壁干重的 50%~80%，菌体内含有多种氨基酸、核苷酸、蛋白质、维生素、糖、无机离子和其他代谢物，故菌体内渗透压高。革兰氏阴性菌的细胞壁薄，肽聚糖含量仅占 1%~10%，类脂质的含量占 60% 以上，且胞质内没有大量的营养物质和代谢物，故菌体内渗透压低。但是，革兰氏阴性菌肽聚糖层外依次还有脂多糖、外膜和脂蛋白等特殊成分。外膜是革兰氏阴性菌的保护屏障，位于肽聚糖层的外侧，由磷脂、脂多糖和一些特异蛋白组成，可阻止青霉素等抗生素、去污剂、胰蛋白酶和溶菌酶等进入胞内。

青霉素类、头孢菌素类、磷霉素、万古霉素和杆菌肽等通过抑制细胞壁合成，导致细菌细胞壁缺损，丧失屏障作用，最终使细菌细胞肿胀、变形、破裂而死亡。

二、增加胞质膜的通透性

细菌胞质膜可将氨基酸、嘌呤、嘧啶、磷脂、无机盐及核苷酸等物质浓集于胞内，防止外漏。多肽类抗生素如多黏菌素 E,含有多个阳离子极性基团和一个脂肪酸直链肽,其阳离子可与胞质膜中的磷脂结合,使膜功能受损;抗真菌药物制霉菌素能选择性地与真菌胞质膜中的麦角固醇结合,形成孔道,从而使膜的通透性增加,细菌体内的重要成分(如蛋白质、氨基酸、核苷酸等)渗漏出膜外,导致细菌死亡。

三、抑制蛋白质的合成

细菌的核糖体为 70S,可解离成 50S 和 30S 亚基,与沉降系数为 80S、可解离成 60S 和 40S 亚基的真核细胞核糖体的生理、生化功能不同,因此抗菌药物在临床常用剂量可选择性影响细菌蛋白质合成而不影响人体细胞功能。

细菌蛋白质的合成包括起始、肽链延伸及合成终止三个连续的阶段,在胞质内通过核糖体循环完成。抑制蛋白质合成的药物分别作用于细菌蛋白质合成的不同阶段:①起始阶段,氨基糖苷类抗生素可在细菌蛋白质合成的起始阶段阻止 30S 亚基始动复合物和 70S 亚基始动复合物的形成;②肽链延伸阶段,四环素类抗生素可在肽链延伸阶段与核糖体 30S 亚基结合,阻止氨基酰 tRNA 与 A 位结合,阻碍肽链形成进而产生抑菌作用;③终止阶段,氨基糖苷类抗生素阻止终止因子与 A 位结合,使合成的肽链不能从核糖体释放出来,致使核糖体循环受阻合成不正常或无功能的肽链,从而发挥杀菌作用。

四、影响核酸代谢

影响核酸代谢可分为抑制 DNA 及抑制 RNA 合成两个方面。

1. **抑制 DNA 合成**　喹诺酮类抗菌药可抑制细菌 DNA 复制过程中的拓扑异构酶 II(topoisomerase II,gyrase,DNA 回旋酶)和拓扑异构酶 IV(topoisomerase IV),干扰细菌 DNA 复制而发挥抗菌作用。其中拓扑异构酶 II 是喹诺酮类药物影响革兰氏阴性菌的主要靶位,而拓扑异构酶 IV 是喹诺酮类药物影响革兰氏阳性菌的主要靶位。

2. **抑制 RNA 合成**　利福平特异性的抑制细菌 DNA 依赖的 RNA 多聚酶,阻碍 mRNA 的合成而杀灭细菌。

五、影响叶酸代谢

叶酸是细菌合成嘌呤、嘧啶的前体。细菌不能直接利用环境中的叶酸,必须自身合成叶酸供菌体使用。细菌以蝶啶、对氨基苯甲酸(PABA)为原料,在二氢蝶酸合酶的作用下生成二氢蝶酸,并进一步与谷氨酸生成二氢叶酸。二氢叶酸在二氢叶酸还原酶作用下生成四氢叶酸,四氢叶酸作为一碳单位载体的辅酶参与了嘌呤核苷酸和嘧啶核苷酸的合成。磺胺类药物与 PABA 结构相似,可与 PABA 竞争二氢蝶酸合酶,影响细菌的叶酸代谢,导致细菌体内核苷酸的合成受阻,最终导致细菌生长繁殖被抑制。

第三节　细菌的耐药性

一、耐药性的概念和种类

细菌耐药性(bacterial resistance)是指在常规治疗剂量下,细菌对抗菌药物敏感性下降甚至消失的现象,是细菌在自身生存过程中的一种特殊表现形式。天然抗生素是细菌产生的次级代谢产物,是其用以抵御其他微生物、自我保护的化学物质。人类将细菌产生的这种物质制成抗菌药物用于杀灭导致感染的微生物,微生物接触到抗菌药,也会通过改变自身代谢途径或产生相应的灭活物质来抵抗抗菌药物,形成耐药性。

细菌耐药性可分为固有耐药性(intrinsic resistance)和获得性耐药性(acquired resistance)。固有耐药性又称天然耐药性,其由细菌染色体基因决定,代代相传,不会改变。如肠道革兰氏阴性菌对青霉素天然耐药,链球菌对氨基糖苷类抗生素天然耐药。获得性耐药是由于细菌与抗生素接触后,由质粒介导,通过改变自身的代谢途径而产生的耐药性,如金黄色葡萄球菌通过产生 β- 内酰胺酶而对 β- 内酰胺类抗生素耐药。获得性耐药可因细菌不再接触抗生素而消失,也可由质粒将耐药基因转移给染色体而代代相传,成为固有耐药。

二、耐药性产生的机制

1. **产生灭活酶** 细菌产生的灭活抗菌药物的酶使抗菌药物在作用于细菌之前即被酶灭活而失去抗菌作用,是耐药性产生的最重要机制之一。灭活酶基因存在于染色质或质粒上,主要包括:① β- 内酰胺酶,可裂解 β- 内酰胺类抗生素的 β- 内酰胺环,导致该类抗生素结构破坏而丧失抗菌作用。②钝化酶,细菌在接触氨基糖苷类抗生素后产生钝化酶而使后者失去抗菌作用。常见的氨基糖苷类钝化酶包括乙酰化酶、腺苷化酶、磷酸化酶和酯酶。这些酶可将乙酰基、腺苷酰基和磷酸基连接到氨基糖苷类氨基或羟基上,使氨基糖苷类的结构改变而失去抗菌活性。③其他酶类,细菌可产生氯霉素乙酰转移酶灭活氯霉素;产生酯酶灭活大环内酯类抗生素;金黄色葡萄球菌可产生核苷转移酶灭活林可霉素。

2. **抗菌药物作用靶位改变** 抗菌药物的作用靶点是细菌生长繁殖中重要的结构和组成,是抗菌药物发挥抗菌作用的关键。细菌可通过改变抗菌药物作用靶位而产生耐药性:①靶蛋白结构改变,细菌改变了细胞内膜上与抗菌药物结合部位的靶蛋白,降低与抗生素的亲和力,使抗生素不能与其结合,导致耐药,如肺炎链球菌对青霉素的高度耐药;②靶蛋白数量增加,即使抗菌药物存在时仍有足够的靶蛋白维持细菌正常的功能和形态,导致细菌继续生长、繁殖而耐药,如肠球菌可通过增加青霉素结合蛋白的产量而对 β- 内酰胺类耐药;③产生新的靶蛋白,细菌与抗菌药物接触之后产生一种新的、原来敏感菌没有的、耐药靶蛋白,使抗菌药物不能与之结合而产生高度耐药,如耐甲氧西林金黄色葡萄球菌(MRSA)产生一种特殊的青霉素结合蛋白 -2α(PBP$_{-2a}$),其保持了其他 PBPs 的功能但与 β- 内酰胺类抗生素亲和力极低;④保护药物靶点蛋白质的产生,新近发现耐氟喹酮类药物的革兰氏阴性菌可表达 Qnr 蛋白,其通过阻挡氟喹酮类与拓扑异构酶Ⅱ和Ⅳ结合抵御药物的作用,使细菌对抗菌药物产生耐药。

3. **改变细菌外膜通透性** 很多抗菌药物不能进入铜绿假单胞菌菌体,产生天然耐药。细菌接触抗生素后,还可通过改变通道蛋白的性质和数量来降低细菌的膜通透性而产生获得性耐药。正常情况下细菌外膜的通道蛋白 OmpF 和 OmpC 组成非特异性跨膜通道,允许抗生素等药物分子进入菌体,当细菌多次接触抗生素后,可引起 OmpF 通道蛋白丢失,而致氟喹诺酮类和 β- 内酰胺类进入菌体减少。铜绿假单胞菌还存在特异的 OprD 蛋白通道,此通道允许亚胺培南通过进入菌体,而当该蛋白通道丢失时,细菌即对亚胺培南产生特异性耐药。

4. **影响主动流出系统** 某些细菌可将进入菌体的药物泵出体外,这种泵需消耗能量,被称为主动流出系统(active efflux system)。细菌的流出系统主要由膜蛋白组成。这些蛋白质来源于 4 个家族:① ABC 家族(ATP-binding cassettes transporters);② MF 家族(major facilitator superfamily);③ RND 家族(resistance-nodulation-division family);④ SMR 家族(Staphylococcal multidrug family)。流出系统由三个蛋白组成,即转运体(efflux transporter)、附加蛋白(accessory protein)和外膜蛋白(outer membrane channel),三者缺一不可,又称三联外排系统(tripartite efflux system)(图 31-3)。该系统使大肠杆菌、金黄色葡萄球菌、表皮葡萄球菌、铜绿假单胞菌和空肠弯曲杆菌

等对 β- 内酰胺类、大环内酯类、四环素类、氯霉素及氟喹诺酮类等产生多重耐药。

5. **其他** 细菌通过改变自身代谢途径而产生耐药性，如对磺胺类药物耐药的细菌可产生较多的 PABA 或自行摄取外源性叶酸。β- 内酰胺酶可与青霉素类、头孢菌素等牢固结合使其停留在胞质外间隙，不能进入靶位而耐药。

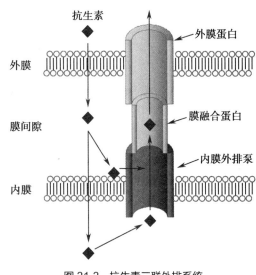

图 31-3 抗生素三联外排系统

（图标注：抗生素、外膜蛋白、外膜、膜间隙、内膜、膜融合蛋白、内膜外排泵）

三、耐药基因的转移方式

获得性耐药可通过垂直传递和水平转移传播，其中以水平转移更为多见，即通过突变、转导、转化及接合等方式将耐药性从供体细菌转移给其他细菌。

1. **突变（mutation）** 敏感菌因编码某个蛋白的基因发生突变，导致蛋白质结构的改变，不能与相应的药物结合或结合能力降低，产生耐药性。突变可发生在负责转运药物的蛋白质的基因、某个调节基因或启动子，从而改变转运蛋白、靶位和灭活酶等的表达。细菌对喹诺酮类（回旋酶基因突变）和利福平（RNA 聚合酶基因突变）产生耐药性都是通过突变引起的。

2. **转导（transduction）** 转导由噬菌体完成。噬菌体的蛋白外壳上掺有的细菌 DNA 若含有药物耐受基因，新感染的细菌将获得耐药，并将此耐药性传递给后代。

3. **转化（transformation）** 敏感细菌将环境中游离的、来自其他细菌的 DNA 掺进自身的 DNA 中，其表达的蛋白质因而会发生相应的改变，这种遗传信息的转移方式称为转化。含有不同 β- 内酰胺酶的质粒可通过此方式进行耐药基因的转移，导致耐药性迅速传播。

4. **接合（conjugation）** 接合是细菌间通过性菌毛或桥接进行基因传递的过程，是耐药扩散的重要机制之一。编码多重耐药基因的 DNA 可经此途径转移。某些编码耐药性蛋白的基因可在细菌基因组和质粒 DNA 的不同位置间跳动，从质粒到染色体，从染色体到质粒，从质粒到质粒。

耐药基因可通过多种方式在同种和不同种细菌之间移动，促进了耐药性及多重耐药的发展。

四、多重耐药的产生与对策

细菌对多种抗菌药物耐药称为多重耐药（multi-drug resistance，MDR），又称为多药耐药。产生多重耐药的细菌主要包括：对 MRSA 耐药的金黄色葡萄球菌和甲氧西林耐药凝固酶阴性的葡萄球菌（methicillin-resistant coagulase negative staphylococci，MRCNS）；对青霉素耐药的肺炎球菌（penicillin-resistant pneumonia，PRSP）；对万古霉素耐药的肠球菌（vancomycin-resistant enterococcus，VRE）；对三代头孢菌素耐药的革兰氏阴性菌；对碳青霉烯耐药的铜绿假单胞菌；对喹诺酮类耐药的大肠杆菌（quinolone-resistant *Escherichia coli*，QREC）等。随着抗菌药物的广泛应用，细菌的多重耐药问题已经成为全球关注的热点，也是近年来研究和监测的重点。

为减少和避免细菌耐药尤其是多重耐药的产生应严格控制、合理使用抗菌药物，主要措施包括：避免抗菌药物滥用；可用一种抗菌药物控制的感染绝不使用多种抗生素联合；窄谱抗菌药可控制的感染不应使用广谱抗菌药；严格掌握抗菌药物预防应用、局部使用的适应证；医院内应对耐药菌感染的患者采取相应的消毒隔离措施，防止细菌的院内交叉感染；加强抗菌药物管理，必须凭医生处方使用或购买抗菌药物等。

第四节 抗菌药物合理应用

抗菌药物是临床应用最广泛的药物之一,在其治愈疾病、挽救患者生命的同时,出现了由于抗菌药物不合理应用导致的不良后果,包括不良反应的增多、细菌耐药性的增长和治疗的失败,甚至危害患者的健康乃至生命等。为加强抗菌药物合理使用,国家要求医疗机构按照《抗菌药物临床应用指导原则》《抗菌药物临床应用管理办法》等要求,建立抗菌药物临床应用管理体系,建立、健全抗菌药物临床应用分级管理制度,按照"非限制使用级""限制使用级"和"特殊使用级"的分级原则,明确各级抗菌药物临床应用的指征,落实各级医师使用抗菌药物的处方权限,促进了抗菌药物的合理使用。

一、抗菌药物治疗性应用的基本原则

(一) 应用指征明确

根据患者的症状、体征、实验室检查或放射、超声等影像学结果,诊断为细菌、真菌、结核分枝杆菌、支原体、衣原体等病原微生物感染的患者方可应用抗菌药物。诊断不能成立者、病毒性感染者,则无需应用。

(二) 尽早确定病原菌,按照适应证选药

抗菌药物品种的选用原则上应根据病原菌种类及其对抗菌药物敏感或耐药而定。一旦诊断为细菌感染,应尽早明确病原学诊断,即应尽早从患者的感染部位、血液、痰液等取样培养分离致病菌,并进行体外抗菌药物敏感试验,有针对性地选药。若患者感染症状较重,可根据患者的发病情况、发病场所、原发病灶、基础疾病等推断最可能的病原菌,并结合当地细菌耐药状况先给予抗菌药物经验治疗,对经验性治疗疗效不佳的患者,可参考细菌培养及药敏试验结果调整给药方案。如年轻人患大叶性肺炎多为肺炎球菌引起,应选用青霉素;成人患化脓性脑膜炎常为脑膜炎奈瑟菌引起,可选用磺胺嘧啶和青霉素。此外,对反复发作的泌尿道感染,应作中段尿培养加药敏试验;对复发的结核病,应考虑到结核分枝杆菌可能已对常用的抗结核药产生了耐药性,也应该进行细菌培养加药敏试验,最后再根据细菌学诊断结果选用合适的抗菌药进行针对性的治疗。

(三) 根据药物抗菌作用及药动学特点选择用药

各种抗菌药物有不同的抗菌谱,即使抗菌谱相同的药物可能还存在药动学和药效学的差异,因此应根据抗菌药物的抗菌谱、作用机制、耐药情况、药动学、不良反应和价格等情况选择适当药物。首先要掌握药物的抗菌谱及细菌对其耐药性的变迁,选择有效的药物进行治疗。其次要掌握抗菌药物的抗菌特点,有针对性地选择用药。最后要掌握抗菌药物药动学特点。抗菌药物要有效控制感染,必须在感染部位中达到有效的抗菌浓度。一般抗菌药物在血液供应丰富的组织(如肝、肾、肺)中浓度高,而在血液供应较少的组织(如前列腺、骨组织)及脑脊液中浓度常较低。对于药物分布较少的器官组织的感染,应尽量选用在这些部位能到达有效浓度的药物,如骨髓炎可选用克林霉素、林可霉素、氟喹诺酮类和磷霉素等。

(四) 综合患者病情、病原菌种类及抗菌药物特点制订治疗方案

要根据患者的生理、病理情况,病原菌种类、感染部位和感染严重程度,以及抗菌药物抗菌谱、药效学和药动学特点等制订合理的抗菌治疗方案。

1. 药物的选择 根据病原菌种类及药敏试验结果尽可能选择针对性强、窄谱、安全、价格适当的抗菌药物,进行经验治疗时可根据可能的病原菌及当地耐药状况选用抗菌药物。还应综合患者病情,根据病人的生理状态(年龄、妊娠、哺乳、遗传等)、病理情况(肝、肾疾病等)、免疫功能等不同情况选择合适药物。

2. 剂量疗程要适当 一般按各种抗菌药物的治疗剂量范围给药;治疗重症感染和抗菌药物不易达到的部位的感染时,剂量宜较大,常为治疗剂量范围高限;治疗单纯性下尿路感染时,由于多数药物尿药浓度远高于血药浓度,则可应用较小剂量,可使用治疗剂量范围低限;对于小儿、老人、肝肾功能不良的患者等

特殊人群应根据患者个体情况调整剂量。应根据药动学和药效学相结合的原则制订给药次数,青霉素类、头孢菌素类、红霉素、克林霉素等时间依赖性抗菌药,应一日多次给药;氟喹诺酮类和氨基糖苷类等浓度依赖性抗菌药可一日给药一次。抗菌药物疗程因感染不同而异,一般宜用至体温正常、症状消退后 72~96 小时,有局部病灶者需用药至感染灶控制或完全消散;而感染性心内膜炎、化脓性脑膜炎、结核病等需较长的疗程方能彻底治愈。

3. 给药途径 对于轻、中度感染的大多数患者,应予口服治疗,选取口服吸收良好的抗菌药物品种,不必采用静脉或肌内注射给药。接受静脉用药的感染患者经初始注射治疗病情好转并能口服时,应及早转为口服给药。抗菌药物应尽量避免局部应用。

4. 联合用药要有指征 单一药物可有效治疗的感染不需联合用药,仅在联合用药指征明确时方可联合使用抗菌药物。

二、抗菌药物预防应用基本原则

抗菌药物可用于预防一种或两种特定病原菌在一段时间内引起的感染,但不能用于预防多种细菌入侵引起的感染。无指征的、长期预防用药可诱使细菌耐药性的产生和蔓延。

预防用药基本原则主要包括以下几个方面:①用于尚无细菌感染征象但暴露于致病菌感染的高危人群;②预防用药适应证和抗菌药物选择应基于循证医学证据;③应针对 1 种或 2 种最可能的细菌感染进行预防用药;④应限于针对某一段特定时间内可能发生的感染;⑤应积极纠正导致感染风险增加的原发疾病或基础状况;⑥对于病毒性疾病、休克、中毒、心力衰竭、肿瘤、应用肾上腺皮质激素等患者不宜预防用药。

外科手术预防用药的目的主要是预防手术部位感染,以及清洁 - 污染或污染手术后手术部位感染及术后可能发生的全身性感染。基本原则是根据手术切口类别、手术创伤程度、感染发生机会等,决定是否预防应用。抗菌药物的选择视预防目的而定:预防术后切口感染,应针对金黄色葡萄球菌选用药物;预防手术部位感染或全身性感染,则需依据手术野污染或可能的污染菌种类选用,如结肠或直肠手术前应选用对大肠杆菌和脆弱拟杆菌有效的抗菌药物。

三、抗菌药物的联合应用

联合用药的目的在于提高疗效、降低不良反应、延缓或减少细菌耐药性的产生。如联合用药不当,则适得其反,且大多数感染性疾病用单一抗菌药有效,因此联合用药须有适应证。

(一) 联合用药的指征

1. 病因未明的严重感染 病因尚未查明的严重感染,包括免疫缺陷者的严重感染,在收集样品进行细菌培养和药敏试验后,应立即根据临床诊断推测最可能的致病菌,使用强效的广谱的杀菌药进行经验型联合疗法,其后再根据细菌学诊断结果结合临床疗效调整用药。

2. 单一抗菌药物不能有效控制的混合感染 胸腹严重创伤后并发的感染、胃肠穿孔引起的腹膜炎及胸膜炎常为需氧菌、厌氧菌混合感染,应联合应用对需氧菌和对厌氧菌有效的药物进行治疗。

3. 单一抗菌药物不能有效控制的严重细菌感染 利用抗菌药物联合应用所产生的协同作用,可治疗单一药物不能控制的严重细菌感染,可增强疗效,减少药物的不良反应。如用青霉素加链霉或庆大霉素治疗肠球菌或草绿色链球菌引起的亚急性细菌性心内膜炎,与单用青霉素相比治愈率更高、复发率更低、疗程更短。

4. 长期用药易产生耐药的细菌感染 需长程治疗,但病原菌易对某些抗菌药物产生耐药性的感染,应采取联合用药方案。如结核病,单独应用任何一种抗结核药,结核分枝杆菌都易产生耐药性,联合用药可有效延缓耐药性产生。因而临床上常常联合应用 3 种、甚至 4 种抗结核药治疗结核病。

5. 减少药物毒性反应　由于药物协同抗菌作用,联合用药时可将毒性大的抗菌药物剂量减少,从而减少其毒性反应。如两性霉素 B 与氟胞嘧啶联合治疗隐球菌脑膜炎时,前者的剂量可适当减少。

(二) 联合用药的可能效果

体外或动物实验证明,抗菌药物联合应用可产生"协同"、"相加"、"无关"和"拮抗"四种结果。协同作用是指联合用药时总的作用比各药单用相加更强;相加作用是指总效果为各药的抗菌作用之和;无关作用是指联合用药的效果不超过其中的较强者;拮抗作用是指联合用药的效果因相互作用而减弱。

联合用药的效果与药物的抗菌特点有关。根据抗菌药物的作用性质,可将之分为四类:第一类为繁殖期杀菌剂,如 β- 内酰胺类;第二类为静止期杀菌剂,如氨基糖苷类和多黏菌素类;第三类为速效抑菌剂,如四环素类、大环内酯类和氯霉素等;第四类为慢效抑菌剂,如磺胺类等。抗菌药物合用的可能效果为:第一类和第二类合用常可获得协同(疗效增强)作用,如青霉素与链霉素或庆大霉素配伍治疗草绿色链球菌炎或肠球菌心内膜炎;第一类和第三类合用可能出现拮抗作用,如青霉素类与氯霉素、四环素类合用;第二类和第三类合用可获得疗效相加或协同作用;第三类和第四类合用产生疗效相加作用;第一类与第四类合用,后者对前者不会产生重要影响,通常产生相加作用。上述联合用药的结果多来自于体外观察,与临床实际不尽相同,仅供参考。

总之,联合用药要有指征,宜选用具有协同或相加抗菌作用的药物联合,如青霉素类、头孢菌素类等 β- 内酰胺类与氨基糖苷类联合,两性霉素 B 与氟胞嘧啶联合。此外还应选择恰当的联合用药方式,通常采用 2 种药物联合,必要时采用 3 种及 3 种以上的药物联合。应谨记随着药物种类增多,不良反应也随之增加,尤其对体质较弱的病人。

案例 31-1

患者,男,49 岁,以"腹胀、发热 7 周,呼吸困难 3 小时"为主诉入院,1 个月余前出现腹胀、发热、颜面及双下肢水肿,伴尿痛、胸闷,于当地诊所对症治疗后效果不佳,遂来院就诊,门诊以"多器官功能不全"收住院。入院查体:体温 37.5℃,脉搏 108 次 / 分,呼吸 20 次 / 分,血压 132/68mmHg;神志清楚,面色晦暗,巩膜、皮肤黄染,双肺可闻及湿性啰音,腹部膨隆,双下肢水肿。实验室检查:白细胞数(WBC)为 8.5×10^9/L,肌酐(CREA)为 253μmol/L,活化部分凝血活酶时间(APTT)为 51.00s,降钙素原(PCT)为 3.61ng/ml,总胆红素为 42.2μmol/L。入院诊断:多脏器功能不全。患者入院后给予腹腔引流等对症治疗,并用头孢哌酮舒巴坦、亚胺培南西司他丁抗感染治疗,疗效不佳。

思考:1. 为什么患者采用此抗感染治疗方案时疗效不佳?

2. 应该怎么调整治疗方案?

(田 鑫)

抗菌药物指对细菌有抑制或杀灭作用的药物,主要是通过特异性干扰细菌的生化代谢过程,影响其结构和功能,最终使其失去正常生长、繁殖的能力,而达到抑制或杀灭细菌的目的。作用机制主要包括:抑制细胞壁合成,改变胞质膜的通透性,抑制蛋白质、核酸和叶酸等生命物质的合成等。耐药性是指细菌对抗菌药物敏感性下降甚至消失的现象,是细菌在自身生存过程中的一种特殊表现形式,可分为固有耐药和获得性耐药。多重耐药是目前关注的焦点。抗菌药物治疗性应用基本原则包括:使用抗菌药物要有指征;尽早确定病原菌,按照适应证选药;按照药物的抗菌作用及其药动学特点选择药物;综合患者病情、病原菌种类及抗菌药物特点制订治疗方案;合理地联合应用抗菌药物等。

1. 简述抗菌药物作用机制和细菌耐药机制。

2. 简述抗菌药物应用基本原则。

3. 试述抗菌药物联合应用指征和联合用药效果。

第三十二章　人工合成抗菌药

32

学习目标	
掌握	氟喹诺酮类药物的共性；磺胺类药物的共性。
熟悉	临床常用的氟喹诺酮类、磺胺类药物的特点。
了解	其他化学合成抗菌药物的特点。

第一节　喹诺酮类

一、概述

喹诺酮类(quinolones)抗菌药是指人工合成的含有 4- 喹酮母核的抗菌药物,根据研发时间和抗菌谱通常将该类药物分为四代。第一代为 1962 年研制的萘啶酸,抗菌谱窄、抗菌作用弱,国内已不再使用。第二代代表药为吡哌酸,抗菌谱较第一代有所扩大,对部分革兰氏阳性菌有效,但血药浓度低,故仅限于治疗泌尿系统和肠道感染,现较少应用。第三代为 20 世纪 90 年代前期研制的氟喹诺酮类药物(fluoroquinolones),代表药为诺氟沙星、环丙沙星、左氧氟沙星等。第四代为 20 世纪 90 年代后期至今研制的氟喹诺酮类药物,包括莫西沙星、加替沙星、吉米沙星、加雷沙星等。氟喹诺酮类药物具有口服吸收好、体内分布广泛;抗菌谱广、抗菌作用强;与其他药物较少产生交叉耐药;不良反应相对少等特点,已成为治疗细菌感染的重要药物。

【体内过程】

1. **吸收**　除诺氟沙星、环丙沙星吸收率较低外,其他药物口服吸收良好,吸收率可达 80%~100%,服药后 1~2 小时血药浓度达到峰值。食物一般不影响药物吸收,但富含铁、钙、镁等离子的食物可降低药物的吸收率。

2. **分布**　血浆蛋白结合率低,大多在 14%~30%,但莫西沙星和加雷沙星的结合率高达 54% 和 80%。在组织和体液中分布广泛,肺、胆汁、肾、尿液、粪便、巨噬细胞和中性粒细胞中药物浓度均高于血药浓度,脑脊液、骨组织和前列腺中浓度低于血药浓度。皮肤软组织和牙髓等组织中均可达有效浓度。

3. **代谢与排泄**　大多数药物经肝、肾消除;培氟沙星主要在肝代谢经胆汁排泄;氧氟沙星、左氧氟沙星等少数药物主要以原形经肾排出。

【抗菌作用】氟喹诺酮类与第一代、二代喹诺酮类相比,抗菌谱广且作用强。对革兰氏阴性菌如淋病奈瑟菌、大肠杆菌、克雷伯菌属和变形杆菌等具有强大的杀灭作用;对革兰氏阳性菌如金葡菌、溶血性链球菌和肺炎链球菌等也有良好的抗菌作用;部分药物对厌氧菌、分枝杆菌、军团菌、支原体及衣原体也有作用。该类药物杀菌浓度相当于 MIC 的 2~4 倍,且具有较长的抗生素后效应。

【作用机制】

1. **抑制 DNA 回旋酶**　DNA 回旋酶(DNA gyrase)是喹诺酮类药物抗革兰氏阴性菌的重要靶点。目前研究的较为清楚的是大肠杆菌,其 DNA 回旋酶是由两个 GyrA 和两个 GyrB 亚基组成的四聚体蛋白酶。细菌在合成 DNA 过程中,DNA 回旋酶 A 亚基可将正超螺旋部位的一条单链(后链)切开;B 亚基则介导 ATP 水解提供能量,使 DNA 的前链后移;然后 A 亚基再将切口重新封住,最终使正超螺旋结构变为负超螺旋结构(图 32-1A)。喹诺酮类药物通过作用于 DNA 回旋酶 A 亚基,形成药物 -DNA- 酶复合物,干扰 DNA 超螺旋结构的解旋和封口,阻碍 DNA 的复制而达到杀菌作用。

哺乳类动物细胞内的拓扑异构酶 II 在功能上类似于细菌 DNA 回旋酶,但喹诺酮类药在治疗浓度时对该酶几乎无影响,故其不良反应较少。

2. **抑制拓扑异构酶 IV**　拓扑异构酶 IV(topoisomerase IV)是含有 ParC 和 ParE 两种亚单位的四聚体蛋白酶,该酶是喹诺酮类药物抗革兰氏阳性菌的重要靶点。拓扑异构酶 IV 具有解除 DNA 结节、解连环体和松弛超螺旋的功能,在 DNA 复制后期姐妹染色体的分离过程中起到重要作用(见图 32-1)。喹诺酮类药物通过抑制拓扑异构酶 IV,干扰 DNA 复制而发挥杀菌作用。

此外,喹诺酮类药物可能还存在其他抗菌机制,如诱导细菌 DNA 错误复制;使细菌产生新的肽聚糖水解酶和自溶酶,造成细菌自身溶解;高浓度时抑制细菌 RNA 和蛋白质合成等。

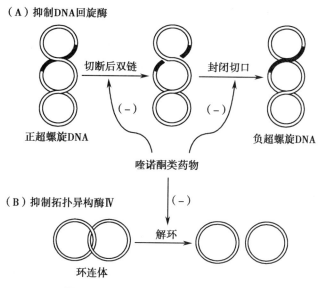

（A）抑制DNA回旋酶

切断后双链　　封闭切口

正超螺旋DNA　　　　　　　　　　负超螺旋DNA

（−）　　　　　（−）

喹诺酮类药物

（B）抑制拓扑异构酶Ⅳ　　　（−）

解环

环连体

图 32-1　喹诺酮类药物的作用机制示意图

【耐药性】 细菌对喹诺酮类的天然耐药率极低,但获得性耐药发展很快,本类之间有交叉耐药性。近几年细菌耐药率上升较快,常见耐药菌株有金黄色葡萄球菌、肠球菌、肺炎链球菌、大肠杆菌及铜绿假单胞菌等。耐药机制主要包括以下方面:① DNA 回旋酶基因突变导致 GyrA 亚基 Ser83 或 PacC 亚基 Ser80 位点的氨基酸改变,降低了与药物的亲和力;②细菌外膜膜孔蛋白 OmpF 合成减少,菌体内药物蓄积量减少;③外排泵将药物泵出菌体外,导致菌体内药物浓度降低。近年来研究发现,质粒介导的喹诺酮类耐药机制可部分解释此类药物耐药率迅速上升的原因。

【临床应用】

1. **泌尿生殖系统感染** 可用于肠杆菌科细菌和铜绿假单胞菌等所致的尿路感染;细菌性前列腺炎和非淋菌性尿道炎以及宫颈炎;但诺氟沙星仅限用于单纯性下尿路感染。

2. **肠道感染** 首选治疗志贺菌引起的急、慢性以及中毒性菌痢,以及沙门菌属引起的胃肠炎和伤寒;也可用于旅行性腹泻。

3. **呼吸道感染** 环丙沙星、左氧氟沙星等主要适用于肺炎克雷伯菌、肠杆菌属、假单胞菌属等革兰氏阴性杆菌所致的下呼吸道感染。左氧氟沙星、莫西沙星等可用于肺炎链球菌和 A 组溶血性链球菌所致的急性咽炎和扁桃体炎、中耳炎和鼻窦炎等,及肺炎链球菌、支原体、衣原体等所致社区获得性肺炎。

4. **其他** 氟喹诺酮类对脑膜炎奈瑟菌具有强大的杀菌作用,且在鼻咽分泌物中浓度高,可用于鼻咽部带菌者。除诺氟沙星外,其他氟喹诺酮类均可用于敏感菌所致骨骼系统的感染和皮肤软组织感染等。

【不良反应】

1. **胃肠道反应** 较常见,如恶心、呕吐、腹痛和腹泻等。

2. **中枢神经系统症状** 轻症者出现头痛、头晕、疲劳和失眠等,重症者可出现精神异常、惊厥等。发生机制与药物抑制 γ- 氨基丁酸与其受体结合,使中枢抑制性神经元功能减弱有关。

3. **光敏反应** 可出现红斑、皮疹、瘙痒等,严重者出现皮肤糜烂。发生机制为药物吸收紫外线能量后可产生活性氧,从而激活皮肤的成纤维细胞中的蛋白激酶 C 和酪氨酸激酶,引起皮肤炎症。因此,用药期间应避免阳光或紫外线直接或间接照射。

4. **对骨骼系统的影响** 动物实验结果表明,可损伤幼龄动物负重关节的软骨;临床研究证明儿童用药可致关节痛、关节水肿。

5. **心脏毒性** 罕见但后果严重。可见 Q-T 间期延长、尖端扭转型室性心动过速和室颤等,与药物阻滞心肌细胞钾通道有关。

6. 其他 还可出现跟腱炎、肝肾毒性等,停药后可恢复。

【药物相互作用】抗酸药、含金属离子的药物可降低氟喹诺酮类药物吸收率,应避免同服。可抑制华法林和茶碱在肝脏的代谢,增加其血药浓度,可能引起不良反应。不宜与Ⅰa类及Ⅲ类抗心律失常药和延长心脏 Q-T 间期的药物如西沙必利、红霉素、三环类抗抑郁症药合用。

【禁忌证】

儿童,青少年患者不宜常规应用。有精神病或癫痫病史者,糖尿病患者慎用。孕妇、哺乳期妇女及喹诺酮过敏者禁用。

二、常用氟喹诺酮类药物

诺氟沙星(norfloxacin) 为第一个用于临床的氟喹诺酮类药物,口服吸收率为 35%~45%,半衰期为 3.5~5 小时。对革兰氏阴性菌如大肠杆菌、志贺菌、肠杆菌科和沙门菌作用强,临床用于敏感菌所致胃肠道、泌尿道、皮肤和眼部感染。

环丙沙星(ciprofloxacin) 口服吸收率为 70%,半衰期为 3~5 小时。对铜绿假单胞菌、流感嗜血杆菌、大肠杆菌等体外抗菌活性高于多数氟喹诺酮类药物,对耐氨基糖苷类和三代头孢的菌株有效。临床用于敏感菌所致各种感染。

氧氟沙星(ofloxacin) 吸收率约为 95%,半衰期为 5~7 小时。抗菌作用与环丙沙星相似,尚对结核分枝杆菌、沙眼衣原体和部分厌氧菌有效。现几乎被左氧氟沙星所替代。

左氧氟沙星(levofloxacin) 为消旋氧氟沙星的左旋体,口服吸收率约 100%,左氧氟沙星在细胞内可达有效治疗浓度。约 85% 的药物以原形经肾排泄,半衰期为 5~7 小时。抗菌活性约为氧氟沙星的 2 倍,对表皮葡萄球菌、链球菌、肠球菌、衣原体和支原体的体外抗菌活性优于环丙沙星。临床用于敏感菌所致的各种急慢性感染、难治性感染。不良反应少且轻。

莫西沙星(moxifloxacin) 吸收率约为 90%,半衰期为 12~15 小时。对大多数革兰氏阳性菌、厌氧菌、结核分枝杆菌、支原体和衣原体作用强于上述药物,对革兰氏阴性菌作用同诺氟沙星。用于敏感菌所致的慢性支气管炎急性发作、社区获得性肺炎、急性鼻窦炎、泌尿生殖系统和皮肤软组织感染。不良反应少,多为一过性轻度呕吐和腹泻,光敏性皮炎发生率低于左氧氟沙星。

临床应用的本类药物还有洛美沙星(lomefloxacin)、氟罗沙星(fleroxacin)、司帕沙星(sparfloxacin)等。

第二节 磺胺类

磺胺类药物(sulfonamides)是以对氨基苯磺酰胺为基本化学结构的人工合成抗菌药物。该类药物曾广泛应用于临床,后因不良反应较多而应用受限,但其对流行性脑脊髓膜炎、鼠疫等仍有显著疗效。根据药代动力学和临床应用特点,可将磺胺类药物分为三类:用于全身性感染的肠道易吸收类,如磺胺异噁唑;用于肠道感染的难吸收类,如柳氮磺胺吡啶;外用磺胺类,如磺胺米隆、磺胺嘧啶银和磺胺醋酰。

一、磺胺类药物的共同特点

【体内过程】口服吸收快而完全,血浆蛋白结合率为 20%~90%。体内分布广泛,可通过血脑屏障和胎盘屏障。主要在肝代谢,为无活性的乙酰化物,也可与葡糖醛酸结合,原形和代谢产物主要经肾排出。磺胺类药物及其乙酰化代谢产物在碱性尿液中溶解度高,在酸性尿液中易结晶析出。根据半衰期的长短,肠道易吸收磺胺类又可分为三类:短效类(<10 小时),如磺胺异噁唑和磺胺二甲嘧啶;中效类(10~24 小时),如磺胺嘧啶和磺胺甲噁唑;长效类(>24 小时),如磺胺多辛。

【抗菌作用】对大多数革兰氏阳性菌和阴性菌均有良好的抗菌活性,以肺炎链球菌、脑膜炎奈瑟菌、鼠疫耶氏菌、流感嗜血杆菌等最为敏感,对沙眼衣原体、疟原虫、放线菌、卡氏肺孢子虫和弓形虫滋养体等也有效。但对病毒、支原体、立克次体及螺旋体无效。

【作用机制】四氢叶酸被活化后可作为一碳单位转移酶的辅酶,参与嘌呤与嘧啶的合成。对磺胺敏感的细菌不能直接利用周围环境中的叶酸,只能利用对氨基苯甲酸(para-aminobenzoic acid,PABA)和二氢蝶啶为原料合成二氢叶酸,再在二氢叶酸还原酶的作用下生成四氢叶酸(图 32-2)。磺胺类药物化学结构和 PABA 相似,竞争性与二氢蝶酸合酶结合,干扰二氢叶酸合成,从而发挥抗菌作用。PABA 与二氢蝶酸的亲和力强磺胺数千倍以上,使用磺胺时应首剂加倍。普鲁卡因在体内可水解产生 PABA,可减弱磺胺药的抗菌作用。

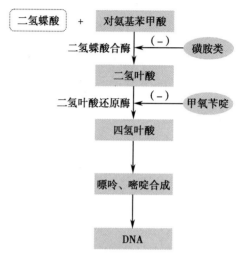

图 32-2　磺胺类和甲氧苄啶的作用机制示意图

【耐药性】细菌对该类药物的耐药现象普遍存在,主要通过基因突变或质粒介导产生耐药性。细菌通过合成过量的 PABA;或产生低亲和力的二氢蝶酸合酶;或改变代谢途径直接利用外源性叶酸;或对磺胺类药物的通透性降低等机制耐药。本类药物间有交叉耐药。

【不良反应及禁忌证】不良反应较多。包括:①泌尿系统损害,可引起结晶尿、管型尿、血尿、尿痛等症状。适当增加饮水量和碱化尿液可预防结晶尿。②过敏反应,常见皮疹、血管神经性水肿。有过敏病史患者禁用。③血液系统反应,长期使用可能抑制骨髓造血功能,导致粒细胞减少、血小板减少甚至再生障碍性贫血,发生率低但可致死。在 6-磷酸葡萄糖脱氢酶缺乏的患者易引起溶血性贫血。④核黄疸,磺胺类可从血浆蛋白结合点上置换胆红素,使游离的胆红素进入中枢神经系统而导致核黄疸。故新生儿、婴儿、孕妇和哺乳期妇女不宜应用。⑤神经系统反应,可出现头痛、头晕,应避免高空作业和驾驶。⑥其他,可出现恶心、呕吐等症状;可致肝损害甚至急性重型肝炎,肝损害者避免使用。

【药物相互作用】能竞争甲苯磺丁脲、香豆素类和甲氨蝶呤与血浆蛋白的结合,增加其游离血药浓度,增强其药理效应。

二、常用磺胺类药物

磺胺嘧啶(sulfadiazine,SD):口服易吸收,血浆蛋白结合率约为 45%,易透过血脑屏障,脑脊液中药物浓度可达血药浓度的 80%,是预防、治疗流行性脑脊髓膜炎的首选药物;还首选用于治疗诺卡菌属引起的肺部、脑部感染;尚与乙胺嘧啶合用治疗弓形虫病。

磺胺甲噁唑(sulfamethoxazole,SMZ):半衰期为 10~12 小时,脑脊液中浓度低于 SD,但仍可用于流行性脑脊髓膜炎的预防。常与 TMP 联合治疗敏感菌所致泌尿系统、呼吸道和肠道感染。

柳氮磺胺吡啶(sulfasalazine,SASP):吸收率为 10%~20%。本身无活性,被肠道细菌分解为磺胺吡啶和 5-氨基水杨酸,前者有抗菌作用,后者有抗炎作用。SASP 是国内外指南中治疗风湿性关节炎的有效药物,常与甲氨蝶呤、来氟米特和羟氯喹联合应用;此外 SASP 也是治疗溃疡性结肠炎的一线药物,也广泛用于强直性脊柱炎、银屑病性关节炎等。长期用药不良反应较多,包括恶心、呕吐、厌食、头痛、皮疹、溶血性贫血、粒细胞减少及肝肾损坏等,且可影响精子活力而致可逆性不孕症。

磺胺米隆(sulfamylone,SML):抗菌谱广,对多种革兰氏阳性和阴性细菌均有效。抗菌活性不受脓液和坏死组织中 PABA 的影响,用于烧伤或大面积创伤后的铜绿假单胞菌感染。

磺胺嘧啶银(sufladiazine,SD-Ag):兼有磺胺嘧啶和硝酸银二者作用,抗铜绿假单胞菌作用强大。主要用于预防和治疗烧伤或大面积创伤后创面感染。

磺胺醋酰(sulfacetamide,SA):其钠盐溶液不具有刺激性,穿透力强。适用于沙眼、角膜炎和结膜炎等眼科感染性疾病。

第三节　其他合成抗菌药

其他合成类抗菌药物主要包括:①噁唑烷酮类,如利奈唑胺;②甲氧苄啶;③硝基呋喃类,如呋喃妥因、呋喃唑酮;④硝基咪唑类,如甲硝唑、替硝唑和奥硝唑等,见第三十八章。

利奈唑胺(linezolid)

【体内过程】可静脉和口服给药。口服吸收快而完全,一般进食对其吸收无影响,吸收率约为100%。达峰时间约 1~2 小时,高脂饮食可使达峰时间延迟,峰浓度降低(约 17%)。体内分布广泛,血浆蛋白结合率约为 31%,在骨、肺、脑脊液分布较多。约 35% 的原形药物、50% 的无活性代谢产物从尿液排出,另有约 10% 的代谢产物经肠道排出。静脉和口服给药时药物半衰期分别约 4.5 小时和 5.5 小时。

【抗菌作用和作用机制】对需氧的和兼性的革兰氏阳性致病菌,如耐万古霉素屎肠球菌、金黄色葡萄球菌、无乳链球菌、肺炎链球菌、化脓性链球菌等具有较强抗菌活性。作用机制为与细菌 50S 亚基上核糖体 RNA 的 23S 位点结合,从而阻止 70S 起始复合物的形成,进而抑制细菌蛋白质的合成。利奈唑胺不易与其他抑制蛋白合成的抗菌药发生交叉耐药,在体外也不易诱导细菌耐药性的产生。为肠球菌和葡萄球菌的抑菌剂,为大多数链球菌菌株的杀菌剂。

【临床应用】临床主要用于甲氧西林耐药葡萄球菌属、肠球菌属等多重耐药革兰氏阳性菌感染,包括万古霉素耐药屎肠球菌感染、由 MRSA 或青霉素不敏感的肺炎链球菌引起的医院获得性肺炎、由 MRSA 和 A 组溶血性链球菌或 B 组链球菌所致的皮肤及软组织感染,包括未并发骨髓炎的糖尿病足部感染等。

【不良反应及注意事项】胃肠道反应较为常见。还可引起骨髓抑制、周围神经病和视神经病(有的进展至失明)、乳酸性酸中毒等,尤其在用药时间过长(超过 28 天)的患者中。利奈唑胺合用 5- 羟色胺类药物包括三环类抗抑郁药、5- 羟色胺受体拮抗剂等时,可引起 5- 羟色胺综合征。由于利奈唑胺具有单胺氧化酶抑制剂作用,使用期间应避免食用含有大量酪氨酸的腌渍、炮制、烟熏、发酵食品。

甲氧苄啶(trimethoprim,TMP)

【体内过程】药代动力学特性与 SMZ 相似,口服吸收迅速、完全,血浆蛋白结合率约为 40%,体内分布广泛,可透过血脑屏障,脑膜炎症时,脑脊液中药物浓度可接近血药浓度。也可透过胎盘屏障进入胎儿体内,胎儿循环中血药浓度与母体相近。主要经肾排泄,半衰期约为 11 小时。

【抗菌作用与临床应用】甲氧苄啶为细菌二氢叶酸还原酶抑制剂,抗菌谱与 SMZ 相似,但其抗菌活性比 SMZ 强数十倍;单独应用易引起细菌耐药。与磺胺甲噁唑、磺胺嘧啶分别组成复方磺胺甲噁唑和双嘧啶,可双重阻断四氢叶酸合成,抗菌谱扩大,抗菌活性增强,甚至出现杀菌作用,且可延缓耐药性的产生,减少不良反应发生。临床用于治疗敏感菌所致泌尿道、上呼吸道、肠道感染。复方磺胺甲噁唑还是治疗肺孢菌病首选药。与长效磺胺类药物合用可以防治耐药性恶性疟疾。

【不良反应】不良反应少。敏感患者可出现叶酸缺乏症,如血小板及粒细胞减少、巨幼细胞贫血等。

硝基呋喃类（nitrofurans）

硝基呋喃类是以 5- 硝基呋喃为母核的人工合成抗菌药,临床上常用药物有呋喃妥因和呋喃唑酮。

呋喃妥因（nitrofurantoin,呋喃坦啶）:口服吸收迅速;血中药物易被破坏,不能用于全身感染;约 40% 的药物以原形经肾排出。呋喃妥因抗菌谱广,对多数革兰氏阳性和阴性菌有效;作用机制尚不清楚,可能与损伤细菌 DNA 有关。临床仅用于治疗敏感菌引起的泌尿道感染,尿液 pH 值为 5.5 时抗菌作用最佳。不良反应包括胃肠道反应、过敏反应、周围神经炎等。对于葡萄糖 -6- 磷酸脱氢酶缺乏者可引起溶血性贫血,禁用。长疗程(6 个月以上)治疗患者偶可发生弥漫性间质性肺炎或肺纤维化,应严密观察以便尽早发现,及时停药。肾衰患者禁用。

呋喃唑酮（furazolidone,痢特灵）:口服不易吸收。作用与呋喃妥因相似,还有抗幽门螺杆菌、抑制胃酸分泌等作用。主要用于肠道感染性疾病和胃、十二指肠溃疡。不良反应与呋喃妥因相似,但轻而少见。服用呋喃唑酮期间,禁止饮酒及含酒精饮料。

案例 32-1

患者,女,76 岁,以"尿频尿急伴发热 5 天"为主诉入院。既往 1 型糖尿病病史 20 余年,一直使用胰岛素治疗,有头孢菌素过敏病史。入院查体:体温 37.5℃,脉搏 96 次 / 分,呼吸 20 次 / 分,血压 132/68mmHg;神志清楚,一般情况可。无其他合并用药。入院后查尿常规:外观混浊、白细胞 +++,细菌 1683/μl。临床诊断为复杂性尿路感染。

思考:该患者应如何选用抗菌药物?

案例 32-2

患者,男,18 岁,因咳嗽咳痰伴发热 7 天入院。体温最高 40.2℃,患者院外使用阿莫西林、头孢呋辛等药物治疗无效。入院后查体:体温 39.5℃,脉搏 105 次 / 分,呼吸 20 次 / 分,血压 106/68mmHg;神志清楚。查血常规:白细胞数为 12.7×10^9/L,中性粒细胞 89.5%;胸部 CT 示双肺肺部感染;痰培养结果显示"耐甲氧西林金黄色葡萄球菌"。入院诊断:社区获得性肺炎。

思考:对于该患者应该给予什么药物?

（田　鑫）

氟喹诺酮类主要通过抑制 DNA 回旋酶、拓扑异构酶Ⅳ, 干扰 DNA 复制而发挥抗菌作用。该类药物具有口服吸收好、体内分布广泛; 抗菌谱广、抗菌作用强; 与其他药物无交叉耐药性; 不良反应相对少等特点, 已成为临床治疗细菌感染的重要药物。临床广泛用于敏感菌所致呼吸道、泌尿道和肠道感染等, 代表药有左氧氟沙星、莫西沙星等。磺胺类药物通过抑制二氢蝶酸合酶, 阻碍细菌四氢叶酸合成而发挥作用, 抗菌谱广, 但不良反应较多, 临床应用较少。利奈唑胺主要用于治疗甲氧西林耐药葡萄球菌属、肠球菌属等多重耐药革兰氏阳性菌等所致感染。甲氧苄啶的作用机制为阻断二氢叶酸还原酶, 常与磺胺甲噁唑、磺胺嘧啶等组成复方制剂治疗敏感菌所致泌尿道、呼吸道和肠道感染等。硝基呋喃类药物主要包括呋喃妥因和呋喃唑酮, 主要治疗肠道感染性疾病。

复习参考题

1. 简述氟喹诺酮类药物的共性。

2. 试述磺胺类药物的分类及各类药物的临床应用。

3. 简述磺胺类和甲氧苄啶合用的机制。

学习目标	
掌握	青霉素的抗菌谱、抗菌机制、临床应用及不良反应；各代头孢菌素抗菌作用、临床应用及不良反应。
熟悉	耐酶青霉素、广谱青霉素、抗铜绿假单胞菌广谱青霉素的特点与应用；其他 β- 内酰胺类抗生素的特点及应用。
了解	细菌对 β- 内酰胺类产生耐药性的机制；β- 内酰胺抑制剂的特点。

第一节 概述

β- 内酰胺类抗生素（β-lactam antibiotics）是指化学结构中含有 β- 内酰胺环的一类抗生素，包括青霉素类、头孢菌素类及其他 β- 内酰胺类。本类抗生素因具有抗菌活性强、疗效高、毒性低、适应证广、品种多等优点，在临床应用中颇受重视。

【抗菌作用机制】β- 内酰胺类抗生素作用于青霉素结合蛋白（penicillin binding proteins，PBPs），抑制转肽作用，阻碍肽聚糖的交叉联结，导致细菌细胞壁缺损，丧失屏障功能，菌体内的高渗透压使水分内渗，导致菌体膨胀、变形、破裂；也可通过活化细菌自溶酶使菌体溶解，从而发挥杀菌作用。对已经合成的细胞壁无影响，故对繁殖期细菌作用强。

【耐药机制】细菌对 β- 内酰胺类抗生素的耐药机制有多种：

1. **产生 β- 内酰胺酶**　产生 β- 内酰胺酶是细菌对 β- 内酰胺类最常见的耐药机制，该酶能使药物结构中的 β- 内酰胺环水解裂开而失去抗菌活性。目前已发现 200 多种 β- 内酰胺酶，如青霉素酶、头孢菌素酶、广谱酶、金属酶等。β- 内酰胺酶也可与某些耐酶的 β- 内酰胺类药物迅速结合，使其滞留于细胞外间隙，不能到达作用靶位发挥抗菌作用。

2. **改变靶位**　细菌通过改变 PBPs 结构、增加合成数量或合成新的 PBPs，使 β- 内酰胺类抗生素对靶位亲和力降低。

3. **降低菌膜通透性**　某些 β- 内酰胺类药物不易透过革兰氏阴性菌的外膜，产生非特异性低水平耐药。敏感的革兰氏阴性菌也可通过改变跨膜通道孔蛋白（porin）的结构，使进入菌体内的药量减少而产生耐药性。

4. **增强外排功能**　细菌可以借助胞质膜上的主动外排系统排出药物，从而形成低水平的非特异性、多重耐药，如大肠杆菌、铜绿假单胞菌、金黄色葡萄球菌、表皮葡萄球菌等。

5. **自溶酶减少**　某些细菌（如金黄色葡萄球菌）的自溶酶减少是 β- 内酰胺类抗生素的杀菌作用减弱或仅有抑菌作用的原因之一。

第二节 青霉素类

青霉素类的基本结构由母核 6- 氨基青霉烷酸（6-aminopenicillant acid，6-APA）和侧链（CO—R—）组成（图 33-1），母核中的 β- 内酰胺环为抗菌活性必需部分，其侧链主要与抗菌谱及某些药动学特性有关。青霉素类按抗菌特点分为：①主要作用于革兰氏阳性菌的青霉素（包括青霉素、青霉素 V、耐酶青霉素）；②广谱青霉素；③抗铜绿假单胞菌广谱青霉素；④抗革兰氏阴性杆菌青霉素。

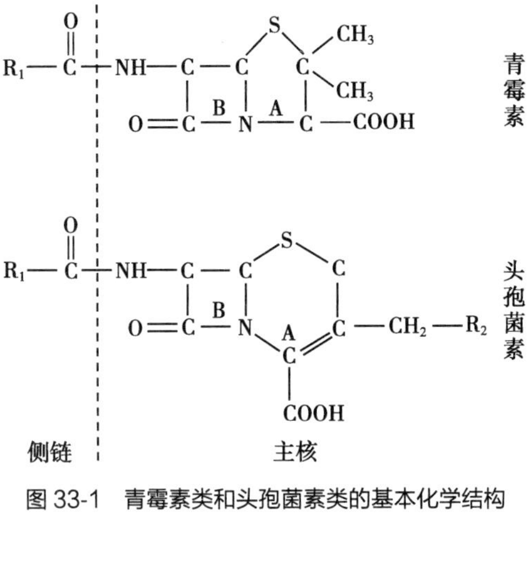

图 33-1　青霉素类和头孢菌素类的基本化学结构

一、主要作用于革兰氏阳性菌的青霉素

青霉素（penicillin）

青霉素又名青霉素 G（penicillin G），是由青霉菌培养液提取而得，因侧链为苄基，故又称苄青霉素（benzylpenicillin），其性质为有机酸，临床用其钠盐或钾盐。其干燥粉末性质稳定，室温下可保存数年仍有抗

菌活性。其水溶液极不稳定,室温放置24小时大部分失效,并产生有抗原性的降解产物,故必须临用前配制。酸、碱、醇、重金属或氧化剂均可破坏青霉素,应避免配伍使用。

【体内过程】青霉素口服易被胃酸及消化酶破坏;肌内注射吸收迅速完全,约30分钟血药浓度达峰值。其脂溶性低,主要分布于细胞外液,不易透过血脑屏障,但脑膜炎时可在脑脊液中达有效浓度。几乎全部以原形迅速经尿排泄,其中约10%经肾小球滤过,90%经肾小管分泌,其血浆半衰期为0.5~1小时,作用维持时间4~6小时。丙磺舒能与青霉素竞争肾小管分泌载体,抑制青霉素的排泄,延长其作用时间。但因丙磺舒有消化道反应、干扰酸碱平衡及过敏反应等,一般不常规合用。

【抗菌作用】青霉素抗菌谱较窄,主要敏感菌有:①革兰氏阳性球菌,如溶血性链球菌、草绿色链球菌、肺炎链球菌、金黄色葡萄球菌等;②革兰氏阳性杆菌,如白喉棒状杆菌、炭疽芽孢杆菌、破伤风芽孢梭菌等;③革兰氏阴性球菌,如脑膜炎奈瑟菌、淋病奈瑟菌等;④螺旋体、放线菌,如梅毒螺旋体、钩端螺旋体、牛放线菌。青霉素对大多数革兰氏阴性杆菌作用弱,对肠球菌不敏感,对真菌、立克次体、病毒等无作用。金黄色葡萄球菌、淋病奈瑟菌、肺炎球菌、脑膜炎奈瑟菌等对青霉素极易产生耐药性。

【临床应用】常作为治疗敏感的革兰氏阳性球菌和杆菌、革兰氏阴性球菌及螺旋体所致感染的首选药。

1. **革兰氏阳性球菌感染** ①溶血性链球菌感染,如咽炎、中耳炎、扁桃体炎、蜂窝组织炎、猩红热等;②肺炎链球菌感染,如大叶性肺炎、支气管肺炎、支气管炎、脓胸等;③敏感的金黄色葡萄球菌感染,如疖、痈、脓肿、血流感染等;④草绿色链球菌感染引起的心内膜炎,因青霉素难以渗入病灶部位形成的赘生物,常需大剂量静脉滴注才有效。

2. **革兰氏阳性杆菌感染** 可用于治疗破伤风、白喉、气性坏疽等,但必须配合特异的抗毒素血清。

3. **革兰氏阴性球菌感染** 淋病奈瑟菌感染引起的淋病;脑膜炎奈瑟菌引起的流行性脑脊髓膜炎,可与磺胺嘧啶合用。

4. **其他感染** 螺旋体感染如钩端螺旋体病、梅毒、回归热等;放线菌感染如局部肉芽肿样炎症、脓肿、多发性瘘管、肺部感染及脑脓肿等,应大剂量、长疗程用药。

为了延长青霉素的作用时间,可采用难溶的混悬制剂普鲁卡因青霉素(procaine benzylpenicillin,双效西林)和油剂苄星青霉素(benzathinebenzylpenicillin,bicillin,长效西林),肌内注射后在注射部位缓慢溶解吸收,故血药浓度较低,适用于轻症患者或预防感染,不适用于急性或重症感染。前者一次肌内注射80万U可维持疗效24小时,后者一次注射120万U可维持疗效15天。

【不良反应】青霉素毒性很低,但应特别注意过敏性休克。

1. **超敏反应** 为青霉素类最常见的不良反应,发生率约为3%~10%,以皮肤过敏(荨麻疹、药疹等)和血清病样反应较多见,多不严重,停药后可消失。最严重的是过敏性休克,表现为心悸、胸闷、面色苍白、喉头水肿、出冷汗、脉搏细弱、血压下降、惊厥、昏迷等,发生迅猛,如抢救不及时可迅速死亡。因此使用青霉素时,应高度重视防治过敏性休克。防治措施如下:①仔细询问过敏史,对青霉素过敏者禁用,对其他药物过敏或有过敏性疾病史者慎用;②避免滥用和局部用药;③初次应用、停药24小时以上或更换批号者,注射前均须做皮试;④现用现配,避免在饥饿时注射,注射后应观察30分钟;⑤用药前做好急救准备,一旦发生过敏性休克,应立即肌内或皮下注射0.1%肾上腺素0.5~1ml,严重者应稀释后缓慢静脉注射或静脉滴注,必要时可给予糖皮质激素和抗组胺药等,呼吸困难者应吸氧或做气管切开。

2. **赫氏反应(Herxheimer reaction)** 应用青霉素治疗梅毒、钩端螺旋体病、鼠咬热或炭疽等感染时,可出现全身不适、寒战、发热、咽痛、肌痛、心率加快等症状,可能是由大量病原体被杀灭后释放的物质所致。

3. **其他** 肌内注射可产生局部疼痛、红肿或硬结。剂量过大或静脉注射过快可刺激大脑皮层,鞘内注射可引起脑膜或神经刺激症状。大剂量滴注青霉素钾盐或钠盐可引起血钾或血钠升高,在肾功能减退时可导致高钾血症或高钠血症。

<h1 style="text-align:center">青霉素 V（penicillin V）</h1>

青霉素 V（phenoxymethylpenicillin，苯氧甲青霉素）最大特点是耐酸，口服吸收好，但食物可减少其吸收。抗菌谱与青霉素相同，但抗菌活性较弱。适用于敏感革兰氏阳性球菌引起的轻症感染。同类的还有非奈西林（pheneticillin，phenoxyethylpenicillin，苯氧乙青霉素）、丙匹西林（propicillin，phenoxypropyl penicillin）等。

<h2 style="text-align:center">耐酶青霉素</h2>

本类药物主要有甲氧西林（methicillin）、苯唑西林（oxacillin）、氯唑西林（cloxacillin）、双氯西林（dicloxacillin）、氟氯西林（flucloxacillin）等，除甲氧西林外均耐酸，可供口服和注射。本类药物化学结构中的侧链不同于青霉素，通过其空间位置障碍作用保护了 β- 内酰胺环，使其不易被青霉素酶水解。抗菌谱与青霉素相同，但抗菌活性不如青霉素，其中以双氯西林和氟氯西林活性较强。本类药物对产生青霉素酶的耐药葡萄球菌敏感，但对耐甲氧西林葡萄球菌不敏感。主要适用于产青霉素酶的甲氧西林敏感葡萄球菌感染，如血流感染、心内膜炎、肺炎、脑膜炎、骨髓炎、皮肤及软组织感染等。不良反应较少，与青霉素有交叉过敏反应，少数人口服后可引起胃肠道反应。

二、广谱青霉素

本类药物主要有氨苄西林（ampicillin，氨苄青霉素）和阿莫西林（amoxicillin，羟氨苄青霉素），主要特点是耐酸、可口服，对革兰氏阳性菌和革兰氏阴性菌均有杀灭作用，但不耐酶，故对耐药金黄色葡萄球菌感染无效。二者抗菌谱相似，对大多数革兰氏阴性杆菌如伤寒沙门菌、副伤寒沙门菌、大肠杆菌、痢疾志贺菌、百日咳鲍特菌等有较强的杀灭作用，但对铜绿假单胞菌无作用，对球菌、革兰氏阳性杆菌、螺旋体的作用不如青霉素，但对粪链球菌的作用优于青霉素。阿莫西林的抗菌活性较氨苄西林强，但二者之间有完全交叉耐药性。主要用于敏感细菌所致的呼吸道感染、尿路感染、胆道感染、皮肤及软组织感染、脑膜炎、血流感染、心内膜炎等。氨苄西林为肠球菌、李斯特菌感染的首选用药。对严重病例可与氨基糖苷类抗生素合用。与青霉素有交叉过敏性，胃肠道反应轻，少数患者出现血清转氨酶升高，偶有嗜酸性粒细胞增多和二重感染等。

三、抗铜绿假单胞菌广谱青霉素

本类的代表药为羧苄西林（carbenicillin，羧苄青霉素）和哌拉西林（piperacillin，氧哌嗪青霉素），不耐酸，只能注射给药。

哌拉西林对革兰氏阴性杆菌（包括铜绿假单胞菌）的抗菌活性较氨苄西林和羧苄西林强，对脆弱类杆菌和多种厌氧菌有作用，对革兰氏阳性菌的作用与氨苄西林相似，因不耐酶而对产酶金黄色葡萄球菌无作用。主要用于肠杆菌科细菌及铜绿假单胞菌所致的呼吸道感染、尿路感染、胆道感染、腹腔感染、皮肤及软组织感染等。不良反应主要有皮疹、皮肤瘙痒和胃肠道反应。

羧苄西林的抗菌谱与氨苄西林相似，特点是对革兰氏阴性杆菌尤其是对铜绿假单胞菌作用强大，且不受病灶脓液的影响；对耐氨苄西林的大肠杆菌仍有作用；对革兰氏阳性菌的作用较氨苄西林稍弱，因不耐酶而对产酶金黄色葡萄球菌无作用。常用于治疗烧伤继发的铜绿假单胞菌感染，也可用于治疗铜绿假单胞菌、大肠杆菌、变形杆菌引起的尿路感染。与庆大霉素合用可增强抗菌疗效，但应避免在同一容器中混合应用。与青霉素有交叉过敏，大剂量应用时可能引起血钠升高、神经系统毒性和出血。

本类药物供注射用的还有磺苄西林（sulbenicillin）、呋布西林（furbenicillin）、替卡西林（ticarcillin）、阿洛西林

（azlocillin）、美洛西林（mezlocillin）等，供口服用的药物主要有羧苄西林的酯化物如卡茚西林（carndacillin）和卡非西林（carfecillin）。

四、抗革兰氏阴性杆菌青霉素

本类药物供注射用的有美西林（mecillinam）和替莫西林（temocillin）和供口服用的匹美西林（pivmecillinam）。本类药物的主要特点是对 G⁻ 杆菌作用强，但对铜绿假单胞菌无作用，对革兰氏阳性菌作用弱。匹美西林在体内水解为美西林而发挥作用。美西林和匹美西林仅对部分肠道 G⁻ 杆菌有作用，替莫西林对大部分 G⁻ 杆菌有作用。主要用于敏感菌引起的尿路感染和软组织感染。本类药物通过作用于 PBP_2 使细菌变为圆形、代谢受抑制，但细菌不死亡。与作用于其他 PBPs 的药物合用可提高疗效。可引起胃肠道反应和一般过敏反应。

第三节　头孢菌素类

头孢菌素类（cephalosporins）是以母核 7- 氨基头孢烷酸（7-ACA）连接不同侧链而成的半合成抗生素（见图 33-1），具有与青霉素相似的 β- 内酰胺环，故理化性质、抗菌作用、作用机制和临床应用与青霉素相似，且与青霉素类有部分交叉过敏。主要特点是抗菌谱广、杀菌力强、对 β- 内酰胺酶较稳定、过敏反应发生率低。根据抗菌谱、对 β- 内酰胺酶的稳定性及肾毒性的不同可分为四代（表 33-1）。

表 33-1　头孢菌素类的分类与特点

分代及常用药物	主要特点
第一代 头孢噻吩（cephalothin，先锋霉素 I ） 头孢氨苄（cephalexin，先锋霉素Ⅳ） 头孢唑林（cefazolin，先锋霉素Ⅴ） 头孢拉定（cephradine，先锋霉素Ⅵ） 头孢羟氨苄（cefadroxil）	①对革兰氏阳性菌的作用较第二、三代强；对革兰氏阴性菌作用弱，对厌氧菌和铜绿假单胞菌无作用。②对 β- 内酰胺酶的稳定性较差。③有一定的肾毒性，头孢氨苄较严重，头孢拉定较轻
第二代 头孢克洛（cefaclor） 头孢孟多（cefamandole） 头孢呋辛（cefuroxime） 头孢替安（cefotiam） 头孢尼西（cefonicid）	①对革兰氏阳性菌的作用较第一代稍弱；对革兰氏阴性菌的作用较第一代强，对厌氧菌有一定作用，对铜绿假单胞菌无作用。②对多种 β- 内酰胺酶比较稳定。③肾毒性较小
第三代 头孢噻肟（cefotaxime） 头孢曲松（ceftriaxone） 头孢他啶（ceftazidime） 头孢哌酮（cefoperazone） 头孢唑肟（ceftizoxime） 头孢克肟（cefixime）	①对革兰氏阳性菌的作用较第一、二代弱；对革兰氏阴性菌包括肠杆菌类、铜绿假单胞菌和厌氧菌有较强作用。②对多种 β- 内酰胺酶更稳定。③基本无肾毒性。④较易通过血脑屏障
第四代 头孢匹罗（cefotaxime） 头孢吡肟（cefepime）	①对革兰氏阳性菌、革兰氏阴性菌均有较高的抗菌活性；②对 β- 内酰胺酶高度稳定；③无肾毒性

【体内过程】多数头孢菌素不耐酸,需注射给药。头孢拉定、头孢氨苄、头孢羟氨苄、头孢克洛等耐酸,可口服。在体内广泛分布于各组织,易透过胎盘,在滑囊液、心包积液中浓度较高。第三、四代头孢菌素类穿透力强,能到达胆汁、前列腺和房水,且脑脊液中浓度较高。主要经肾排泄,尿中浓度较高,凡能影响青霉素类排泄的药物均可影响头孢菌素类的排泄。头孢哌酮、头孢曲松主要经肝胆系统排泄。大多数头孢菌素的 $t_{1/2}$ 均较短(0.5~2.0 小时),但头孢曲松 $t_{1/2}$ 较长,可达 8 小时。

【抗菌作用和临床应用】第一代头孢菌素对革兰氏阳性菌的作用较第二、三代强,但对革兰氏阴性菌的作用弱,对铜绿假单胞菌、耐药肠杆菌和厌氧菌无作用。对 β- 内酰胺酶的稳定性较差。主要用于治疗敏感菌所致的呼吸道、泌尿道、皮肤及软组织感染。

第二代头孢菌素对革兰氏阳性菌的作用比第一代略弱,对革兰氏阴性菌的作用较强,对厌氧菌有一定作用,但对铜绿假单胞菌无作用。对多种 β- 内酰胺酶比较稳定。用于治疗敏感菌所致的肺炎、胆道感染、菌血症、尿路感染和其他组织器官感染等。

第三代头孢菌素对革兰氏阳性菌的作用不及第一、二代,对革兰氏阴性菌包括肠杆菌类、铜绿假单胞菌及厌氧菌有较强的作用。对 β- 内酰胺酶有较高的稳定性。可用于治疗严重的血流感染、脑膜炎、肺炎、骨髓炎及尿路感染,能有效控制严重的铜绿假单胞菌感染。

第四代头孢菌素对革兰氏阳性菌、革兰氏阴性菌的作用均强大,对 β- 内酰胺酶高度稳定,可用于对第三代头孢菌素耐药而对其敏感的产气肠杆菌、阴沟肠杆菌、沙雷菌属等细菌所致感染,亦可用于中性粒细胞缺乏伴发热患者的经验治疗。

【不良反应与用药注意】

1. **过敏反应**　多为皮疹、荨麻疹等,偶见过敏性休克,与青霉素类有交叉过敏现象,对青霉素过敏者慎用。

2. **肾毒性**　第一代头孢菌素大剂量应用可引起肾损害,与氨基糖苷类抗生素、强效利尿药合用可增加肾毒性,肾功能不全者慎用或禁用。第二代头孢菌素肾毒性较小,第三、四代头孢菌素基本无肾毒性。

3. **胃肠道反应**　口服制剂或自胆汁排泄较多的注射剂均可引起恶心、呕吐、食欲减退、腹泻等。

4. **其他**　第三、四代头孢菌素可致二重感染,头孢孟多、头孢哌酮可引起低凝血酶原血症或血小板减少。肌内注射引起局部疼痛;静脉给药浓度过高可致静脉炎;大量静脉注射可引起高钠血症;大剂量应用偶致抽搐、昏迷等中枢神经系统症状;与乙醇合用可引起"戒酒硫样反应",故应用期间及停药 3 天内应忌酒。

第四节　其他 β- 内酰胺类

其他 β- 内酰胺类包括碳青霉烯类、头霉素类、氧头孢烯类、单环 β- 内酰胺类。这些药物化学结构中虽有 β- 内酰胺环,但不具有青霉素类与头孢菌素类的典型结构,故又称非典型 β- 内酰胺类抗生素。

一、碳青霉烯类

碳青霉烯类(carbapenems)碳青霉烯类具有抗菌谱广,抗菌活性强,对 β- 内酰胺酶稳定等特点。

亚胺培南(imipenem)

亚胺培南又名亚胺硫霉素,抗菌机制与青霉素相似。在体内易受肾脱氢肽酶降解而失活,故需与肾脱氢肽酶抑制剂西司他丁(cilastatin)组成复方制剂(泰能)才能发挥作用。该复方制剂仅供注射,可用于 G^+ 和 G^- 需氧菌和厌氧菌所致的各种严重感染。常见不良反应为胃肠道反应、药疹、静脉炎,一过性氨基转移酶升高。用量较大可致惊厥、意识障碍等中枢神经系统反应和肾损害等。

美罗培南(meropenem)

美罗培南抗菌谱与亚胺培南相似,但对肾脱氢肽酶稳定,不需与脱氢肽酶抑制药合用,临床应用同亚胺培南。

二、头霉素类

头霉素类(cephamycins)包括头孢西丁(cefoxitin)、头孢美唑(cefmetazole)、头孢米诺(cefminox)等,化学结构与头孢菌素相似,其结构特征是在7-ACA的C$_7$位上增加了一个甲氧基,使其对β-内酰胺酶的稳定性增加。

本类药物的抗菌谱和抗菌作用与第二代头孢菌素相仿,但对脆弱拟杆菌等厌氧菌抗菌作用较头孢菌素类强。头霉素类对大多数超广谱β-内酰胺酶(ESBLs)稳定,但其治疗产 ESBLs 细菌所致感染的疗效未经证实。适用于肺炎链球菌及其他链球菌属、MRSA、大肠杆菌等肠杆菌科细菌、流感嗜血杆菌以及拟杆菌属引起的下呼吸道感染、血流感染、骨与关节感染及皮肤及软组织感染,大肠杆菌等肠杆菌科细菌、拟杆菌属等厌氧菌引起的腹腔感染,大肠杆菌、淋病奈瑟菌、拟杆菌属等厌氧菌及 B 组链球菌所致的盆腔感染,也可用于胃肠道手术、经阴道子宫切除、经腹腔子宫切除或剖宫产等手术前的预防用药。

不良反应有过敏、静脉炎、蛋白尿、嗜酸性粒细胞增多等。头孢美唑的抗菌作用及临床应用与头孢西丁相似。对头霉素类及头孢菌素类抗菌药物有过敏史者禁用,不推荐头孢西丁用于 <3 个月的婴儿。使用头孢美唑、头孢米诺期间,应避免饮酒,以免发生戒酒硫样反应。

三、氧头孢烯类

氧头孢烯类(oxacephems)抗生素主要有拉氧头孢(latamoxef)和氟氧头孢(flomoxef),其结构特点是 7-ACA 上的 S 被 O 取代。本类药物脑脊液和痰液中浓度高,血浆 $t_{1/2}$ 较长,抗菌谱和抗菌活性与第三代头孢菌素相似,对β-内酰胺酶的稳定性极高。主要用于治疗脑膜炎、血流感染及呼吸道、尿路、胆道、妇科感染。不良反应以皮疹最多见,偶见凝血酶原减少或血小板功能障碍而引起出血。

四、单环β-内酰胺类

氨曲南(aztreonam)

氨曲南是第一个用于临床的单环β-内酰胺类(monobactams)抗生素。对革兰氏阴性菌作用强,对革兰氏阳性菌、厌氧菌作用弱,具有耐酶、低毒、体内分布广、与青霉素无交叉过敏的特点。主要用于大肠杆菌、沙门菌属、克雷伯菌和铜绿假单胞菌等所致的呼吸道、尿路、皮肤软组织感染、血流感染及脑膜炎等。不良反应较少,偶有皮疹、药热、血清转氨酶升高、胃肠不适等。同类药物还有卡芦莫南(carumonam)。

第五节　β-内酰胺酶抑制药及其复方制剂

β-内酰胺酶抑制药本身没有或只有较弱的抗菌活性,但可抑制β-内酰胺酶,从而保护与其配伍的β-内酰胺类抗生素免遭水解。本类药物与不耐酶的β-内酰胺类抗生素联合应用或组成复方制剂使用可增强疗效。

克拉维酸（clavulanic acid）

克拉维酸又名棒酸，是由链霉菌培养液中获得的 β- 内酰胺酶抑制剂。其抑酶谱广、毒性低,可与多种 β- 内酰胺类抗生素合用，使抗菌作用显著增强。常用的复方制剂有奥格门汀（阿莫西林 - 克拉维酸钾）、替门汀（替卡西林 - 克拉维酸钾）等,主要用于治疗产 β- 内酰胺酶的金黄色葡萄球菌、表皮葡萄球菌、肠球菌及流感嗜血杆菌等所致的呼吸道、腹腔、盆腔、尿路感染。

舒巴坦（sulbactam）

舒巴坦又名青霉烷砜，为半合成 β- 内酰胺酶抑制剂,作用略强于克拉维酸,与 β- 内酰胺类抗生素合用有明显抗菌协同作用。常用的复方制剂有舒他西林（氨苄西林 - 舒巴坦）、舒普深（头孢哌酮 - 舒巴坦）,主要用于产 β- 内酰胺酶的肠杆菌、厌氧菌及铜绿假单胞菌等所致的呼吸道、腹腔、盆腔、泌尿系感染。

他唑巴坦（tazobactam）

他唑巴坦又名三唑巴坦，为舒巴坦衍生物。抑酶作用强于克拉维酸和舒巴坦,常用的复方制剂特治星（哌拉西林 - 他唑巴坦）,对耐哌拉西林的大肠杆菌、肺炎克雷伯杆菌、不动杆菌、奇异变形杆菌及各类厌氧菌具有良好的抗菌作用,主要用于腹腔、下呼吸道、尿路、皮肤软组织等感染。

案例 33-1

患者,男,37 岁。因感冒正在服用感冒药和头孢拉定,晚餐时与朋友喝酒后突然出现胸闷、气短、口唇发绀、呼吸困难,被紧急送往医院。诊断为戒酒硫样反应,经给予吸氧、地塞米松静脉滴注等抢救后转危为安。

思考:何为戒酒硫样反应? 其发生机制及症状是什么? 如何避免?

（王垣芳）

学习小结

β- 内酰胺类抗生素包括青霉素类、头孢菌素类、其他 β- 内酰胺类、β- 内酰胺酶抑制药及其复方制剂。青霉素类按抗菌特点分为窄谱青霉素、耐酶青霉素、广谱青霉素、抗铜绿假单胞菌广谱青霉素和抗革兰氏阴性杆菌青霉素。青霉素的抗菌机制是抑制转肽酶,阻碍细菌细胞壁合成,是治疗革兰氏阳性球菌和杆菌、革兰氏阴性球菌及螺旋体感染的首选药,但在使用时注意防治过敏性休克。头孢菌素类具有抗菌谱广、杀菌力强、对 β- 内酰胺酶较稳定、过敏反应发生率低的优点,根据抗菌谱、对 β- 内酰胺酶的稳定性及肾毒性的不同可分为四代。其他 β- 内酰胺类虽有 β- 内酰胺环,但无青霉素类与头孢菌素类典型的结构。β- 内酰胺酶抑制药及其复方制剂可增强 β- 内酰胺类抗生素的抗菌活性。

复习参考题

1. 简述青霉素的抗菌机制、抗菌谱。
2. 如何防治青霉素发生过敏性休克?
3. 试述四代头孢菌素的特点,并列举代表药物。

第三十四章

大环内酯类、林可霉素类及多肽类抗生素

34

学习目标	
掌握	红霉素类药物的抗菌特点、临床应用和不良反应。
熟悉	林可霉素、克林霉素、万古霉素的抗菌特点、临床应用及主要不良反应。
了解	多黏菌素类、杆菌肽类的抗菌特点及应用。

第一节　大环内酯类

大环内酯类抗生素是一类含有 14~16 元大内酯环结构的抗生素,第一代代表药为红霉素,同类药物还有乙酰螺旋霉素(acetylspiramycin)、麦迪霉素(medecamycin)、交沙霉素(josamycin)、吉他霉素(kitasamycin)等,曾广泛用于临床。但由于生物利用度低、抗菌谱窄、不良反应多及易产生耐药性等问题,20 世纪 70 年代以来陆续开发了第二代半合成大环内酯类抗生素,代表药物有罗红霉素、克拉霉素和阿奇霉素等,这些药具有不易被胃酸破坏、血药浓度高、半衰期长等优点,主要用于呼吸道感染。然而,由于耐药菌株日益增多,又开发了第三代大环内酯类,代表药有泰利霉素(telithromycin)和喹红霉素(cethromycin)。

一、分类、抗菌作用机制及耐药机制

(一) 分类

大环内酯类抗生素按化学结构分为:

1. **14 元大环内酯类**　红霉素、罗红霉素、地红霉素、竹桃霉素、克拉霉素、泰利霉素和喹红霉素等。

2. **15 元大环内酯类**　阿奇霉素。

3. **16 元大环内酯类**　麦迪霉素,交沙霉素、螺旋霉素,罗他霉素、醋酸麦迪霉素、吉他霉素、乙酰吉他霉素等。

(二) 抗菌作用机制

本类抗生素抗菌机制为不可逆地与细菌核糖体的 50S 亚基结合,14 元大环内酯类阻断肽酰基 -tRNA 移位,而 16 元大环内酯类抑制肽酰基的转移反应,从而阻碍细菌的蛋白质合成产生抑菌作用。由于细菌核糖体为 70S,由 50S 和 30S 亚基构成,而哺乳动物核糖体为 80S,由 60S 和 40S 亚基构成,因此,此类药物对哺乳动物核糖体几无影响。

(三) 耐药机制

细菌对大环内酯类抗生素会产生不完全交叉耐药性,耐药的机制是:①细菌产生了灭活大环内酯类的酶使其失活,包括酯酶、磷酸化酶、甲基化酶、葡萄糖苷酶及乙酰转移酶等;②靶位结构改变,使本类抗生素不能与其结合,导致抗菌失败;③细菌对大环内酯类抗生素的摄入减少和外排增多,阻止药物在菌体内发挥抑菌作用。

二、常用大环内酯类抗生素

红霉素(erythromycin)

红霉素是从链霉菌的培养液中提取所得的 14 元环大环内酯类抗生素,不耐酸,在碱性条件下抗菌作用增强。红霉素是第一个用于临床的大环内酯类抗生素,曾广泛用于治疗多种感染。近年来由于胃肠道反应和耐药性,已逐渐被第二代部分合成大环内酯类抗生素取代。常用的红霉素制剂有红霉素肠溶片、琥乙红霉素(erythromycin ethylsuccinate)、依托红霉素(erythromycin estolate)、乳糖酸红霉素(erythromycin lactobionate)等。

【体内过程】红霉素口服易被胃酸破坏,故常服用肠溶片或酯化物。其在体内分布广泛,可分布到除脑脊液以外的各种体液和组织中,在扁桃腺、乳汁、胸水、前列腺中均可达到有效浓度。主要在肝代谢,从胆汁排泄,故在胆汁中浓度高,可形成肝肠循环。少量由尿排泄,半衰期约为 2 小时。

【抗菌作用】红霉素为快速抑菌药,对革兰氏阳性菌有强大抗菌作用;对部分革兰氏阴性菌如脑膜炎奈瑟菌、淋病奈瑟菌、流感嗜血杆菌、百日咳鲍特菌、军团菌等高度敏感；对螺旋体、肺炎支原体、立克次体、衣原体也有抑制作用。对青霉素产生耐药性的菌株，对红霉素敏感。

【临床应用】本药是治疗弯曲杆菌引起的败血症或肠炎、支原体肺炎、沙眼衣原体所致婴儿肺炎、军团菌病、白喉带菌者的首选药。也常用于耐青霉素的金黄色葡萄球菌感染和对青霉素过敏的其他革兰氏阳性菌感染。

【不良反应】口服尤其是空腹服用可出现胃肠道反应，如恶心、呕吐、腹痛等。大剂量应用易引起黄疸和肝损害，停药后数日可恢复。个别患者可有过敏性皮疹、药热、伪膜性肠炎、耳鸣、暂时性耳聋等。静脉注射或静脉滴注乳糖酸红霉素可引起血栓性静脉炎；肌内注射局部刺激大，可引起疼痛及硬结，因此不宜肌内注射。

【药物相互作用】红霉素与青霉素合用会产生拮抗作用，这是由于红霉素抑制细菌蛋白质合成，使细菌生长受抑制，不利于青霉素发挥作用；红霉素与林可霉素、克林霉素和氯霉素在细菌核糖体 50S 亚基上的结合点相同或相近，合用时可能发生拮抗作用；红霉素与四环素合用，会加重肝损害，所以两药不宜合用；红霉素如用氯化钠注射液或其他盐类溶液溶解时，可产生乳白色沉淀或混浊，为避免沉淀，应先用注射用水或 5% 葡萄糖液溶解后再用氯化钠注射液稀释。

理论与实践

红霉素在小儿科的应用上应注意：

红霉素肠溶片肠溶衣被破坏后，导致红霉素迅速被胃酸分解，使其失去抗菌活性，又因红霉素味苦，小儿难以接受，临床医生不应将红霉素肠溶衣片分解后捣碎用于患儿。

相关链接

红霉素静脉注射液稳定性受溶液 pH 值影响极大，pH 值低于 4 时，红霉素在静脉滴注过程中迅速分解，温度升高，分解加速。临床上应采用 pH 4.2 以上的葡萄糖注射液，且临用时配液并可加维生素 C 或氢化可的松提高其稳定性。

罗红霉素（roxithromycin）

罗红霉素为 14 元环半合成大环内酯类抗生素，对胃酸稳定，口服吸收好，吸收后分布广泛，血与组织中浓度高于红霉素，半衰期长达 12~15 小时。本药对革兰氏阳性菌和厌氧菌的作用与红霉素相似，对肺炎支原体、衣原体有较强作用，但对流感嗜血杆菌的作用较红霉素弱。主要用于敏感菌所致的呼吸道、耳鼻喉、生殖器和皮肤软组织感染。也可用于治疗支原体肺炎、沙眼衣原体感染及军团菌病等。胃肠道反应比红霉素少，偶见皮疹、皮肤瘙痒、头痛、头晕等。

克拉霉素（clarithromycin）

又名甲红霉素，为 14 元环半合成大环内酯类抗生素，对胃酸极稳定，口服吸收迅速完全，但首过消除明显，生物利用度仅有 55%，在肺、扁桃体及皮肤等组织中浓度较高，原形及代谢产物经肾排泄，半衰期约为 4 小时。对革兰氏阳性菌、流感嗜血杆菌、军团菌和肺炎支原体的作用居大环内酯类之首，对沙眼衣原体、幽门螺杆菌、厌氧菌的作用较红霉素强。主要用于呼吸道、泌尿生殖系统、皮肤软组织感染及消化道幽门螺杆菌感染。不良反应发生率低，主要是胃肠道反应，偶见皮疹、皮肤瘙痒等症状。

阿奇霉素（azithromycin）

阿奇霉素是唯一用于临床的 15 元环半合成大环内酯类抗生素，口服吸收好，分布范围广，组织中药物浓度高，大部分原形自胆汁排泄，小部分由尿排出。生物利用度为 37%，半衰期为 2~3 天，为大环内酯类最长者，每日仅需给药一次，属长效大环内酯类抗生素。作用特点是对革兰氏阴性菌的抗菌作用强于红霉素。主要用于敏感菌所致的呼吸道感染、皮肤和软组织感染、泌尿生殖系统感染及性传播疾病。不良反应少，主要是胃肠道反应，偶见肝功能异常、皮疹等。

第二节　林可霉素类

林可霉素（lincomycin）、克林霉素（clindamycin）

林可霉素又名洁霉素。克林霉素又名氯洁霉素，是林可霉素分子中第 7 位羟基被氯原子取代而成。两药具有相同的抗菌谱和抗菌机制，但克林霉素较林可霉素抗菌作用强、口服吸收好且毒性小，临床较为常用。

【体内过程】克林霉素口服吸收快而完全。生物利用度约为 90%，而林可霉素口服吸收差，生物利用度仅为 20%~30%，且受食物影响明显。两药分布广泛，能渗入各种组织及体液，在胆汁、乳汁中浓度较高，骨组织可达到更高浓度，可通过胎盘屏障但不易透过血 - 脑脊液屏障。在肝氧化代谢成无活性的产物经胆汁和肠道排泄，仅约 10% 的原形药物经肾排泄。

【抗菌作用及作用机制】抗菌谱较红霉素窄，对革兰氏阳性菌具有较强的抑制作用，对链球菌、金葡菌和大多数厌氧菌有高效，但对革兰氏阴性菌大都无效。抗菌机制与大环内酯类相同，主要是与核糖体 50S 亚基结合，阻止肽链延伸，从而抑制细菌蛋白质的合成。由于此类药物与大环内酯类抗生素结合位点接近，合用时产生拮抗作用。两药存在完全交叉耐药性，且与大环内酯类抗生素存在部分交叉耐药性。

【临床应用】用于金黄色葡萄球菌引起的急、慢性骨髓炎及关节感染，克林霉素可作为首选药。也可用于厌氧菌引起的口腔、腹腔和妇科感染，需氧革兰氏阳性菌引起的呼吸道、皮肤软组织、胆道感染、心内膜炎及败血症等。

【不良反应】以胃肠道反应常见，表现为恶心、呕吐、胃部不适和腹泻。长期口服引起菌群失调而发生伪膜性肠炎，严重时可致死，如出现严重的水样或血样大便应及时停药，除对症治疗外，需口服万古霉素或甲硝唑。也可引起过敏反应、静脉炎、血清氨基转移酶升高及神经肌肉阻滞作用。克林霉素不良反应发生率比林可霉素低。

【药物相互作用】由于与大环内酯类和氯霉素作用靶点相同，因此不宜同时使用，以免产生拮抗作用。与吸入性麻醉药或肌松药同时使用，可导致神经肌肉接头阻断作用增强，在手术中或术后合用也应注意。与阿片类镇痛药合用，可加重阿片类镇痛药的中枢呼吸抑制作用，必须对病人进行密切观察或监护。

第三节　多肽类

万古霉素（vancomycin）、去甲万古霉素（norvancomycin）

这两个药的化学结构相似，故抗菌谱、临床应用、不良反应基本相同，去甲万古霉素作用略强于万古霉素。

【体内过程】口服不吸收,肌内注射可引起剧烈疼痛甚至组织坏死,故只能静脉滴注给药。血浆蛋白结合率低,约55%,分布范围广,可进入各组织和体液,但不易透过血-脑脊液屏障及血-眼屏障,炎症时进入增多,可达有效水平。药物在体内代谢少,主要以原形经肾排泄,半衰期约为6小时,肾功能损害者血浆半衰期明显延长。

【抗菌作用及作用机制】对革兰氏阳性菌产生强大杀菌作用,对耐甲氧西林金黄色葡萄球菌(MRSA)和耐甲氧西林表皮葡萄球菌(MRSE)的作用尤为显著。抗菌机制是与细胞壁前体肽聚糖结合,阻碍细胞壁合成,对胞质中 RNA 合成也具抑制作用。本药为繁殖期细菌杀菌药。细菌对万古霉素类不易产生耐药性。然而,近年来耐万古霉素的肠球菌和凝固酶阴性的葡萄球菌感染发病率在临床有增高趋势,应引起重视。耐药性的产生主要是通过诱导耐药球菌产生一种能修饰细胞壁前体肽聚糖的酶,使药物不能与前体肽聚糖结合。

【临床应用】仅用于革兰氏阳性菌,特别是 MRSA、MRSE 和耐青霉素肠球菌所致的严重感染,如败血症、肺炎、心内膜炎、骨髓炎、结肠炎等。也可用于对 β- 内酰胺类抗生素过敏的患者。对其他抗生素尤其是克林霉素引起的伪膜性肠炎有较好疗效。

【不良反应】

1. **耳毒性**　服用常规剂量很少发生耳毒性,但肾功能不全患者或服药剂量过大可导致耳鸣、听力损害,甚至耳聋。通常是在血药浓度超过 60μg/ml 时出现。如及早停药可恢复正常,少数患者停药后仍有致聋危险。如同时服用氨基糖苷类抗生素、呋塞米或依地尼酸可加重本药的耳毒性。

2. **肾毒性**　为万古霉素较常见不良反应,主要损伤肾小管,轻者可有蛋白尿、管型尿,重者出现血尿、少尿、氮质血症甚至肾衰竭。肾毒性发生率约为14.3%,但若能根据血药浓度和肾功能适当调整服药剂量,避免与氨基糖苷类等其他肾毒性的药物合用,肾毒性发生率可降低。

3. **变态反应**　可出现斑块状皮疹、寒战、药热和过敏性休克。快速静脉滴注万古霉素可出现极度皮肤潮红、红斑、荨麻疹、心动过速和低血压等特征性症状,称为"红人综合征"(red man syndrome)。可能与万古霉素引起的组胺释放有关。去甲万古霉素和替考拉宁很少出现。应用抗组胺药和肾上腺皮质激素治疗有效。

4. **其他**　口服时可引起恶心、呕吐和眩晕,静脉注射时偶发注射部位血栓性静脉炎和疼痛。

问题与思考

万古霉素具有耳毒性,患者如同时服用氨基糖苷类抗生素、呋塞米或依地尼酸可加重本药的耳毒性。

思考:利用所学知识分析产生这一现象的原因是什么?

替考拉宁(teicoplanin)

本品口服不吸收,肌内注射的生物利用度为94%。静脉和肌内注射后,药物分布广泛,在皮肤、骨组织、肾、支气管、肺和肾上腺中浓度较高。本药不能透过红细胞、脑脊液和脂肪。主要用于治疗对青霉素、头孢菌素或其他抗生素类药耐药的葡萄球菌感染,以及对青霉素、头孢菌素类抗生素过敏的严重葡萄球菌感染。

多黏菌素 B(polymyxin B)、多黏菌素 E(polymyxin E)

多黏菌素 B、多黏菌素 E 是从多黏杆菌培养液中提取的多肽抗生素。

【体内过程】口服难吸收,肌内注射后2~3小时达血药峰浓度。本药穿透力差,在胸腔、腹腔、关节腔及脑脊液中浓度低。主要经肾排泄,半衰期约为6小时。

【抗菌作用及作用机制】对革兰氏阴性杆菌作用强,特别是对铜绿假单胞菌作用显著,对革兰氏阴性球菌、革兰氏阳性菌和真菌无效。抗菌机制是与细菌胞质膜的磷脂结合,破坏胞质膜通透性,导致菌体内一些重要成分如氨基酸、核苷酸等外漏而死亡。但细菌对多黏菌素类不易产生耐药性。

【临床应用】主要用于耐药的铜绿假单胞菌及革兰氏阴性杆菌引起的尿路感染、败血症、脑膜炎等,需注射给药。口服用于肠炎和肠道手术前准备,局部用于敏感菌引起的眼、耳、皮肤、黏膜及烧伤创面感染。

【不良反应】对肾及神经系统毒性较大。肾损害表现为蛋白尿、血尿、管型尿等;神经系统的损害表现为面部、舌、口周和手、脚等部位的感觉异常以及意识混乱、昏迷、共济失调等。还可发生瘙痒、皮疹、药热等变态反应,偶见白细胞减少与肝毒性等。

杆菌肽(bacitracin)

杆菌肽是由枯草杆菌培养液中提取的多肽抗生素,口服不吸收,采用注射给药,主要经肾排泄。本药对革兰氏阳性菌有强大抗菌作用,对耐β-内酰胺酶的细菌也有作用。对革兰氏阴性菌、螺旋体、放线菌有一定作用。抗菌机制主要是抑制细胞壁合成。不易产生耐药性,与其他抗生素也无交叉耐药性。由于本药对肾损害严重,一般仅局部用于皮肤、口腔、咽喉及眼等浅部革兰氏阳性菌感染。

案例 34-1

患儿,男,9岁,因发热、剧烈咳嗽伴呕吐入院,入院前曾在社区门诊给予青霉素等治疗3天病情无好转。体格检查:体温38.5℃,呼吸55次/分,脉搏150次/分,双肺未闻及明显干湿啰音。实验室检查:血常规正常,肺炎支原体IgM抗体(+),诊断为支原体肺炎。给予阿奇霉素静脉滴注连续3天,咳嗽减轻,后改口服给药数天,痊愈。

思考:1. 为什么青霉素治疗支原体肺炎无效?

2. 支原体肺炎首选哪类药物治疗?

3. 与红霉素比较,阿奇霉素有哪些特点?

(刘志浩)

大环内酯类抗生素对革兰氏阳性、阴性球菌和杆菌、立克次体、衣原体等均有抑制作用,是治疗弯曲杆菌引起的败血症或肠炎、支原体肺炎、沙眼衣原体所致婴儿肺炎、军团菌病、白喉带菌者的首选药。其抗菌机制为与细菌核糖体的50S亚基结合,阻止肽链的延长,从而阻碍细菌蛋白质的合成。红霉素的不良反应主要为胃肠道反应,大剂量应用易引起黄疸和肝损害。第二代药物罗红霉素、克拉霉素、阿奇霉素与红霉素相比具有抗菌谱广、半衰期长、对酸稳定、不良反应少的特点。林可霉素类抗生素是治疗金黄色葡萄球菌引起的急、慢性骨髓炎及关节感染的首选药之一。万古霉素类主要用于耐甲氧西林金黄色葡萄球菌、耐甲氧西林表皮葡萄球菌和耐青霉素肠球菌所致的严重感染。多黏菌素主要用于耐药的铜绿假单胞菌及革兰氏阴性杆菌感染。杆菌肽不易产生耐药性,主要用于局部感染。

复习参考题

1. 简述大环内酯类抗生素的抗菌机制。

2. 试述大环内酯类抗生素的抗菌谱及临床应用。

3. 试述林可霉素类抗生素抗菌作用特点。

4. 与红霉素比较,阿奇霉素有哪些特点?

第三十五章　氨基糖苷类抗生素

35

学习目标	
掌握	氨基糖苷类抗生素的体内过程、抗菌机制、抗菌谱、临床应用、不良反应及用药注意。
熟悉	链霉素、庆大霉素、妥布霉素、阿米卡星、依替米星等的抗菌特点及临床应用。
了解	氨基糖苷类抗生素耐药性产生机制。

第一节　氨基糖苷类抗生素的共性

氨基糖苷类(aminoglycosides)抗生素是由2~3个氨基糖分子与苷元连接而成的苷类抗生素。按来源分为天然氨基糖苷类和半合成氨基糖苷类,前者是由链霉菌和小单孢菌产生,包括链霉素、新霉素、卡那霉素、妥布霉素、庆大霉素、小诺米星、西索米星等;半合成氨基糖苷类包括阿米卡星、奈替米星、依替米星等。本类药物因化学结构相似,故在理化性质、体内过程、抗菌谱、抗菌机制、不良反应等方面有许多共性。

【理化性质】本类药物均为弱有机碱,常用其硫酸盐。除链霉素水溶液性质不稳定外,其他药物水溶液性质均稳定。

【体内过程】本类药物极性大,口服难吸收,适用于肠道消毒和肠道感染用。肌内注射吸收迅速而完全,达峰时间为0.5~2小时。为避免血药浓度过高引起不良反应,一般不主张静脉注射给药。本类药物血浆蛋白结合率低,多数在10%以下,穿透力弱,主要分布在细胞外液,不易透过血脑屏障,可通过胎盘屏障,孕妇慎用。约90%以原形经肾排泄,故尿中药物浓度高。

【抗菌作用】抗菌谱较广,对各种需氧革兰氏阴性杆菌如大肠杆菌、克雷伯菌属、肠杆菌属、变形杆菌属、志贺菌属等有强大杀菌作用;对MRSA和MRSE有较好抗菌活性;对枸橼酸菌属、沙雷菌属、沙门菌属、产碱杆菌属、分枝杆菌属、不动杆菌属及嗜血杆菌属具有一定抗菌作用;链霉素、卡那霉素对结核分枝杆菌有抑制作用;对革兰氏阴性球菌如脑膜炎奈瑟菌、淋病奈瑟菌作用较差;对链球菌、肠球菌和厌氧菌不敏感。

【抗菌机制】主要通过抑制细菌蛋白质合成而发挥抗菌作用,其作用环节包括:①抑制核糖体70S亚基始动复合物的形成;②选择性的与细菌核糖体30S亚基上的靶蛋白(P_{10}蛋白)结合,使A位歪曲,造成mRNA上的密码错译,导致无功能蛋白质合成;③阻滞肽链释放因子进入A位,使已合成的肽链不能释放;④阻止核糖体70S亚基的解离,使菌体内核糖体耗竭,细菌蛋白质合成受阻。另外,本类药物还能吸附于细菌体表面,使细胞膜缺损,通透性增加,内容物外漏而死亡。

【耐药性】细菌对氨基糖苷类药物产生耐药性的机制有以下几种:

1. **产生钝化酶**　细菌可产生修饰氨基糖苷类药物的钝化酶(如乙酰化酶、磷酸化酶和腺苷化酶),使药物分子中的氨基或羟基乙酰化、磷酸化和腺苷化,不能与细菌核糖体结合而失去抗菌活性。多种氨基糖苷类药物可被同一种酶钝化,也可以是一种氨基糖苷类药物被多种酶钝化,故本类药物之间存在部分或完全交叉耐药。

2. **细菌细胞膜通透性改变**　细菌可改变外膜通道蛋白结构,使对氨基糖苷类药物的通透性降低,减少进入菌体内的药量而耐药。

3. **靶位修饰**　如结核分枝杆菌核糖体30S亚基靶蛋白发生结构修饰,使其对链霉素的亲和力下降而耐药。

【临床应用】主要用于需氧革兰氏阴性杆菌所致的全身感染,如呼吸道、泌尿道、皮肤软组织、胃肠道、烧伤、创伤、骨与关节感染等。口服可用于治疗消化道感染、肝性脑病及肠道术前准备等。外用制剂用于治疗局部感染。链霉素、阿米卡星和卡那霉素可用于结核病联合疗法。

【不良反应】

1. **耳毒性**　因本类药物在内耳淋巴液中浓度较高,可损害内耳柯蒂器内外毛细胞的能量产生和利用,导致前庭神经和耳蜗听神经功能障碍。前庭功能损害表现为眩晕、恶心、呕吐、眼球震颤和平衡失调,其发生率依次为:卡那霉素 > 链霉素 > 阿米卡星 > 庆大霉素 > 妥布霉素 > 奈替米星 > 依替米星。耳蜗神经损害表现为耳鸣、听力减退甚至耳聋,其发生率依次为:卡那霉素 > 阿米卡星 > 庆大霉素 > 妥布霉素 > 奈替米星 > 链霉素 > 依替米星。该毒性还会影响胎儿。用药期间应经常询问患者是否有眩晕、耳鸣等先兆症状,并进行听力检查,避免与增加耳毒性的药物如万古霉素、强效利尿药、顺铂、甘露醇等合用;具有抗眩晕作用的药物能掩盖其耳毒性;具有镇静作用的药物可抑制病人的反应性,合用时也应慎重。小儿和老人更应谨慎用药,以免因表述不清或生理性耳聋致使耳毒性症状的发现被延误。

2. 肾损害 本类药物可损害肾小管上皮细胞,引起蛋白尿、管型尿、血尿等,严重者可出现无尿、氮质血症和肾衰竭。其发生率依次为卡那霉素 > 庆大霉素 > 妥布霉素 > 阿米卡星 > 奈替米星 > 链霉素 > 依替米星。临床应用时应定期检查肾功能,避免合用其他有肾毒性的药物如两性霉素 B、杆菌肽、头孢噻吩、多黏菌素 E、万古霉素等,肾功能减退患者慎用或调整给药方案。

3. 神经肌肉阻滞 大剂量腹膜内、胸膜内给药或静脉滴注速度过快,可阻滞神经肌肉的传导,产生肌肉麻痹作用,表现为四肢无力、呼吸困难甚至呼吸停止。其严重程度顺序依次为:链霉素 > 卡那霉素 > 奈替米星 > 阿米卡星 > 庆大霉素 > 妥布霉素,可用新斯的明和钙剂抢救。临床用药时避免合用肌肉松弛药和全麻药等。

4. 过敏反应 可见皮疹,发热、口周发麻、血管神经性水肿等过敏反应,也可引起严重的过敏性休克。链霉素过敏性休克的发生率虽较青霉素低,但死亡率高,应引起警惕,防治措施同青霉素。

第二节　常用氨基糖苷类抗生素

链霉素(streptomycin)

链霉素是 1944 年从链球菌培养液中获得的第一个氨基糖苷类抗生素,也是第一个用于治疗结核病的药物。该药对铜绿假单胞菌和其他 G⁻ 杆菌抗菌活性低,对土拉菌病和鼠疫有特效,常为首选;与四环素类合用为目前治疗鼠疫最有效的方法;与青霉素合用治疗草绿色链球菌、肠球菌引起的心内膜炎。最常见的毒性反应为耳毒性,前庭功能损害较耳蜗听神经损伤发生率高;其次为神经肌肉阻滞,肾毒性少见,过敏反应发生率高。

庆大霉素(gentamicin)

庆大霉素对需氧革兰氏阴性杆菌作用较强,是治疗各种需氧革兰氏阴性杆菌感染的主要药物,尤其对沙雷菌属作用最强,在氨基糖苷类中最为常用。与青霉素类抗生素合用,可协同治疗严重的肺炎链球菌、铜绿假单胞菌、葡萄球菌或草绿色链球菌感染;可局部用治疗皮肤、黏膜感染和眼、耳、鼻部感染;口服可用于肠道感染或肠道术前准备。不良反应主要有耳毒性、肾毒性和神经肌肉阻滞,偶见过敏反应。

卡那霉素(kanamycin)

卡那霉素对多数需氧 G⁻ 菌和结核分枝杆菌作用较强,但因毒性较大,目前主要与其他抗结核药联合应用治疗耐药性结核病,也可口服用于肝性脑病或肠道手术前准备。

阿米卡星(amikacin)

阿米卡星又名丁胺卡那霉素,是本类中抗菌谱是该类药中最广的药物,突出优点是对许多细菌产生的钝化酶稳定,故对一些耐常用氨基糖苷类的菌株(包括铜绿假单胞菌)所致的感染仍有效,主要用于治疗对其他氨基糖苷类耐药菌株感染,也用于金黄色葡萄球菌所致的各种感染、结核病及其他一些非典型分枝杆菌感染。本药耳毒性比庆大霉素大,肾毒性较庆大霉素小。

妥布霉素(tobramycin)

妥布霉素抗菌谱与庆大霉素相似,特点是对肺炎克雷伯杆菌属、肠杆菌属、变形杆菌、铜绿假单胞菌作用比庆大霉素强 2~5 倍,且对耐庆大霉素菌株仍有敏感。主要用于铜绿假单胞菌和各种革兰氏阴性杆菌的严重感染如菌血症、心内膜炎、骨髓炎和肺炎等。不良反应较庆大霉素轻。

奈替米星(netilmicin)

奈替米星抗菌谱与庆大霉素相似,特点是对多种钝化酶稳定,对 MRSA 及对常用氨基糖苷类耐药菌仍有较好抗菌活性。用于敏感菌所致的严重感染,是治疗各种革兰氏阴性杆菌感染的主要药物,但不用于初发的、其他口服抗菌药能有效控制的尿路感染。耳、肾毒性发生率较低。

依替米星(etimicin)

依替米星是一种新的半合成氨基糖苷类药物,其特点为广谱、高效、低毒。对大部分 G^- 和 G^+ 菌有良好抗菌活性,尤其对大肠杆菌、流感嗜血杆菌、肺炎克雷伯杆菌、奇异变形杆菌、沙雷菌属、沙门菌属和葡萄球菌属等抗菌活性较高,对部分耐头孢唑啉、庆大霉素和小诺米星的金黄色葡萄球菌、大肠杆菌和肺炎克雷伯杆菌的体外 MIC 仍在该药治疗剂量的血药浓度范围内。对产生青霉素酶的部分葡萄球菌及部分低水平 MRSA 有一定抗菌活性。耳毒性、肾毒性和神经肌肉阻滞的程度均较阿米卡星、奈替米星轻,且发生率是目前本类药中最低的。

案例 35-1

患者,男,10 岁。因持续低热、咳嗽、气喘被诊断为"肺结核"。经异烟肼、链霉素注射治疗 1 周后,出现眩晕、恶心、呕吐、眼球震颤、耳鸣、耳胀,双耳听力减退。

思考:该患者出现听力减退的原因是什么?应如何预防?

(王垣芳)

学习小结

氨基糖苷类抗生素因化学结构相似而具有许多共性:口服都不易吸收;抗菌机制主要为抑制细菌蛋白质合成;抗菌谱相似,对各种需氧革兰氏阴性杆菌有强大杀菌作用,主要用于需氧革兰氏阴性杆菌所致的全身感染,口服用于肠道感染,外用制剂用于治疗局部感染;具有耳毒性、肾损害、神经肌肉阻滞和过敏反应。常用药物有链霉素、庆大霉素、妥布霉素、奈替米星、阿米卡星、安替米星等。链霉素为鼠疫和土拉菌病的首选药、也用于治疗结核病;庆大霉素、妥布霉素主要用于铜绿假单胞菌感染及其他需氧革兰氏阴性杆菌感染;阿米卡星、奈替米星对多种钝化酶稳定,对常用氨基糖苷类抗生素耐药的细菌仍有较好抗菌活性;依替米星广谱、高效、低毒,耳毒性和肾毒性发生率最低。

复习参考题

1. 氨基糖苷类抗生素的抗菌谱、抗菌机制和抗菌特点。

2. 氨基糖苷类抗生素的不良反应及注意事项。

3. 简述链霉素、庆大霉素、妥布霉素、阿米卡星、依替米星的主要特点。

第三十六章　四环素类及氯霉素类抗生素

36

第一节　四环素类

四环素类(tetracyclines)包括四环素、金霉素、土霉素及半合成四环素类多西环素、美他环素和米诺环素。本类药物在碱性水溶液中易降解,在酸性水溶液中较稳定,临床用其盐酸盐。

一、四环素类抗生素的共性

【抗菌作用】四环素类为快速抑菌剂,高浓度时可杀灭某些细菌。抗菌谱广,对革兰氏阳性菌、革兰氏阴性菌、立克次体、支原体、衣原体、螺旋体、放线菌均有抑制作用,间接抑制阿米巴原虫。但对铜绿假单胞菌、结核分枝杆菌、病毒与真菌无作用。

本类药能进入菌体内并与细菌核糖体 30S 亚基 A 位特异性结合,阻止氨基酰 tRNA 进入 A 位,阻止肽链延长,从而抑制细菌蛋白质合成;还可增加细菌胞质膜的通透性,使细胞内核苷酸及其他重要物质外漏。

【耐药性】近年来对四环素耐药的菌株不断增多,天然四环素类之间有交叉耐药性,但对天然四环素耐药的菌株对半合成四环素可能敏感。主要耐药机制包括:①合成大量核糖体保护蛋白,保护细菌的蛋白合成过程不受药物干扰;②细菌细胞壁外膜通透性下降,药物难以进入菌体;③排出四环素类的膜蛋白表达增加,四环素被泵出,菌体内药物浓度降低;④细菌产生灭活酶,使药物失活。

【临床应用】四环素类药物首选治疗:①立克次体感染,如斑疹伤寒、Q 热和恙虫病等;②衣原体感染,如鹦鹉热、沙眼、性病性淋巴肉芽肿等;③支原体感染,如支原体肺炎和泌尿生殖系统感染;④螺旋体感染,如回归热等;⑤肉芽肿鞘杆菌感染引起的腹股沟肉芽肿;⑥鼠疫、布鲁菌病、霍乱;还可用于幽门螺旋杆菌引起的消化性溃疡,阿米巴原虫引起的阿米巴痢疾(土霉素)。多西环素常作为首选药应用。

二、常用四环素类抗生素

四环素(tetracycline)

四环素最初是从金霉素催化加氢半合成而得,后来从特种链丝菌培养液中提取得到天然产物。

【体内过程】口服易吸收,但吸收不完全,2~4 小时血药浓度达高峰,半衰期约为 6-9 小时。多价阳离子如 Ca^{2+}、Mg^{2+}、Fe^{2+} 及 Al^{3+} 等可与四环素结合形成难溶性络合物而影响吸收,故与抗酸药、铁剂合用时必须间隔 3 小时以上;酸性药物如维生素 C 则促进四环素吸收。四环素广泛分布于全身组织,如胸腔、腹腔、胎儿循环及乳汁中,易浓集或沉积在骨、牙组织;不易透过血脑屏障;主要以原形经肾排泄,部分随胆汁排泄,形成肝肠循环,胆汁中浓度为血药浓度的 10~20 倍,消除 $t_{1/2}$ 为 6~9 小时。

【抗菌作用】对革兰氏阳性菌、革兰氏阴性菌、立克次体、支原体、衣原体、螺旋体、放线菌均有抑制作用,在高浓度时有杀菌作用。其对革兰氏阳性菌的抑制作用不如青霉素类和头孢菌素类,对革兰氏阴性菌的作用不如氨基糖苷类和氯霉素类,对铜绿假单胞菌、结核分枝杆菌、病毒与真菌无作用。

【临床应用】主要用于立克次体、衣原体、支原体及螺旋体的感染。由于四环素的不良反应较为严重和耐药菌株日益增多,临床一般不作为首选药,而首选抗菌活性高、不良反应较少的多西环素。

【不良反应】

1. 局部刺激　口服后可引起恶心、呕吐、上腹不适、食欲减退等,减少剂量及饭后服用可减轻症状;静脉滴注易引起静脉炎,禁止肌内注射。

2. 二重感染　长期应用四环素等广谱抗菌药,能使敏感菌生长受抑制,不敏感菌株乘机大量繁殖,造成新的感染,称为二重感染。常见的有白色念珠菌引起的口腔炎、鹅口疮、肠炎和难辨梭菌引起的伪膜性肠炎,一旦发生应立即停药,并用相应药物治疗,前者可用抗真菌药治疗,后者用万古霉素或甲硝唑治疗。

3. 对骨骼和牙齿的影响 四环素易与新形成的牙齿和骨骼中的钙离子络合,导致牙釉质发育不全、黄染、畸形,还可抑制胎儿、婴幼儿骨骼发育,故孕妇、哺乳期妇女及 8 岁以下的儿童禁用。

4. 其他 长期大剂量应用可引起肝、肾损害,尤其是肝、肾功能不全或妊娠后期妇女更易发生,故肝肾功能不全及孕妇禁用;也可引起前庭反应,如头晕、恶心、呕吐等;偶见药热、皮疹和过敏性皮炎等。

多西环素(doxycycline)

多西环素又名强力霉素,口服吸收快而完全,受食物影响较小;体内分布广,脑脊液中浓度较高;在肝内代谢,大部分药物随胆汁进入肠腔排泄,肠道中的药物多以无活性的结合型或络合型存在,故不易引起二重感染;少量由肾排泄。消除半衰期长达 20 小时。

抗菌谱与四环素相同,抗菌活性比四环素强 2~10 倍,具有速效、强效、长效等特点,为四环素类药物中的首选药。主要用于敏感菌所致呼吸道、尿路、胆道、耳鼻喉部感染以及性病性淋巴肉芽肿、立克次体病、支原体肺炎、回归热等,也可用于治疗酒渣鼻、痤疮等。常见不良反应有恶心、呕吐、腹泻、舌炎、口腔炎和肛门炎,宜饭后服用,并以大量水送服,服药后保持直立体位 30 分钟以上,以免引起食管炎;静脉注射可能引起舌麻木及口腔异味感;易致光敏反应。其他不良反应较四环素少见。

米诺环素(minocycline)

米诺环素又名二甲胺四环素,脂溶性高于多西环素,口服吸收良好,不易受食物影响,但抗酸药及铁、铝、钙等阳离子仍可影响其吸收。组织穿透力强,分布广泛,脑脊液中的浓度高于其他四环素类,可长时间滞留于脂肪组织。部分经肝代谢,随尿和粪排泄量显著低于其他四环素类。消除半衰期为 11~22 小时。

抗菌谱与四环素相似,抗菌活性为四环素类中最强,对四环素耐药的链球菌、金黄色葡萄球菌和大肠杆菌仍敏感。主要用于治疗耐药菌引起的泌尿生殖系统、呼吸道、胆道、耳鼻喉部感染,也可用于酒渣鼻、痤疮及脓皮病的治疗。近年来,米诺环素也作为治疗多重耐药鲍曼不动杆菌感染的联合用药之一。

不良反应与其他四环素类相似,易引起前庭反应,首剂服药可迅速出现恶心、呕吐、眩晕、运动失调等症状。用药期间不宜从事高空、驾驶和精密作业。

第二节 氯霉素类

氯霉素(chloramphenicol)

氯霉素最初是从链丝菌培养液中获取,因结构简单可以人工合成。从 1950 年发现氯霉素诱发致命性的再生障碍性贫血以来,其临床应用受到极大限制。氯霉素的右旋体无抗菌活性,但保留其毒性,目前临床使用人工合成的左旋体。

【体内过程】口服吸收快而完全,2~3 小时血药浓度达到高峰,消除半衰期约 1.5~3 小时。可广泛分布于全身各组织和体液,易透过血脑屏障和胎盘屏障,脑脊液中的浓度为血药浓度的 45%~99%,还可分泌到乳汁。90% 在肝与葡萄糖醛酸结合而失活,尿中原形仅 5%~10%,但已达到有效抗菌浓度。$t_{1/2}$ 为 1.5~4 小时,有效血药浓度维持 6~8 小时。

【抗菌作用】对伤寒沙门菌、副伤寒沙门菌、流感嗜血杆菌有特效,对立克次体、支原体、衣原体有较好作用,对革兰氏阳性菌的作用不如青霉素和四环素,对结核分枝杆菌、病毒、真菌、原虫无作用。

氯霉素可与细菌核糖体 50S 亚基结合,抑制肽酰基转移酶,阻止肽链延伸,从而抑制细菌蛋白质合成。作用位点与大环内酯类和林可酰胺类的作用位点十分接近,故合用可产生拮抗作用。

【耐药性】细菌对氯霉素产生的耐药性近年呈上升趋势,其中以大肠杆菌、志贺菌、变形杆菌较为多见。耐药机制主要是细菌产生乙酰转移酶使氯霉素钝化而失活,还可以降低细胞膜的通透性使氯霉素不能进入胞内发挥抗菌作用。

【临床应用】氯霉素对造血系统产生严重毒性作用,故应用受到限制,一般不作为首选药,目前主要用于严重感染。

1. **细菌性脑膜炎和脑脓肿** 用于氨苄西林耐药流感嗜血杆菌、脑膜炎奈瑟菌及肺炎链球菌所致的脑膜炎。与青霉素合用治疗需氧菌与厌氧菌混合感染引起的耳源性脑脓肿。

2. **伤寒** 成人伤寒沙门菌感染的治疗以氟喹诺酮类为首选,氯霉素仍可用于敏感伤寒沙门菌所致伤寒的治疗。

3. **厌氧菌感染** 氯霉素对脆弱拟杆菌具较强抗菌活性,可与其他抗菌药物联合用于需氧菌与厌氧菌所致的腹腔和盆腔感染。

4. **立克次体感染** 对 Q 热、斑疹伤寒、恙虫病等立克次体感染的疗效与四环素相仿,对四环素类药物过敏者尤为适用。

5. **眼部感染** 局部用药治疗敏感菌引起的眼球感染、沙眼及结膜炎。

【不良反应】

1. **血液系统毒性** ①可逆性血细胞减少:表现为贫血、白细胞减少症或血小板减少症,发生率和严重程度与剂量或疗程成正相关;②再生障碍性贫血:发病率虽低,但死亡率较高,多见于儿童和妇女,发生率与用药剂量无关,属于特异质反应,为防止此毒性,应严格掌握适应证,用药期间定期查血象,若出现血细胞降低,应及时停药,并作相应处理。禁止与其他骨髓抑制药物合用,避免长疗程用药,避免滥用,肝功能减退患者禁用。

2. **灰婴综合征(Gray syndrome)** 早产儿和新生儿应用剂量过大,可出现腹胀、呕吐、皮肤灰白、发绀、循环衰竭、呼吸困难等症状。早产儿、新生儿应避免使用,婴儿、孕妇、哺乳期妇女慎用。婴幼儿患者应用本药时必须监测血药浓度。成人尤其是老年人过量也可能出现同样症状,应严格掌握剂量。

3. **其他** 口服可引起恶心、呕吐、腹泻等胃肠道反应,偶可引起过敏反应如皮疹、血管神经性水肿等,也可引起二重感染、视神经炎、视力障碍、溶血性贫血、中毒性精神症状等。

【药物相互作用】氯霉素抑制肝药酶活性,延缓双香豆素、苯妥英钠、甲苯磺丁脲、氯磺丙脲等药物代谢,使其作用增强而出现毒性反应;苯巴比妥、苯妥英钠、利福平可促进氯霉素代谢而降低其抗菌疗效。

甲砜霉素(thiamphenicol)

甲砜霉素又名甲砜氯霉素,口服吸收迅速完全,2 小时血药浓度达高峰,广泛分布于组织及体液,大部分以原形经肾排泄。本药抗菌谱、抗菌机制与氯霉素相似,与氯霉素存在完全交叉耐药,但细菌对其产生耐药性较慢。主要用于敏感菌引起的呼吸道感染、尿路感染、胆道感染、肠道感染等。对血液系统的毒性主要为可逆性血细胞减少,发生率高于氯霉素,未见诱发再生障碍性贫血和灰婴综合征的报道。

案例 36-1

患者,女,27 岁,发热、咳嗽、全身酸痛 6 天入院。查体:T 38.2℃,BP 87/58mmHg,R 19 次 / 分,P 110 次 / 分。胸片显示:右上肺片状阴影。血常规示:CRP 20.72mg/L;肺炎支原体 IgM 抗体(+)。

诊断为"支原体肺炎"。

思考:对该患者可首选用哪种四环素类药物?应用时应注意什么?

(王垣芳)

学习小结

四环素类为广谱抗生素,对革兰氏阳性菌、革兰氏阴性菌、立克次体、支原体、衣原体、螺旋体和阿米巴原虫均有抑制作用;主要用于各种立克次体感染、衣原体肺炎、螺旋体感染,首选药为多西环素;本类药可引起二重感染、牙釉质发育异常、影响骨骼发育等不良反应,故应避免长期应用,孕妇、哺乳期妇女及8岁以下的儿童禁用。氯霉素骨髓抑制毒性大,临床应用受到限制,一般不作为首选药,主要用于伤寒、副伤寒、立克次体病、脑膜炎和脑脓肿等严重感染。用药期间注意勤查血象,早产儿、新生儿禁用,婴儿、孕妇、哺乳期妇女慎用。

复习参考题

1. 简述四环素类抗生素的抗菌作用、临床应用、不良反应与用药注意。

2. 简述氯霉素的抗菌作用、临床应用、不良反应与用药注意。

第三十七章　抗真菌药、抗病毒药、抗结核病及抗麻风病药

37

学习目标	
掌握	抗病毒药和抗真菌药分类;第一线抗结核药的药理作用、作用机制、临床应用和主要不良反应;结核病化学治疗的原则。
熟悉	主要的第二线抗结核病药、两性霉素 B 和咪唑类抗真菌药的药理作用特点、临床应用和主要不良反应。
了解	抗真菌药、抗病毒药、抗麻风病药和新一代抗结核病药的主要药理作用特点。

第一节 抗真菌药

真菌感染一般可分为表浅部真菌感染和深部真菌感染两类。表浅部真菌感染常由癣菌引起,主要侵犯皮肤、指(趾)甲、毛发和黏膜等体表部位,发病率虽高,但危害性较小。深部真菌感染常由白假丝酵母菌和隐球菌等侵犯内脏器官及深部组织造成,发病率低,但病死率高。近年来,伴随癌症放疗、化疗增加,器官移植时免疫抑制剂的应用以及广谱抗菌药物的使用,艾滋病的传播,深部真菌感染的发生率增高。

抗真菌药(antifungal drugs)是指具有抑制真菌生长、繁殖或杀灭真菌的药物。根据化学结构可分为5类:①抗生素类,如两性霉素B;②嘧啶类,如氟胞嘧啶;③唑类,如酮康唑;④丙烯胺类,如特比萘芬;⑤其他类,如阿莫罗芬、卡泊芬净。作用机制包括:①影响真菌细胞膜,如两性霉素B、酮康唑、特比萘芬和阿莫罗芬;②影响真菌细胞壁,如卡泊芬净;③影响微管蛋白聚合,如灰黄霉素;④抑制DNA和RNA多聚酶,如氟胞嘧啶;⑤影响微管蛋白聚合,如灰黄霉素。

一、抗生素类

两性霉素B(amphotericin B)

为多烯类抗生素,从链丝菌培养液中提取的抗真菌抗生素。

【体内过程】口服和肌内注射均难吸收,且局部刺激性较大,故临床采用缓慢静脉滴注给药。血浆蛋白结合率90%以上,在肝脏、脾脏中药物浓度高,肺脏、肾脏中次之。不易通过血脑屏障,脑脊液内血药浓度仅为血液的2%~3%,真菌性脑膜炎时须鞘内注射。主要在肝脏中代谢,代谢物和5%原形药经肾脏排出,碱性尿液中药物排出增多,半衰期约24小时。

【药理作用及作用机制】本药为广谱抗真菌药,对大部分真菌均有作用。对本药敏感的真菌有:念珠菌、新型隐球菌、组织胞浆菌、皮炎芽生菌、球孢子菌属、孢子丝菌属等。部分曲菌对本药耐药,皮肤和毛发癣菌则大多呈现耐药。

抗菌机制为:①两性霉素B与真菌细胞膜上的重要成分麦角固醇结合,在膜上形成许多亲水性的微孔,导致细胞膜通透性增加,细胞内的重要物质(如钾离子、核苷酸和氨基酸等)外漏,使真菌死亡;②由于本药损伤真菌细胞膜,使其他药物(如氟胞嘧啶和唑类抗真菌药)更易进入真菌细胞内,因而与其他抗真菌药联合用药可出现协同作用;③通过氧化损伤发挥抗真菌作用。细菌细胞膜上无类固醇,故该药对细菌无效。

【临床应用】本药是目前治疗深部真菌感染的首选药,静脉滴注用于治疗真菌性肺炎、心内膜炎和尿路感染等;鞘内注射用于真菌性脑膜炎;口服仅用于肠道真菌感染;局部可用于治疗指甲、皮肤黏膜、眼部和妇科等真菌感染。

【不良反应】较多较重,限制了本药的应用。①急性毒性反应:初次注射可出现静脉炎、呕吐、寒战和体温升高等;静脉注射过快可引起惊厥、心律失常;鞘内注射可导致惊厥或蛛网膜炎。②肾脏损伤:与剂量有关,可逆,发生率约80%。可表现为氮质血症、管型尿、血尿、肾小管酸中毒、钾离子和镁离子排出增多等。氮质血症的发生与肾脏血液灌注减少和药物损伤肾小管有关。尿液碱化可促进本药排出,利于预防或缓解肾小管酸中毒。现研制出两性霉素B脂质体,由于脂质体制剂多分布于肺、肝和脾脏的网状内皮系统,肾脏的分布相应减少,可减轻肾脏毒性。③贫血:可能与肾小管损伤,促红细胞生成素减少以及药物损伤红细胞膜有关。④肝功能异常:较少见。应用本药时应定时检测血常规、血钾、肝肾功能和心电图变化,权衡利弊应用。

【药物相互作用】①与其他具有肾组织损伤作用的药物(如氨基糖苷类、抗肿瘤药物、多黏菌素类、万古霉素、卷曲霉素等)联合用药,可增强肾脏的毒性;②与肾上腺皮质激素或排钾利尿药联合用药,可增加低钾血症发生率;③本药引起的低钾血症可增强强心苷类药物的毒性,加强神经肌肉阻断药的作用。

制霉菌素(nystatin)

本药作用机制和两性霉素 B 基本相同,但其毒性更大。口服、皮肤黏膜给药不易吸收,常局部用于皮肤、口腔、膀胱和阴道真菌感染。也间断口服用于防治肿瘤化疗、长期使用广谱抗生素、免疫缺陷患者的真菌感染。局部用药刺激性较小,大剂量口服可致消化道反应。

二、嘧啶类

氟胞嘧啶(flucytosine)

【体内过程】本药口服吸收迅速完全,达峰时间 1~2 小时,生物利用度 80% 以上。血浆蛋白结合率低,体内分布广泛,易透过血脑屏障。约 80%~90% 药物以原形从尿液排出,半衰期 3~6 小时,肾功能不全时延长。本药可经血液透析排出体外。

【药理作用及作用机制】为抑菌剂,高浓度有杀菌作用。抗菌谱较两性霉素 B 窄,仅对念珠菌属、隐球菌属和球拟酵母菌具有较高抗菌活性;对部分曲霉菌属、着色真菌有一定抗菌活性;而对其他真菌的抗菌活性低。

作用机制:通过真菌细胞的胞嘧啶渗透酶进入胞内,在胞嘧啶脱氨酶作用下去氨基,转化为活性产物——5- 氟尿嘧啶。由于 5- 氟尿嘧啶化学结构与尿嘧啶相似,替代尿嘧啶参与真菌的核酸代谢,从而干扰真菌细胞 DNA 和 RNA 的合成。

真菌对本药(尤其单用时)易产生耐药性,与两性霉素 B、唑类抗真菌药联合用药可产生协同作用。人体细胞缺乏将本药转化为 5- 氟尿嘧啶的酶,故氟胞嘧啶不影响人体细胞代谢。

【临床应用】主要用于治疗念珠菌、隐球菌和其他敏感真菌引起的感染,如尿路感染、肺部感染、心内膜炎、败血症等。疗效不如两性霉素 B,常将两药联合用药,使氟胞嘧啶进入胞内增多以产生协同治疗效果。

【不良反应】①胃肠道反应,表现为恶心、呕吐、腹痛、腹泻等;②皮疹;③骨髓抑制,表现为贫血、白细胞和血小板减少等;④肝损伤,使血清转氨酶升高;⑤肾脏损伤,老年和肾功能减退患者需减量应用;⑥致畸作用,孕妇及哺乳期妇女不宜使用。口服过量氟胞嘧啶时应予以催吐、洗胃、补充液体以加速自尿液排泄,必要时行血液透析去除体内药物。

三、唑类

唑类(azoles)抗真菌药按化学结构又分为咪唑类(imidazoles)和三唑类(triazoles)两类。咪唑类有克霉唑、咪康唑、益康唑、酮康唑、布康唑和硫康唑等,均主要为局部用药;三唑类有氟康唑和伊曲康唑,对固醇合成的影响较小,可作全身用药。

【药理作用及作用机制】咪唑类和三唑类均为广谱抗真菌药,对念珠菌属、着色真菌属、球孢子菌属、组织胞浆菌属、孢子丝菌属、隐球菌属等均具有较高抗菌活性;对曲霉菌属也有一定抗菌活性;对毛霉菌无效。

咪唑类和三唑类抗菌机制相似:①能选择性抑制真菌细胞膜上固醇 -14α- 去甲基酶(一种 CYP),使细胞膜麦角固醇合成受阻,从而导致膜通透性增加,胞内重要物质外渗,引起真菌死亡;②由于固醇 -14α- 去甲基酶受抑,导致 14α- 甲基固醇在真菌细胞内蓄积,从而损伤真菌 ATP 酶和电子转运有关的酶,抑制真菌生长。

作用机制与重要不良反应间的关系:本类药物均不同程度地抑制人的 CYP,从而影响肾上腺皮质激素和性腺激素的生物合成,并导致肝脏毒性。但三唑类对真菌细胞 CYP 的选择性比咪唑类更高,对人 CYP 亲和力低,因而对固醇合成影响小,呈现毒性低、疗效好的特点。

(一) 咪唑类

酮康唑(ketoconazole)

酮康唑是第一个(1981 年)用于口服的唑类抗真菌药,具有广谱抗真菌作用。但本药有严重的肝脏毒性,同时抑制人的固醇生物合成,导致男性乳房发育、女性月经紊乱,因此酮康唑不再口服用于真菌感染治疗,目前仅局部用于敏感真菌引起的皮肤、毛发、指(趾)甲和阴道感染。

克霉唑(clotrimazole)

广谱抗真菌药,口服吸收差,连续给药不良反应多且严重。完整皮肤对本药的吸收率小于 0.5%,阴道吸收率约为 3%~10%。目前仅局部用于治疗浅表真菌和皮肤黏膜真菌感染。

咪康唑(miconazole)

具有广谱抗真菌作用,口服吸收差,静脉注射不良反应多见,但药物外用时易进入皮肤角质层,而吸收率小于 1%。目前主要应用其霜剂或洗剂,局部用药治疗皮肤癣菌或念珠菌所致的皮肤黏膜感染。

(二) 三唑类

氟康唑(fluconazole)

本药 1990 年上市,具有口服吸收好、广谱抗真菌、不良反应少、药物相互作用少、应用广泛的特点。

【体内过程】口服吸收完全,生物利用度可达 80% 以上,且不受食物和胃液酸度的影响。血浆蛋白结合率为 11%,体内分布广泛,在唾液、皮肤、甲板和阴道组织均可达到杀菌浓度,脑脊液中药物浓度可达血药浓度的 50%~90%。本药 90% 以上以原形经尿液排出,半衰期约为 25~30 小时,肾功能不良时半衰期明显延长。本药在肝脏代谢极少,是唑类药物中对人 CYP 抑制作用最小的药物。

【药理作用】广谱抗真菌,抗菌活性强,比酮康唑高 5~20 倍。

【临床应用】主要用于全身性或局部念珠菌、隐球菌等感染,也用于预防放化疗或艾滋病患者的真菌感染。可作为敏感菌所致脑膜炎的首选药物。

【不良反应】对人 CYP 抑制作用小,是唑类中毒副作用最小、治疗指数最大的药物,耐受性也好。常见的不良反应有轻度消化道反应、头痛、头晕、肝功能异常等。

【药物相互作用】①药物相互作用少,对固醇类避孕药的代谢无影响;②但仍可显著增高华法林、利福平、氨茶碱、齐多夫定、环孢霉素、磺酰脲类药物、苯妥英钠等的血药浓度;③利福平可降低氟康唑的 AUC。

伊曲康唑(itraconazole)

【体内过程】本药脂溶性高,口服吸收较好。血浆蛋白结合率大于 90%,药物分布广泛,大多数组织中的药物浓度是血药浓度的 2~3 倍以上,在皮肤、脂肪组织和指甲中药物浓度比血药浓度高 10 倍以上,脑脊液中药物浓度低。肝脏代谢,羟化代谢产物仍具有活性,约 35% 的无活性代谢物和低于 1% 的原形药物自尿液排出。单次给药后半衰期 30~40 小时,多次给药 4 天后才能达到稳态血药浓度,因而临床采用负荷剂量用药。

【药理作用】本药抗真菌作用强,抗真菌谱广,敏感菌有皮肤癣菌(小孢子菌、毛癣菌、絮状表皮癣菌)、酵母菌(念珠菌、新型隐球菌、糠秕孢子菌)、曲霉菌、分枝孢子菌、组织胞浆菌、某些镰刀菌、巴西副球孢子菌、皮炎芽生菌等。

【临床应用】①治疗暗色孢科真菌、孢子丝菌、芽生菌和组织胞浆菌所致轻中度感染的首选药。②广泛用于:浅部真菌感染,如手足癣、甲癣、股癣、花斑癣、体癣、真菌性结膜炎和口腔、阴道念珠菌感染等;深部真菌感染,如系统性念珠菌病、隐球菌脑膜炎、曲霉菌病、球孢子菌病和副球孢子菌病等。③由于脑脊液和尿液药物浓度低,不作为尿路和脑膜炎真菌感染用药。

【不良反应】多数患者用药耐受性好。由于本药对人 CYP 抑制作用小,故不良反应少,常见有恶心、呕吐、厌食等消化道症状,少数出现药疹、头痛、头晕等。独特的不良反应为可逆性视觉障碍(光幻觉、间歇性色弱、出现光点及波形等)。

【药物相互作用】①与降低胃酸药物联合应用,可使本药血药浓度降低;②可显著增高环孢霉素的血药浓度,可能与抑制 CYP 有关;③利福平、苯妥英钠、苯巴比妥可降低伊曲康唑的血药浓度;④与特非那定或阿司咪唑联合用药,可引起严重的心律失常,甚至危及生命。

【禁忌证】动物实验表明本药有致畸作用,孕妇禁用。

四、丙烯胺类

特比萘芬(terbinafine)

【体内过程】口服吸收良好,达峰时间约 2 小时,生物利用度 70% 以上。分布广泛,在皮肤、甲板和毛囊等组织可长时间维持较高浓度,连续用药可使皮肤药物浓度比血药浓度高 75%。本药经肝脏代谢,代谢物由肾脏排出,半衰期约为 16 小时。

【药理作用及作用机制】本药抗真菌活性强,体外抗皮肤真菌活性比酮康唑高 20~30 倍,比伊曲康唑高 10 倍。对皮肤真菌、曲霉菌、皮炎芽生菌、荚膜组织胞质菌有杀菌作用,但对酵母菌和白色念珠菌无效。

抗菌机制为抑制角鲨烯环氧酶。①该酶是合成麦角固醇的关键酶,而麦角固醇是真菌细胞膜的重要成分。抑制角鲨烯环氧酶可导致麦角固醇合成受阻,从而破坏了真菌细胞膜的屏障保护功能,起到抑菌或杀菌作用。②抑制角鲨烯环氧酶后,使固醇角鲨烯在真菌细胞内蓄积,从而产生一定的毒性作用。

【临床应用】外用或口服可治愈大部分敏感真菌感染。对皮肤癣菌引起的手癣、甲癣、足癣、体癣疗效较好,优于酮康唑和伊曲康唑。指甲真菌病用本药 12 周,治愈率可达 90% 以上。

【不良反应】本药对 CYP 无明显影响。不良反应发生率低(5%~10%)且轻微。主要有胃肠道反应,偶见皮肤过敏和肝损伤。

【药物相互作用】利福平降低本药的血药浓度,西咪替丁则增高其血药浓度。

萘替芬(naftifine)

本类中首先用于临床者,仅供外用,口服无效。本药抗真菌活性强,对小孢子菌属、絮状表皮癣菌和须发癣菌的抗菌活性稍高于酮康唑或伊曲康唑,对假丝酵母菌属和其他酵母菌体外活性较差。局部用于敏感真菌所致的皮肤真菌病感染,如手足癣、甲癣、头癣、体股癣、花斑癣、浅表念珠菌病等。不良反应少,可表现为局部刺激症状。对本药过敏者禁用。

五、其他

阿莫罗芬（amorolfine）

本药为吗啉类抗真菌药。

【药理作用及作用机制】为广谱高效抗真菌药,敏感菌包括:白色念珠菌及其他念珠菌种。对皮肤癣菌、霉菌、暗色孢科菌,对毛霉菌、曲霉菌、镰孢菌作用较弱。

作用机制为抑制固醇 14 位还原酶和 7、8 位异构酶,使次麦角固醇转化成麦角固醇受阻,造成次麦角固醇蓄积,麦角固醇减少,导致胞膜结构和功能受损,从而发挥杀灭真菌的作用。

【临床应用】只限于局部用药治疗甲癣和真菌性皮肤感染。

【不良反应】局部外用时本药的全身吸收很少,连续用药 1 年以上,血药浓度仍然低于检测水平。故本药不良反应只表现为局部用药的刺激症状,发生率约 1%,常无须停药即可消失。罕见荨麻疹发生。

卡泊芬净（caspofungin）

为棘白菌素类抗真菌药,由 *Glarea Lozoyensis* 的发酵产物合成得到的脂肽化合物。

【体内过程】单次静脉注射后,血浆结合率约 97%。血浆浓度下降呈多相性,主要经肝脏水解和 N- 乙酰化作用被缓慢代谢,少量以原形从尿液排出,半衰期 9~10 小时。对 CYP 无影响。

【药理作用及作用机制】对曲霉菌属和假丝酵母菌属真菌有较强的抗菌活性。作用机制为抑制 β-(1,3) 葡聚糖合成酶,使 β-(1,3) 葡聚糖合成受阻,导致真菌细胞壁结构异常,引发真菌细胞破裂、内容物渗漏而死亡。

【临床应用】①敏感菌引起的真菌感染;②对其他药物不敏感或耐受的侵袭性曲霉菌感染、食管念珠菌病、侵袭性念珠菌血症、深部念珠菌感染(胸膜炎、腹膜炎和腹腔内感染)以及中性粒细胞减少发热患者的治疗。

【不良反应】主要有发热、静脉炎、恶心、呕吐、腹泻、皮疹,部分出现面部水肿和气喘。和环孢霉素联合用药,血液丙氨酸转氨酶和天冬氨酸转氨酶呈现一过性增高,因而一般情况两药不宜联合用药。

【禁忌证】对本药中任何成分过敏的患者禁用。

第二节　抗病毒药

病毒为非细胞生物,仅含有一种核酸(DNA 或 RNA),缺乏完整的酶系统,无独立的代谢活力,因而必须在活的宿主细胞中以复制方式才可增殖。病毒复制包括以下环节:①吸附,需要病毒表面特异性的吸附蛋白与宿主细胞表面受体相互作用,该环节是决定病毒感染成功的关键;②侵入,病毒可通过注射式侵入、细胞内吞、膜融合或其他方式进入宿主细胞;③脱壳,病毒感染性核酸从衣壳内释放出来;④生物合成,病毒借助宿主细胞提供的场所、原料、能量或酶合成核酸和蛋白质;⑤装配,在宿主细胞核内或细胞质内,将合成的核酸和蛋白质组装成核衣壳;⑥释放,从被感染的细胞释放出病毒颗粒,宿主细胞膜破坏,宿主细胞死亡。

抗病毒药(antiviral drugs)指用于防治病毒感染的药物,可通过阻止上述任何一个或多个病毒复制环节而发挥抗病毒作用。根据药物抗病毒谱的范围,将抗病毒药分为:广谱抗病毒药、抗 HIV 病毒药、抗流感病毒药、抗疱疹病毒药、抗乙型肝炎病毒药。

一、广谱抗病毒药

利巴韦林（ribavirin）

是一种人工合成鸟苷类衍生物。

【体内过程】口服吸收迅速，达峰时间 60~90 分钟，生物利用度 40%~45%，脂类食物促进其吸收。可蓄积于红细胞，不易透过血脑屏障。主要经肝脏代谢、肾脏排泄，少量由粪便排出。半衰期 27~36 小时。

【药理作用及作用机制】广谱抗病毒药。对多种 DNA 和 RNA 病毒有效，如甲型、乙型流感病毒、副流感病毒、麻疹病毒、呼吸道合胞病毒、乙型脑炎病毒、副黏病毒、流行性出血热病毒、甲型肝炎病毒和 HIV 等。

作用机制包括：①在病毒感染的细胞内，本药被腺苷激酶磷酸化，转变为单、二、三磷酸利巴韦林，进一步抑制单磷酸次黄嘌呤核苷脱氢酶，减少病毒复制所需原料——单磷酸鸟苷的合成；②抑制病毒 mRNA 的合成；③抑制依赖于 RNA 的 RNA 聚合酶，从而抑制多种 DNA 和 RNA 病毒的复制。

【临床应用】①与干扰素联合用药，治疗甲型和丙型肝炎；②气雾疗法治疗甲型或乙型流感病毒；③静脉给药治疗流行性出血热或麻疹并发肺炎者；④局部用于带状疱疹、单纯疱疹病毒角膜炎、生殖器疱疹、流行性结膜炎等；⑤其他病毒感染。

【不良反应】较少。多见血清胆红素升高、胃肠道反应，大剂量或长期用药引起可逆性贫血、肝功能异常。

【禁忌证】有致畸作用，孕妇禁用。

干扰素（interferon，IFN）

干扰素是机体细胞在病毒或其他病原体感染后，产生的一类具有抗病毒作用的糖蛋白。包括 I 型（IFN-α、IFN-β、IFN-ω）和 II 型（IFN-γ），具有抗病毒、抗肿瘤和免疫调节作用。目前主要使用基因工程制得的 IFN。

本药口服无效，需注射给药。为广谱抗病毒药，主要作用机制是激活宿主细胞的某些酶降解病毒的mRNA，抑制蛋白质合成，对病毒复制的全过程具有抑制作用。此外也通过免疫调节作用来治疗病毒感染。用于治疗多种病毒感染性疾病，如慢性病毒性肝炎、流感及其他上呼吸道感染、流行性腮腺炎、病毒性心肌炎、乙型肝炎、慢性活动性肝炎、疱疹性角膜炎、带状疱疹、尖锐湿疣和生殖器疱疹等。IFN-α 是治疗慢性病毒性肝炎国际公认的较好药物。

不良反应多见流感样综合征，如一过性发热、寒战、头痛、恶心、呕吐、乏力等。也可引起皮疹、肝功能障碍、暂时性骨髓抑制，停药后消退。

胸腺素 α₁（thymosin α₁）

为免疫活性肽，单次皮下注射达峰时间约为 1.5 小时，半衰期约为 2 小时。本药可诱导 T 细胞分化成熟，增加抗原或丝裂原激活后 T 细胞分泌的干扰素 α、干扰素 γ 和白介素 -2 等淋巴因子水平，同时可增加 T 细胞表面淋巴因子受体数目。临床用于治疗慢性肝炎、艾滋病和其他病毒性感染。

二、抗 HIV 病毒药

艾滋病，获得性免疫缺陷综合征（acquired immune deficiency syndrome）的简称，病原体为人类免疫缺陷病毒（human immunodeficiency virus，HIV）。本病 1981 年在美国首先报道，1983 年和 1985 年相继分类出艾滋病致病病毒 HIV-1 和 HIV-2。HIV 的宿主细胞为人体免疫系统 CD4⁺ 淋巴细胞,一旦 HIV 进入 CD4⁺ 细胞,病毒 RNA 即被用作模板,在逆转录酶(RNA 依赖性聚合酶)催化下产生互补双螺旋 DNA,病毒 DNA 进入 CD4⁺ 细胞核,在 HIV 整合酶催化下掺入宿主基因组,最终表达为一种多聚蛋白非功能多肽,再经 HIV 蛋白酶裂解成小分子功能蛋白。

抗 HIV 药主要通过抑制逆转录酶或 HIV 蛋白酶发挥作用。按照作用机制,常将抗 HIV 药分为核苷逆转录酶抑制药(nucleotide reverse transcriptase inhibitors,NRTIs)、非核苷逆转录酶抑制药(non-nucleotide reverse transcriptase inhibitors,NNRTIs)、蛋白酶抑制药(protease inhibitors,PIs)和融合抑制药(fusion inhibitors)。

(一) 核苷逆转录酶抑制药(NRTIs)

本类药物用于 HIV 阳性患者,包括嘧啶衍生物和嘌呤衍生物。

齐多夫定(zidovudine)

为脱氧胸苷衍生物,是美国 FDA 第一个批准上市的抗 HIV 药。

【体内过程】口服迅速吸收,达峰时间 1 小时,生物利用度 52%~75%。血浆蛋白结合率为 34%~38%,分布于全身各组织,脑脊液可达血药浓度的 60%。主要经肝脏代谢形成葡糖醛酸结合物,代谢物和 20% 原形药经肾脏排出,半衰期 1 小时。

【药理作用及作用机制】本药对 HIV-1 和 HIV-2 均有抑制作用,在活化细胞内的抗 HIV 作用强于静止细胞。本药在 HIV 感染的宿主细胞内,经胸苷激酶和胸苷酸激酶的作用下转化为活性体——三磷酸齐多夫定,以假底物形式竞争 HIV 逆转录酶,起到抑制逆转录酶的作用。并掺入到正在合成的 DNA 中,抑制 DNA 链的增长,阻碍病毒的复制和繁殖。对人体细胞 DNA 聚合酶的影响小。

【临床应用】①治疗 HIV 感染的首选药物,有并发症时应与对症治疗药物联合应用,可降低 HIV 感染患者的发病率,延缓疾病进程,延长患者存活期;②预防孕妇将 HIV 传染给胎儿;③治疗 HIV 诱发的痴呆和血栓性血小板减少症。

【不良反应】①骨髓抑制:主要表现为巨幼细胞贫血和粒细胞减少,用药期间应定期检查血常规;②其他:头痛、恶心、呕吐、肌痛,剂量过大可引起焦虑,精神错乱和震颤,肝功能不全者易引起毒性反应。宿主细胞的线粒体 DNA 聚合酶对本药十分敏感,这可能是药物不良反应发生的原因之一。

【药物相互作用】本药常与拉米夫定或去羟肌苷联合用药增加疗效。因与司坦夫定产生拮抗作用,两药不要联合用药。

去羟肌苷(didanosine)

为脱氧腺苷衍生物,生物利用度 30%~40%,食物影响吸收。血浆蛋白结合率低于 5%,脑脊液浓度为血清的 20%。主要经肾排泄,细胞内代谢物双去氧三磷腺苷的半衰期可达 12~14 小时。为严重 HIV 感染的首选药物,尤其适用于齐多夫定不能耐受或治疗无效的患者。与齐多夫定或其他药物联合用药效果更好。

扎西他滨(zalcitabine)

为脱氧胸苷衍生物,口服生物利用度大于 80%,食物、抗酸药物可减少其吸收。血浆蛋白结合率低,脑脊液中浓度为血清的 15%~20%。经肾排泄,半衰期 2 小时,细胞内活性代谢物的半衰期 10 小时。对单核细胞和静止细胞内的 HIV 敏感,疗效不及齐多夫定。常用于齐多夫定治疗无效的艾滋病患者,或与齐多夫定联合使用。主要不良反应为剂量依赖性的外周神经炎,停药后恢复。

司坦夫定(stavudine)

为脱氧胸苷衍生物,口服生物利用度与扎西他滨相似。用于不能耐受齐多夫定或齐多夫定治疗无效的患者。因齐多夫定能减少本药的磷酸化,故不能与其联合用药,而与去羟胸苷或拉米夫定联合用药可产生协同作用。主要不良反应为外周神经炎,与扎西他滨和去羟肌苷联合用药时,此不良反应明显增加。

(二)非核苷逆转录酶抑制药(NNRTIs)

这类药物有奈韦拉平(nevirapine)、地拉韦定(delavirdine)、依法韦伦(efavirenz)。

【体内过程】NNRTIs均可口服给药,生物利用度高,在体内经CYP3A代谢形成羟基化代谢产物,经尿液排泄。

【药理作用及作用机制】可特异性抑制HIV-1的复制。作用机制特点:①NNRTIs可直接结合到逆转录酶,破坏催化点,从而抑制逆转录酶,不需在细胞内磷酸化为活性形式;②逆转录酶与NNRTIs结合有不同的位点;③也可抑制DNA依赖性DNA聚合酶活性。

【临床应用】与NRTIs和PIs联合用药治疗HIV感染。不单独使用,因单独应用时,HIV可迅速对本药产生耐药性。

【不良反应】常见皮疹,轻者可继续服药,严重者出现中毒性表皮溶解症,应立即停药。也可出现肝功能异常,应定期检测肝功能变化。

(三)蛋白酶抑制药(PIs)

本类药物包括利托那韦(ritonavir)、奈非那韦(nefinavir)、沙奎那韦(saquinavir)、茚地那韦(indinavir)和安普那韦(amprenavir)。这些药物生物利用度低。

【药理作用及作用机制】作用于HIV复制的晚期,对HIV复制有很强的抑制作用,但对人细胞蛋白酶的亲和力和作用很弱。作用机制为选择性抑制HIV蛋白酶,阻止前体蛋白裂解成小分子功能蛋白,导致不成熟或无感染能力的HIV产生,从而有效对抗HIV感染。

【临床应用】与核苷类逆转录酶抑制药联合用药有协同作用,是联合用药治疗HIV感染的主要选用药物,即所谓的鸡尾酒疗法用药。单用效果不明显,且易耐药,但较NRTIs慢。

【不良反应】常见胃肠道反应和转氨酶升高。也可出现结晶尿引发的泌尿系症状、肾结石病等。尚可诱发糖尿病或加重糖尿病症状。

(四)融合抑制药

恩夫韦地(enfuvirtide)

为第一个融合抑制药。皮下注射生物利用度为84%,达峰时间4~8小时。血浆蛋白结合率92%。肝脏代谢,半衰期约3.8小时。与其他作用于细胞内部的抗HIV药物不同,本药与病毒包膜糖蛋白结合,阻止病毒与T细胞等接触融合所必需的构象变化,干扰HIV-1进入T细胞,从而抑制HIV-1的复制。主要用于6岁以上儿童和成人的抗艾滋病治疗,常与逆转录酶抑制药合用。应用本药可引起恶心、腹泻、肌痛、血糖升高、焦虑、失眠、周围神经病、嗜酸粒细胞增多、血小板和中性粒细胞减少等不良反应。6岁以下儿童用药的安全性未肯定,肝肾功能不良者慎用。

三、抗流感病毒药

流感病毒可引起流行性感冒(流感),引发心肌炎、支气管炎、肺炎等多种并发症。流感病毒颗粒由外膜和核衣壳组成,外膜的外表面有糖蛋白突起,为流感病毒抗原结构的主要成分,一种为血凝素(hemagglutinin,HA),病毒可借助HA吸附到宿主细胞膜上而侵入细胞。HA抗原可激发机体产生特异性的HA抗体,具有预防流感的作用,因而HA在流感疫苗中不可或缺。另一种为神经氨酸酶(neuraminidase,NA),能促使被感染的宿主细胞释放出复制的病毒颗粒,因而NA在流感病毒继续扩散和繁殖过程中不可缺少。同时NA也是一种重要的流感病毒抗原,但不同毒株和亚型的流感病毒,其NA结构和抗原性不同。

核衣壳由 RNA、核蛋白及聚合酶组成。根据核蛋白的抗原性,流感病毒分为甲、乙、丙三型,都具有感染性,其中甲型流行规模最大,乙型次之,丙型极少引起流行。

抗流感病毒药指用来防治流感的药物。包括金刚烷胺、金刚乙胺、奥司他韦等。

金刚烷胺(amantadine)

【体内过程】口服吸收完全,达峰时间 3~4 小时。易透过生物膜,脑脊液中浓度为血浆浓度的 60%。在体内不被代谢,约 90% 以原形自肾脏排泄,半衰期 12~17 小时。

【药理作用及作用机制】仅抑制甲型流感病毒。可作用于具有离子通道功能的包膜 M_2 蛋白,从而抑制病毒脱壳和释放,并通过影响血凝素而干扰病毒组装。

【临床应用】主要用于甲型流感的预防和治疗,对乙型流感无效。感染早期用药能减轻症状,缩短病程。其抗流感病毒疗效高,优于利巴韦林,为经济的首选药。

【不良反应】常见与剂量有关的胃肠道和神经系统反应,包括厌食、恶心、呕吐、腹泻、语言不清、头痛、兴奋、失眠、共济失调等,严重者出现神经错乱、癫痫样症状,甚至昏迷。

【禁忌证】孕妇、哺乳期妇女、癫痫病及精神病患者禁用。

金刚乙胺(rimantadine)

为金刚烷胺衍生物。血浆蛋白结合率为 40%,半衰期 24~36 小时。抗病毒作用与金刚烷胺相似,但抗甲型流感病毒的活性比金刚烷胺高 4~10 倍,用于甲型流感的防治,不良反应也表现为胃肠道和神经系统反应,但发生率和严重程度均低于金刚烷胺。

扎那米韦(zanamivir)

口服无效,一般采用鼻内给药或吸入用药。作用机制为抑制流感病毒神经氨酸酶,干扰病毒释放,从而阻止病毒扩散。用于预防和治疗甲型和乙型流感,对耐药金刚烷胺和金刚乙胺病毒者仍然有效,用药宜早。不良反应有恶心、呕吐和支气管痉挛,可加重哮喘或慢性阻塞性肺疾病的病情。本药可增强中枢兴奋药的兴奋作用,严重者可引起惊厥和心律失常。

奥司他韦(oseltamivir)

【体内过程】口服迅速吸收,经肝脏和肠壁酯酶迅速转化为活性代谢产物(奥司他韦羟酸盐),75% 进入体循环,在气管、支气管、肺泡、鼻黏膜、中耳均可达到有效血药浓度。肾脏排泄,半衰期 6~10 小时。

【作用机制】为选择性流感病毒神经氨酸酶抑制药。神经氨酸酶是流感病毒表达的一种糖蛋白,对病毒释放和感染性病毒在人体内进一步播散起重要作用。奥司他韦的活性代谢物通过抑制神经氨酸酶活性,发挥抑制流感病毒的复制和播散的作用。

【临床应用】是目前防治甲型和乙型流感病毒的有效药物。

【不良反应】常见恶心和呕吐,多在第一次服药时发生,呈一过性。其他还有失眠、头痛和支气管炎等。

【药物相互作用】由于奥司他韦可能会抑制活疫苗病毒的复制,除非特殊需要,在使用减毒活流感疫苗 14 天内不服用奥司他韦,在服用奥司他韦后 48 小时内也不使用减毒活流感疫苗。

阿比朵尔(arbidol)

通过抑制流感病毒脂膜和宿主细胞的融合,从而阻断病毒的复制,同时具有直接抑制病毒和诱导内源性干扰素产生的作用,是一种防治甲型和乙型流感及其他急性呼吸道病毒感染的高效药物。

四、抗疱疹病毒药

疱疹病毒为 DNA 病毒,根据理化性质又分为 α、β、γ 三个亚群。α 疱疹病毒包括单纯疱疹病毒 Ⅰ 型(HSV-Ⅰ)、Ⅱ 型(HSV-Ⅱ)和水痘 - 带状疱疹病毒(VZV)。HSV-Ⅰ 可引起口唇疱疹、口腔溃疡及疱疹性角膜炎;HSV-Ⅱ 可引起外生殖器及腰部以下皮肤疱疹、宫颈癌;VZV 可引起两种不同的病症:儿童初次感染引起水痘,潜伏在体内的病毒在成年人或老年人则引起带状疱疹。β 疱疹病毒如巨细胞病毒,生长周期长,感染细胞形成巨细胞。巨细胞病毒还可经胎盘侵袭胎儿,导致新生儿病毒血症、畸胎等。γ 疱疹病毒如 EB 病毒,宿主细胞是淋巴细胞,可导致淋巴增生,引起传染性单核细胞增多症、鼻咽癌等。

阿昔洛韦(acyclovir)

为人工合成的嘌呤核苷类抗病毒药。

【体内过程】口服吸收不良,生物利用度 15%~30%,达峰时间 1.7 小时。血浆蛋白结合率 15%,易跨膜转运,分布于全身各组织,包括脑和皮肤。部分经肝脏代谢,主要以原形从肾脏排出。半衰期约为 3 小时。局部用药可在用药部位达到较高浓度。

【药理作用及作用机制】对疱疹病毒的选择性高,具有广谱的抗疱疹病毒活性,对单纯疱疹、带状疱疹病毒均有很强的作用。本药在疱疹病毒感染的细胞内转化为三磷酸无环鸟苷,抑制病毒 DNA 聚合酶,阻止病毒复制过程。

【临床应用】①局部用药治疗单纯疱疹性角膜炎、皮肤黏膜疱疹病毒感染、生殖器疱疹和带状疱疹;②静脉注射或口服给药治疗单纯疱疹病毒所致的各种感染,为首选药物;③治疗 EB 病毒感染、艾滋病并发水痘、带状疱疹者。

【不良反应】不良反应较少,耐受性良好。局部用药可引起轻度刺激症状,静脉滴注药液外渗时可引起局部炎症或静脉炎,还可出现头痛、皮疹、厌食和恶心等。肝肾功能不全、脑水肿或哺乳期妇女慎用。

【禁忌证】孕妇禁用。

伐昔洛韦(valaciclovir)

为阿昔洛韦的前体药,口服后在体内水解为阿昔洛韦,优点是生物利用度比阿昔洛韦明显提高(约 5 倍)。抗病毒活性、作用机制、耐药性与阿昔洛韦相同。

喷昔洛韦(penciclovir)

为阿昔洛韦的代谢产物,能缓解疱疹症状、减轻疼痛、缩短病毒感染期,适用于严重带状疱疹患者。

更昔洛韦(ganciclovir)

为阿昔洛韦同系药,作用与阿昔洛韦相似,特点是对巨细胞病毒抑制作用比阿昔洛韦高百倍。临床仅用于治疗巨细胞病毒感染性肺炎、肠炎或视网膜炎等。

碘苷(idoxuridine)

为人工合成的脱氧尿嘧啶核苷类抗病毒药。

【药理作用及作用机制】对于单纯疱疹病毒及牛痘病毒等 DNA 病毒均有效,但对流感病毒、副流感病毒、埃可病毒等 RNA 型病毒无效。作用机制:①本药在体内磷酸化后,竞争性抑制胸腺嘧啶核苷酸合成酶,阻碍病毒的 DNA 合成;②以假性底物取代胸腺嘧啶核苷酸进入病毒 DNA,导致翻译错误,干扰病毒复制。

【临床应用】仅局部用于治疗眼部或皮肤疱疹病毒和牛痘病毒感染,对急性上皮型疱疹性角膜炎疗效显著。

【不良反应】严重的毒性反应有骨髓抑制、肝脏毒性以及致畸和致突变作用等。因而仅局部用药。局部应用不宜超过 3~4 天,以免引起接触性皮炎。

【禁忌证】孕妇忌用。

曲氟尿苷(trifluridine)

在细胞内磷酸化成有活性的三磷酸曲氟尿苷,掺入病毒 DNA 分子后,抑制病毒增殖。曲氟尿苷主要抑制单纯疱疹病毒 Ⅰ 型和 Ⅱ 型,牛痘病毒和一些腺病毒。广泛用于治疗疱疹性角膜炎和上皮角膜炎,对其他药物无效者,应用本药仍可有效。用药时可引起浅表眼部刺激,甚至出血。

五、抗乙型肝炎病毒药

随着医学科技的发展,抗乙肝病毒(hepatitis B virus,HBV)治疗取得了重大进展,特别是核苷类抗 HBV 新药,如拉米夫定(抑制 HBV 的 DNA 聚合酶,且能提高机体的免疫机能)、阿德福韦酯(快速有效降低乙肝患者血清中病毒的 DNA 水平)、恩替卡韦和替米夫定、蛋白质类药物(如干扰素、白介素 -18、胸腺素 α_1 等产品)和乙肝疫苗的相继上市,为乙肝治疗奠定了基础。

拉米夫定(lamivudine)

为第一个被批准治疗慢性乙型肝炎的口服药。

【体内过程】口服生物利用度 80%~85%,可通过血脑屏障,主要以原形经肾排泄,半衰期约 7 小时。其活性代谢物在 HIV-1 感染的细胞内半衰期为 11~16 小时。

【药理作用及作用机制】本药抑制 HBV 复制,持续于抗 HBV 感染的整个治疗过程,从而降低血液和肝脏内 HBV 水平,显著减轻肝脏炎症、坏死或纤维化病变,改善肝功能,且能提高机体的免疫功能。对 HIV 也具有抗病毒活性。

作用机制为在宿主细胞内转化为有活性的三磷酸代谢物,从而抑制 HBV 的 DNA 聚合酶,对 HIV 逆转录酶也有抑制作用。

【临床应用】主要用于伴有丙氨酸转氨酶升高和病毒活动复制、肝功能代偿的成年慢性乙型肝炎患者。由于拉米夫定的主要作用是抑制乙肝病毒 DNA 聚合酶,并不能清除肝细胞内的乙肝病毒 DNA,一旦停药,病毒可再度复制,因而需长期服药以维持疗效。但长期用药病毒出现耐药性,耐药株仍对阿德福韦酯敏感。

【不良反应】不良反应有头痛和胃肠道反应,一般较轻可自行缓解。还可引起锥体外系反应、过敏反应和血小板减少等。

替比夫定(telbivudine)

是人工合成的胸腺嘧啶脱氧核苷类抗 HBV 药物。作用机制为在细胞内经代谢生成活性形式替米夫定 5'- 腺苷,从而抑制 HBV 的 DNA 聚合酶。本药抗病毒作用比拉米夫定强,与恩替卡韦相当,临床应用同拉米夫定,优点是病毒耐药率显著低于拉米夫定,且安全性好,为妊娠期 B 类药物。常见不良反应为头痛、乏力、恶心、腹痛、腹泻等,长期应用可引起肌病,停药后好转,严重者发生横纹肌溶解症。

阿德福韦酯(adefovir dipivoxil)

本药生物利用度为 59%,达峰时间 1.5 小时,血浆蛋白结合率 4%,主要以原形经肾脏排泄,半衰期 7.5 小时。本药是一种单磷酸腺苷的无环核苷类似物,在细胞内代谢为有活性的阿德福韦二磷酸盐,从而抑制 HBV 的 DNA 聚合酶。临床应用同拉米夫定,优点是可快速降低乙肝血清中病毒的 DNA 水平,病毒耐药性少见,对拉米夫定耐药的乙肝患者仍有效。常见不良反应有恶心、腹胀、腹痛、腹泻、乏力、头痛、咽痛等,长期使用也可引起肾脏损害。

恩替卡韦(entecavir)

是鸟嘌呤核苷类似物,能有效抑制 HBV 的 DNA 复制,用于治疗成人伴有病毒复制活跃、血清转氨酶持续增高的慢性乙型肝炎感染,疗效优于拉米夫定,且耐药发生率低。

第三节　抗结核病药

结核病是由结核分枝杆菌感染所致的慢性传染性疾病,我国的结核病患者数量居世界第二位,由于多药耐药菌的出现以及艾滋病的流行,结核病的防治工作非常严峻。结核病临床分为五型,即**原发型肺结核、血行播散型肺结核、继发型肺结核、结核性胸膜炎、其他肺外结核。**

抗结核病药(antituberculosis drugs)指用来防治结核病的药物。根据疗效高低、不良反应多少等情况,将抗结核病药分为 3 类:第一线抗结核病药、第二线抗结核病药和新一代抗结核病药。第一线抗结核病药疗效高,不良反应较少,是抗结核病治疗的常用药物,包括异烟肼(isoniazid)、利福平(rifampicin)、链霉素(streptomycin)、乙胺丁醇(ethambutol)和吡嗪酰胺(pyrazinamide)。第二线抗结核病药或疗效相对较低,或不良反应较多、较重,为抗结核病的次选药,包括对氨基水杨酸(para-aminosalicylic acid,PAS)、乙硫异烟胺(ethionamide)、环丙沙星(ciprofloxacin)、氧氟沙星(ofloxacin)、环丝氨酸(cycloserine)、卷曲霉素(capastatin)、阿米卡星(mikacin)和卡那霉素(kanamycin)等。新一代抗结核病药疗效高,不良反应少,联合治疗复治病例肺结核,有良好效果,如利福喷汀(rifapentine)、利福定(rifandin)、莫西沙星(moxifloxacin)和司帕沙星(sparfloxacin)等。

一、第一线抗结核病药

异烟肼(isoniazid)

具有口服方便、穿透力强、抗结核分枝杆菌特异性强、疗效高、毒性小、价格低廉等多方面的优点。

【体内过程】突出的特点为穿透能力(跨膜转运能力)强:①口服容易吸收,生物利用度可达 90%,达峰时间 1~2 小时;②分布广泛,吸收后迅速分布于全身各组织器官,在胸腹水、关节腔、肾脏、脑脊液中均有较高药物浓度,脑膜炎时脑脊液中异烟肼浓度与血浆中接近;③可作用于细胞内的结核分枝杆菌;④能进入结核纤维化或干酪样病灶内,杀灭该部位的结核分枝杆菌。异烟肼主要在肝脏经乙酰化失活,代谢物经肾脏排出体外。异烟肼被乙酰化的速度存在种族和遗传的差异,分为快、慢两种代谢型。快代谢型半衰期 70 分钟左右,慢代谢型半衰期 2~5 小时。黄种人中以快代谢型为主,占 80%~90%。黑人和白人中慢代谢型多,约占 50%。临床应注意根据代谢型调整给药方案。

【药理作用及作用机制】药理作用特点:①选择性作用于结核分枝杆菌,具有强大的抗结核分枝杆菌作用;②抗结核分枝杆菌强度与结核分枝杆菌所接触的药物浓度呈正相关,最小抑菌浓度为 0.025~

0.05μg/ml,大于 10μg/ml 具有杀菌作用;③对细胞内、外的结核分枝杆菌均有效;④增殖期结核分枝杆菌较静止期对异烟肼敏感。

抗菌机制较复杂,可能与抑制分枝菌酸的合成有关。分枝菌酸是分枝杆菌细胞壁的主要组分,异烟肼通过抑制分枝菌酸,使结核分枝杆菌细胞壁的脂质减少,削弱细胞壁的屏障保护作用,导致菌体死亡。由于分枝菌酸为分枝杆菌的专有成分,因此异烟肼仅对结核分枝杆菌有抗菌活性,对其他微生物几乎无作用。

【临床应用】为目前治疗各型结核病的首选药,常与其他抗结核病药联合应用。单用易产生耐药性,仅作预防或治疗轻症结核病应用。

【不良反应】

1. **神经系统毒性**　在大剂量或慢代谢型患者易出现,可引起周围神经炎,表现为手、脚麻木、震颤等;也可引起中枢神经系统症状,表现为眩晕、失眠等。这种神经毒性易出现于儿童、营养不良及嗜酒者。癫痫、精神病患者、嗜酒者及孕妇慎用。异烟肼神经系统毒性与影响维生素 B_6 功能有关。维生素 B_6 在体内参与神经递质的合成,由于异烟肼的化学结构与维生素 B_6 相似,能竞争性抑制维生素 B_6 的生物作用,并促进维生素 B_6 的排泄,从而产生神经毒性。异烟肼大剂量中毒可用等剂量的维生素 B_6 对抗。

2. **肝毒性**　在 35 岁以上及快代谢型多见,出现转氨酶升高、黄疸甚至多发性肝小叶坏死等。用药期间应定期检查肝功能。肝功能不良者慎用。

3. **其他**　可出现发热、皮疹、嗜酸性粒细胞增加、粒细胞减少、血小板减少和消化道反应。

【药物相互作用】异烟肼有肝药酶抑制作用,可降低香豆素类抗凝血药、苯妥英钠、丙戊酸钠、卡马西平、茶碱等药的代谢;利福平和乙醇可加重异烟肼的肝毒性;含铝抗酸药可降低异烟肼的吸收。

利福平(rifampicin)

【体内过程】和异烟肼相似,利福平穿透力也较强。口服吸收良好,生物利用度90% 以上,达峰时间 2~4 小时,有较大的个体差异,进食可使血药浓度达峰时间后延,峰浓度降低。血浆蛋白结合率为 80%~90%,体内分布广泛,大部分组织和体液(包括脑脊液、唾液等)中均能达到有效的抗菌浓度,也可透过胎盘屏障,进入胎儿;能进入细胞内、结核空洞内和痰液中,杀灭其中的结核分枝杆菌和敏感细菌。本药主要在 CYP 的作用下,去乙酰化生成具有抗菌活性的代谢物 25- 去乙酰利福平,进一步水解后形成无活性的代谢物由尿液排出。利福平及其代谢物主要经胆汁排泄,胆汁中原形药物浓度较高,可形成肝肠循环。药物中约 60% 从粪便排出,约 30% 随尿液排出体外,也可经乳汁分泌。半衰期为 1.5~5 小时。本药有肝药酶诱导作用,连续应用可促进自身代谢,半衰期缩短。

【药理作用及作用机制】

1. **药理作用特点**　①抗菌谱广,对结核分枝杆菌、麻风杆菌、革兰氏阳性菌尤其是耐药性金黄色葡萄球菌有强大的抗菌作用;对革兰氏阴性菌、某些病毒和沙眼衣原体也有抑制作用。②抗菌作用强,对结核分枝杆菌的抗菌强度与异烟肼相当。③对细胞内、外的结核分枝杆菌均有抗菌作用,可渗入吞噬细胞而杀灭细胞内的结核分枝杆菌。④对繁殖期和静止期的细菌均有效。

2. **作用机制**　抑制依赖 DNA 的 RNA 聚合酶。利福平与依赖 DNA 的 RNA 聚合酶 β 亚单位结合,阻止该酶与 DNA 连接,阻断 RNA 的转录过程,从而抑制细菌 RNA 的合成。利福平对病原体有较高的选择性,对人体细胞依赖 DNA 的 RNA 聚合酶无作用。

【临床应用】①治疗各型结核病。利福平是治疗结核病的主要药物之一,常与其他抗结核病药联合用药以增强疗效,防止或延缓耐药性的产生;②治疗麻风病;③治疗耐药金葡菌及其他敏感菌的感染。

由于作用靶点基因突变,单用利福平时,微生物可迅速对其产生耐药性,但与其他抗结核病药之间无交叉耐药。联合用药时,利福平在体内可增强异烟肼和链霉素的抗结核分枝杆菌作用,并延缓耐药性的产生。

【不良反应】①常见恶心、呕吐等胃肠道反应,较轻;②少数人可出现药热、皮疹等过敏反应;③肝脏损害,出现肝功能异常和黄疸等。慢性肝病、酒精中毒或联合用药异烟肼时较易出现肝损伤,用药期间应定期检查肝功能;④致畸作用;⑤红染现象:服药者的排泄物、分泌物如粪、尿、泪、汗、痰、唾液、乳汁等可被本药及其代谢物染成橘红色,应预先告知患者。

【药物相互作用】①对氨水杨酸可减慢利福平的吸收,故二者宜间隔8~12小时服用;②利福平具有肝药酶诱导作用,能加速糖皮质激素、口服避孕药、口服降糖药、口服抗凝血药、地高辛、普萘洛尔、酮康唑、HIV蛋白酶抑制药、非核苷类逆转录酶抑制药等药物代谢,联合用药时应调整剂量。

【禁忌证】禁用于严重肝功能不全、胆道阻塞者和妊娠早期。

链霉素(streptomycin)

链霉素是第一个被发现并应用到临床的抗结核病药物。低浓度抑菌,高浓度杀菌。但本药不易跨膜转运,主要对细胞外结核分枝杆菌有效。由于不易进入结核纤维化、干酪样化及厚壁空洞等病灶内,因而对这些病灶中的结核分枝杆菌作用弱。也因不易透过血脑屏障,因而对结核性脑膜炎疗效差。单用本药时结核分枝杆菌易产生耐药性,且长期应用引起耳毒性,使得本药在结核病治疗中的地位逐渐下降。主要与其他抗结核病药联合应用治疗早期或重症结核病,如播散性结核、结核性脑膜炎等。

乙胺丁醇(ethambutol)

【体内过程】口服吸收良好,生物利用度约80%,达峰时间2~4小时。约75%的药物以原形经尿液排出,半衰期约3小时。

【药理作用及作用机制】本药仅对结核分枝杆菌有抗菌活性,对其他微生物几无作用,抗结核分枝杆菌活性比异烟肼、利福平和链霉素弱。

作用机制可能是通过与Mg^{2+}结合,干扰细菌的RNA合成有关。

【临床应用】常与其他抗结核病药联合应用治疗各型结核病,尤适用于对异烟肼和链霉素治疗效果不佳的结核病患者。单用可产生耐药性,较缓慢,但与其他抗结核病药之间无交叉耐药现象,对异烟肼和链霉素耐药者仍然有效。

【不良反应】常用量下不良反应发生率低于2%。较严重的毒性反应为球后视神经炎,表现为弱视、红绿色盲、视野缩小等,停药可恢复。其发生率与剂量相关,在日剂量15mg/kg时较少发生。此外半数患者用药后出现血尿酸水平增高,另有少数患者可出现皮疹、药热等过敏反应。

吡嗪酰胺(pyrazinamide)

【体内过程】本药口服易吸收,达峰时间1~2小时,体内分布广泛,主要经肾排泄,半衰期8~10小时。

【药理作用及作用机制】本药被巨噬细胞或单核细胞摄取,在吡嗪酰胺酶作用下转化为吡嗪酸发挥抗菌作用,因而主要杀灭巨噬细胞或单核细胞内的缓慢繁殖菌群,在酸性环境中其抗菌作用强。本药抗结核分枝杆菌作用弱于异烟肼、利福平和链霉素,与异烟肼和利福平联合用药有显著的协同作用。抗菌机制不清。

【临床应用】常在三联或四联用药时加用,是短期联合治疗方案中不可或缺的药物。单用本药时结核分枝杆菌可迅速产生耐药性,但与其他抗结核病药无交叉耐药现象。

【不良反应】剂量大时可引起肝损伤,肝功能异常者慎用或禁用。还可抑制尿酸的排泄,诱发痛风,有痛风病史者慎用。

二、第二线抗结核病药

对氨基水杨酸（para-aminosalicylic acid，PAS）

本药能竞争性抑制二氢蝶酸合酶，对结核分枝杆菌产生抑制作用，抗菌活性远弱于异烟肼、利福平和链霉素，单用时治疗效果差，耐药性产生缓慢。主要与其他抗结核病药联合应用，以增强疗效和延缓耐药性的产生。本药毒性低，不良反应发生率10%~30%，多见胃肠刺激症状。由于本药的乙酰化代谢物溶解度低，在尿液中浓度较高，少数患者可在肾脏析出结晶而损伤肾组织，加服碳酸氢钠可减轻。对氨基水杨酸还可干扰甲状腺摄碘，致使腺体肿大，停药后可恢复正常。

乙硫异烟胺（ethionamide）

口服易吸收，体内分布广泛，可渗入全身体液（包括脑脊液），肝脏代谢，半衰期2~4小时。通过阻断分枝菌酸合成发挥对结核分枝杆菌的抑制作用，抗菌活性为异烟肼的1/10。对渗出性及浸润性干酪病变疗效较好，单独应用少，常与其他抗结核病药联合应用以增强疗效和延缓耐药性的产生。主要不良反应为胃肠道反应和神经系统症状。

三、新一代抗结核病药

利福喷汀（rifapentine）和利福定（rifandin）

利福喷汀和利福定为利福平类似物，这两个药物的抗菌谱、抗菌机制等均与利福平相同，但抗结核分枝杆菌作用分别比利福平高8倍和3倍，与异烟肼、乙胺丁醇等抗结核病药联合应用可增强疗效。二者的半衰期均较利福平长。细菌对利福平和这两种药物之间存在有交叉耐药性。

司帕沙星（sparfloxacin）

司帕沙星对结核分枝杆菌的MIC是0.25μg/ml，低于环丙沙星、氧氟沙星的2~4倍，左氧氟沙星的1倍。氟喹诺酮类对结核分枝杆菌的MBC是MIC的2倍时，呈现杀菌作用。司帕沙星对结核分枝杆菌的MBC是0.5μg/ml，低于环丙沙星、氧氟沙星的3倍，左氧氟沙星的1倍。临床上联合应用司帕沙星治疗耐多药结核病，疗效较好。但要注意其毒性反应。

四、抗结核病药的应用原则

1. **早期用药** 在结核病早期应用抗结核病药疗效较好。原因如下：①结核病早期多为浸润性病灶，局部血流量较丰富，药物容易进入病灶内发挥作用，而晚期则常有纤维化、干酪样化及厚壁空洞等结核病灶形成，药物不易渗入病灶发挥抗菌作用；②在结核病早期，结核分枝杆菌大多处于繁殖期，对抗结核病药物敏感性高；③在结核病早期，患者自身的抵抗力较好，有助于药物发挥较好的疗效。

2. **适量用药** 由于剂量低，达不到疗效且易产生耐药性；剂量高，易发生毒性反应。因而应适量用药，治疗个体化。

3. **联合用药** 联合用药目的：增强疗效、降低药物毒性反应、缩短疗程、防止或延缓细菌耐药性的产生。联合用药的方式：采用两种以上的抗结核病药进行二联、三联甚至四联等。常以异烟肼为基础，联合使用 1~2 个其他的抗结核病药。如单纯性肺结核病的初始治疗方案：使用异烟肼、利福平和乙胺丁醇强化治疗 2 个月，然后使用异烟肼和利福平巩固治疗 4 个月。对于重症结核病，如结核空洞、肾结核、结核性脑膜炎等，应在治疗一开始就采用四个或更多的抗结核病药联合治疗才能获得疗效。

4. 规律用药　指按照所选的给药方案要求规律用药，不漏服、不擅自停药，以避免或延缓耐药菌株的产生。

5. 全疗程用药　指按照所选的给药方案，保证完成规定的治疗期，这是提高治愈率、减少复发的重要措施。

第四节　抗麻风病药

麻风病是由麻风杆菌引起的慢性传染病，临床表现为麻木性皮肤损害、神经粗大，严重者甚至出现肢端残废。抗麻风病药（antileprotic drugs）主要有氨苯砜、利福平等。至今人们尚无法在体外条件下培养麻风杆菌，药物筛选实验一般采用将麻风杆菌注射到小鼠脚垫的模型。

一、砜类

氨苯砜（dapsone）

【体内过程】氨苯砜口服吸收快而完全，生物利用度 93%，达峰时间 2~8 小时。吸收后广泛分布于全身组织和体液，皮肤、肌肉、肾脏和肝脏中药物浓度较高，药物浓度在有病变的皮肤远高于正常皮肤。本药主要在肝脏乙酰化代谢，有肝肠循环。大部分药物以代谢物形式从尿排出。半衰期约为 20~30 小时。

【药理作用及作用机制】氨苯砜选择性地作用于麻风杆菌，对麻风杆菌有较强的抗菌活性，对其他微生物几无作用。

作用机制类似于磺胺类药物，通过抑制细菌的二氢蝶酸合酶，干扰四氢叶酸的合成，从而发挥抑制细菌生长繁殖的作用。

【临床应用】氨苯砜是治疗麻风病的首选药。用药 3~6 个月后症状好转，鼻、口、咽喉和皮肤病变减轻，但需连续用药治疗 1~3 年才可使麻风杆菌彻底杀灭。麻风病神经病变的恢复以及瘤型麻风病的麻风杆菌消失约需服药 5 年时间。为防止耐药性的产生，氨苯砜常与利福平或氯法齐明联合应用。

【不良反应】氨苯砜常引起溶血和发绀，偶尔可出现溶血性贫血。可致胃肠道反应、头痛、药热、药疹等。用药剂量过大可致肝损伤和剥脱性皮炎。治疗早期或增量过快可出现麻风病症状加重反应，即"砜综合征"，表现为发热、周身不适、剥脱性皮炎、肝坏死和贫血等。此时应减量或改用其他抗麻风病药。"砜综合征"可用沙利度胺或糖皮质激素类药物治疗。

砜类还有苯丙砜（solasulfone）、醋氨苯砜（acedapsone），但二药须在体内转化为氨苯砜或醋氨苯砜才具有抗麻风病作用。

二、其他

利福平（rifampin）

利福平对麻风杆菌包括对氨苯砜耐药的菌株有快速杀菌作用，用药数日至数周，可使菌体碎裂呈粒变现象,但仍需坚持长期治疗,单独使用易致耐药性,一般和氨苯砜联合应用。常作为治疗麻风病联合疗法中的必要组成药物。

沙利度胺(thalidomide)

沙利度胺又称反应停,20世纪50年代用于治疗早孕反应,60年代初期因"反应停事件"而被停用,1998年以后用于治疗麻风病。

【体内过程】口服易吸收效,达峰时间2小时,血浆蛋白结合率低,主要靠pH依赖性的自身水解作用被消除,半衰期约为5小时。

【药理作用及作用机制】本药对麻风病并无治疗作用,但可显著减少各型病的麻风反应。

作用机制可能与其免疫抑制、免疫调节有关,具有稳定溶酶体膜,抑制中性粒细胞趋化性,非特异性抗炎作用等。

【临床应用】抗麻风反应的首选药。用于各型麻风反应如发热、淋巴结肿大、结节红斑、关节肿痛等。也用于治疗结节性痒疹、白塞综合征、盘状红斑狼疮、泛发扁平苔藓、坏疽性脓皮病等皮肤病。

【不良反应】有胃肠道不适,头昏、倦怠,偶见药疹。严重的不良反应为致畸作用,引起短肢的海豹儿;也可引起多发性神经炎,一旦出现应即停药并给予对症治疗。

【药物相互作用】能增强其他中枢抑制药,尤其是巴比妥类药物的中枢抑制作用。

【禁忌证】禁用于孕妇。

氯法齐明(clofazimine)

口服微粒晶体后生物利用度50%~70%,迅速分布于全身各组织中,组织药物浓度高于血药浓度,半衰期70天。对麻风杆菌有抑制作用,其作用机制为干扰核酸代谢,抑制菌体蛋白合成,起效较氨苯砜缓慢。此外本药还能抑制麻风结节红斑反应。常联合用药治疗麻风病,或用于抗麻风反应。本药可蓄积于皮肤和角膜,使这些部位显现红色或棕色,并使尿液、痰液和汗液红染。少数病人也可发生光敏反应。还可通过胎盘、进入乳汁,使新生儿和哺乳儿皮肤染色。

案例 37-1

李某,65岁,食管癌术后7天出现高热、咳嗽伴大量黄痰,诊断为真菌性肺炎。遂应用伊曲康唑治疗,5天后体温仍时有升高。

思考:1. 可给予患者合用哪个抗真菌药物?

2. 用药时注意事项有哪些?

案例 37-2

孔某,32岁,淋雨后出现右侧胸背部疼痛,伴肋间红疹,诊断为带状疱疹。应用伐昔洛韦、阿司匹林口服,维生素B_{12}肌内注射,10天后痊愈。

思考:1. 哪个药物的应用为对因治疗?

2. 所用对因治疗药物的作用机制是什么?

孙某,诊断为两肺粟粒性结核,立即给予异烟肼、利福平、吡嗪酰胺和链霉素治疗,1个月时显著好转,原方案治疗2个月后,继续服用异烟肼和利福平4个月。

思考:1. 为何四药联合应用?

2. 结核病化学治疗的原则有哪些?

桑某,29岁,眉毛脱落,左下肢环状水肿性红斑伴麻木1年,并有腓总神经粗大,皮损组织液涂片抗酸杆菌染色阴性,经病理检查诊断为界线类偏结核样型麻风。

思考:1. 需应用什么药物进行治疗?

2. 应用药物需要注意哪些事项?

(赵晓民)

学习小结

抗真菌药可通过影响真菌细胞膜、细胞壁、微管蛋白聚合、抑制DNA和RNA聚合酶发挥抗真菌作用,两性霉素B是治疗深部真菌感染的首选药,三唑类对固醇合成影响较小,可作全身抗真菌用药。抗病毒药是通过阻止病毒复制的一个或多个环节而发挥抗病毒作用,包括广谱抗病毒药、抗HIV病毒药、抗流感病毒药、抗疱疹病毒药、抗乙型肝炎病毒药。第一线抗结核病药异烟肼特异性抑制分枝菌酸的合成,是治疗各型结核病的首选药。利福平抑制依赖DNA的RNA聚合酶,具有广谱抗菌作用。吡嗪酰胺主要杀灭巨噬细胞或单核细胞内的缓慢繁殖结核分枝杆菌。乙胺丁醇通过与Mg^{2+}结合,干扰结核分枝杆菌RNA合成。抗结核药应用需坚持早期、适量、联合、规律、全疗程用药的原则。

复习参考题

1. 第一线抗结核病药有哪些药物?比较这些药物作用机制和主要不良反应的差别。

2. 抗真菌药物作用机制和不良反应之间的关系。

3. 抗病毒药物的作用机制有哪些?每一作用机制举例一个药物。

38

学习目标	
掌握	氯喹、伯胺喹和乙胺嘧啶的抗疟作用、应用及不良反应;抗阿米巴病和滴虫病的主要药物甲硝唑的药理作用、临床应用和主要不良反应;以及抗血吸虫病的常用药吡喹酮的主要作用。
熟悉	奎宁、青蒿素和蒿甲醚的抗疟作用特点、应用和不良反应;氯喹和卤化喹啉类在阿米巴治疗中的作用、应用和不良反应。
了解	疟原虫生活史;抗丝虫病药和其他抗蠕虫药。

第一节　抗疟药

寄生虫病包括原虫病和蠕虫病两大类,疟疾、阿米巴病、利什曼病等属于原虫病,而吸虫病、丝虫病和线虫病等则属于蠕虫病,因此根据疾病的不同可将抗寄生虫病药物分为抗原虫药(antiprotozoal drugs)和抗蠕虫药(antihelmintic drugs)。

一、概述

疟疾是由疟原虫引起的一种寄生虫传染病,主要包括间日疟、三日疟、卵形疟和恶性疟。前三者又称为良性疟,三日疟症状较轻微不常见,但恶性疟症状较重,对人类身体健康危害最大。

疟原虫的生活史可分为雌性按蚊体内的有性生殖阶段和人体内的无性生殖阶段,后者又可进一步分为原发性红细胞外期、继发性红细胞外期、红细胞内期和配子体等阶段。

(一)按蚊体内有性生殖阶段

按蚊在吸入感染疟疾患者的血液时,红细胞内各期疟原虫经过裂体增殖循环后,部分裂殖子发育成雌雄配子体。雌雄配子体随血液进入按蚊体内,结合成合子,进一步发育成子孢子,移行至唾液腺内,成为疟疾传播和流行的新感染根源。

(二)人体内的无性生殖阶段

1. **原发性红细胞外期(原发性红外期)**　受感染的雌性按蚊叮咬人时,子孢子随唾液输入人体,随血流侵入肝细胞开始其红细胞前期发育和裂体繁殖,5~15 天肝细胞破裂后释放出裂殖子并进入红细胞,为疟疾的潜伏期,此时无症状。

2. **继发性红细胞外期(继发性红外期)**　间日疟原虫和卵形疟原虫有一部分子孢子侵入肝脏后则在相当长的时间内处于休眠状态(称休眠子),可再被激活后完成裂体增殖,进入红细胞内,引起疟疾复发。

3. **红细胞内期(红内期)**　原发性红细胞外期的裂殖子在肝细胞内裂体增殖,破坏肝细胞后随血流进入红细胞,经滋养体发育为裂殖体从而破坏红细胞,并释放裂殖子和代谢产物。裂殖子可再次侵入红细胞如此反复,刺激机体引起寒战、高热、出汗等症状。

抗疟药(antimalarial drugs)主要用于疟疾的预防或治疗。现有的抗疟药中无一种药可对疟原虫生活史的各个环节均有杀灭作用,了解疟原虫的生活史以及抗疟药作用环节,才能更好地发挥抗疟药的作用。

二、抗疟药的分类

1. 主要用于控制疟疾症状的抗疟药代表药物为氯喹、奎宁、甲氟喹、青蒿素及其衍生物、咯萘啶、苯芴醇等,均可杀灭红细胞内期裂殖体。

2. 主要用于控制疟疾复发和传播的抗疟药伯氨喹可杀灭肝脏中的休眠子。

3. 主要用于疟疾预防的抗疟药乙胺嘧啶、磺胺等可杀灭红细胞外期的子孢子。

三、常用的抗疟药

(一)主要用于控制疟疾症状的抗疟药

氯喹(chloroquine)

人工合成的 4- 氨基喹啉类衍生物。

【体内过程】口服吸收快而完全,血药峰浓度时间为 1~2 小时,血浆蛋白结合率为 55%,全身各处均有分布。疟原虫入侵的红细胞内药物浓度比正常红细胞高 25 倍,对杀灭红内期裂殖体有利。氯喹可透过血脑屏障进入脑组织,脑组织中浓度为血浆浓度的 10~30 倍,主要在肝内代谢,代谢产物去乙基氯喹仍有抗疟作用,少部分以原形经肾排泄。该药在体内消除较缓慢,故作用持久。

【药理作用及作用机制】能杀灭各种疟原虫红细胞内期的裂殖体,迅速控制疟疾症状的发作,可根治恶性疟,是控制疟疾症状的首选药物。特点是起效快、疗效高,通常患者服药 24~48 小时内症状消退,48~72 小时后血中疟原虫消失。延迟良性疟症状的复发原因为药物在体内代谢和排泄缓慢,作用持久。由于对红细胞外期无效,因此不能用作病因预防和良性疟的根治。

氯喹抗疟作用机制与在疟原虫溶酶体内高度浓集相关。①可抑制疟原虫的 DNA 复制和转录,并使 DNA 断裂,抑制疟原虫的繁殖;②氯喹是弱碱性药物,大量进入疟原虫体内后,抑制疟原虫利用血红蛋白的能力,从而抑制疟原虫的生长繁殖;③红细胞内期裂殖体破坏红细胞后产生主要成分为高铁原卟啉(ferriprotoporphyrin)的疟色素,与氯喹结合后,可破坏疟原虫细胞膜,使疟原虫溶解、破裂。

【临床应用】

1. **抗疟作用** 临床主要用于疟疾急性发作的控制和恶性疟的根治。

2. **抗阿米巴作用** 对肠外阿米巴病疗效较好,由于其在肝脏中的浓度较高可用于阿米巴肝炎或肝脓肿。

3. **免疫抑制作用** 大剂量能够抑制免疫反应,偶尔用于治疗类风湿性关节炎、系统性红斑狼疮等免疫性疾病。

【不良反应及注意事项】用于治疗疟疾时,有轻度头晕、头痛、胃肠不适、视觉障碍、荨麻疹等,停药后可自行消失。长期大剂量使用可引起不可逆性视网膜病、耳毒性、心血管反应、白细胞减少以及肝肾功能的损害。给药剂量过大可发生致死性心律失常。

奎宁(quinine)

奎宁是奎尼丁的左旋体,喹啉类的衍生物,是从原产于南美的金鸡纳树皮中提取出的一种生物碱。

【体内过程】口服吸收迅速而完全,广泛分布于全身各部位,在肝中浓度最高,大部分经过肝脏代谢,其代谢产物和少量原形经肾排泄,24 小时后几乎全部排出。半衰期为 8~10 小时。

【药理作用及作用机制】与氯喹作用相似,对各种疟原虫红细胞内期裂殖体均有杀灭作用,可有效控制临床症状。其作用机制与氯喹相似,能与疟原虫的 DNA 结合后形成复合物,抑制 DNA 的转录和 RNA 的转录,从而抑制蛋白质的合成。

【临床应用】

1. **抗疟作用** 多用于耐氯喹及耐多药的恶性疟尤其是脑型恶性疟。奎宁对红细胞外期无效不能根治良性疟,对恶性疟的配子体无直接作用。

2. **其他作用** 对心脏有抑制作用,延长不应期,减慢传导。对妊娠子宫有轻微的兴奋作用。

【不良反应及注意事项】剂量过大时常出现恶心、呕吐、头晕、耳鸣、视听力减退等金鸡纳反应,但停药后可恢复。另外还可引起血压骤降、发热、心律失常和严重的中枢神经紊乱如谵妄、昏迷等。少数恶性疟患者对奎宁有高敏性,小剂量即可发生急性溶血,引起高热、寒战、血红蛋白尿(黑尿热)和肾衰竭,可致死。奎宁还可引起皮疹、瘙痒、哮喘等。肌内注射有刺激性,严重者引起组织坏死。

【禁忌证】孕妇禁用,哺乳期妇女慎用。

【药物相互作用】抗凝药与奎宁合用后,可增强抗凝作用;肌肉松弛药如琥珀胆碱与奎宁合用,可能会引起呼吸抑制;奎尼丁与奎宁合用,可增加金鸡纳反应;维生素 K 与奎宁合用可增加奎宁的吸收;硝苯地平与奎宁合用,可增加游离的奎宁浓度。

甲氟喹（mefloquine）

人工合成的 4- 喹啉 - 甲醇衍生物,是安全、高效、杀灭耐药恶性疟原虫药物。

【体内过程】口服吸收良好,血药浓度达峰时间约为 17 小时,血浆蛋白结合率达 98%,可广泛分布于全身各部位,在红细胞内浓度高。半衰期较长约为 30 天,存在肝肠循环,主要由粪便排泄。

【药理作用及作用机制】甲氟喹能有效杀灭红细胞内期裂殖体,特别是对成熟滋养体和裂殖体有强效杀灭作用。对红细胞外期疟原虫和配子体无效。其抗疟机制尚未完全明了,许多方面与氯喹相似,与疟原虫游离的血红素形成复合物,损伤其细胞膜和干扰其疟原虫成分。在某些地区尤其是东南亚已发现对甲氟喹产生耐药性的恶性疟原虫株,但其对氯喹耐多药恶性疟株感染仍有一定疗效。

【临床应用】主要用于耐氯喹或者多药耐药的恶性疟。

【不良反应及注意事项】常见的有恶心、呕吐、腹痛、腹泻、眩晕、焦虑、失眠等,呈剂量相关性。

【禁忌证】孕妇、2 岁以下幼儿禁用。

【药物相互作用】与乙胺嘧啶合用可增强疗效,延缓耐药性的发生。

青蒿素（artemisinin）

是从黄花蒿和大头黄花蒿中提取的一种倍半萜内酯过氧化物。

【体内过程】口服吸收迅速完全,1 小时后达到血药峰浓度,存在首过效应,在全身各组织中广泛分布,胆汁中浓度较高。该药为脂溶性物质,故可透过血脑屏障进入脑组织。体内代谢快,代谢产物主要从肾及肠道排出,由于代谢和排泄均快速,有效血药浓度维持时间短,不利于彻底杀灭疟原虫,故复发率较高。

【药理作用及作用机制】青蒿素对红细胞内期裂殖体具有杀灭作用,对红细胞外期疟原虫无效。青蒿素通过产生自由基,严重破坏了恶性疟原虫红内期的生物膜,或与原虫蛋白结合,导致原虫死亡。

【临床应用】主要用于间日疟和恶性疟的症状控制以及耐氯喹虫株的治疗。也可用以治疗凶险型恶性疟,如脑型、黄疸型等。

【不良反应及注意事项】一般无明显不良反应。少数病例出现食欲减退、恶心、呕吐、腹泻等胃肠道反应,少见四肢麻木感和心动过速。

【药物相互作用】与磺胺多辛和乙胺嘧啶合用,可延缓耐药性的发生。与伯氨喹合用可降低复发率。

蒿甲醚（artemether）

蒿甲醚是青蒿素的脂溶性衍生物,有 α 和 β 两种亚型。临床所用的为两者的混合物但以 β 型为主,溶解度比青蒿素大、稳定,可制成澄明的油注射剂肌内注射。抗疟作用是青蒿素的 10~20 倍,可杀灭红细胞内期裂殖体,可用于治疗耐氯喹恶性疟及凶险型疟。与青蒿素相比,蒿甲醚的不良反应较轻。

青蒿琥酯（artesunate）

青蒿琥酯是青蒿素的衍生物,可口服和注射应用,体内分布甚广,以肝、肠、肾较高,主要在体内代谢转化,仅有少量经肾和肠道排泄。该药起效较快,能迅速控制疟疾发作,适用于脑型疟疾以及各种危重疟疾的救治。

（二）主要用于控制疟疾复发和传播的抗疟药

伯氨喹（primaquine）

伯氨喹是人工合成的 8- 氨基喹啉类衍生物。

【体内过程】口服吸收快而完全,达峰时间为1~2小时,广泛分布于组织中,其中以肝脏浓度较高,大部分在肝脏代谢成无活性产物,仅1%以原形经肾排出,伯氨喹有效血药浓度维持时间短,需每天给药。

【药理作用及作用机制】伯氨喹对红细胞外期及各型疟原虫的配子体均有较强的杀灭作用,阻止疟疾传播。对红细胞内期无效,不能控制疟疾临床症状的发生。伯氨喹抗疟作用机制尚未明了,可能是其损伤线粒体以及代谢产物6-羟衍生物促进氧自由基生成或阻碍疟原虫电子传递而发挥作用。

【临床应用】

1. 可作为控制复发和阻止疟疾传播的首选药。

2. 根治良性疟对间日疟红细胞外期迟发型子孢子(休眠子)有较强的杀灭作用,与血液裂殖体杀灭剂(如氯喹)合用,减少耐药性的发生。

3. 能杀灭各种疟原虫的配子体,阻止各型疟疾传播。

【不良反应及注意事项】本药毒性较大。

1. **一般性反应** 可见头晕、恶心、呕吐、腹痛,偶见白细胞减少和粒细胞缺乏,停药后症状消失。

2. **特异质反应** 红细胞内缺乏葡萄糖-6-磷酸脱氢酶(G-6-PD)的患者易发生急性溶血性贫血和高铁血红蛋白血症,应立即停药并同时给予地塞米松或泼尼松、静脉滴注5%葡萄糖氯化钠注射液、碱化尿液可缓解症状。严重者应输血。如发生高铁血红蛋白症时,可静脉注射亚甲蓝1~2mg/kg。

【禁忌证】系统性红斑狼疮、类风湿性关节炎患者服用本药易发生粒细胞缺乏,应慎用。有蚕豆病及其他溶血性贫血病史及家庭史者禁用。孕妇禁用,肝、肾、血液系统疾患及糖尿病患者慎用。

(三) 主要用于预防的抗疟药

乙胺嘧啶(pyrimethamine)

乙胺嘧啶是人工合成的非喹啉类抗疟药,常作为病因性预防的首选药。

【体内过程】口服吸收慢但较为完全,达峰时间为4~6小时,主要分布于肾、肺、肝、脾以及红白细胞内,代谢物从尿液排出,也可由乳腺分泌排出。该药可通过胎盘屏障,半衰期为80~95小时。

【药理作用及作用机制】本药对恶性疟及间日疟原虫红细胞外期有效,常用作病因性预防药。该药可抑制疟原虫的二氢叶酸还原酶,使二氢叶酸不能还原成四氢叶酸,因而干扰疟原虫的叶酸正常代谢。此外,也能抑制疟原虫在蚊体内的发育,故可阻断传播。

【临床应用】对恶性疟和间日疟原虫的原发性红细胞外期有抑制作用,是较好的病因性预防药;对已发育的裂殖体无效,仅对各种疟原虫红细胞内期未成熟的裂殖体有抑制作用。

【不良反应及注意事项】口服治疗剂量时,毒性较低。长期大剂量服用出现叶酸缺乏,引起恶心、呕吐,严重者引起巨幼细胞贫血或白细胞减少。偶可发生皮疹。本药味带香甜易被儿童当做糖果大量服用,引起急性中毒,轻者出现恶心、呕吐、胃部烧灼感;重者出现眩晕、抽搐、发绀、惊厥甚至死亡。中毒时应立即洗胃、输液、静脉注射巴比妥类控制惊厥等。

【药物相互作用】与磺胺类或砜类合用,可在叶酸合成的两个环节上起双重阻断作用,增强疗效,又可减少抗药性的产生。

磺胺类和砜类

磺胺类和砜类药物均能与PABA竞争性抑制疟原虫合成二氢叶酸,减少核酸合成,从而使疟原虫的生长繁殖速度减慢。可抑制红细胞内期疟原虫,对红细胞外期无效。单用时效果较差,常与乙胺嘧啶或砜喹等二氢叶酸还原酶抑制药合用,增强疗效,主要用于治疗和预防耐氯喹恶性疟。

第二节　抗阿米巴病药及抗滴虫病药

一、抗阿米巴病药

阿米巴病(amebiasis)是由溶组织阿米巴原虫寄生于人体肠道内所引起的感染,以滋养体和包囊两种形式存在,以阿米巴包囊为感染体。包囊被吞食后,不受胃酸破坏,经胃达小肠。由于小肠碱性消化液的作用及虫体的活动,在肠腔内虫体脱囊而出并迅速分裂成小滋养体,定居结肠,逐渐转变成为新的包囊,此时并无症状,称为包囊携带者,是阿米巴病的传染源。包囊可随粪便排到外界。滋养体是溶组织内阿米巴的侵袭型,在体外可很快死亡,即使进入消化道也很快被胃酸破坏,因此它无感染能力。一些滋养体可破坏宿主细胞,侵袭黏膜下层组织,引起阿米巴痢疾。也可随血流侵入肠外组织如肝、肺、脑等,大量繁殖后产生阿米巴炎症或脓肿称为肠外阿米巴病,如阿米巴肝、肺或脑脓肿。

甲硝唑(metronidazole)

【体内过程】口服吸收良好,广泛分布于各组织和体液中,包括唾液、精液、乳汁以及阴道分泌物。该药可通过血脑屏障,半衰期为8~10小时,生物利用度超过80%。主要在肝脏代谢,代谢产物以及少量原形药物经肾脏排泄。

【药理作用及作用机制】对组织内阿米巴滋养体具有强大的杀灭作用,治疗急性阿米巴痢疾和肠外阿米巴病疗效显著。本药结构中含有硝基,在无氧环境中还原成氨基而显示抗厌氧菌作用,对需氧菌或兼性厌氧菌则无效。

【临床应用】

1. 治疗阿米巴病的首选药物。
2. 用于预防和治疗厌氧菌引起的感染。
3. 抗贾第鞭毛虫作用　甲硝唑是治疗贾第鞭毛虫病的有效药物。
4. 抗滴虫作用　治疗阴道毛滴虫感染的首选药物。

【不良反应及注意事项】不良反应较轻微,口服时有口干、口中金属味。有些病人可出现轻微的胃肠道反应以及头痛、肢体麻木、感觉异常、共济失调等神经系统症状。如发生神经系统的不良反应应立即停药。

【禁忌证】器质性中枢神经系统疾病及血液病患者、孕妇及哺乳期妇女禁用。甲硝唑可干扰乙醛代谢,服药期间应禁酒。

替硝唑(tinidazole)

替硝唑是甲硝唑的衍生物,口服吸收完全,血浆半衰期为12~14小时,对阿米巴痢疾和肠外阿米巴病的疗效与甲硝唑相当,但毒性较低。此外也用于治疗阴道滴虫病和厌氧菌感染。

二氯尼特(diloxanide)

二氯尼特是二氯乙酰胺基的衍生物。口服易吸收,可直接杀死阿米巴原虫,对肠内外阿米巴均有效。单独应用二氯尼特治疗急性阿米巴痢疾,其疗效不满意,在甲硝唑控制症状后,再用二氯尼特可控制复发。对肠外阿米巴病无效。其作用机制不完全清楚。该药的不良反应较轻,病人易于耐受,偶有恶心、呕吐、腹泻及荨麻疹等。是目前最有效的杀包囊药。

依米丁(emetine)

依米丁为喹啉类生物碱,其衍生物去氢依米丁(dehydroemetine)的作用与依米丁相似,但毒性较低。

【体内过程】具有很强的局部刺激性,多采用深部皮下注射或肌内注射,注射后主要分布在肝脏,主要经肾脏缓慢排泄,连续给药易发生积蓄中毒。

【药理作用与作用机制】可直接杀灭组织内的阿米巴滋养体,但对肠腔中滋养体无效。通过抑制肽链延长,使寄生虫蛋白质合成受阻来完成对滋养体的杀灭作用。

【临床应用】可较好地控制肠外阿米巴病以及急性阿米巴痢疾的症状,但根治作用差,仅用于甲硝唑治疗无效或禁用甲硝唑的患者,且必须予以严密监护。

【不良反应及注意事项】由于排泄缓慢,易蓄积中毒,不宜长期连续使用。用药后期常出现的不良反应有恶心、呕吐、腹痛、腹泻、肌无力等以及心脏损害如心电图 T 波或 ST 段改变、心前区疼痛、心律失常等。如有心电图变化,应立即停药,否则易致急性心肌炎而引起死亡。

【禁忌证】重症心脏病、高度贫血、肝肾功能明显减退者、即将手术的病人、老弱病人、孕妇与幼婴儿均禁用。

巴龙霉素(paromomycin)

巴龙霉素是氨基糖苷类抗生素,口服后不易吸收,在肠腔中浓度较高,可直接杀灭阿米巴滋养体,对肠外阿米巴病无效,用于阿米巴肠炎或阿米巴痢疾的治疗。口服应用不良反应轻微。

二、抗滴虫病药

滴虫病是由阴道滴虫感染后引起滴虫性阴道炎,男性感染阴道滴虫后多寄居于泌尿道,可通过性接触传染。目前治疗阴道滴虫病的药物主要是甲硝唑。目前耐药虫株正在增多,遇耐甲硝唑滴虫感染时,也可考虑改用乙酰砷胺以及抗生素曲古霉素等。

乙酰砷胺(acetarsol)

乙酰砷胺是五价砷剂,毒性较大,可直接杀灭滴虫。有轻度局部刺激作用,使阴道分泌物增多或引起皮疹。

曲古霉素(trichomycin)

曲古霉素对阴道滴虫、肠道滴虫、阿米巴滋养体等有抑制作用,抗真菌作用更强,但对细菌无效。口服吸收较少,不良反应较轻,阴道给药可引起轻度烧灼感等局部刺激,少数病人有白带增多现象。

阴道滴虫可通过性接触直接传播也可通过公共浴池等间接传播,故患病后应夫妻双方同时治疗并注意个人卫生与经期卫生。

第三节　抗血吸虫病药

血吸虫病主要由日本血吸虫、曼氏血吸虫和埃及血吸虫引起,是一种严重危害人类健康的寄生虫病。我国是日本血吸虫病流行区,流行于长江流域和长江以南十三个省、市、自治区。血吸虫病严重危害人类健康,药物治疗为目前常用的治疗方法。

吡喹酮(praziquantel)

吡喹酮是人工合成的吡嗪异喹啉衍生物,是广谱的抗吸虫和绦虫药物,尤其对血吸虫具有很强的杀灭作用。

【体内过程】口服后吸收迅速,80% 以上可在肠道被吸收,血药浓度达峰时间 2 小时左右。药物主要分布于肝脏,其次为肾脏、胰腺、肾上腺、骨髓、脑垂体和颌下腺等。药物进入肝脏后可很快代谢,经羟化而失活,经肾脏以代谢物形式排出。

【药理作用及作用机制】该药可使宿主体内的虫体产生痉挛性麻痹,失去吸附血管壁的能力,随血流进入肝脏后可被吞噬细胞吞噬消灭。同时吡喹酮也可用于预防血吸虫病感染。吡喹酮抗血吸虫病的机制尚不明了,多数人认为由于吡喹酮可影响虫体细胞钙通道,使钙离子内流增加,引起虫体兴奋、收缩和痉挛,最终被网状内皮细胞吞噬灭活。另外也有人认为吡喹酮也可激动虫体 5-HT 受体引起痉挛性麻痹。

【临床应用】

1. 血吸虫病 本品是临床防治血吸虫病的首选药。

2. 绦虫病、囊尾蚴病。

3. 对其他寄生虫病 如华支睾吸虫、卫氏并殖吸虫、姜片虫等感染亦为首选。

【不良反应及注意事项】吡喹酮的不良反应轻微,常见的为头晕、头痛、乏力、肌肉震颤,以及食欲减退、恶心、腹胀等反应。少数病人可出现心电图改变,引起 T 波降低,心律失常等。服药期间禁止驾车和高空作业。

【禁忌证】孕妇禁用。

第四节 抗丝虫病药

丝虫病是由丝状线虫引起的一种流行性寄生虫病,由丝虫寄生于人体淋巴系统所引起。寄生于人体的丝虫现知有 8 种,我国流行有班氏丝虫和马来丝虫两种,丝虫的生长繁殖可分为两阶段:幼虫在蚊体内发育和成虫在人体内发育。丝虫虽对人体危害极大,但目前在我国已基本绝迹。治疗丝虫病的药物主要有乙胺嗪(又名海群生)、伊维菌素和呋喃嘧酮。

乙胺嗪(diethylcarbamazine)

【体内过程】口服后吸收迅速,达峰时间为 2~3 小时,半衰期为 8 小时,广泛分布于人体各组织和体液,但脂肪组织较低。在体内代谢迅速,服药 48 小时后多以原形和代谢产物经肾脏排泄。

【药理作用及作用机制】可杀灭班氏丝虫和马来丝虫的微丝蚴,对马来丝虫的作用优于班氏丝虫,对微丝蚴的作用强于成虫。作用机制可能是由于药物分子中的哌嗪部分可使微丝蚴的肌组织发生超极化,虫体活动能力丧失,不能停留在宿主周围血液中,随血液流入肝后被单核 - 巨噬细胞所吞噬、杀灭。此外乙胺嗪也可破坏微丝蚴的表面膜结构,使其易受到宿主防御功能的破坏,产生杀灭丝虫的作用。

【临床应用】适用于班氏丝虫、马来丝虫和罗阿丝虫感染。

【不良反应及注意事项】该药毒性较低,常见的不良反应有食欲缺乏、恶心、呕吐、头痛、头昏、乏力等。治疗过程中大量微丝蚴和成虫死亡释放出大量异性蛋白质可引起表现为皮疹、瘙痒、血管神经性水肿、喉头水肿、支气管痉挛、淋巴结肿大、畏寒、发热等的过敏反应。

伊维菌素(ivermectin)

【药理作用及作用机制】可较好的杀灭微丝蚴,但对成虫无效。对微丝蚴的作用比乙胺嗪缓慢而持久。其作用机制为促进虫体神经突触前的 GABA 的释放,与突触后的 GABA 受体结合后使 GABA 效应增强,从而影响虫体神经细胞间的信息传递,使虫体麻痹。

【临床应用】

1. 抗丝虫作用。

2. 抗其他蠕虫作用。

【不良反应及注意事项】治疗丝虫病时,微丝蚴死亡后释放出异种蛋白,常引起过敏反应,出现瘙痒、皮疹、发热、头晕、头痛、关节痛、淋巴结肿痛等,24 小时内大多可消失。由于杀虫作用缓慢,较少发生不良反应。

呋喃嘧酮(furapyrimidone)

呋喃嘧酮为硝基呋喃类化合物,对班氏和马来丝虫的微丝蚴和成虫均有杀灭作用,对成虫的作用优于微丝蚴。口服吸收迅速,吸收后分布于全身各组织,代谢物可随尿液排泄,呋喃嘧酮的不良反应与乙胺嗪相似,主要是由药物杀灭的微丝蚴和成虫所引起的过敏反应或淋巴系统反应。以发热和呕吐为常见症状,大剂量有肝脏毒性,可使患者谷丙转氨酶轻微上升。偶见皮疹、心悸、胸闷及心电图 T 波变化。有致突变作用和胚胎毒性,孕妇和育龄妇女不宜服用。有严重心、肾、肝病和胃溃疡患者禁用。

第五节　抗蠕虫病药

人类肠道的寄生虫可分为绦虫和线虫,线虫包括蛔虫、钩虫、蛲虫、鞭虫和姜片虫等,我国以线虫感染最为普遍。近年来,临床上出现一些低毒、广谱、高效的驱肠蠕虫药,使肠道寄生虫病得到有效控制。

甲苯达唑(mebendazole)

【药理作用及作用机制】对蛔虫、钩虫、蛲虫、鞭虫、绦虫以及粪类圆线虫等肠道寄生虫感染都有显著疗效。该药可与蠕虫细胞内的微管结合抑制微管装配,抑制微管对葡萄糖的摄取和利用,导致糖原耗竭而引起虫体死亡;同时也可抑制虫体的线粒体延胡索酸还原酶,减少葡萄糖转运,并使氧化磷酸化脱偶联,ATP 生成减少,最终导致虫体死亡。**甲苯达唑**尚有抑制虫卵发育的作用。

【临床应用】主要用于蛔虫、蛲虫、钩虫、鞭虫、绦虫等寄生虫感染患者。

【不良反应及注意事项】本药口服吸收少,无明显不良反应。少数患者可出现短暂的腹痛、腹泻、头昏等症状。大剂量时偶有过敏反应、脱发、粒细胞减少等。动物实验发现对妊娠大鼠有致畸作用和胚胎毒作用。

【禁忌证】孕妇和 2 岁以下小儿和对本药过敏者禁用。

阿苯达唑(albendazole)

阿苯达唑为甲苯达唑的同类物,口服后吸收迅速,半衰期约为 8 小时,达峰时间为 2.5~3 小时,血药浓度比甲苯达唑高 100 倍。原药及其代谢产物主要经肾脏排泄,在体内无积蓄作用。口服后在肝脏内迅速转化为亚砜和砜类,其中亚砜驱虫作用较强。作用与甲苯达唑相似,对多种肠道线虫如蛔虫、蛲虫、钩虫等均有驱虫作用。对棘球蚴病、囊尾蚴病,旋毛虫病以及华支睾吸虫病,并殖吸虫病等肠道外寄生病也有较好疗效。机制也与**甲苯达唑**相似,主要是抑制蠕虫对葡萄糖的吸收,导致虫体糖原耗竭。对于感染钩虫、蛔虫、蛲虫、鞭虫、绦虫及囊尾蚴者均有良好效果。对感染华支睾吸虫及并殖吸虫亦有效。不良反应较轻,常见有头痛、头晕、恶心、嗜睡、乏力、口干、腹痛、腹泻等症状,不需处理可自行消失。本药有致畸和胚胎毒作用,孕妇及 2 岁以下小儿禁用。

左旋咪唑(levamisole)

左旋咪唑对多种线虫有明显作用尤其是对蛔虫的作用较强。作用机制是抑制虫体琥珀酸脱氢酶的活性,阻止延胡索酸还原为琥珀酸,使 ATP 生成减少,对虫体的能量供应减少,使虫体肌肉麻痹,使虫体排出体外。临床上主要用于蛔虫、钩虫以及蛔钩混合感染。此外,该药还可提高人的免疫功能,试用于类风湿性关节炎、系统性红斑狼疮及肿瘤的辅助治疗。偶有头晕、恶心、呕吐、腹痛、乏力、失眠和皮疹等,以及可逆性的血小板减少、粒细胞缺乏,光敏反应。肝肾功能不全者及孕妇禁用。

哌嗪(piperazine)

哌嗪为常用的驱蛔虫和蛲虫药,临床常用的为枸橼酸盐。作用机制为阻断虫体神经 - 肌肉接头处的胆碱受体,使神经冲动的传递受阻,蛔虫体肌麻痹,虫体在肠蠕动时随粪便排出体外,但对哺乳类动物骨骼肌的作用极为微弱。不良反应较少,过量时可引起恶心、呕吐、震颤、共济失调、眩晕、乏力、健忘等。孕妇禁用。

案例 38-1

某患者居住血吸虫病重疫区,10 年前曾先后 2 次感染急性血吸虫病,均正规抗血吸虫病治疗。近 2 个月无诱因出现发热,T 39~40℃,发热前感畏寒,偶有寒战。体检:T 38.5℃,肝右锁骨中线肋下 2.0cm,剑下 4.0cm,质中,光滑,边整,有触痛及叩击痛;脾左锁骨中线肋下 8.0cm,质中,光滑,有切迹。肝脏 CT:慢性血吸肝病改变并脾巨大。肝穿刺活检:肝细胞广泛变性水肿,见淋巴细胞片灶浸润,部分肉芽组织增生,可见血吸虫虫卵。

思考:该患者是什么疾病? 依据是什么? 可通过什么药物进行治疗?

(曲梅花)

学习小结

抗疟药主要包括:①用于控制症状的药物如氯喹;②用于控制复发与传播的药物如伯氨喹;③用于控制病因性预防的药物如乙胺嘧啶。抗阿米巴病常用的药物为甲硝唑,甲硝唑不仅可抗阿米巴而且对厌氧菌感染、滴虫性阴道炎等均有较好疗效。吡喹酮为常用的广谱抗吸虫病药和驱绦虫药,乙胺嗪为临床抗丝虫病的首选药。

复习参考题

1. 奎宁的临床应用与不良反应分别是什么?

2. 甲硝唑的临床应用与不良反应分别是什么?

3. 治疗血吸虫病时为什么首选吡喹酮,其作用机制是什么?

第三十九章　抗恶性肿瘤药

39

恶性肿瘤常称癌(cancer),为当前全球较大的公共卫生问题之一,严重危害着人们的健康,已成为人类死亡的第一或第二杀手。目前恶性肿瘤的治疗主要采用药物化疗、外科手术和放射治疗三种方法相结合的综合治疗。其中药物治疗作为外科手术和放射治疗的辅助治疗,在恶性肿瘤综合治疗中占有极为重要的地位,适用于多种类型的恶性肿瘤。药物化疗的主要优点是对播散和转移的肿瘤细胞亦有杀灭作用,但选择性低、全身毒性大、易耐药、对免疫系统有抑制作用、远期效果不佳仍是大多数抗恶性肿瘤药物不可避免的缺点。

近年来,肿瘤分子生物学和基因治疗学的研究进展,为抗恶性肿瘤药物的发展提供了新思路和新靶点,该类药物正从传统的细胞毒类药物向针对多个环节作用机制的新型抗恶性肿瘤药发展,靶向治疗药物、单克隆抗体、细胞分化诱导剂、细胞凋亡诱导剂、抗肿瘤侵袭及转移药、抗肿瘤血管生成药物、肿瘤耐药性逆转药以及肿瘤基因治疗药物等不断进入临床试验或上市。

第一节　抗肿瘤药物的药理学基础

一、肿瘤细胞增殖动力学

几乎所有的肿瘤细胞都具有一个共同的特点,即与细胞增殖有关的基因被开启或激活,而与细胞分化有关的基因被关闭或抑制,从而使肿瘤细胞表现为不受机体约束的无限增殖状态。肿瘤细胞的增殖,与细胞周期休戚相关。细胞增殖周期(cell reproductive cycle),是指肿瘤细胞从上一次有丝分裂结束,到下一次有丝分裂完成所经历的整个序贯过程,一个标准的细胞增殖周期,可分为4个连续的时相:① DNA 合成前期(G_1 期),自上次细胞分裂终结到开始合成 DNA,约占细胞增殖周期的 1/2;② DNA 合成期(S 期)主要合成新的 DNA,但仍继续合成 RNA 和蛋白质,约占细胞增殖周期的 1/4~1/3;③ DNA 合成后期(G_2 期),DNA 合成停止,继续合成 RNA 和蛋白质,约占增殖周期的 1/5;④有丝分裂期(M 期),此期细胞的生物合成功能极低,细胞分裂成两个子细胞,子细胞可立即进入下一增殖周期或进入静止期,约占细胞增殖周期的 1/20。

从细胞生物学角度,抑制肿瘤细胞增殖、诱导肿瘤细胞分化或促进肿瘤细胞死亡的药物均可发挥抗肿瘤作用。肿瘤细胞群包括增殖细胞群和非增殖细胞群(图 39-1)。

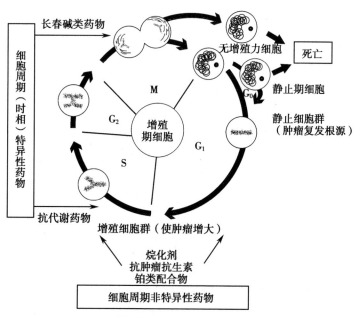

图 39-1　细胞增殖周期及抗恶性肿瘤药物影响时相示意图

（1）增殖细胞群：指正处于指数分裂增殖时期的细胞，它们对肿瘤的生长、播散和转移起决定性作用，这些细胞在全部肿瘤细胞中所占比率称为生长比率（growth fraction，GF）。增长迅速的肿瘤，GF 较大（接近 1）；反之，GF 较小（0.01~0.5），它是判断不同时期肿瘤细胞对药物敏感性的指标。一般肿瘤组织早期生长比较旺盛，GF 值较大，对药物敏感，如急性白血病及绒毛膜上皮癌等。当肿瘤组织发展到一定程度，生长变得缓慢，GF 较小，对药物相对不敏感。所以，肿瘤化疗越早效果越好。

（2）非增殖细胞群：①静止期细胞又称 G_0 期细胞：指暂不增殖而具有增殖能力的后备细胞，补充周期中被药物杀灭的细胞，是肿瘤复发的根源；②无增殖力或已分化细胞：它们不进行分裂，通过分化，老化，最后死亡；③死亡细胞。

二、抗肿瘤药物的药理学机制

（一）抗肿瘤作用的细胞生物学机制

1. 根据对细胞周期或时相特异性的影响分类药物

（1）细胞周期特异性药物：这类药物选择性作用于肿瘤细胞增殖周期中的某一时相，仅能杀灭该时相的肿瘤细胞，如作用于 S 期细胞的抗代谢药，作用于 M 期细胞的长春碱类药等，对 G_0 期及其他各期细胞不敏感。这些药物的特点是作用弱，对瘤细胞的杀伤作用有时间依赖性，抗肿瘤活性不随剂量的增加而增加。

（2）细胞周期非特异性药物：该类药物能杀灭处于增殖周期各时相的细胞，甚至包括 G_0 期细胞，如烷化剂、抗肿瘤抗生素及铂类配合物等。这类药物的特点是作用强，能迅速杀死肿瘤细胞，杀伤作用呈剂量依赖性，在机体能耐受的限度内，其对肿瘤细胞的杀灭能力随药物剂量的增加而成倍增强。

2. 药物对癌细胞的杀伤遵循一级动力学规律　在理论上，细胞毒类抗癌药物的作用遵循一级动力学原理，即单位剂量的药物不是杀伤固定数量的细胞，而是杀伤固定比例的细胞。可用药物的剂量 - 存活率曲线来描述药物对细胞的杀伤动力学特点。假设药物剂量为零时，细胞的存活率为 100%，当给予不同剂量药物后，可以测得各个剂量所对应的细胞存活率，以剂量为横坐标，细胞存活率的对数值为纵坐标作图，就得到药物的剂量 - 存活率曲线。如果药物的剂量 - 存活率曲线为一直线，则表明抗癌药物对肿瘤细胞的杀伤作用遵循一级动力学，药物剂量与细胞存活率的对数值成反比，即药物增加一个算术级数的剂量，可使细胞存活率下降一个对数级数，例如增加一个算术级数剂量的药物可使细胞存活率由原来的 100% 下降到 10%，其对数值由 lg100=2 降到 lg10=1，产生一个对数的杀伤，如果再提高一个相同的算术级数剂量的药物，细胞存活率则可降到 1%，产生 2 个对数的杀伤。

3. 药物对细胞增殖速率的选择性与细胞周期时相特异性　大多数药物对快增殖细胞的作用强于慢增殖细胞。细胞增殖速率是药物发挥作用的一个重要因素，也是药物对肿瘤组织与正常组织具有相对选择性的重要基础之一。不少药物对快增殖的淋巴瘤细胞和慢增殖的骨髓细胞的作用明显不同，表现出一定的选择性。

处于细胞周期中不同时相的细胞，对药物的敏感性有不同程度的差异。如甲氨蝶呤、阿糖胞苷、6- 硫鸟嘌呤、6- 巯基嘌呤以及长春新碱、长春碱等，在低剂量药物作用下，剂量 - 存活率曲线呈指数下降，但药物浓度高于一定阈值浓度，则不再继续杀灭细胞，曲线出现坪段。许多药物的作用有相对的时相特异性，治疗后存活的细胞处于部分同步化状态。有人提出，可利用这种同步化，在大量细胞处于某种药物的敏感时相时，给予适当治疗，可对癌细胞产生最大的杀灭作用。实际上，体内肿瘤细胞的周期长短差异很大，同步化很快消失，再加癌细胞群体及药物分布上的异质性，使之难以用于临床。

4. 药物对细胞周期进程的阻滞作用　抗癌药物的细胞周期动力学作用，除了对处于不同时相的细胞有选择性杀灭作用外，还包括对细胞周期进程的延迟或阻滞作用。周期特异性杀灭作用和周期阻滞作用是两个截然不同的概念,不可混淆。两种作用的部位可以完全不同,说明各具独立的机制。已知长春新碱和长春碱破坏纺锤体,使细胞阻抑在 M 期,可是同步化细胞杀伤实验表明,这类药物的致死作用还可发生在 S 期。博来霉素阻滞细胞于 G_2 期,此期也是该药对细胞杀灭作用最敏感的时相之一;羟基脲选择性杀灭 S 期细胞的同时,阻抑 G_1 期细胞进入 S 期,这种"自我限制"作用削弱了该药的作用。

(二)抗肿瘤作用的生化机制

1. **干扰核酸生物合成** 干扰核酸生物合成的药物又称为抗代谢药,其化学结构与核苷酸的合成所必需的叶酸、嘌呤、嘧啶等相近,可通过阻止嘧啶类核苷酸、嘌呤类核苷酸的形成,或通过抑制相关酶的作用,而干扰核酸的生物合成。这类药物由于抑制了 DNA 合成,主要杀伤处于 S 期的肿瘤细胞,属于细胞周期时相特异性抗肿瘤药。

2. **直接影响 DNA 结构与功能** 药物通过破坏 DNA 结构或抑制拓扑异构酶的活性,影响 DNA 复制和修复功能,引起 DNA 断链。这类药物由于直接损伤 DNA,故对细胞周期各时相的细胞均有杀伤作用,其中氮芥、丝裂霉素甚至对处于非增殖状态的 G_0 期细胞也有杀伤作用,属于细胞周期非特异性抗肿瘤药。

3. **干扰转录过程和阻止 RNA 合成** 药物可嵌入 DNA 碱基对之间,干扰转录过程,阻止 mRNA 的合成。由于与 RNA、蛋白质合成有关的事件在细胞周期各时相均有发生,故这类药物对细胞周期各时相的细胞均有杀伤作用,属于细胞周期时相非特异性抗肿瘤药。

4. **干扰蛋白质合成与功能** 可分为:①通过干扰微管蛋白聚合功能影响纺锤丝的形成;这类药物由于抑制了细胞有丝分裂,主要杀伤处于 M 期的肿瘤细胞,属于细胞周期时相特异性抗肿瘤药。②干扰核糖体功能;③干扰氨基酸供应等途径,干扰蛋白质的合成和功能。

5. **调节体内激素平衡** 药物通过调节体内激素水平及其平衡状态从而抑制某些激素依赖性肿瘤。

6. **酶抑制剂、生长因子受体抑制剂及促细胞分化剂** 药物通过对特异性酶、生长因子受体的抑制或阻断,或通过诱导肿瘤细胞分化等途径,抑制肿瘤细胞的异常增殖。

三、肿瘤的耐药性及其机制

抗肿瘤药物的耐药性(resistance)是指肿瘤细胞对抗肿瘤药物存在耐受性,使药物对肿瘤不能起到抑制或杀灭的治疗作用。与应用抗生素治疗细菌感染产生耐药性相似,抗肿瘤药物化疗失败的重要原因之一是肿瘤细胞对其产生耐药性。耐药性分为:①天然耐药性(nature resistance)或原发性耐药,指肿瘤细胞原本就对药物耐药,如处于细胞周期 G_0 期的肿瘤细胞一般对大多数抗肿瘤药不敏感,许多非小细胞肺癌的肿瘤细胞具有这种原发性耐药;②获得性耐药性(acquired resistance,又称继发性耐药),指经过一段时间的治疗后,肿瘤细胞对以往有效的药物产生耐受,从而使药物失效。

当肿瘤细胞对使用的化疗药物产生获得性耐药性后,还可对其他多种结构和作用机制不同、从未接触过的化疗药物也产生不同程度耐药的现象,称为多药耐药(multidrug resistance,MDR)。目前已知与 MDR 有关的药物包括抗肿瘤抗生素类如多柔比星、柔红霉素、博来霉素、丝裂霉素 C 等;植物药如长春花生物碱,鬼臼毒素,紫杉烷类等;其他如顺铂和美法仑(melphalan)等。肿瘤耐药性,尤其是多药耐药已成为肿瘤化疗的重大难题。

尽管目前对肿瘤耐药性产生的机制不太清楚,但大量研究表明 ABC 转运蛋白家族成员中的 $ABCB_1$ 蛋白(又称为 P 糖蛋白,P-glycoprotein,P-gp)是恶性肿瘤原发性耐药的主要原因。P-gp 是由多药耐药基因 1(*mdr1*)编码的大小为 170 000Da 的跨膜糖蛋白,是一种 ATP 依赖性转运泵,具有膜转运蛋白的结构特征。与药物结合后,通过水解 ATP 提供能量,将进入细胞内的药物泵出,降低肿瘤细胞内药物浓度,使其细胞毒性作用减弱或消失。在发生 MDR 的肿瘤细胞内,编码 P-gp 的 *mdr1* 基因明显扩增并伴有 P-gp 表达水平上调。约一半的肿瘤在化疗前就有 *mdr1* 基因表达。化疗后复发的肿瘤 *mdr1* 基因表达更高,且与临床化疗效果密切相关。

在细胞增殖过程中肿瘤细胞可通过突变产生耐药细胞,细胞倍增的次数越多,产生耐药细胞的概率越大。发生耐药的机制还有:①肿瘤细胞多次接触化疗药物后,可诱导肿瘤细胞的膜结构发生改变,使药物不易进入细胞内;②肿瘤细胞可通过凋亡逃逸或拮抗凋亡获得生存,产生多药耐药,如一些与细胞凋亡抑制有关的癌基因(如 *bcl-2*、突变 *p53* 等)的表达产物可阻断或阻碍多种因素诱导的细胞凋亡;③酶类异常表达,如 DNA 拓扑异构酶 II 活性发生改变,使抗肿瘤药物的靶点过表达或减少而达到多药耐药;④蛋白激酶 C(PKC)通过使 $ABCB_1$、LRP 和拓扑异构酶 II 磷酸化,增强它们的活性而参与调节多药耐药机制;⑤谷胱甘肽转移酶通过催化谷胱甘肽与药物结合,形成复合物而解毒,从而介导多药耐药;⑥其他,肿瘤细胞可通过改变靶作用部位、缩短 S 期、加强 DNA 修复等途径逃避药物的杀伤作用。

近年来,在多种肿瘤中分离出肿瘤干细胞(cancer stem cell,CSC),并发现 CSC 与肿瘤复发和多药耐药密切相关。CSC 与正常干细胞具有许多相似的表面标记物和生物学特征,它们大多处于细胞周期的 G_0 期,表达特异性的 ABC 膜泵耐药分子。CSC 能凭借正常干细胞所赋予的"自身更新"能力和处于静止期的特性,以及高表达 ABC 转运蛋白,逃脱药物的杀伤作用,从而在化疗后导致肿瘤的复发和转移。CSC 还可能经过基因突变的积累,把这种多药耐药机制遗传下来。

由于肿瘤细胞易产生多药耐药性,故临床上给药原则是较少次数的足量用药,避免多次少量的重复给药;采用序贯用药,而不单一用药,而且要注意变换合并用药的组合方案,以避免多药耐药的发生。

四、抗恶性肿瘤药的分类

目前临床应用的抗恶性肿瘤药种类繁多,来源广泛、结构各异,作用机制不同,且新的药物又不断涌现,所以迄今尚无统一的分类标准。现常用的分类方法有以下几种。

抗肿瘤药物根据药物化学结构和来源、药物作用的生化机制和药物作用的周期或时相特异性进行分类。

(一) 根据药物化学结构和来源分类

1. **烷化剂** 氮芥类、乙烯亚胺类、亚硝脲类、甲烷磺酸酯类等。

2. **抗代谢物** 叶酸、嘧啶、嘌呤类似物等。

3. **抗肿瘤抗生素** 蒽环类抗生素、丝裂霉素、博来霉素类、放线菌素类等。

4. **抗肿瘤植物药** 长春碱类、喜树碱类、紫杉醇类、三尖杉生物碱类、鬼臼霉素衍生物等。

5. **激素** 肾上腺皮质激素、雌激素、雄激素等激素及其拮抗药。

6. **杂类** 铂类配合物和酶等。

(二) 根据抗肿瘤作用的生化机制分类

1. **干扰核酸生物合成的药物** ①阻止嘧啶类核苷酸形成的抗代谢药,如 5- 氟尿嘧啶等;②阻止嘌呤类核苷酸形成的抗代谢药,如 6- 巯嘌呤等;③抑制二氢叶酸还原酶的药,如甲氨蝶呤等;④抑制 DNA 聚合酶的药,如阿糖胞苷;⑤抑制核苷酸还原酶的药,如羟基脲。

2. **直接影响 DNA 结构与功能的药物** ① DNA 交联剂如氮芥、环磷酰胺和塞替派等烷化剂;②破坏 DNA 的铂类配合物如顺铂;③破坏 DNA 的抗生素如丝裂霉素和博来霉素;④拓扑异构酶抑制剂如喜树碱类和鬼臼毒素衍生物。

3. **干扰转录过程和阻止 mRNA 合成的药物** 如多柔比星等蒽环类抗生素和放线菌素 D。

4. **干扰蛋白质合成与功能的药物** ①微管蛋白活性抑制剂如长春碱类和紫杉醇类等;②干扰核糖体功能的药物如三尖杉生物碱类;③影响氨基酸供应的药物如 L- 天冬酰胺酶。

5. **调节体内激素平衡的药物** 如糖皮质激素、雌激素、雄激素等激素类或其拮抗药。

6. **酶抑制剂、生长因子抑制剂及促细胞分化剂**　如酪氨酸激酶抑制剂伊马替尼,表皮生长因子受体抑制剂曲妥珠单抗,促细胞分化剂维A酸。

(三) 根据药物作用的周期或时相特异性分类

1. **细胞周期非特异性药物**　如烷化剂、抗肿瘤抗生素及铂类配合物等。
2. **细胞周期(时相)特异性药物**　如抗代谢药物、长春碱类药物等。

第二节　常用抗恶性肿瘤药

一、干扰核酸生物合成的药物

(一) 二氢叶酸还原酶抑制药

甲氨蝶呤(methotrexate,MTX)

甲氨蝶呤又名氨甲蝶呤,化学结构与叶酸相似,为抗叶酸代谢药。

【体内过程】MTX 在胃肠道吸收良好,达峰时间为 1 小时,血浆蛋白结合率约为 50%,半衰期约 2 小时。肝肾分布为主,不易通过血脑屏障。主要以原形经肾脏(40%~90%)排出,少量通过胆汁从粪便排出,清除率个体差异大。

【药理作用及作用机制】MTX 能竞争性抑制二氢叶酸还原酶,其抑制作用强大而持久,从而使二氢叶酸不能还原为四氢叶酸,造成 N^5,N^{10}-甲酰四氢叶酸生成不足,一碳单位转移受阻,影响了脱氧胸苷酸(dTMP)合成,导致 DNA 合成障碍。MTX 对嘌呤核苷酸的合成也有抑制作用,干扰了 RNA 和蛋白质的合成,肿瘤细胞的分裂繁殖受阻,主要作用于 S 期细胞,属于周期特异性药物。另外,MTX 还具有诱导细胞凋亡和抑制血管生成的作用。

【临床应用】MTX 适用于各类型急性白血病,特别是急性淋巴细胞白血病;还可用于绒毛膜上皮癌、恶性葡萄胎、卵巢癌、睾丸癌及头颈部肿瘤等;此外,可治疗一些免疫性疾病如银屑病、皮肌炎及类风湿性关节炎等。

【不良反应】常见有:①消化道反应,如口腔炎、溃疡性胃炎、出血性肠炎等;②骨髓抑制,如白细胞、血小板减少及贫血;③大剂量可致肝肾损害,如黄疸、肝细胞坏死及肝硬化、高尿酸血症性肾病等;④生殖毒性,妊娠早期应用可致畸胎或死胎,孕妇禁用。此外,还有脱发、皮炎等。

【药物相互作用】与磺胺类、水杨酸类药物合用,可增加游离的 MTX 的浓度;与乙醇或对肝脏有毒性的药物同服,可增加肝损害;MTX 可增加抗凝作用,应慎与抗凝药同用。

(二) 胸苷酸合成酶抑制药

氟尿嘧啶(fluorouracil,5-FU)

又称 5-氟尿嘧啶,是尿嘧啶 5 位上氢被氟取代的衍生物,结构与胸腺嘧啶相似,为抗嘧啶代谢药物。

【体内过程】5-氟尿嘧啶口服吸收不规则,首过效应明显,生物利用度低,常静脉注射给药。全身分布,肝和肿瘤组织浓度较高,能通过血脑屏障。肝脏代谢,肾和肺排出。

【药理作用及作用机制】5-氟尿嘧啶本身对肿瘤细胞无杀灭作用,必须在细胞内活化为 5-氟尿嘧啶脱氧核苷酸(5F-dUMP),后者抑制脱氧胸苷酸合成酶,阻止脱氧尿苷酸(dUMP)甲基化转变为脱氧胸苷酸(dUTM),进而抑制 DNA 的生物合成,主要作用于 S 期细胞。另外,5-氟尿嘧啶在体内还可转化为 5-氟尿嘧啶核苷,掺入 RNA 中干扰蛋白质的合成,故对其他各期的肿瘤细胞也有抑制作用。

【临床应用】5- 氟尿嘧啶对多种肿瘤有效。临床主要治疗消化道肿瘤,如胃癌、结肠癌、直肠癌、胰腺癌、肝癌等;对乳腺癌、卵巢癌、绒毛膜上皮癌、恶性葡萄胎、宫颈癌、鼻咽癌、膀胱癌、前列腺癌和头颈部癌也有治疗作用。软膏局部应用可治疗皮肤癌。

【不良反应】常见不良反应:①消化道反应,如恶心、呕吐、食欲缺乏及口腔黏膜炎等;②骨髓抑制,如白细胞减少;③其他不良反应,如脱发及皮肤色素沉着等;④长期应用可见神经系统毒性;⑤偶见肝、肾损害。

【药物相互作用】别嘌呤醇可减轻 5- 氟尿嘧啶的骨髓抑制;甲氨蝶呤、甲硝唑及四氢叶酸可影响 5- 氟尿嘧啶的抗癌作用和毒性。

(三)核苷酸还原酶抑制药

羟基脲(hydroxyurea,HU)

又称硫酸羟脲,为核苷酸还原酶抑制药,主要作用于 S 期细胞。

【体内过程】口服吸收较快,达峰时间为 2 小时,半衰期为 3~4 小时,易透过血脑屏障。主要在肝中代谢,以尿素的形式经肾排泄。

【药理作用及作用机制】羟基脲能抑制核苷酸还原酶的活性,阻止核苷酸(如胞苷酸、鸟苷酸、胸苷酸、腺苷酸)还原为相应的脱氧核苷酸,干扰嘌呤及嘧啶碱基的生物合成,进一步影响 DNA 的合成。属细胞周期特异性药物,主要作用于 S 期细胞。

【临床应用】主要用于慢性粒细胞白血病的治疗,也用于治疗急性白血病、真性红细胞增多症、头颈部肿瘤、黑色素瘤和卵巢癌等。

【不良反应】主要不良反应有:①骨髓抑制,如白细胞、血小板及血红蛋白减少;②消化系统反应;③其他,如皮疹、脱发、高尿酸症,致畸作用。孕妇禁用。

【药物相互作用】羟基脲可干扰 5- 氟尿嘧啶转变为活性代谢产物 5- 氟尿嘧啶脱氧核苷酸(5F-dUMP)过程,两者合用须注意。

(四)DNA 多聚酶抑制药

阿糖胞苷(cytarabine,Ara-C)

又称安西他滨,为胞苷及脱氧胞苷的类似物。

【体内过程】口服吸收量少,静脉注射后迅速分布到全身体液和组织细胞内,易通过血脑屏障,但达不到有效治疗浓度,治疗中枢肿瘤时,常采用鞘内注射,阿糖胞苷在体内又很快被胞苷脱氨酶代谢为阿糖尿苷而失活,经肾排泄。半衰期为 2.5 小时。

【药理作用及作用机制】阿糖胞苷在体内经脱氧胞苷激酶磷酸化后转化为二或三磷酸阿糖胞苷,前者能阻止二磷酸胞苷转化为二磷酸脱氧胞苷,后者能抑制 DNA 聚合酶的活性,也可掺入 DNA 中,从而影响细胞 DNA 的生物合成和功能;对 RNA 及蛋白质的合成也有弱的抑制作用。主要作用于 S 期细胞,属细胞周期特异性药物。

【临床应用】主要用于成人急性粒细胞白血病或单核细胞白血病的治疗;对急性淋巴细胞白血病、恶性淋巴瘤、肺癌、消化道癌、头颈部肿瘤也有效。对多数实体瘤无效。常与其他药物合用。

【不良反应】主要为骨髓抑制及胃肠道反应,可见肝损害、结膜炎、皮疹、发热、血栓性静脉炎及中枢神经系统的损害等。

【药物相互作用】羟基脲能增强其抗肿瘤作用。四氢尿嘧啶核苷可增加阿糖胞苷的血药浓度,延长其半衰期,增强其抗瘤和骨髓抑制作用,合用时须注意。

（五）嘌呤核苷酸互变抑制药

6-巯嘌呤（6-mercaptopurine,6-MP）

又称巯嘌呤,是腺嘌呤 6 位上的 -NH$_2$ 被 -SH 取代的衍生物。为抗嘌呤代谢药。

【体内过程】口服胃肠道吸收不完全,有首过效应,生物利用度个体差异较大。静脉注射后,广泛分布于体内,半衰期约 50 分钟。主要在肝脏代谢,肾脏排泄。

【药理作用及作用机制】6-巯嘌呤在体内经酶的催化转化为硫代肌苷酸(TIMP),后者阻止肌苷酸转变为腺苷酸和鸟苷酸,干扰嘌呤代谢,影响 DNA 的合成。对 RNA 的合成也有抑制作用。主要作用于 S 期细胞,属细胞周期特异性抗恶性肿瘤药。

【临床应用】主要用于儿童急性淋巴细胞白血病及慢性粒细胞白血病的治疗;对急性粒细胞及单核细胞白血病也有效;大剂量亦可用于绒毛膜上皮癌的治疗。

【不良反应】常见有骨髓抑制和胃肠道反应,偶见肝功损伤、高尿酸血症、间质性肺炎及肺纤维化等。有增加胎儿死亡及先天性畸形的危险,故孕期禁用。

【药物相互作用】与别嘌呤同服可抑制巯嘌呤代谢,明显地增加巯嘌呤的效能与毒性;与对肝细胞有毒性的药物同服时,有加重肝毒性的危险。

二、直接影响 DNA 结构与功能的药物

（一）烷化剂

氮芥（chlormethine,nitrogen mustard,HN$_2$）

氮芥是最早应用于治疗恶性肿瘤的药物,属双功能基团烷化剂。

【体内过程】局部刺激性强,必须静脉注射给药,在体内迅速生成有高活性的季铵化合物发挥作用。

【药理作用及作用机制】氮芥对细胞增殖周期各时相均产生较强的细胞毒作用,对 G$_0$ 期细胞也有明显的杀灭作用,属细胞周期非特异性药物。其作用机制为药物与鸟嘌呤 7 位氮呈共价键结合,使 DNA 链间或链内交叉联结,干扰 DNA 的复制,使肿瘤细胞生长繁殖受阻。具有高效、速效的特点。

【临床应用】主要用于恶性淋巴瘤,如霍奇金淋巴瘤及非霍奇金淋巴瘤等,尤其对纵隔压迫症状明显的恶性淋巴瘤患者,短期内可使症状缓解。腔内注射对控制癌性积液有较好疗效。

【不良反应】主要为胃肠道反应和骨髓抑制,其他有脱发、血栓性静脉炎、耳鸣、月经不调及男性不育等。

【药物相互作用】与长春新碱、丙卡巴肼、泼尼松合用可提高霍奇金淋巴瘤的治疗效果。

环磷酰胺（cyclophosphamide,CTX）

环磷酰胺是将氮芥与磷酰胺基结合而成的化合物,为目前常用的烷化剂。

【体内过程】口服吸收良好,生物利用度为 75%~90%,达峰时间为 1 小时,分布广泛,肿瘤组织和肝脏药物浓度较高,在肝代谢,经肾排泄。

【药理作用及作用机制】环磷酰胺为前药,体外无活性,在体内活化后才能产生抗肿瘤作用,对细胞增殖周期各时相细胞均有杀灭作用,属细胞周期非特异性药物。与其他烷化剂比,具有抗瘤谱广、选择性高、毒性较低的特点。其机制为无活性的环磷酰胺进入体内,经肝转化为醛磷酰胺,在肿瘤细胞内分离出具有强大烷化作用的磷酰胺氮芥,与 DNA 发生烷化并形成交叉联结,影响 DNA 的功能,从而抑制肿瘤细胞的生长繁殖。环磷酰胺还有很强免疫抑制作用。

【临床应用】临床用于恶性淋巴瘤、急性白血病、慢性淋巴细胞白血病、多发性骨髓瘤、神经母细胞瘤、视网膜母细胞瘤、乳腺癌、卵巢癌、小细胞肺癌及软组织肉瘤等。也可作为免疫抑制药治疗非肿瘤疾病,如类风湿性关节炎、儿童肾病综合征等。

【不良反应】不良反应有脱发、骨髓抑制、出血性膀胱炎、胃肠道反应、心肌病变、肝损害、月经失调及精子减少等。

【药物相互作用】苯妥英钠可增强环磷酰胺的作用;氯霉素和泼尼松可降低环磷酰胺的疗效。

卡莫司汀(carmustine,BCNU)

又称卡氮芥、氯乙亚硝胺及氯乙亚硝脲,为亚硝脲类烷化剂。

【体内过程】卡莫司汀脂溶性高,易通过血脑屏障,静脉给药后 1 小时进入脑脊液,主要在肝代谢,代谢产物经肾排出。

【药理作用及作用机制】卡莫司汀通过烷化作用与 DNA、RNA 交叉联结,还可改变蛋白质及氨基酸的结构而发挥抗瘤作用。抗瘤谱较广,作用强而快。属细胞周期非特异性药物。

【临床应用】主要用于中枢神经系统肿瘤,如恶性胶质细胞瘤、脑干胶质瘤、星形胶质细胞瘤及室管膜瘤等。对恶性淋巴瘤、骨髓瘤及黑色素瘤等也有一定疗效。

【不良反应】常见为骨髓抑制及胃肠道反应。还有皮肤色素沉着、静脉炎等。长期应用可产生肺间质或肺纤维化及肝、肾毒性等。偶见神经炎。

【药物相互作用】与其他药物联合化疗时,应避免合用有严重降低白细胞、血小板或产生呕吐反应的抗恶性肿瘤药。

白消安(busulfan)

又称马利兰(myleran),属甲烷磺酸类烷化剂,在体内解离后起烷化作用。

【体内过程】口服吸收完全,达峰时间为 1~2 小时。能迅速分布到各组织中,易透过血脑屏障,半衰期为 2~3 小时。几乎所有药物经代谢后均以甲烷磺酸形式自尿中缓慢排出。

【药理作用及作用机制】白消安的烷化作用点在 DNA 双螺旋链内的鸟嘌呤上,使 DNA 双链交叉联结,从而破坏 DNA 的结构。所产生的细胞毒作用主要为造血系统的抑制,对粒细胞最敏感,低剂量即有显著抑制,高剂量也抑制血小板和红细胞,对淋巴细胞也有弱的抑制作用。

【临床应用】主要用于慢性粒细胞白血病的治疗,疗效显著,缓解率为 80%~90%。对真性红细胞增多症及原发性血小板增多症也有一定疗效。

【不良反应】常见骨髓抑制。可见肺纤维化、闭经或睾丸萎缩、皮肤色素沉着和高尿酸血症等。妊娠、哺乳期妇女禁用。

【药物相互作用】伊曲康唑可降低白消安的清除率;苯妥英钠可增加其清除率。

(二)影响 DNA 的抗生素

丝裂霉素 C(mitomycin C,MMC)

又称自力霉素,是从头状链霉菌培养液中分离提取的一种抗肿瘤抗生素。

【体内过程】丝裂霉素 C 静脉注射后,迅速分布到细胞内,心、肺、肾、肌肉等组织浓度较高,不易通过血脑屏障,肝脏代谢,肾脏排泄。

【药理作用及作用机制】丝裂霉素 C 具有广谱的抗肿瘤作用,对细胞周期中各时相细胞均有杀灭作用,属细胞周期非特异性药物。其机制是化学结构中的乙酰亚胺及氨甲酰酯基团具有烷化作用,能与 DNA 的双链交叉联结,抑制 DNA 的复制。也可抑制 RNA 及蛋白质的合成。丝裂霉素 C 还有较强的抗菌作用,抗菌谱广,对革兰氏阳性和阴性菌作用强,对立克次体及病毒也有作用。另外,还具有免疫抑制作用。

【临床应用】临床应用于消化道癌,如对胃癌、肠癌、肝癌及胰腺癌等疗效较好。对肺腺癌、乳腺癌、宫颈癌及绒毛膜上皮癌等也有效。还可用于恶性淋巴瘤、癌性胸腹腔积液等。

【不良反应】毒副作用大,常见且发生率高的为骨髓抑制,表现白细胞和血小板减少。还有消化系统反应及与剂量有关的肺毒性、心脏毒性和肾毒性。也可见肝损害、致畸、致癌作用。

【药物相互作用】与多柔比星同时应用可使心脏毒性增加。鸟嘌呤及黄嘌呤可减弱丝裂霉素 C 的抗大肠杆菌作用;维拉帕米可逆转其抗药性。

博来霉素(bleomycin,BLM)

又称争光霉素,是从轮状链霉菌培养液中提取的一种糖肽类抗生素。

【体内过程】口服吸收差。须注射给药,注射后广泛分布到肝、脾、肾等组织,尤以皮肤、肺及淋巴组织中较多,部分药物可透过血脑屏障。主要由肽酶水解,经肾排出。

【药理作用及作用机制】博来霉素能与铜或铁离子络合,使氧分子转化为氧自由基,破坏 DNA 结构,使 DNA 单链或双链断裂,抑制 DNA 的复制,影响细胞的分裂繁殖,属细胞周期非特异性药物。

【临床应用】主要用于治疗头、颈、口腔、食管、阴茎、外阴、宫颈等部位的鳞状上皮癌。也可用于淋巴瘤、睾丸癌和黑色素瘤的治疗。

【不良反应】最常见和严重的不良反应为肺毒性,表现为间质性肺炎及肺纤维化;可引起发热、脱发、皮肤黏膜及心血管系统反应;长期静脉注射可致静脉炎、血管闭塞及硬化等。

【药物相互作用】含巯基的药物可减弱博来霉素的作用,与环磷酰胺、长春新碱阿霉素或泼尼松合用可增强肺毒性。

(三) 破坏 DNA 的铂类化合物

顺铂(cisplatin,DDP)

又称顺氯氨铂,为二价铂与一个氯原子和两个氨基结合成的金属配合物。

【体内过程】静脉注射后,广泛分布到肝、肾、肾上腺、前列腺及膀胱等组织,蛋白结合率90%,不易通过血脑屏障。原形及代谢产物经肾脏排泄。

【药理作用及作用机制】顺铂为高效广谱抗恶性肿瘤药。其机制是进入体内后,氯解离,二价铂与DNA 的嘌呤和嘧啶碱基交叉联结,进而破坏 DNA 的结构和功能,抑制 DNA 的复制,属细胞周期非特异性药物。大剂量可抑制 RNA 和蛋白质的合成。

【临床应用】主要用于非精原细胞性睾丸癌;对卵巢癌、绒癌、宫颈癌、膀胱癌、前列腺癌、肺癌、胃癌及头颈部肿瘤也有效,常与其他药物联合应用。

【不良反应】最常见又严重的毒性反应是直接对肾小管的毒性而引起的肾功能损害。其他不良反应有消化道反应、骨髓抑制、周围神经炎及耳毒性等。

【药物相互作用】与氨基糖苷类抗生素、两性霉素 B 或头孢噻吩等合用,有肾毒性叠加作用;顺铂可延缓 MTX 及 BLM 经肾脏排泄,导致毒性增加;与丙磺舒合用时,可致高尿酸血症;氨基糖苷类抗生素、呋塞米或依他尼酸等可增加该药的耳毒性。

卡铂(carboplatin,CBP)

又称碳铂,为第二代铂类配合物。作用机制与顺铂相似。其特点为抗瘤活性强,肾毒性、胃肠道反应、耳毒性及神经毒性等较低。主要不良反应为骨髓抑制。对肺癌、卵巢癌、头颈部鳞癌及睾丸肿瘤有效,与顺铂有交叉耐药性。

(四) DNA 拓扑异构酶抑制药

喜 树 碱 类

喜树碱类是从植物喜树的种子或根皮中提取的生物碱。包括有喜树碱（camptothecin，CPT）及其衍生物如羟喜树碱（hydroxycamptothecin，HCPT）。新型喜树碱的人工合成衍生物有拓扑替康（topotecan，TPT）和伊立替康（irinotecan，CPT-11）。它们均为 DNA 拓扑异构酶 I 抑制药，主要作用于 S 期，属细胞周期特异性抗恶性肿瘤药。

喜树碱（camptothecin，CPT）

在体内外均有抗肿瘤活性，它特异性地抑制 DNA 拓扑异构酶 I，使 DNA 断裂，干扰 DNA 的功能，发挥细胞毒作用。临床主要用于胃癌、结肠癌、肝癌、肺癌的治疗。对绒毛膜上皮癌、头颈部肿瘤及急慢性淋巴细胞白血病也有较好疗效。主要不良反应为胃肠道反应、骨髓抑制、泌尿道刺激症状；还可见脱发、皮疹等。此外，喜树碱还具有免疫抑制、抗病毒、抗早孕及改变皮肤表皮的角化过程等作用。

羟喜树碱（hydroxycamptothecin，HCPT）

羟喜树碱的抗瘤作用、作用机制与临床应用与喜树碱相似。其优点是抗瘤谱更广、活性更强、毒性较低。

依托泊苷（etoposide，VP16）

又称鬼臼乙叉甙（苷），为鬼臼毒素的衍生物，但抗肿瘤作用机制完全不同。

【体内过程】口服可吸收，达峰时间为 0.5~4 小时，亦可静脉给药，静脉注射后，血浆蛋白结合率达74%~90%，主要分布在胆汁、腹水、尿、胸腔积液和肺组织中。大部分经肾排出，少部分经粪便排泄。

【药理作用及作用机制】在体内外均有广谱的抗瘤作用，作用机制是抑制 DNA 拓扑异构酶 II 的活性，干扰该酶对 DNA 链断裂的重新连接反应，导致 DNA 断裂，影响了 DNA 的结构和功能。属细胞周期特异性药物，主要作用于 S 期细胞。

【临床应用】主要用于肺癌及睾丸肿瘤的治疗；对急性白血病、恶性淋巴瘤、膀胱癌、前列腺癌、胃癌、绒毛膜上皮癌、卵巢癌、恶性葡萄胎等也有效。常与其他药物联合应用。

【不良反应】常见骨髓抑制，胃肠道反应，脱发。少见皮疹，红斑，瘙痒等过敏反应，也可出现发热、神经炎、心血管系统反应等。

【药物相互作用】与葡萄糖液混合使用，可形成微粒沉淀。苯妥英钠可加速其代谢。与阿糖胞苷、环磷酰胺、卡莫司汀有协同作用。

三、干扰转录过程和阻止 RNA 合成的药物

放线菌素 D（dactinomycin D，DACT）

又称更生霉素，是从链霉菌培养液中提得的一种多肽抗肿瘤抗生素。

【体内过程】口服吸收差，静脉注射后迅速分布到全身组织，肝、肾浓度较高，不易通过血脑屏障。多以原形缓慢经肾和胆汁排出。

【药理作用及作用机制】放线菌素 D 能嵌入到 DNA 双链中相邻的鸟嘌呤和胞嘧啶碱基对之间形成复合物，阻碍 RNA 聚合酶对 DNA 的转录过程，干扰 RNA 和蛋白质的合成。同时，也可抑制 DNA 拓扑异构酶

Ⅱ的活性,使DNA单链断裂,导致肿瘤细胞的生长繁殖受抑制。属细胞周期非特异性抗恶性肿瘤药。

【临床应用】主要用于肾母细胞瘤、恶性葡萄胎、绒毛膜上皮癌、恶性淋巴瘤、横纹肌肉瘤、睾丸肿瘤等的治疗。

【不良反应】放线菌素D的毒副作用大。可出现胃肠道反应、骨髓抑制、静脉炎、脱发、色素沉着、肝肾损害、过敏反应、致畸及生殖系统的毒性等。孕妇、哺乳期妇女禁用。用药期间禁用活疫苗。

【药物相互作用】与氯霉素、磺胺类、氨基比林合用可加重骨髓抑制。与放射治疗同时应用,能提高放射敏感性,也可加重放射治疗降低白细胞和局部组织损害作用。与维生素K合用可减弱其作用。

多柔比星(doxorubicin,ADM)

又称阿霉素,为蒽环类广谱抗肿瘤抗生素。

【体内过程】口服不吸收,须静脉注射,主要分布于心、肝、脾、肺及肾组织,不易通过血脑屏障,血浆蛋白结合率为75%。在肝脏代谢,某些代谢产物与心脏毒性有关。药物经胆汁和肾脏排泄。

【药理作用及作用机制】多柔比星体内、外均有较强的抗瘤作用,属细胞周期非特异性抗恶性肿瘤药。其作用机制是嵌入DNA碱基对之间,并与其紧密结合,阻止DNA、RNA及蛋白质的合成。还能抑制DNA拓扑异构酶Ⅱ的功能,阻止断裂DNA的再交联。通过抑制琥珀酸氧化酶及NADPH-氧化酶干扰线粒体的功能。

【临床应用】主要用于急性白血病、恶性淋巴瘤、骨肉瘤及软组织肉瘤的治疗。对肺癌、膀胱癌、前列腺癌、肝癌、胃癌、食管癌、生殖器癌及头颈部肿瘤等多种实体瘤有效。

【不良反应】常见不良反应为骨髓抑制、脱发、胃肠道反应。特殊严重的反应为心脏毒性。还可引起发热、静脉炎、色素沉着及过敏反应等。偶见肝功能损害及蛋白尿。

【药物相互作用】苯妥英钠可增强其心脏毒性;维生素E及乙酰半胱氨酸可减轻其心脏毒性。与肝素及硫酸软骨素同时应用可发生沉淀;两性霉素B可部分降低肿瘤细胞对多柔比星的抗药性。

柔红霉素(daunorubicin,DRN)

又称正定霉素。为第一代蒽环类抗肿瘤抗生素。静脉注射后,分布至全身,特别是肾、脾、肺、肝和心脏较多,不易透过血脑屏障,可通过胎盘。肝脏代谢,代谢产物及原形药经胆汁和肾缓慢排出。抗瘤作用和作用机制与多柔比星相似,属细胞周期非特异性抗恶性肿瘤药,但抗瘤谱窄,对实体瘤作用弱。主要用于治疗急性粒细胞白血病和急性淋巴细胞白血病,与多柔比星有交叉耐药性。骨髓抑制和心脏毒性较大,应注意观察血象和心电图的变化。

四、抑制蛋白质合成与功能的药物

(一)干扰纺锤丝微管蛋白合成的药物

长春碱类

长春碱类包括从夹竹桃科植物长春花中提得的具有抗肿瘤活性的生物碱如长春碱(vinblastine,VLB)、长春新碱(vincristine,VCR)以及长春碱的半合成衍生物如长春地辛(vindesine,VDS)、长春瑞滨(vinorelbine,NVB)。

长春碱(vinblastine,VLB)

【体内过程】口服吸收差,须静脉给药。静脉注射后迅速分布于机体各组织,不易通过血脑屏障,蛋白结合率为80%。在肝脏代谢,大部分原形及代谢产物随胆汁排泄,少部分经肾脏排出。

【药理作用及作用机制】长春碱属细胞周期特异性抗恶性肿瘤药,主要作用于M期细胞。其作用机制是与微管蛋白特异性结合,干扰纺锤丝微管蛋白的合成和装配,妨碍纺锤体的形成,使有丝分裂停止于中期。还可抑制细胞膜对氨基酸的转运和 RNA 聚合酶的活性,从而抑制 RNA 和蛋白质的合成,亦可作用于 G_1 期细胞,最终导致肿瘤细胞死亡。

【临床应用】主要用于急性白血病、恶性淋巴瘤及绒毛膜上皮癌的治疗。对乳腺癌、卵巢癌、睾丸肿瘤、头颈部肿瘤、肾母细胞瘤及恶性黑色素瘤也有一定疗效。

【不良反应】骨髓抑制、胃肠道反应、神经系统毒性;也可引起脱发、低血压及静脉炎等。

【药物相互作用】与别嘌呤醇、秋水仙碱、丙磺舒合用,可降低抗肿瘤疗效。

长春新碱(vincristine,VCR)

又称新长春碱,药理作用、作用机制与长春碱相似,主要作用于 M 期,抑制细胞的有丝分裂,属细胞周期特异性抗恶性肿瘤药。长春新碱抑瘤作用大于长春碱,且抗瘤谱广,但神经毒性较大。临床主要用于儿童急性淋巴细胞白血病、恶性淋巴瘤等,其他与长春碱相同。与天冬酰胺酶、异烟肼合用可加重神经毒性。

长春地辛(vindesine,VDS)

又称长春酰胺。抗瘤作用、作用机制与长春碱相似,但抗瘤谱较广,作用强,且与长春碱和长春新碱无完全交叉耐药性。毒性介于两者之间,骨髓抑制低于长春碱但高于长春新碱,而神经毒性则低于长春新碱。临床主要用于急性淋巴细胞白血病、慢性粒细胞白血病急性变。还可用于肺癌、食管癌、乳腺癌、卵巢癌、恶性黑色素瘤、恶性淋巴瘤、肾母细胞瘤等的治疗。不良反应有骨髓抑制、神经毒性、脱发、发热、静脉炎等,胃肠道反应轻微,有生殖毒性及致畸作用,孕妇禁用。

紫杉醇(paclitaxel,taxol)

又称泰素。是从短叶紫杉或红豆杉植物中提取的抗肿瘤有效成分,目前也可人工合成。

【体内过程】静脉给药后,可分布到各组织中,血浆蛋白结合率为 89%~98%。主要在肝脏代谢,随胆汁经粪便排出(>90%)。

【药理作用及作用机制】紫杉醇为新型抗微管药物,与其他抗恶性肿瘤药的机制不同,它可以促进微管蛋白聚合,并抑制其解聚和保持稳定,使细胞内积聚大量的微管,干扰了细胞的各种功能,特别是使细胞分裂停止于有丝分裂期,阻断了肿瘤细胞的分裂繁殖,属细胞周期特异性药物。体外实验证明紫杉醇还具有显著的放射增敏作用,可使细胞停止于 G_2 期和 M 期。

【临床应用】主要用于卵巢癌和乳腺癌,对肺癌、肠癌、膀胱癌、黑色素瘤、头颈部肿瘤、淋巴瘤等也有一定疗效。

【不良反应】常见有:①过敏反应,表现为支气管痉挛性呼吸困难、荨麻疹和低血压,发生于用药初期;②骨髓抑制,表现为中性粒细胞及血小板减少;③神经毒性,主要表现周围神经病变;④心血管毒性,表现为低血压及心动过缓;⑤胃肠道反应较轻;⑥还可见肌肉关节疼痛、肝损害、脱发及静脉炎等。动物实验证实可影响胚胎生长,故孕妇禁用。

【药物相互作用】与顺铂合用,可降低其清除率,加重骨髓抑制和神经系统毒性。与烟酰胺、维生素 B_6、维生素 B_1 合用可预防神经毒性。

(二)影响核糖体功能的药物

三尖杉生物碱类

三尖杉生物碱类是从三尖杉属植物的枝叶和树皮中提取的抗肿瘤有效成分,有三尖杉酯碱(harringtonine),高三尖杉酯碱(homoharringtonine),异三尖杉碱(iso-harringtoine)和脱氢三尖杉碱(deoxyharringtoine)

等 17 种。

三尖杉碱（harringtonine，HRT）

【体内过程】口服吸收迅速但不完全，主要为静脉注射，肾脏药物浓度最高，脑内最低，主要经肝脏代谢，经肾脏和胆道排泄。

【药理作用及作用机制】三尖杉碱抑制蛋白质合成的起始阶段，并使核糖体分解，释出新生肽链，但不影响 mRNA 及氨基酰 -tRNA 与核糖体的结合。还能抑制 DNA 聚合酶，干扰 DNA 合成，从而抑制蛋白质的合成，肿瘤细胞的生长繁殖停止。属细胞周期非特异性抗恶性肿瘤药。

【临床应用】主要用于各类型白血病及恶性淋巴瘤的治疗，对急性粒细胞白血病，急性单核细胞白血病和急性早幼粒细胞白血病的疗效较好，特别是白细胞数低的患者。

【不良反应】主要不良反应为骨髓抑制、胃肠道反应、脱发等。严重的为心脏毒性，表现为心动过速、心肌缺血甚至心力衰竭等。

【药物相互作用】与多柔比星等蒽环类抗恶性肿瘤药合用，可增加心脏毒性。

（三）影响氨基酸供应的药物

L- 天冬酰胺酶（L-asparaginase，L-APS）

L- 天冬酰胺酶是从大肠杆菌培养液中提取的抗肿瘤酶制剂。

【体内过程】口服易破坏，静脉注射血药浓度明显高于肌内注射，肝、肾、淋巴组织中药物浓度较高，不易通过血脑屏障，尿中一般检测不到天冬酰胺酶。

【药理作用及作用机制】天冬酰胺是某些肿瘤生长所必需的氨基酸，但它们自身不能合成，必需依赖宿主提供。应用 L- 天冬酰胺酶后，能将细胞外液中的天冬酰胺水解成天冬氨酸和氨，使肿瘤细胞缺乏天冬酰胺，不能合成蛋白质，肿瘤的生长繁殖受抑制。正常细胞能自身合成天冬酰胺，故影响较小。

【临床应用】主要用于急性淋巴细胞白血病、急性粒细胞白血病、急性单核细胞白血病、慢性淋巴细胞白血病、霍奇金淋巴瘤及非霍奇金淋巴瘤、黑色素瘤等。

【不良反应】常见的有过敏反应、肝损害、胰腺炎、食欲减退等。少见的有骨髓抑制、神经毒性、高血糖、高尿酸血症、精神症状、口腔炎、脱发等。

【药物相互作用】与泼尼松、促皮质素、长春新碱同时应用，可增强其致高血糖作用和神经毒性或心脏毒性。与甲氨蝶呤合用，可减弱甲氨蝶呤的抗肿瘤作用。

五、调节体内激素平衡的药物

激素平衡失调与某些肿瘤的发生有关，如乳腺癌、甲状腺癌、宫颈癌、卵巢癌及睾丸癌等。应用激素或其拮抗药通过调节激素水平达到抑制肿瘤生长的目的。这些药物有糖皮质激素、雌激素类和雌激素拮抗剂，雄激素类和雄激素拮抗剂、孕激素类等。

糖皮质激素类药（glucocorticoids）

常用于恶性肿瘤治疗的糖皮质激素有泼尼松（prednisone）、泼尼松龙（prednisolone）和地塞米松（dexamethasone）等。它们作用于淋巴组织，诱导淋巴细胞溶解。主要用于急性淋巴细胞白血病的治疗，疗效好、显效快，但作用短、易产生耐药性。对慢性淋巴细胞白血病，在降低淋巴细胞数目的情况下，还可减少血液系统并发症的发生率或使其缓解，如自身免疫性溶血性贫血和血小板减少症等。与抗叶酸、抗嘌呤药之间无交叉耐药性，常联合应用，能增强疗效。由于糖皮质激素对其他肿瘤无效，且可能因为抑制机体免疫功能而导致恶性肿瘤的扩散。因此,在应用其控制恶性肿瘤引起的高热不退、毒血症状时,宜少量短期使用,症状缓解,即可停药,并要慎重。其他详见第二十六章。

雌激素类及抗雌激素类药

常用于恶性肿瘤治疗的雌激素类药(estrogens)有**己烯雌酚**(diethylstilbestrol)及**雌二醇**(estradiol)等。可通过:①抑制垂体减少脑垂体促间质细胞激素的分泌,从而使睾丸间质细胞分泌睾酮减少;②减少肾上腺皮质雄激素分泌;③直接对抗雄激素促进前列腺癌组织生长发育的作用。临床主要用于前列腺癌的治疗;还可用于治疗晚期或停经 5 年以上的绝经期乳腺癌,机制未明。其他详见第二十七章。

常用于恶性肿瘤治疗的抗雌激素类药有**他莫昔芬**(tamoxifen)、**雷洛昔芬**(raloxifen)及**托瑞米芬**(toremifene)。为选择性雌激素受体拮抗剂,可与雌二醇竞争结合雌激素受体,形成稳定的复合物,干扰雌激素正常作用的发挥。同时还具有雌激素样作用。主要用于治疗某些乳腺癌和卵巢癌,雌激素受体阳性患者疗效较好。

雄激素类及抗雄激素类药

常用于恶性肿瘤治疗的雄激素类药有**二甲基睾酮**(methyltestosterone)、**丙酸睾酮**(testosterone propionate)及**氟羟甲酮**(fluoxymesterone)等。它们可抑制腺垂体分泌促卵泡激素,使卵巢分泌雌激素减少;还可对抗雌激素的作用。主要用于晚期乳腺癌的治疗,特别是对骨转移患者疗效更好;对绝经后的晚期乳癌患者疗效较绝经前好;对激素受体阳性者有效率较阴性高。其他详见第二十七章。

常用于恶性肿瘤治疗的抗雄激素类药有**氟他胺**(flutamind)及**尼鲁米特**(nilutamide),它们为非甾体类抗雄激素药,除抗雄激素作用外,无任何其他激素样作用,减少了其他激素的副作用。它们能在靶组织内与雄激素受体结合,阻断二氢睾酮与受体的结合,从而发挥抗雄激素作用。主要用于前列腺癌或转移性前列腺癌治疗。口服吸收迅速完全,肝脏代谢,肾脏排泄。不良反应有胃肠道不适、男子乳房女性化、阳痿、性功能减退、视力和视色障碍、肝损害、呼吸困难等。

孕激素类药物

常用于恶性肿瘤治疗的孕激素类药有甲羟孕酮(medroxyprogesterone,MPA)及甲地孕酮(megestrol)等。它们为黄体酮的衍生物,其作用与黄体酮相似。主要通过负反馈作用抑制腺垂体分泌促性腺激素而抑制肿瘤生长。可用于肾癌、乳腺癌、子宫内膜癌、前列腺癌,及增强晚期癌症病人的食欲,改善全身状况。其他详见第二十七章。

芳香化酶抑制药

绝经后妇女由于卵巢不再产生雌激素,而体内雌激素主要来源于脂肪、肌肉和肝脏等外周组织,在这些组织雄激素经由芳香化酶的作用转变为雌激素。此类药物有**氨鲁米特**(aminoglutethimide)、**来曲唑**(letrozol)、**阿那曲唑**(anastrozole)、**依西美坦**(exemestane)。它们通过抑制芳香化酶,阻止雌激素的生成,降低雌激素水平,消除雌激素对肿瘤生长的刺激作用,从而抑制肿瘤生长。主要用于绝经期和晚期乳腺癌的治疗。因可抑制肾上腺皮质激素的合成,也用于治疗皮质醇增多症。

六、分子靶向药物

随着分子生物学技术的提高和从细胞增殖调控的分子水平对肿瘤发病机制的进一步认识,一批针对肿瘤发生、发展关键因子的新型抗恶性肿瘤药物逐渐开发、上市,这些药物具有非细胞毒性和靶向性的特点,故区别于传统细胞毒性药物而称为分子靶向药物。

(一) 单克隆抗体

曲妥珠单抗(trastuzumab)

又称群司珠单抗,是一种重组 DNA 衍生的人源化单克隆抗体。能选择性地作用于人表皮生长因子受体蛋白 -2(HER-2)的细胞外部位,抑制肿瘤细胞表面 HER-2 的过度表达,加速 HER-2 蛋白受体的内化和降解,从而阻断癌细胞的生长繁殖。还可通过抗体依赖性细胞介导的细胞毒作用(ADCC),增强免疫细胞攻击和杀伤肿瘤的作用。主要用于治疗 HER-2 过度表达的转移性乳腺癌。可见不良反应为全身疼痛、胃肠道反应、呼吸困难、哮喘、心肌收缩力减弱、血管扩张等;骨髓抑制及肝损害少见。

利妥昔单抗(rituximab)

又称美罗华,是全球第一个被批准用于临床治疗非霍奇金淋巴瘤的单克隆抗体。这种鼠 / 人嵌合的单克隆抗体能与纵贯细胞膜的 CD20 抗原特异性结合,该抗原位于前 B 和成熟 B 淋巴细胞,但在造血干细胞、后 B 细胞、正常血细胞、或其他正常组织中不存在。但该抗原在 B 淋巴细胞型非霍奇金淋巴瘤细胞高表达,占 95% 以上。与抗体结合后,CD20 抗原不发生内化或从细胞膜上脱落到周围环境中,不会作为游离抗原在血浆中循环。利妥昔单抗与 B 淋巴细胞上的 CD20 结合并使 B 细胞溶解,其机制可能有补体依赖的细胞毒作用(CDC)和抗体依赖性细胞介导的细胞毒作用(ADCC)。另外,还可增加耐药 B 淋巴细胞对某些化疗药物的再次敏感性。主要用于治疗复发或化疗耐药的 B 淋巴细胞型非霍奇金淋巴瘤。

(二) 信号转导抑制剂

伊马替尼(imatinib)

为 2- 苯基氨基嘧啶类化合物,属新型特异性酪氨酸激酶抑制剂。

酪氨酸激酶是细胞内信号转导通路的关键组成部分,由信号转导将细胞外和细胞质内的信息传递到核内,进而调节细胞体内生长、分化、死亡等一系列生理生化过程,酪氨酸激酶异常表达将导致细胞增殖调节发生紊乱,导致肿瘤的发生。伊马替尼抗肿瘤作用的分子机制是作为 ATP 竞争性抑制剂,阻滞酪氨酸激酶(tyrosine kinase,TK)的磷酸化,抑制相关基因的表达,使酪氨酸激酶的活性降低,从而阻止细胞的增殖和肿瘤的形成。主要用于治疗慢性粒细胞白血病(CML)急变期、加速期或干扰素治疗失败后的慢性期患者;对不能手术或发生转移的恶性胃肠道间质肿瘤、小细胞肺癌和胶质母细胞瘤有效。它作为首个上市的分子靶向治疗药物,具有不良反应轻微,耐受性好等优点。肝药酶诱导剂或抑制剂可明显改变伊马替尼的血药浓度。

吉非替尼(gifitinib)

又称易瑞沙,是一种选择性表皮生长因子受体(EGFR)酪氨酸激酶抑制剂,此酶通常表达于上皮来源的实体瘤,在调节肿瘤细胞的增殖、分化和存活方面起着重要作用。吉非替尼抑制(EGFR)酪氨酸激酶的活性,阻断肿瘤细胞的信号传递,抑制其生长繁殖。此外,还可抑制有丝分裂原激活的蛋白激酶活化,促进细胞凋亡,抑制肿瘤血管生成。临床主要用于既往接受过化学治疗或不适于化疗的局部晚期或转移性非小细胞肺癌(NSCLC)的治疗。最常见的不良反应为腹泻、皮疹、瘙痒、皮肤干燥及痤疮。还可引起间质性肺炎等。与利福平同时应用能降低血浓度;与伊曲康唑(肝药酶抑制剂)合用,可增加血药浓度。

(三) 细胞分化诱导剂

维 A 酸(tretinoin)

又称维甲酸,是体内维生素 A 的代谢中间产物,是维持生长发育不可缺少的物质。主要作用为诱导肿瘤细胞的分化和凋亡,促进免疫细胞的增殖,增强免疫细胞对肿瘤细胞的杀伤作用,提高肿瘤细胞对化疗药物的敏感性。还可抑制肿瘤的侵袭和转移。作用机制为维 A 酸与受体互相结合,直接作用于靶基因,通过受体与靶基因之间不同的作用方式,调节细胞中不同基因或酶的表达,使其活化或抑制,产生抗肿瘤作用。主要治疗急性早幼粒细胞白血病、骨髓异常增生等。还可用于皮肤病的治疗。

(四)细胞凋亡诱导剂

亚砷酸(arsenious acid)

又称三氧化二砷,为细胞凋亡诱导剂。主要治疗急性早幼粒细胞白血病。但治疗机制尚不明确。有研究显示,三氧化二砷可显著抑制人肝癌细胞株 SMMC-7721 细胞生长,其机制与诱导肝癌细胞发生凋亡有关,且凋亡与量及用药时间相关。用三氧化二砷处理的食管癌细胞株也出现明显的凋亡特征。临床除用于急性早幼粒细胞白血病的治疗外,还可治疗慢性粒细胞白血病及慢性粒细胞白血病急变期,对肝癌、肺癌、胰腺癌、结肠癌、乳腺癌、宫颈癌、淋巴瘤也有效,放疗时应用可提高放疗效果,介入治疗及术中动脉灌注也可应用。主要不良反应有消化道不适、皮肤干燥、色素沉着、心电改变等,停药后可逐渐恢复。此药有剧毒,应在医生指导下使用。

(五)新生血管生成抑制剂

重组人血管内皮抑素(rh-endostatin)

又称恩度,是从小鼠血管内皮细胞瘤的细胞培养液中分离得到。血管生成是恶性肿瘤发生进展和转移播散的形态学基础和重要途径,抗肿瘤血管生成已成为重要的治疗靶点。重组人血管内皮抑素通过抑制肿瘤内皮细胞的生长达到抑制肿瘤血管生成、诱导肿瘤细胞凋亡、防止肿瘤侵袭和转移的作用。主要与其他抗恶性肿瘤药物联合治疗非小细胞肺癌,可明显提高生存率。

第三节 抗恶性肿瘤药物常见的不良反应及防治措施

根据药物毒性反应发生时间的远近,分近期毒性和远期毒性两类,又根据毒性反应的特点分为共有毒性和特殊毒性反应。

(一)近期毒性

1. 共有毒性为抗恶性肿瘤药最常见、最普遍的毒性反应,主要有三种。

(1) 骨髓抑制:多数抗恶性肿瘤药均可抑制骨髓,成为限制用量的因素。表现为血细胞的减少,如白细胞、红细胞、血小板及全血减少,特别是白细胞和血小板的反应最为敏感,常作为用药剂量的指标。防治措施:应密切观察骨髓抑制的征象,定期检查血象,当白细胞数低于 3000/m³,血小板数低于 8000/m³ 时,应停药或更换骨髓抑制较轻的药物,如长春新碱、博来霉素等,并加用升高白细胞或血小板的药物,采取有效措施,积极对症治疗。

(2) 消化道反应:大多数抗恶性肿瘤药可出现程度不等的恶性、呕吐、食欲缺乏等,发生率及严重程度与剂量成正比,烷化剂、顺铂此反应较重,改为静脉注射也不可避免。防治措施:可加用中枢性止吐药如氯丙嗪、甲氧氯普胺,尤其是 5-HT₃ 受体拮抗剂昂丹司琼(奥丹西隆)有较好的对抗作用;抗代谢药较常见的反应为消化道黏膜损伤,如口腔炎、咽喉炎、黏膜水肿、腹痛、腹泻、肠道黏膜溃疡等,严重者可出现消化道出血等,一般停药后可好转。

(3) 皮肤毒性:如脱发,多见于烷化剂,蒽环类和植物来源的抗恶性肿瘤药也较为明显;皮肤出现红斑、皮疹及干燥,多见于博来霉素;色素沉着多见于氟尿嘧啶、环磷酰胺等。

2. **特殊毒性**　特殊毒性常见于长期大量用药,发生率与累积剂量有关,导致一些脏器的毒性反应。

(1) 肺毒性:表现肺纤维化、肺间质蛋白渗出、呼吸困难、咳嗽等,多见于博来霉素及环磷酰胺等。用药期间3个月复查肺功能和胸片。

(2) 肝毒性:如肝损害、黄疸、肝大等,多见于甲氨蝶呤、巯嘌呤、阿糖胞苷。应定期复查肝功能。

(3) 心脏毒性:表现心肌损伤、心律失常、心力衰竭等,三尖杉碱、蒽环类及丝裂霉素多见。用药期间应严密监测心功能。

(4) 肾及膀胱毒性:如环磷酰胺可致膀胱炎;顺铂、L-天冬酰胺酶可致肾小管坏死,引起血尿、蛋白尿等。应定期检查肾功能及复查尿常规。

(5) 神经毒性:如长春碱可导致外周神经毒性,出现麻木、感觉异常等;L-天冬酰胺酶可引起大脑功能异常,出现精神错乱、谵妄等。停药后能逐渐恢复。

(6) 免疫抑制及过敏反应:大多抗恶性肿瘤药物均能抑制和杀伤免疫细胞,使机体的抵抗力下降而产生继发感染。凡属多肽类化合物或蛋白质类抗恶性肿瘤药,静脉注射后,易引起过敏反应。

(二) 远期毒性

远期毒性常发生于药物治疗的数月或数年后,由于肿瘤治疗效果的提高,长期生存者增多,远期毒性将更加受到关注。包括有:①生殖毒性,如女性表现卵泡功能衰竭,导致不孕或畸胎;男性表现性欲减退,精子数量减少,生殖能力下降,烷化剂较多见。②第二原发性恶性肿瘤,抗恶性肿瘤药如烷化剂有致突变和免疫抑制作用,因此抗肿瘤治疗后获得长期生存的患者,有可能诱发第二原发性恶性肿瘤。

第四节　抗恶性肿瘤药的合理应用

抗恶性肿瘤药物的联合应用一般应根据药物的作用机制、细胞增殖动力学、不良反应、药物的相互作用、患者的机体状况等综合因素,设计给药方案,才能提高疗效,减少不良反应,一般应遵循以下原则:

1. 根据细胞增殖动力学规律联合用药,按照制定的用药程序,依次给药,对增长缓慢的实体瘤,其 G_0 期细胞较多,先用周期非特异性药物,杀灭增殖细胞和部分 G_0 期细胞,瘤体缩小而驱动 G_0 期细胞进入增殖期,即所谓招募作用,然后再用周期特异性药物杀灭 S 或 M 期肿瘤细胞,反复几个疗程至达到满意效果。相反,对增长迅速的肿瘤如急性白血病,先用杀灭 S 期或 M 期的周期特异性药物杀灭大量繁殖的瘤细胞,再用周期非特异性药物杀灭其他各期细胞,待 G_0 期细胞进入增殖期后,重复疗程,可收到满意效果。另外,首先应用周期特异性药物,使肿瘤细胞滞留于某一期,待药物作用消失后,细胞同步进入下一时期,经前一药物同步化作用后,再用作用于后一时期的药物,仍可收到满意效果。这些方法称为序贯疗法。

2. 根据药物抗瘤谱和作用机制联合用药,不同药物有不同的抗瘤谱,所以,胃肠道癌常选择氟尿嘧啶、环磷酰胺等;鳞癌可用博来霉素、甲氨蝶呤等;肉瘤可用顺铂及多柔比星等。作用机制不同的抗恶性肿瘤药物合用能增强疗效。如甲氨蝶呤和巯嘌呤合用。

3. 根据药物毒性反应联合用药,主要毒性反应不同的药物合用,达到降低毒性,增强疗效的作用。

4. 根据病情确定给药方式,对病期较早、健康状况较好的患者,一般采用机体的最大耐受量。目前多采用大剂量间歇疗法,临床效果比小剂量连续给药要好,因为前者可杀灭更多的瘤细胞,间歇期也有利于造血系统等正常组织的修复与补充,有利于提高机体的免疫力和减少耐药性产生。

5. 个体化治疗在肿瘤化疗中,无论是疗效还是毒性反应,都存在较大的个体差异,表现为多样性,如相同的药物剂量对不同个体,其疗效与不良反应有差异,同种肿瘤,不同的化疗方案所使用的剂量有差异,不同的肿瘤,抗恶性肿瘤药物的剂量也有差异,同一治疗方案,但不同制剂,给药剂量也不相同等。所以,抗恶性肿瘤药物的个体化治疗,可提高疗效,降低毒性反应,提高患者的生存质量。

患者女性,67岁,因"进行性加重的呼吸短促伴咳嗽6个月"就诊。确诊为小细胞肺癌,按顺铂加紫杉醇的方案进行化疗,效果良好。两个疗程后,病人出现血尿、蛋白尿、白细胞数(2600/mm³)及血小板(75 000/mm³)减少等。

思考:

产生这些现象的原因是什么? 应用时需注意什么?

(刘英华)

学习小结

常用抗恶性肿瘤药有细胞周期特异性药物,包括抗代谢药,如甲氨蝶呤能抑制二氢叶酸还原酶,氟尿嘧啶抑制胸苷酸合成酶,阿糖胞苷抑制 DNA 聚合酶,巯嘌呤抑制嘌呤核苷酸互变,羟基脲抑制核糖核苷酸还原酶;长春碱类,如长春碱等能抑制微管蛋白的功能;紫杉醇类,如紫杉醇等促进微管蛋白的聚合和解聚;喜树碱类,如喜树碱抑制 DNA 拓扑异构酶Ⅰ的活性,鬼臼毒素类,如依托泊苷等抑制 DNA 拓扑异构酶Ⅱ的功能。细胞周期非特异性药物,包括烷化剂,如环磷酰胺等;抗生素类,如丝裂霉素等;铂类配合物,如顺铂等;它们可直接破坏 DNA 的结构和功能,干扰转录过程及阻止 RNA 合成。常见的不良反应有骨髓抑制、胃肠道反应、脱发、不育、肝肾损害、致畸及致癌,耐药性也是肿瘤治疗失败的原因之一。

复习参考题

1. 按细胞生物学机制和生化机制抗恶性肿瘤药分别分为几类? 简述每类药物的特点并举例说明。

2. 简述环磷酰胺的抗肿瘤机制、临床应用及不良反应。

3. 试述抗代谢抗恶性肿瘤药的作用特点、机制及临床应用。

4. 根据所学知识,你认为临床抗肿瘤治疗中怎样才能做到合理用药。

第八篇

影响免疫功能药、解毒药

第四十章　影响免疫功能的药物

40

学习目标	
掌握	常用免疫抑制药和免疫增强药的作用机制、特点及临床应用。
熟悉	免疫抑制药和免疫增强药的不良反应。
了解	免疫抑制药和免疫增强药的分类。

影响免疫功能的药物又称为免疫调节药(immunomodulators),包括免疫抑制药(immunosuppressants)和免疫增强药(immunostimulants),它们通过非特异性影响机体的免疫应答和免疫病理过程,而增强或抑制机体的免疫功能。机体的免疫系统主要有三大功能:即免疫防御、免疫稳定和免疫监视。免疫防御是指机体抵抗病原微生物感染的能力,该功能异常可出现超敏感和免疫缺陷病。免疫稳定是指机体通过免疫机制清除损伤、衰老的细胞,维持自身稳定的功能,该功能失调可出现自身免疫性疾病。免疫监视是指机体识别和清除突变细胞的能力,该功能失调可导致肿瘤的发生。

免疫应答(immune response)是指免疫系统识别和清除抗原的整个过程,按免疫应答识别的特点、获得形式及效应机制,可分为:①固有免疫应答(innate immune response),亦称天然免疫应答(natural immune response)或非特异性免疫应答(non-specific immune response),是生物在长期进化过程中逐渐形成的,机体遇到病原体后首先并迅速起到防御作用的一种免疫应答,其主要执行者是肥大细胞、粒细胞、单核/巨噬细胞、自然杀伤细胞以及血液以及体液中存在的具有抗菌作用的补体。固有免疫应答与生俱来,作用迅速广泛,无特异性及记忆性,同一物种个体间无明显差异,可稳定遗传,不易引起自身免疫疾病,为机体的第一道免疫防线。②适应性免疫应答(adaptive immune response),亦称获得性免疫应答(acquired immune response)或特异性免疫应答(specific immune response),是在个体发育过程中受到抗原刺激产生的,体内抗原特异性T/B淋巴细胞接受抗原刺激后,自身活化、增殖、分化为效应细胞,产生一系列生物学效应的过程,其主要执行者分别是T/B淋巴细胞和抗原递呈细胞。适应性免疫应答能识别异己,具有特异性、多样性、记忆性、耐受性和调节性。固有免疫应答与适应性免疫应答是相辅相成和密不可分的,固有免疫应答诱导适应性免疫应答的发生,适应性免疫应答的效应分子又可大大促进和增强固有免疫应答。

免疫应答过程分为感应、增殖分化和效应三个阶段:①感应阶段,是巨噬细胞和免疫活性细胞处理和识别抗原的阶段;②增殖分化阶段,是免疫活性细胞被抗原激活后活化、增殖、分化,并产生免疫活性物质的阶段;③效应阶段,是活化T细胞或抗体与相应的靶细胞或抗原接触,产生细胞免疫或体液免疫效应的阶段(图40-1)。

正常情况下,免疫应答是机体的一种保护性反应,在抗感染、抗肿瘤、排除异物和废物、抗器官移植排斥、维持正常生理功能等方面起着重要作用。但当机体免疫系统的功能紊乱或缺陷时,产生过高或过低的免疫应答,或对自身组织产生应答,均可导致免疫性疾病,主要包括:①超敏反应,如荨麻疹、哮喘、接触性皮炎和过敏性休克等;②自身免疫性疾病,如类风湿性关节炎、溃疡性结肠炎、系统性红斑狼疮等;③免疫缺陷病,如重症联合免疫缺陷病(SCID)、艾滋

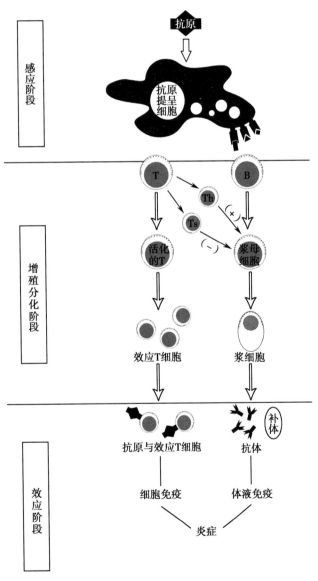

图 40-1 免疫应答的基本过程

病(AIDS)以及由于营养不良、恶性肿瘤、免疫抑制剂和病毒感染引起的继发性免疫缺陷病等;④免疫增殖病,多发性骨髓瘤、巨球蛋白血症等;⑤肿瘤及移植排异反应。合理应用免疫调节药,通过不同环节发挥免疫抑制或免疫增强作用,进而达到防治免疫功能异常性疾病的目的。

第一节　免疫抑制药

免疫抑制药是一类对免疫系统有抑制作用,主要用于防治移植排斥反应和自身免疫性疾病的免疫调节药。包括:①肾上腺糖皮质激素类,如泼尼松、泼尼松龙及地塞米松等;②钙调磷酸酶抑制药,如环孢素、他克莫司等;③抗增殖药和抗代谢药,如霉酚酸酯、环磷酰胺、硫唑嘌呤等;④抗体类等。

一、肾上腺糖皮质激素类

肾上腺糖皮质激素类药物作为免疫抑制剂治疗免疫系统疾病已在临床广泛应用。常用的药物有泼尼松、泼尼松龙、地塞米松等。

【免疫抑制作用及机制】糖皮质激素对免疫反应的多个环节均有抑制作用。首先影响免疫应答的感应期,抑制巨噬细胞对抗原的吞噬和处理;其次作用于增殖分化期,干扰淋巴细胞的增殖分化,使淋巴细胞数目减少,免疫功能降低;在效应期抑制免疫活性因子的生成和分泌,减轻效应期的炎症反应。小剂量糖皮质激素主要抑制细胞免疫,大剂量糖皮质激素则能干扰B细胞转化为浆细胞,减少抗体的生成,抑制体液免疫。

现已证明糖皮质激素抑制各种免疫因子的作用机制源于许多组织细胞的胞质中含有与糖皮质激素特异性结合的受体。糖皮质激素与受体结合后,引起糖皮质激素受体活化,形成的糖皮质激素-受体复合物迅速进入细胞核内。后者与糖皮质激素反应成分或负性糖皮质激素反应成分结合,再通过与其他转录因子相互作用,影响靶基因的表达,改变靶组织蛋白合成。

【临床应用】主要用于器官移植的排斥反应、自身免疫性疾病及变态反应性疾病。

【不良反应】与【药物相互作用】及其他详见第二十六章。

二、钙调磷酸酶抑制药

钙调磷酸酶抑制药(calcineurin inhibitors,CNIs)是一类通过抑制钙调磷酸酶发挥免疫抑制作用的药物,包括环孢素、他克莫司等。

环孢素(cyclosporin)

又称环孢菌素A(cyclosporin A,CsA),是从真菌的代谢产物中获得的一种脂溶性的环状多肽,现已能人工合成,为具有免疫抑制作用的抗生素。环孢素为第一个具有选择性的免疫抑制剂,也是目前临床上使用最广泛的免疫抑制剂之一。

【体内过程】可口服或注射给药,口服吸收慢且不完全,个体差异大,生物利用度为20%~50%,3~4小时血药浓度达峰值,血液中50%和近10%的药物分别分布在红细胞和淋巴细胞,30%与血浆脂蛋白和其他蛋白结合,游离药物不足5%,半衰期约14~17小时。大部分在肝脏代谢,自胆汁排出,极少量经肾排出。

【药理作用】环孢素选择性抑制T细胞活化,使辅助性T细胞(T helper cell,Th)数量明显减少,但对抑制性T细胞(suppressor T cell,Ts)抑制作用较弱,从而使Th/Ts比值降低;小剂量环孢素对巨噬细胞的抑制作用不明显,也不直接抑制自然杀伤细胞(NK 细胞),但可通过影响干扰素的产生间接干扰其功能。因此,环孢素不同于抗代谢免疫抑制药,它仅抑制 T 细胞介导的细胞免疫和胸腺依赖性抗原的体液免疫,而不显著影响机体的一般防御能力。

【作用机制】环孢素进入淋巴细胞与胞质内的靶蛋白(环孢素结合蛋白)结合形成复合物,该复合物与钙调磷酸酶结合并抑制其活性,进一步干扰活化 T 细胞核因子(nuclear factor of activated T cell,NF-AT)去磷酸化移位进入核中,进而抑制参与 T 淋巴细胞增殖分化的 IL-2 和其他免疫因子的转录过程,最终阻断 IL-2 依赖性 T 细胞的增殖分化,产生免疫抑制作用。环孢素还可促进转化生长因子 -β(transforming growth factor-β,TGF-β)的分泌和其受体的表达,TGF-β 对 IL-2 介导的 T 淋巴细胞的增殖具有强大的抑制作用,这也是环孢素免疫抑制作用的机制之一。

【临床应用】

1. **器官移植**　肾、肝、心、肺及骨髓的移植,急性排异反应的发生率和感染率大大降低,器官的成活率显著提高,为减少其毒性,临床常与糖皮质激素等免疫抑制剂合用。

2. **自身免疫性疾病**　用于治疗类风湿性关节炎、肾病综合征及系统性红斑狼疮等,局部用于银屑病及过敏性皮炎等。

【不良反应】环孢素的不良反应发生率高,其严重程度与用药剂量、用药时间及血药浓度有关,但多具可逆性。

1. **肾毒性**　最常见的不良反应,可出现血清肌酐及尿素氮增高、肾小球滤过率降低等,应注意控制剂量,并进行肾功能监测。

2. **肝损害**　多见于用药早期,可出现高胆红素血症、转氨酶等酶升高、胆汁淤积等,减量后可部分缓解,应定期检测肝功能,严重肝损害者禁用。

3. **神经系统毒性**　静脉给药或长期用药时最常见,轻者表现头痛、震颤、失眠、畏光和感觉迟钝;重者可出现运动不能、癫痫、瘫痪、神经痛、共济失调、昏迷等,减量和停药后可自行消失。

4. **继发感染**　由于其免疫抑制作用,长期用药可继发病毒、真菌等感染,病死率较高,治疗中应注意感染征兆,一旦出现要进行有效的抗感染治疗,感染未控制的患者禁用。

5. **其他**　如胃肠道反应、过敏反应、多毛症、胰腺炎、牙龈炎和牙龈增生、高血压、高血糖、白细胞减少及生殖毒性等。有报道使用环孢素可使肿瘤的发生率高于正常人 30 倍,应引起高度重视。

【药物相互作用】与雌激素、雄激素、西咪替丁、钙拮抗剂、大环内酯类抗生素、多西四环素及酮康唑等合用,可使环孢素血浓度增加,毒性增强;与氨基糖苷类抗生素、两性霉素 B 合用,可加重其肾毒性;与保钾利尿药、含高钾的药物合用,使血钾增高;与降血脂药合用,可发生横纹肌溶解和急性肾衰;与消炎痛等非甾体抗炎药合用,可增加肾衰的危险;与苯巴比妥、苯妥英钠、异烟肼、卡马西平等合用,可降低其血药浓度,减轻疗效。

他克莫司(tacrolimus)

又称 FK506,是从链霉菌培养液中提取的新型大环内酯类抗生素,具有较强的免疫抑制作用。

【体内过程】可口服和注射给药,口服吸收快不完全,个体差异较大,食物可降低吸收速率和吸收量,存在首过消除,达峰时间为 0.5~3 小时,血浆蛋白结合率为 75%~99%,半衰期为 5~8 小时,有效浓度维持 12 小时。在肝脏代谢,随胆汁经粪便排泄。

【药理作用】他克莫司与环孢素的免疫抑制作用及机制基本相似,其强度为环孢素的 10~100 倍,能够选择性抑制 T 细胞的活化增殖,主要抑制 Th 细胞的功能;还抑制 Ca^{2+} 依赖性 T/B 淋巴细胞的活化;干扰 T 细胞依赖的 B 细胞产生免疫球蛋白的能力。此外,他克莫司还能抑制嗜碱性粒细胞及肥大细胞释放组胺,阻止前列腺素 D_2 的合成,抑制 5-HT 及白三烯的生成,因而具有良好的抗炎作用。

【作用机制】他克莫司与细胞内他克莫司结合蛋白结合形成复合物,后者再与钙调磷酸酶结合并抑制其功能,进一步抑制 Th 细胞产生 IL-2 和其他免疫因子,从而产生强大的免疫抑制作用。

【临床应用】用于器官移植。主要是肝移植,他克莫司对肝有较强的亲和力,能促进肝细胞的再生和修复,显著降低急性排斥反应的发生率和再移植率,减少糖皮质激素的用量;对其他器官如肾、骨髓移植等也能取得满意疗效,且优于环孢素。还可用于严重的银屑病、白塞综合征等自身免疫性疾病。

【不良反应】不良反应与环孢素相似,但发生率低。肝毒性明显减轻,高血压及血脂异常较少见。也可引起肾毒性、神经毒性、生殖毒性、高血糖、高血钾、牙龈炎和牙龈增生及消化道反应等。

【药物相互作用】与环孢素有相互作用的药物,与他克莫司合用时应引起注意。

三、抗增殖药与抗代谢药

霉酚酸酯(mycophenolate mofetil,MMF)

又称吗替麦考酚酯,是青霉菌中获得的霉酚酸的酯类衍生物,为独特的具有免疫抑制作用的抗生素。与传统的抗代谢药甲氨蝶呤、硫唑嘌呤等相比具有疗效显著,不良反应轻等特点,在临床上应用越来越多。

【体内过程】霉酚酸酯可口服或静脉注射。口服可吸收,相对生物利用度为 94%,达峰时间为 40~60 分钟,血浆蛋白结合率为 98%;在肝脏经葡糖醛基转移酶的作用迅速转化为霉酚酸(mycophenolic acid,MPA),最后代谢成无活性的霉酚酸葡糖醛酸苷(MPAG),部分随胆汁排入小肠,在细菌的作用下,MPAG 重新转化为 MPA,被吸收入血形成肝肠循环,半衰期为 16~17 小时。90% 以上的代谢产物可经肾小球滤过和肾小管分泌自尿中排出,极少部分原形药随粪便排出。肾功能不良者血中 MPA 和 MPAG 浓度增加,因此严重肾功能不全时应减少霉酚酸酯用量。

【药理作用】霉酚酸酯为前药,进入机体迅速代谢为活性产物霉酚酸而发挥免疫抑制作用。

1. **对淋巴细胞的作用** 霉酚酸酯能明显抑制淋巴细胞 DNA 的生物合成,抑制 T/B 淋巴细胞对抗原刺激的反应,并剂量依赖性地抑制 B 细胞的增殖和功能,包括抗体的形成、细胞的黏附和迁移等。

2. **对其他细胞的作用** 霉酚酸酯还能快速抑制单核巨噬细胞的增殖,减轻炎症反应;也能抑制血管平滑肌细胞的增殖。

【作用机制】

1. 选择性、可逆性地抑制嘌呤核苷酸从头合成途径的关键限速酶——次黄嘌呤核苷酸磷酸脱氢酶(inosine monophosphate dehydrogenase,IMPDH),使鸟嘌呤核苷酸的合成减少,因而抑制了高度依赖从头合成途径获得鸟嘌呤核苷酸的 T/B 淋巴细胞的增殖和功能。

2. 抑制细胞因子的产生 霉酚酸酯首先快速抑制粒 - 巨噬细胞集落刺激因子(GM-CSF)的产生,48 小时后其他细胞因子的分泌也被抑制。

3. 阻碍黏附分子的糖基化过程,减弱炎症部位及移植排斥位点募集单核细胞及淋巴细胞的作用。与环孢素不同,霉酚酸酯能抑制 EB 病毒诱导的 B 淋巴细胞增殖,降低淋巴瘤的发生。

【临床应用】

1. **器官移植** 与糖皮质激素、钙调磷酸酶抑制剂联用于肾、心及肝等移植,显著减少急性排斥反应。

2. **自身免疫性疾病** 对银屑病、类风湿性关节炎疗效较好,对系统性红斑狼疮等也有效。

3. **预防卡氏肺囊虫感染** 霉酚酸酯抑制卡氏肺囊虫生长需要的 IMPDH 的活性,具有预防卡氏肺囊虫感染的作用。

【不良反应】与其他免疫抑制药相比,突出优点是安全性高,无明显的肝肾毒性。常见不良反应有白细胞减少、呕吐、腹泻等,有诱发感染和肿瘤的可能。

【药物相互作用】与丙磺舒、阿昔洛韦、呋塞米、阿司匹林等经肾小管分泌和血浆蛋白结合率高的药物合用,可提高 MPAG 的血浓度;影响肝肠循环的考来烯胺等药物能显著降低 MPA 的血药浓度;氢氧化铝和氢氧化镁可减少霉酚酸酯的吸收;霉酚酸酯不宜与硫唑嘌呤合用。

环磷酰胺(cyclophosphamide,CTX)

环磷酰胺是临床常用的抗肿瘤药物,也是强效免疫抑制药之一。

【药理作用及作用机制】环磷酰胺对初次和再次体液与细胞免疫均有抑制作用,能非特异性杀伤抗原敏感性淋巴细胞,抑制其转化为免疫活性细胞;能选择性地作用于 B 细胞,对 B 细胞的抑制较 T 细胞强;不仅杀伤活化增殖的免疫细胞,且能影响静止期淋巴细胞,使循环血中淋巴细胞数量减少;还能明显降低 NK 细胞的活性,但对已活化的巨噬细胞无影响。

【临床应用】临床用于防治器官移植的排斥反应,以及长期应用糖皮质激素不能缓解的自身免疫性疾病。常与泼尼松及抗淋巴细胞球蛋白合用,其他详见第三十五章。

硫唑嘌呤(azathioprine,AZA)

硫唑嘌呤是 6- 巯基嘌呤的咪唑衍生物,为具有免疫抑制作用的抗代谢药。

【体内过程】口服吸收良好,达峰时间为 1~2 小时,半衰期约 10 分钟,进入体内后很快被分解为 6- 巯基嘌呤,半衰期为 1 小时,再分解代谢生成多种氧化的和甲基化的衍生物,半衰期为 5 小时,随尿排出体外。

【药理作用及作用机制】硫唑嘌呤在体内分解成 6- 巯基嘌呤,干扰嘌呤代谢,阻止肌苷酸转变为鸟苷酸和腺苷酸,抑制 T/B 淋巴细胞的发育、分化和成熟,细胞增殖受阻,功能障碍,兼有抑制细胞免疫和体液免疫的作用,尤其对 T 细胞的作用更强,也可抑制 NK 细胞的效应,但不影响巨噬细胞的吞噬功能。

【临床应用】常与其他药物如糖皮质激素联合应用于器官移植的排斥反应,单独应用治疗多种自身免疫性疾病。

【不良反应】主要不良反应为骨髓抑制,此外尚有肝毒性、畸胎、胃肠道反应、皮疹等。可诱发感染和肿瘤。

【药物相互作用】与去极化肌松药如琥珀胆碱合用,可增强神经肌肉阻滞作用;能减弱非去极化药物筒箭毒碱的神经肌肉阻滞作用。可降低华法林的抗凝作用。

其他具有免疫抑制作用的抗代谢药还有甲氨蝶呤、巯嘌呤等。

四、抗体类

抗淋巴细胞球蛋白(antilymphocyte globulin,AGL)

抗淋巴细胞球蛋白是用人的淋巴细胞、胸腺细胞或培养的免疫母细胞免疫动物获得的抗淋巴细胞血清经提纯后获得,为直接抗淋巴细胞的多克隆抗体。抗淋巴细胞球蛋白能与淋巴细胞结合,尤其易与 T 细胞结合,在补体的参与下,使淋巴细胞裂解,因此对细胞免疫抑制作用较强;还可封闭淋巴细胞表面受体,使受体失去识别抗原的能力,有效抑制各种抗原引起的初次免疫应答,对再次免疫反应的抑制作用相对较弱。临床常与其他免疫抑制剂联合应用,预防器官移植的排斥反应,提高移植存活率。但治疗效果不稳定,易引起血清反应,仅在其他药物无效时使用。临床上还可试用于一些自身免疫性疾病。

单克隆抗体(monoclonal antibodies)

包括有 CD3 单克隆抗体(anti-CD3 monoclonal antibodies)和 IL-2 受体抗体(anti-IL-2 receptor antibodies)。

CD3 单克隆抗体是直接针对人类 T 细胞表面 CD3 抗原的抗体。通过与人类 T 细胞表面邻近 T 细胞受体的 CD3 糖蛋白结合，阻断抗原与抗原识别复合物的结合，抑制 T 细胞的活化及细胞因子的释放，进而抑制 T 细胞参与的免疫反应。临床上主要用于治疗预防肾、心、肝移植的急性排斥反应。不良反应为高热、寒战、头痛、恶心、呕吐、腹痛腹泻为特征的"细胞因子释放综合征"，变态反应及免疫抑制所引起的异常反应。

抗 IL-2 受体抗体是 DNA 重组技术产品，有达克珠单抗（daclizumab）和巴利昔单抗（basiliximab）。它们与 IL-2 受体的 α 亚单位（CD25）有高度亲和力，可阻止 IL-2 与其受体结合，阻滞 IL-2 介导的 T 淋巴细胞活化，主要抑制 T 细胞的分化增殖，也抑制 B 细胞、NK 细胞的分化增殖。临床常与其他免疫抑制剂联合应用于器官移植的排斥反应。可引起过敏反应，偶可引起淋巴细胞增殖障碍。

五、其他类

雷公藤总苷（tripterygium glycosides）

雷公藤总苷为卫矛科植物雷公藤（tripterygium wilfordii）去皮根的提取物。雷公藤总苷能抑制分裂原及抗原刺激的 T 细胞分裂与增殖，抑制迟发型超敏反应，抑制 IL-2 的分泌，因此具有较强的抗炎及免疫抑制作用。

雷公藤总苷主要用于类风湿性关节炎、原发性肾小球肾病、肾病综合征、紫癜性及狼疮性肾炎、强直性脊柱炎等自身免疫性疾病。

不良反应偶有胃肠道反应，可耐受。罕有血小板减少，且程度较轻，一般无需停药。可致月经紊乱及精子活力降低，数量减少。上述不良反应停药可恢复正常。孕妇忌服，老年有严重心血管病者慎用。

FTY720

FTY720 为一新型免疫抑制药，它在体内被神经鞘氨醇激酶磷酸化为 FTY720-P 之后，与淋巴细胞表面的鞘氨醇 -1- 磷酸受体（SIP-R）结合，从而改变淋巴细胞的迁移，促使淋巴细胞进入淋巴组织，阻止其离开淋巴组织进入移植物，从而起到免疫抑制作用。临床与其他免疫抑制剂联合应用预防急性排异反应。常见不良反应为 25%~30% 的患者首次应用出现心动过缓，还可出现淋巴细胞减少等。

第二节　免疫增强药

免疫增强药又称免疫刺激药（immunostimulants）是一类能激活免疫细胞，增强机体免疫应答，提高机体免疫功能的药物，包括：①微生物制剂；②细胞因子类；③化学制剂等。主要用于治疗免疫缺陷性疾病及某些自身免疫性疾病，也作为慢性难治性感染和肿瘤的辅助用药。

一、微生物制剂

卡介苗（bacillus calmette-guerin vaccine, BCG）

又称结核菌素，是牛结核分枝杆菌减毒的活菌苗。具有较强的非特异性免疫刺激作用，可增强多种免疫细胞的活性，促进 IL-1、IL-2、IL-4 及 TNF 等多种细胞因子的产生；增强与其合用的各种抗原物质的免疫原性,发挥免疫佐剂作用,加速诱导免疫应答,提高细胞免疫和体液免疫功能;能增强巨噬细胞的吞噬功能,促进 IL-1 的产生,促进 T 细胞增殖,增强抗体反应和抗体依赖性淋巴细胞介导的细胞毒性,增强天然杀伤细胞的活性。给动物预先或早期应用卡介苗,可以阻止自发、诱发或移植肿瘤的生长,致部分肿瘤消退。卡介苗除用于预防结核病外,主要用于多种肿瘤的免疫辅助治疗,如白血病、黑色素瘤和肺癌。不良反应有寒战、高热及全身不适等,注射局部可见红斑、硬结和溃疡,偶见肝炎及过敏性休克等。

来源于微生物的免疫增强药还有短棒菌苗、溶血性链球菌制剂等。

二、细胞因子类

白细胞介素 -2(interleukin-2,IL-2)

又称 T 细胞生长因子,是最早发现具有广泛生物活性的细胞因子,它主要由活化的 T 细胞产生,NK 细胞、淋巴因子激活的杀伤细胞(LAK)和转化的 B 细胞也可产生。现在医用的 IL-2 为应用基因工程生产的基因重组 IL-2。IL-2 与相应细胞的 IL-2 受体结合,可促进活化的 T 细胞增殖、分化和产生细胞因子;促进 B 细胞增殖分化和分泌抗体,活化巨噬细胞、增强 NK 细胞、细胞毒性 T 淋巴细胞(cytotoxic T lymphocyte,CTL)、抗体依赖性杀伤细胞(ADCC)和 LAK 细胞的杀伤活性;还可诱导干扰素的产生。IL-2 具有抗肿瘤、抗感染、免疫增强和调节作用,常用于治疗和辅助治疗各种恶性肿瘤和感染性疾病。常见不良反应有畏寒、发热、乏力、厌食、恶心、呕吐、腹泻及皮疹等。

干扰素(interferon,IFN)

干扰素是一类糖蛋白,也是重要的免疫调节因子,在非特异性和特异性免疫反应中都具有重要作用。主要分为 IFN-α、IFN-β、IFN-γ 三类,其中 IFN-γ 的免疫调节活性最强。

IFN-α 主要由单核 - 巨噬细胞产生,IFN-β 主要由成纤维细胞产生,现均可采用 DNA 重组技术获得。IFN-α 和 IFN-β 与相应细胞的受体结合,发挥抗病毒、抗寄生虫、抑制多种细胞增殖、激活免疫细胞的杀伤活性、参与免疫调节及抑制和杀伤肿瘤细胞等作用。IFN-γ 主要由活化的 T 细胞和活化的 NK 细胞产生,具有抗病毒及较强的免疫调节作用,能活化巨噬细胞,表达组织相容性抗原,介导局部炎症反应。

IFN 可用于治疗多种疾病,其中主要用于病毒感染性疾病。如慢性活动性乙型肝炎、疱疹性角膜炎、带状疱疹等。还可用于肿瘤的治疗,对成骨肉瘤疗效较好,对胃肠道肿瘤、肺癌及某些淋巴瘤无效。大剂量 IFN 致可逆性血细胞减少,偶见变态反应、肝肾功能障碍及注射局部疼痛和红肿等。过敏体质、严重肝肾功能不全、血小板和白细胞减少患者慎用。

细胞因子还包括集落刺激因子、IL-3、IL-4 等。

三、化学制剂

左旋咪唑(levamisole,LMS)

左旋咪唑是一种广谱、高效驱虫药,后发现其有免疫增强作用。左旋咪唑对正常机体免疫功能几乎不影响,但对免疫功能低下者可以促进其免疫功能恢复。左旋咪唑能恢复受抑制的 B 细胞、T 细胞、单核细胞、巨噬细胞的功能。特别作用于 T 细胞,使被抑制的细胞免疫功能恢复正常;对 B 细胞介导的体液免疫影响较小,在免疫功能低下时使其恢复正常;左旋咪唑还可提高巨噬细胞和中性粒细胞的吞噬和趋化功能,增强杀菌作用;也能增强特异性淋巴细胞对肿瘤细胞的细胞毒性作用,恢复肿瘤病人低下的免疫功能。左旋咪唑的作用机制可能与激活磷酸二酯酶,加快 cAMP 的分解,使淋巴细胞和巨噬细胞内的 cAMP 含量降低有关。

左旋咪唑可增强免疫功能低下者的机体抗病能力,降低免疫缺陷患者感染的概率,并减少患者对抗微生物药的依赖性。在临床上可用于某些疾病的辅助治疗,如结核病,肿瘤、免疫功能低下或缺陷患者的反复感染等,还可用于一些自身免疫性疾病。

左旋咪唑的不良反应有胃肠道反应、神经系统反应、过敏反应等,偶见肝肾损害,粒细胞和血小板减少等。肝肾疾病、妊娠早期禁用。

化学制剂还有异丙肌酐、羟壬嘌呤、聚肌胞苷酸、聚肌尿苷酸等。

案例 40-1

患者男性,46 岁,因慢性肾衰竭接受了同种异体肾移植术。术后恢复良好,应用环孢素、泼尼松和硫唑嘌呤三联方案预防排斥反应,3 个月后,病人出现咳嗽、呼吸困难而入院,诊断为双肺感染。

思考:

该患者发生感染的原因何在? 应如何处理? 环孢素的主要不良反应有哪些?

(刘　宇)

学习小结

影响免疫功能的药物包括免疫抑制药和免疫增强药。

免疫抑制药通过干扰免疫反应的不同阶段而发挥作用:糖皮质激素,如泼尼松可抑制免疫反应的多个环节;钙调磷酸酶抑制剂,如环孢素可与胞质内的靶蛋白形成复合物,抑制钙调磷酸酶催化的去磷酸化过程,阻断 IL-2 依赖性 T 细胞的增殖分化;抗增殖药及抗代谢药,如霉酚酸酯通过抑制肌苷磷酸脱氢酶,使鸟嘌呤核苷的合成减少,T/B 细胞的增殖被抑制。这类药物临床上多用于防治自身免疫性疾病和器官移植的排斥反应。久用可诱发肿瘤和继发感染,产生肝肾损害和畸胎。

免疫增强药主要用于增强机体的抗肿瘤、抗感染能力和恢复低下的免疫功能,临床用于免疫缺陷病、恶性肿瘤及难治性细菌和病毒感染的辅助治疗。常用药物有卡介苗、干扰素、左旋咪唑及白细胞介素 -2 等。

复习参考题

1. 简述环孢素用于器官移植和自身免疫性疾病的药理学基础。

2. 免疫抑制药和免疫增强药各有哪些临床用途?

3. 比较环磷酰胺和环孢素的免疫抑制特点。

4. 简述常用免疫增强药的作用特点。

第四十一章　常见中毒及其解毒药

41

学习目标	
掌握	二巯丁二钠、二巯丙磺钠等金属中毒解毒药,亚硝酸钠、硫代硫酸钠等氰化物中毒解毒药、乙酰胺的药理作用和临床应用。
熟悉	金属中毒、氰化物中毒、有机氟中毒解毒药的分类和代表药物。
了解	去铁胺、亚甲蓝的药理作用和临床应用。

第一节　金属中毒解毒药

常见的重金属(如铅、汞、铜、铬、银等)和类金属(如砷、锑、铋、磷等)中的金属离子可与机体细胞某些活性基团(—NH₂、—SH、—COOH 等)结合,导致机体某些生物活性物质功能障碍,从而引起人体中毒。

凡能与金属、类金属络合成稳定且可溶的络合物,并使之失去毒性的药物称为金属解毒药。与金属离子亲和力较高、所形成的络合物较稳定的络合剂,解毒效果较好;但与此同时,体内微量金属元素亦可被络合排出,而导致不良反应。金属中毒解毒药可分为巯基络合剂、氨基络合剂以及去铁胺等其他类。

一、巯基络合剂

二巯丁二钠(sodium dimercaptosuccinate)

【体内过程】肌内注射血药浓度迅速达到峰值,主要经肾排出,半衰期短,无蓄积作用。其水溶液不稳定,必须新鲜配制。

【药理作用及作用机制】金属毒物可与组织细胞酶系中的巯基结合,从而抑制酶的活性。本药在化学结构上含有两个巯基(—SH),与金属离子结合能力较细胞酶的巯基强,能结合成为不易解离的无毒的环状化合物,由尿排出。既可防止含巯基的酶与金属离子结合,又能与巯基酶上的金属离子竞争性结合,使细胞酶得以恢复活性。但该药与金属离子结合后可重新解离,游离出来的二巯基化合物很快就被氧化,则游离的金属仍能产生中毒症状,故应反复用药至金属排尽为止。此外,该药属竞争性解毒剂,用药应早,量要足而不过量。

【临床应用】临床上主要用于治疗酒石酸锑钾中毒,效果明显;也可用于汞、砷、铅等中毒的解救。还用于肝豆状核变性的治疗,有排铜和改善症状作用。

【不良反应】毒性较小,常见有口臭、恶心、头痛、头晕、胸闷、乏力及四肢酸痛等,注射速度过快较易发生或加重。有时出现过敏反应,个别患者可出现血清转氨酶升高。

二巯丙磺钠(sodium dimercaptopropane sulfonate)

【体内过程】该药肌内注射后 30 分钟血药浓度达峰值。进入体内后迅速分布于全身组织,主要存在于血液和细胞外液。主要代谢产物为四硫化合物,经肾排出,半衰期约为 1 小时。

【药理作用及临床作用】作用机制与二巯丁二钠相似。主要用于治疗汞、砷中毒,对铅、铬、锑中毒也有一定疗效。也可用于肝豆状核变性的治疗。

【不良反应】常用肌内注射量无明显不良反应。静脉注射过快可引起恶心、头晕、心悸等严重不良反应。偶见过敏反应,若出现剥脱性皮炎、过敏性休克,应立即停药。

青霉胺(penicillamine)

【体内过程】口服后约 2 小时达峰,分布至全身各组织,主要存在于血浆和皮肤,可透过胎盘;经肝代谢后主要经肾排出;半衰期较长,可达 90 小时。

【药理作用及作用机制】为青霉素的水解产物,为含巯基的氨基酸。青霉胺分子中含有的配位原子可与金属离子络合成可溶的络合物,迅速经肾排出。对铜、汞和铅等金属有较强的络合能力。

【临床应用】为治疗肝豆状核变性病的首选药之一,对铅、汞、锌中毒亦有效。尚可用于类风湿关节炎的治疗。

【不良反应】不良反应较多。部分患者可出现过敏反应,长期或大剂量用药可导致肾病综合征和视神经炎等。对青霉素过敏者禁用。

二、氨基络合剂

依地酸钙钠（calcium disodium edetate）

【体内过程】口服经胃肠道吸收少于 5%，肌内注射吸收迅速、完全。主要分布在细胞外液，脑脊液药物浓度较低，仅为血浆浓度的 1/20。本品在体内几乎不被代谢，主要以原形迅速由肾排出。静脉注射后半衰期为 20~60 分钟。

【药理作用及作用机制】可与多种外源性或内源性的二价、三价金属离子络合形成可溶的金属络合物。凡是与依地酸 - 金属络合物的稳定常数大于依地酸 - 钙络合物的，该金属离子可置换依地酸钙钠中的钙离子，而与依地酸形成稳定的、可溶性的络合物经肾排出，发挥解毒作用。但对汞、砷中毒无效。

【临床应用】为急、慢性铅中毒的首选特效解毒药；亦可用于铜、钴、镍、锰、镉等中毒；对放射性元素（镭、铀、钍等）也有解毒作用。

【不良反应】较少见，偶有头晕、恶心、肌痛及乏力等。大剂量反复应用可损害肾小管，伴有少尿、蛋白尿等，严重者可出现急性肾衰竭。

三、其他络合剂

去铁胺（deferoxamine）

【体内过程】口服吸收率小于 15%，肌内注射或皮下注射后约 30 分钟达峰值；主要被血浆或组织中的酶代谢，迅速经肾（约 70%）和胆道排出；呈两相消除，$t_{1/2\alpha}$、$t_{1/2\beta}$ 分别约为 1 小时和 6 小时。主要被血浆或组织中的酶代谢，迅速经肾和胆道排出。

【药理作用及作用机制】能与三价铁离子结合形成稳定的水溶性铁胺，经肾和胆道排出。可少量移除运铁蛋白中的铁（10%~15%），但不能与血红蛋白或细胞色素中的铁离子络合。对其他金属离子亲和力极小。

【临床应用】主要用于治疗急性铁中毒及慢性铁负荷过重（慢性铁中毒）。

【不良反应及注意事项】口服有胃肠道刺激症状；肌内注射可引起局部疼痛；静脉注射过快可引起低血压、心动过速、休克。大量应用可致视听障碍；长期应用可出现发热、皮疹等。妊娠前 3 个月慎用，肾功能不全者禁用。

第二节　氰化物中毒解毒药

氰化物进入机体后迅速释放出氰离子（CN^-），CN^- 可与细胞色素氧化酶的 Fe^{3+} 结合，从而使该酶活性受抑制，氧的利用受阻，导致细胞窒息、组织缺氧，引起中毒，严重中毒者可在吸入后立即丧失意识，1~3 分钟内出现呼吸中枢麻痹而死亡。因此，氰化物中毒必须紧急抢救，争分夺秒。临床常用的解毒药主要有高铁血红蛋白形成剂和供硫剂等。

一、高铁血红蛋白形成剂

亚硝酸钠（sodium nitrite）

【体内过程】静脉注射后立即起效，作用维持约 1 小时。约 60% 在体内代谢，其余以原形经肾排出。

【药理作用及作用机制】亚硝酸钠为氧化剂，可将血红蛋白中的 Fe^{2+} 氧化为 Fe^{3+}，形成高铁血红蛋白（MHb）。高铁血红蛋白分子中的 Fe^{3+} 与 CN^- 的亲和力大于氧化型细胞色素氧化酶，可与游离的、或已经与该酶结合的 CN^- 结合形成氰化高铁血红蛋白，防止或解除 CN^- 对此酶的抑制。但氰化高铁血红蛋白很快又逐渐解离出 CN^-，因此本品对氰化物中毒仅起暂时性地延迟 CN^- 毒性的作用，尚需立即注射硫代硫酸钠，使氰化物转变成毒性较小的硫氰酸盐经肾排出，临床常用亚硝酸钠-硫代硫酸钠联合疗法。治疗硫化氢中毒的机制与此相似。

【临床应用】用于氰化物及硫化氢中毒的治疗。

【不良反应】亚硝酸钠具有扩血管作用，可引起低血压、心动过速、头痛，甚至抽搐、晕厥等；剂量过大时，形成过多高铁血红蛋白可致严重发绀、呼吸困难等。

亚甲蓝（methylene blue）

【体内过程】静脉注射后作用迅速，几乎不经代谢即随尿排出。口服后可在胃肠道被吸收，在组织内迅速还原成白色亚甲蓝，与部分原形一起主要经肾排泄，少量经胆汁由肠道排出。

【药理作用及作用机制】亚甲蓝为氧化还原剂，浓度不同对血红蛋白的作用相反。小剂量（1~2mg/kg）亚甲蓝可被体内还原型辅酶Ⅰ脱氢酶（NADPH）还原为还原型亚甲蓝，后者可将高铁血红蛋白还原为血红蛋白，用于治疗高铁血红蛋白血症。大剂量（5~10mg/kg）亚甲蓝则发挥氧化作用，可用于治疗氰化物中毒，作用机制与亚硝酸钠相同但作用较弱，也需与硫代硫酸钠联合应用。

【临床应用】低浓度时用于治疗由亚硝酸盐、苯的氨基硝基化合物、伯氨喹、非那西丁等中毒所致高铁血红蛋白血症。大剂量时用于治疗轻度氰化物中毒。

【不良反应及注意事项】本品不可作皮下、肌内或鞘内注射，以免造成注射局部组织坏死及中枢神经系统损害。静脉注射过快可引起头晕、恶心、胸闷、腹痛等，剂量过大时上述症状加剧，还可出现血压下降、心律失常、意识障碍等。

二、供硫剂

硫代硫酸钠（sodium thiosulfate）

【体内过程】口服不易吸收。静脉注射迅速分布到细胞外液，主要以原形经肾排出。半衰期约为 0.65 小时。

【药理作用及作用机制】本品有活泼的硫原子，可作为供硫剂在硫氰酸酶的作用下与体内游离的或氰化高铁血红蛋白中的 CN^- 结合，形成毒性较低的硫氰酸盐排出体外。也能与砷、汞、铋、铅等金属离子结合，形成低毒的硫代物排出体外，但疗效不如依地酸钙钠等络合剂，较少应用。

【临床应用】与高铁血红蛋白形成剂联合应用于氰化物中毒，也可单独应用治疗硝普钠过量中毒。

【不良反应及注意事项】偶见头晕、乏力、恶心、呕吐等，静脉注射速度过快时更易发生。本品不能与亚硝酸钠混合注射。

第三节　有机氟中毒解毒药

有机氟类农药主要有氟乙酰胺、氟乙酸钠、甘氟等。氟乙酰胺为该类农药的典型代表,可通过皮肤、呼吸道和消化道进入机体引起中毒,主要损害神经系统、心血管系统。氟乙酰胺在体内经酰胺酶脱氢生成氟乙酸,后者与辅酶A结合形成氟乙酰辅酶A,再与草酰乙酸缩合生成氟柠檬酸,抑制乌头酸酶,从而阻碍三羧酸循环,导致三磷腺苷合成障碍和柠檬酸积聚。急救药物包括乙酰胺、氟宁和硼砂等。

乙酰胺（acetamide）

【体内过程】口服极难吸收,肌内注射给药迅速分布于机体器官组织。

【药理作用及作用机制】乙酰胺是治疗有机氟农药中毒的有效解毒药,能延长氟乙酰胺中毒的潜伏期,减轻或解除其中毒的症状。解毒机制为乙酰胺与氟乙酰胺的结构相似,在体内竞争酰胺酶,使氟乙酰胺不能脱氨生成氟乙酸;同时乙酰胺自身脱氨后生成乙酸,后者可阻碍已形成的氟乙酸对三羧酸循环的破坏,恢复组织正常代谢功能。

【临床应用】治疗氟乙酰胺和氟乙酸钠等有机氟化合物中毒。

【不良反应及注意事项】毒性低,使用安全,但肌内注射时局部疼痛,剂量过大或长期用药可引起血尿。临床应用时常与普鲁卡因（20~40mg）合用,以减轻疼痛。

案例 41-1

患者,男,42岁,患银屑病3年,服用中药汤剂5个月后出现写字时手发抖,握拳无力,并伴有胸闷、肌力明显减退,睡眠障碍等症状和体征,无头痛、头晕。既往无系统性疾病,无遗传病史。体格检查:神志清,精神可,一般情况可,血压110/70mmHg。皮肤科情况:全身散在鳞屑性斑块,边界不清,皮肤增厚,间有少量红色粟粒大丘疹,无渗出、结痂。血生化和血、尿常规均正常。尿检:尿液中汞浓度263μg/ml,在中药汤剂里也检测到高浓度的汞。

思考:1. 如何为该病人选择解毒药物?
　　　2. 服用该类药物时应注意哪些问题?

（田　鑫）

金属中毒解毒药可分为巯基络合剂、氨基络合剂和其他类。二巯丁二钠和二巯丙磺钠通过防止含巯基的酶与金属离子结合、夺取已与酶结合的金属,形成稳定、无毒的水溶性复合物经肾排出而发挥解毒作用,临床用于锑、汞、砷等金属中毒的解救。依地酸钠钙中的钙离子可被金属离子置换,并与依地酸形成稳定、可溶的络合物发挥作用,为急、慢性铅中毒的首选特效解毒药。氰化物中毒解毒药主要有高铁血红蛋白形成剂、供硫剂等。亚硝酸钠可通过促进 Fe^{3+} 形成,进而防止或解除 CN^- 对细胞色素氧化酶的抑制;硫代硫酸钠与体内游离的或氰化高铁血红蛋白中的 CN^- 结合,形成毒性较低的硫氰酸盐排出体外。临床常用亚硝酸类和硫代硫酸钠联合治疗氰化物中毒。有机氟化合物中毒常用乙酰胺、氟宁和硼砂等来治疗。

复习参考题

1. 试述金属中毒解毒药的分类及其代表药,并简述各代表药的药理作用和临床应用。

2. 试述解救氰化物中毒采用亚硝酸类和硫代硫酸钠联合治疗方案的机制。

参考文献

<<<<<< 1   李俊 . 临床药理学 . 北京 : 人民卫生出版社, 2013.

<<<<<< 2   李晓辉, 杜冠华 . 新药研究与评价概论 . 北京 : 人民卫生出版社, 2013.

<<<<<< 3   刘克辛 . 临床药理学 . 北京 : 清华大学出版社, 2012.

<<<<<< 4   刘克辛 . 临床药物代谢动力学 . 3 版 . 北京 : 科学出版社, 2016.

<<<<<< 5   刘克辛 . 临床药物代谢动力学 . 2 版 . 北京 : 人民卫生出版社, 2014.

<<<<<< 6   刘克辛 . 药理学 . 北京 : 高等教育出版社, 2014.

<<<<<< 7   刘克辛 . 药理学 . 北京 : 人民卫生出版社, 2013.

<<<<<< 8   刘克辛 . 药理学 . 北京 : 清华大学出版社, 2012.

<<<<<< 9   乔海灵 . 临床药理学 . 2 版 . 北京 : 高等教育出版社, 2017.

<<<<<< 10   杉山雄一, 楠原洋之 . 分子薬物動態学 . 东京 : 南山堂, 2008.

<<<<<< 11   杨宝峰 . 药理学 . 8 版 . 北京 : 人民卫生出版社, 2013.

<<<<<< 12   王怀良 . 临床药理学 . 3 版 . 北京 : 高等教育出版社, 2015.

<<<<<< 13   朱依谆, 殷明 . 药理学 . 8 版 . 北京 : 人民卫生出版社, 2016.

<<<<<< 14   Arbex MA, Varella Mde C, Siqueira HR, et al. Antituberculosis drugs : drug interactions, adverse effects, and use in special situations. Part 1 : first-line drugs. J Bras Pneumol, 2010, 36 (5) : 626-640.

<<<<<< 15   Baggio LL, Drucker DJ. Biology of incretins : GLP-1 and GIP. Gastroenterology, 2007, 132 (6) : 2131-2157.

<<<<<< 16   Camm J. Antiarrhythmic drugs for the maintenance of sinus rhythm : risks and benefits. Int J Cardiol, 2012. 155 (3) : 362-371.

<<<<<< 17 H. P. Rang, M. M. Dale, J. M. Ritter, et al. 朗 - 戴尔药理学. 林志彬, 译. 北京: 北京大学医学出版社, 2010.

<<<<<< 18 Zhang J, Wang C, Liu Q, et al. Pharmacokinetic interaction between JBP485 and Cefalexin cefalexin in rats. Drug Metab Dispos, 2010, 38(6): 930-938.

<<<<<< 19 Jia Y, Liu Z, Liu K, et al. Enhancement effect of resveratrol on the intestinal absorption of bestatin by regulating PEPT1, MDR1 and MRP2 in vivo and in vitro. Int J Pharm, 2015, 495(1): 588-598.

<<<<<< 20 Liu Z, Jia Y, Wang C, et al. Organic anion transporters 1(OAT1) and OAT3 meditated the protective effect of rhein on methotrexate-induced nephrotoxicity. RSC Advance, 2017, 7: 25461-25468.

索引

L-天冬酰胺酶(*L*-asparaginase,*L*-APS) 399

15-甲基前列腺素 F$_{2\alpha}$,15-Me-PGF$_{2\alpha}$) 262

Ⅰ相反应(phase Ⅰ reactions) 014

Ⅱ相反应(phase Ⅱ reactions) 014

6-巯嘌呤(6-mercaptopurine,6-MP) 393

FTY720 413

P 糖蛋白(P-glycoprotein) 011

β-内酰胺类抗生素(β-lactam antibiotics) 334

A

阿苯达唑(albendazole) 384

阿比朵尔(arbidol) 366

阿德福韦酯(adefovir dipivoxil) 369

阿格列汀(alogliptin) 306

阿卡波糖(acarbose) 306

阿可乐定(apraclonidine) 085

阿洛司琼(alosetron) 245

阿米卡星(amikacin) 350

阿米洛利(amiloride) 173

阿米替林(amitriptyline) 128

阿莫罗芬(amorolfine) 362

阿莫西林(amoxicillin) 336

阿那曲唑(anastrozole) 400

阿尼普酶(anistreplase) 270

阿奇霉素(azithromycin) 344

阿曲库铵(atracurium) 076

阿司匹林(aspirin) 143,268

阿糖胞苷(cytarabine,Ara-C) 392

阿替卡因(articaine) 100

阿替洛尔(atenolol) 093,220

阿托伐他汀(atorvastatin) 227

阿托品(atropine) 068

阿昔洛韦(acyclovir) 367

阿昔莫司(acipimox) 230

阿佐昔芬(arzoxifene) 290

艾司唑仑(estazolam) 110

安贝氯铵(ambenonium chloride) 067

安宫黄体酮(provera) 290

安普那韦(amprenavir) 365

安慰剂(placebo) 049

安息香酊(benzoin tincture) 256

桉叶油(eucalyptus oil) 256

氨苯蝶啶(triamterene) 173

氨苯砜(dapsone) 373

氨苄西林(ampicillin) 336

氨茶碱(aminophylline) 253

氨基糖苷类(aminoglycosides) 349

氨甲苯酸(paminomethylbenzoic acid,PAMBA) 271

氨力农(amrinone) 201

氨鲁米特(aminoglutethimide) 286,400

氨氯地平(amlodipine) 182

氨曲南(aztreonam) 339

氨溴索(ambroxol) 257

胺碘酮(amiodarone) 220

昂丹司琼(ondansetron) 245

奥卡西平(oxcarbazepine) 118

奥美拉唑(omeprazole) 240

奥司他韦(oseltamivir) 366

B

巴龙霉素(paromomycin) 382

白细胞介素-2(interleukin-2,IL-2) 414

白消安(busulfan) 394

半数有效量(median effective dose,ED$_{50}$) 031

半数致死量（median lethal dose，LD$_{50}$）031
半数中毒量（median toxic dose，TD$_{50}$）031
半衰期（half-life）020
半最大效应浓度（concentration for 50% of maximal effect，EC$_{50}$）030
胞吐（exocytosis）011
胞饮（pinocytosis）011
贝美格（bemegride）165
贝那替秦（benactyzine，胃复康）074
贝特类（fibrates）229
倍氯米松（beclometasone）283
倍他米松（betamethasone）281
倍他司汀（betahistine）310
倍他唑（betazole，氨乙吡唑）310
被动转运（passive transport）009
苯巴比妥（phenobarbital）116
苯丙砜（solasulfone）373
苯丙哌林（benproperine）256
苯丙酸诺龙（nandrolone phenylpropionate）292
苯丙异噁唑类（benzisoxazoles）122
苯二氮䓬类（benzodiazepine，BDZ）118
苯海拉明（diphenhydramine）244,310
苯海索（benzhexol）137
苯甲酰类（benzamides）122
苯妥英钠（phenytoin sodium）115,218
苯溴马隆（benzbromarone）149
苯乙双胍（phenformine）304
苯乙酸睾酮（testosterone phenylacetate）291
苯扎贝特（bezafibrate）230
苯佐那酯（benzonatate）256
苯唑西林（oxacillin）336
吡格列酮（pioglitazone）305
吡喹酮（praziquantel）382
吡拉西坦（piracetam）165
吡罗昔康（piroxicam）147
吡嗪酰胺（pyrazinamide）369,371
吡斯的明（pyridostigmine）067
避孕药（contraceptives）288
苄丝肼（benserazide）136
苄星青霉素（benzathinebenzylpenicillin）335
变态反应（allergic reaction）028
表观分布容积（apparent volume of distribution，V 或 V_d）021
别嘌醇（allopurinol）149

丙吡胺（disopyramide）217
丙泊酚（propofol）103
丙磺舒（probenecid）149
丙硫氧嘧啶（propylthiouracil，PTU）297
丙米嗪（imipramine）127
丙匹西林（propicillin）336
丙酸氟替卡松（fluticasone propionate）254
丙酸睾酮（testosterone propionate）291,400
丙戊酸钠（sodium valproate）117
波生坦（bosentan）188
伯氨喹（primaquine）379
博来霉素（bleomycin，BLM）395
不良反应（adverse effect）027
布比卡因（bupivacaine）100
布地奈德（budesonide）254,283
布桂嗪（bucinnazine）159
布洛芬（ibuprofen）146
布美他尼（bumetanide）171
布托啡诺（butorphanol）158

C

茶苯海明（dimenhydrinate）244
长春地辛（vindesine，VDS）397
长春碱（vinblastine，VLB）397
长春瑞滨（vinorelbine，NVB）397
长春新碱（vincristine，VCR）397
处置（disposition）009
垂体后叶素（pituitrin）261
雌二醇（estradiol，E$_2$）288
雌激素（estrogen）288
雌激素类药（estrogens）400
雌三醇（estriol，E$_3$）288
雌酮（estrone，E$_1$）288
促红细胞生成素（erythropoietin，EPO）275
促卵泡素（follicle stimulating hormone，FSH）288
促肾上腺皮质激素（corticotrophin，adrenocorticotrophin，ACTH）280
促肾上腺皮质激素释放激素（corticotropin releasing hormone，CRH）280
醋氨苯砜（acedapsone）373
醋丁洛尔（acebutolol）220
醋甲胆碱（methacholine）063
醋氯芬酸（aceclofenac）147
醋酸去氨加压素（desmopressin acetate）272

醋硝香豆素（acenocoumarol） 267

D

代谢（metabolism） 009

丹曲林（dantrolene） 076

单环 β- 内酰胺类（monobactams） 339

单克隆抗体（monoclonal antibodies） 412

单硝酸异山梨酯（isosorbide mononitrate） 207

胆茶碱（cholinophylline） 253

胆碱酯酶（cholinesterase,ChE） 065

胆汁酸螯合剂（bile acid binding resins） 228

蛋白酶抑制药（protease inhibitors,PIs） 364

氮芥（chlormethine,nitrogen mustard,HN₂） 393

低分子量肝素（low molecular weight heparins, LMWH） 267

敌百虫（dipterex） 067

敌敌畏（DDVP） 067

地尔硫草（diltiazem） 210,221

地芬诺酯（diphenoxylate） 247

地高辛（digoxin） 197

地卡因（dicaine） 100

地拉韦定（delavirdine） 365

地诺前列素（dinoprost,PGF₂α） 262

地诺前列酮（dinoprostone,PGE₂） 262

地塞米松（dexamethasone） 281,399

地西泮（diazepam） 108,118

地昔帕明（desipramine） 130

碘苷（idoxuridine） 367

碘化钾（potassium iodide） 256

碘解磷定（pralidoxime iodide,PAM） 069

调血脂药（lipid regulators） 225

丁丙诺啡（buprenorphine） 158

丁卡因（tetracaine） 100

丁螺环酮（buspirone） 112

丁酰苯类（butyrophenones） 122

东莨菪碱（scopolamine） 070

动脉内皮保护药（agents used to protect arterial endothelium） 225

动作电位（action potential,AP） 213

动作电位时程（action potential duration,APD） 213

毒扁豆碱（physostigmine） 066

毒毛花苷 K（strophanthin K） 197

毒性反应（toxic reaction） 027

毒蕈碱（muscarine） 065

对氨基苯甲酸（para-aminobenzoic acid,PABA） 329

对氨基水杨酸（para-aminosalicylic acid,PAS） 372

对硫磷（parathion,1605） 067

对乙酰氨基酚（acetaminophen） 145

多巴胺（dopamine） 201

多巴胺（dopamine,DA） 082

多巴酚丁胺（dobutamine） 086,201

多库铵（doxacurium） 076

多奈哌齐（donepezil） 067,138

多黏菌素 B（polymyxin B） 345

多黏菌素 E（polymyxin E） 345

多潘立酮（domeperidone） 244

多柔比星（doxorubicin,ADM） 397

多塞平（doxepin） 128

多西环素（doxycycline） 354

多烯脂肪酸类（polyenoic fatty acid） 225

多药耐药（multidrug resistance,MDR） 389

多重耐药（multi-drug resistance,MDR） 320

E

鹅去氧胆酸（chenodeoxycholic acid） 248

厄贝沙坦（irbesartan） 181

恩夫韦地（enfuvirtide） 365

恩氟烷（enflurane） 102

恩他卡朋（entacapone） 136

恩替卡韦（entecavir） 369

二苯丁酰哌啶类（diphenylbutylipiperidines） 122

二苯二氮草类（dibenzoxazepines） 122

二丙酸倍氯米松（beclomethasone dipropionate） 253

二氮嗪（diazoxide） 187

二氟尼柳（diflunisal） 145

二甲弗林（dimefline） 165

二甲基苯哌嗪（1,1-dimethyl-4-phenylpiperazinium, DMPP） 065

二甲基睾酮（methyltestosterone） 400

二甲双胍（metformin） 304

二氯尼特（diloxanide） 381

二氢埃托啡（dihydroetorphine） 157

二巯丙磺钠（sodium dimercaptopropane sulfonate） 417

二巯丁二钠（sodium dimercaptosuccinate） 417

二室模型（two compartment model） 018

F

伐昔洛韦（valaciclovir） 367

法莫替丁（famotidine） 240,311

反苯环丙胺（tranylcypromine） 129

反跳现象（rebound phenomenon） 028

反向激动药（inverse agonists） 037

房室（compartment） 017

房室模型（compartment model） 017

放射性碘（iodine radioactive） 299

放线菌素 D（dactinomycin D,DACT） 396

非核苷逆转录酶抑制药（non-nucleotide reverse transcriptase inhibitors,NNRTIs） 364

非竞争性拮抗药（noncompetitive antagonist） 036

非那西丁（phenacetin） 145

非那雄胺（finasteride） 292

非奈西林（pheneticillin） 336

非诺贝特（fenofibrate） 230

非线性动力学（nonlinear kinetics） 019

分布（distribution） 009

吩噻嗪类（phenothiazines） 122

芬太尼（fentanyl） 157

酚苄明（phenoxybenzamine） 088

酚酞（phenolphthalein） 246

酚妥拉明（phentolamine） 087

奋乃静（perphenazine） 125

呋喃嘧酮（furapyrimidone） 384

呋喃妥因（nitrofurantoin） 331

呋喃唑酮（furazolidone） 331

呋塞米（furosemide） 170

弗希肝素（fraxiparin） 267

伏格列波糖（voglibose） 305

氟胞嘧啶（flucytosine） 359

氟比洛芬（flurbiprofen） 146

氟吡汀（flupirtine） 159

氟伐他汀（fluvastatin） 227

氟奋乃静（fluphenazine） 125

氟康唑（fluconazole） 360

氟喹诺酮类药物（fluoroquinolones） 326

氟氯西林（flucloxacillin） 336

氟罗沙星（fleroxacin） 328

氟尼缩松（flunisolide） 254

氟尿嘧啶（fluorouracil,5-FU） 391

氟哌啶醇（haloperidol） 126

氟哌利多（droperidol） 126

氟哌噻吨（flupenthixol） 125

氟羟甲酮（fluoxymesterone） 400

氟他胺（flutamind） 400

氟替卡松（fluticasone） 283

氟西汀（fluoxetine） 128

氟氧头孢（flomoxef） 339

福莫特罗（formoterol） 252

复方碘溶液（compound iodine solution） 298

副作用（side reaction） 027

富马酸亚铁（ferrous fumarate） 272

G

干扰素（interferon,IFN） 363,414

甘露醇（mannitol） 174

甘油（glycerol） 246,247

杆菌肽（bacitracin） 346

肝肠循环（hepato-enteral circulation） 017

肝素（heparin） 266

高三尖杉酯碱（homoharringtonine） 398

高渗葡萄糖（hypertonic glucose） 175

睾酮（testosterone） 291

格拉司琼（granisetron） 245

格列本脲（glibenclamide） 304

格列吡嗪（glipizide） 304

格列美脲（glimepiride） 304

格列齐特（gliclazipe） 304

更昔洛韦（ganciclovir） 367

枸橼酸铋钾（bismuth potassium citrate） 243

枸橼酸钠（sodium citrate） 268

枸橼酸铁铵（ferric ammonium citrate） 272

固有耐药性（intrinsic resistance） 319

蒿甲醚（artemether） 379

H

核苷逆转录酶抑制药（nucleotide reverse transcriptase inhibitors,NRTIs） 364

红霉素（erythromycin） 342

红人综合征（red man syndrome） 345

后马托品（homatropine） 073

后遗效应（residual effect） 028

琥珀胆碱（suxamethonium,scoline） 075

琥乙红霉素（erythromycin ethylsuccinate） 342

华法林（warfarin） 267

化疗指数（chemotherapeutic index，CI） 316

化学治疗（chemotherapy） 316

环孢素（cyclosporin） 409

环丙贝特（ciprofibrate） 230

环丙沙星（ciprofloxacin） 328，369

环丙孕酮（cyproterone） 292

环格列酮（ciglitazone） 305

环磷酰胺（cyclophosphamide，CTX） 393，412

环喷托酯（cyclopentolate） 073

环丝氨酸（cycloserine） 369

环氧司坦（epostane） 293

黄体生成素（luteinizing hormone，LH） 288

黄体酮（progesterone） 290

磺胺醋酰（sulfacetamide，SA） 330

磺胺甲噁唑（sulfamethoxazole，SMZ） 329

磺胺类药物（sulfonamides） 328

磺胺米隆（sulfamylone，SML） 329

磺胺嘧啶（sulfadiazine，SD） 329

磺胺嘧啶银（sufladiazine，SD-Ag） 330

茴三硫（anethol trithione） 248

获得性耐药性（acquired resistance） 319

J

激动药（agonist） 035

吉非贝齐（gemfibrozil） 229

吉非替尼（gifitinib） 401

吉他霉素（kitasamycin） 342

极量（maximal dose） 028

己烯雌酚（diethylstilbestrol） 288，400

继发性主动转运（secondary active transport） 011

加兰他敏（galantamine） 138

加兰他敏（galanthamine） 067

加压素（vasopressin） 260

甲氨蝶呤（methotrexate，MTX） 391

甲苯达唑（mebendazole） 384

甲苯磺丁脲（tolbutamid） 304

甲丙氨酯（meprobamate） 112

甲地孕酮（megestrol） 290，293，400

甲砜霉素（thiamphenicol） 355

甲氟喹（mefloquine） 379

甲睾酮（methyltestosterone） 291

甲基多巴（methyldopa） 085，185

甲基纳曲酮（methylnaltrexone） 160

甲亢平（neomercazole） 297

甲硫氧嘧啶（methylthiouracil，MTU） 297

甲氯芬酯（meclofenoxate） 164

甲麦角新碱（methylergometrine） 261

甲泼尼龙（methylprednisolone） 281

甲羟孕酮（medroxyprogesterone） 290

甲巯咪唑（methimazole） 297

甲烯前列素（meteneprost） 294

甲硝唑（metronidazole） 381

甲氧苄啶（trimethoprim，TMP） 330

甲氧氯普胺（metoclopramide） 245

甲氧明（methoxamine） 085

甲氧西林（methicillin） 336

甲状腺素（thyroxine，T$_4$） 296

间羟胺（metaraminol） 085

简单扩散（simple diffusion） 009

交沙霉素（josamycin） 342

接合（conjugation） 320

拮抗药（antagonist） 035

拮抗作用（antagonism） 046

金刚烷胺（amantadine） 137，366

金刚乙胺（rimantadine） 366

金鸡纳反应（cinchonic reaction） 217

肼屈嗪（hydralazine） 187，202

竞争性拮抗药（competitive antagonist） 036

酒石酸锑钾（antimony potassium tartrate） 256

卷曲霉素（capastatin） 369

K

咖啡因（caffeine） 163

卡巴胆碱（carbachol） 063

卡比多巴（carbidopa） 136

卡比马唑（carbimazole） 297

卡泊芬净（caspofungin） 362

卡铂（carboplatin，CBP） 395

卡介苗（bacillus calmette-guerin vaccine，BCG） 413

卡马西平（carbamazepine） 117

卡莫司汀（carmustine，BCNU） 394

卡那霉素（kanamycin） 350，369

卡前列甲酯（carboprost methylate） 294

卡前列腺素（carboprost） 262

卡托普利（captopril） 179

卡维地洛（carvedilol） 093，186，196

抗病毒药（antiviral drugs） 316，362

抗动脉粥样硬化药（antiatherosclerotic drugs） 225

抗高血脂药（antihyperlipidemic drugs） 225

抗结核病药（antituberculosis drugs） 369

抗菌谱（antibacterial spectrum） 316

抗菌药物（antibacterial drugs） 316

抗利尿激素（antidiuretic hormone，ADH） 260

抗淋巴细胞球蛋白（antilymphocyte globulin，AGL） 412

抗麻风病药（antileprotic drugs） 373

抗疟药（antimalarial drugs） 377

抗蠕虫药（antihelmintic drugs） 377

抗生素（antibiotics） 316

抗生素后效应（post antibiotic effect，PAE） 317

抗微生物药（antimicrobial agents） 316

抗痫灵（antiepilepsirine） 118

抗氧化药（antioxidant） 225

抗原虫药（antiprotozoal drugs） 377

抗真菌药（antifungal drugs） 316,358

考来替泊（colestipol） 228

考来烯胺（colestyramine） 228

可待因（codeine） 155,255

可的松（cortisone） 281

可乐定（clonidine） 085,184

克拉霉素（clarithromycin） 343

克拉维酸（clavulanic acid） 340

克林霉素（clindamycin） 344

克仑特罗（clenbuterol） 251

克霉唑（clotrimazole） 360

跨膜转运（transmembrane transport） 009

奎尼丁（quinidine） 216

奎宁（quinine） 378

喹红霉素（cethromycin） 342

喹诺酮类（quinolones） 326

L

拉贝洛尔（labetalol） 093,186

拉米夫定（lamivudine） 368

拉莫三嗪（lamotrigine） 118

拉氧头孢（latamoxef） 339

来曲唑（letrozol） 400

兰索拉唑（lansoprazole） 241

酪氨酸激酶（tyrosine kinase，TK） 401

乐果（rogor） 067

雷贝拉唑（rabeprazole） 241

雷公藤总苷（tripterygium glycosides） 413

雷洛昔芬（raloxifen） 290,400

雷尼替丁（ranitidine） 240,311

利巴韦林（ribavirin） 363

利多格雷（ridogrel） 268

利多卡因（lidocaine） 100,218

利福定（rifandin） 369,372

利福喷汀（rifapentine） 369,372

利福平（rifampicin） 370

利奈唑胺（linezolid） 330

利培酮（rispeidone） 126

利舒脲（lisuride） 137

利托君（ritodrine） 262

利托那韦（ritonavir） 365

利妥昔单抗（rituximab） 401

粒细胞集落刺激因子（granulocyte colony-stimulating factor，G-CSF） 274

粒细胞 - 巨噬细胞集落刺激因子（granulocyte-macrophage colony-stimulating factor，GM-CSF） 274

联合用药（drug combination） 046

链激酶（streptokinase） 269

链霉素（streptomycin） 350,369,371

两性霉素 B（amphotericin B） 358

量反应（graded response） 029

量效曲线（dose-effect curve） 029

林可霉素（lincomycin） 344

硫代硫酸钠（sodium thiosulfate） 419

硫利达嗪（thioridazine） 125

硫喷妥钠（thiopental sodium） 102

硫前列酮（sulprostone） 262

硫酸多糖（polysaccharide sulfate） 232

硫酸镁（magnesium sulfate） 119,246,248,262

硫酸钠（sodium sulfate） 246

硫酸葡聚糖（dextran sulfate） 232

硫酸软骨素 A（chondroitin sulfate A） 232

硫酸亚铁（ferrous sulfate） 272

硫糖铝（sucralfate，ulcerlmin，ulcerban） 243

硫杂蒽类（thioxanthenes） 122

硫唑嘌呤（azathioprine，AZA） 412

柳氮磺胺吡啶（sulfasalazine，SASP） 329

卢戈液（Lugol's solution） 298

氯胺酮（ketamine） 103

氯贝特（clofibrate） 230

氯苯那敏(chlorpheniramine) 310

氯丙嗪(chlorpromazine) 123

氯氮草(chlordiazepoxide) 110

氯地孕酮(chlormadinone) 290

氯法齐明(clofazimine) 374

氯化铵(ammonium chloride) 256

氯磺丙脲(chlorpropamide) 304

氯解磷定(pralidoxime chloride, PAM-CL) 069

氯喹(chloroquine) 377

氯霉素(chloramphenicol) 354

氯米芬(clomifene) 290

氯米帕明(clomipramine) 128

氯哌斯汀(cloperastine) 256

氯普噻吨(chlorprothixene) 125

氯沙坦(losartan) 181

氯硝西泮(clonazepam) 118

氯唑西林(cloxacillin) 336

罗格列酮(rosiglitazone) 305

罗红霉素(roxithromycin) 343

罗库铵(rocuronium) 076

罗哌卡因(ropivacaine) 100

罗匹尼罗(ropinirole) 137

罗沙替丁(roxatidine) 311

罗通定(rotundine) 159

螺内酯(spironolactone) 173

洛贝林(lobeline) 065,165

洛伐他汀(lovastatin) 226

洛吉肝素(logiparin) 267

洛美沙星(lomefloxacin) 328

洛莫肝素(lomoparin) 267

洛哌丁胺(loperamide) 247

M

麻黄碱(ephedrine) 083

麻卡因(marcaine) 100

马拉硫磷(malathion) 067

马普替林(maprotiline) 130

吗多明(molsidomine) 210

吗啡(morphine) 153

吗氯贝胺(moclobemide) 129

麦迪霉素(medecamycin) 342

麦角(ergot) 261

麦角胺(ergotamine) 261

麦角毒(ergotoxine) 261

麦角新碱(ergometrine) 261

麦滋林(marzulene) 243

毛果芸香碱(pilocarpine) 063

毛花苷丙(lanatoside C) 197

酶的抑制(enzyme inhibition) 015

酶的抑制剂(enzyme inhibitory agent) 015

酶的诱导(enzyme induction) 015

酶的诱导剂(enzyme inducing agent) 015

霉酚酸酯(mycophenolate mofetil, MMF) 411

美金刚(memantine) 139

美卡拉明(mecamylamine) 075

美克洛嗪(meclozine) 244

美罗培南(meropenem) 339

美洛昔康(meloxicam) 147

美曲膦酯(metrifonate) 067

美沙酮(methadone) 157

美司坦(methylcysteine) 257

美替拉酮(metyrapone) 285

美托拉宗(metolazone) 173

美托洛尔(metoprolol) 093,220

美西林(mecillinam) 337

美西律(mexiletine) 218

美雄酮(methandienone) 292

孟苯醇醚(menfegol) 294

孟鲁司特(montelukast) 255

咪达唑仑(midazolam) 103

咪吩替丁(mifentidine) 311

咪康唑(miconazole) 360

咪唑类(imidazoles) 359

咪唑斯汀(mizolastine) 310

糜蛋白酶(chymotrypsin) 257

米氮平(mirtazapine) 131

米非司酮(mifepristone) 291

米格列醇(miglitol) 305

米库铵(mivacurium) 076

米力农(milrinone) 201

米诺环素(minocycline) 354

米索前列醇(misoprostol) 242,294

米托坦(mitotane) 285

膜动转运(cytosis) 011

莫雷西嗪(moracizine) 219

莫西沙星(moxifloxacin) 328,369

N

内吸磷（systox E1059）067

纳布啡（nalbuphine）158

纳洛酮（naloxone）159

纳曲酮（naltrexone）159

奈非那韦（nefinavir）365

奈替米星（netilmicin）351

奈韦拉平（nevirapine）365

萘丁美酮（nabumetone）147

萘普生（naproxen）146

萘替芬（naftifine）361

尼尔雌醇（nilestriol）288

尼可地尔（nicorandil）210

尼可刹米（nikethamide）164

尼鲁米特（nilutamide）400

尼美舒利（nimesulide）148

尼扎替丁（nizatidine）311

尿激酶（urokinase）270

凝血酶（thrombin）272

牛胆酸钠（sodium tauroglycocholate）248

诺氟沙星（norfloxacin）328

P

帕罗西汀（paroxetine）129

排泄（excretion）009

哌醋甲酯（methylphenidate）164

哌库铵（pipecurium）076

哌拉西林（piperacillin）336

哌仑西平（pirenzepine）074

哌嗪（piperazine）385

哌替啶（pethidine）156

哌唑嗪（prazosin）089,186,202

泮库铵（panacuronium）076

泮托拉唑（pantoprazole）241

培高利特（pergolide）137

喷他佐辛（pentazocine）158

喷托维林（pentoxyverine）255

喷昔洛韦（penciclovir）367

匹美西林（pivmecillinam）337

匹莫林（pemoline）164

平喘药（antiasthmatic drugs）251

坪值（plateau）022

泼尼松（prednisone）281,399

泼尼松龙（prednisolone）281,399

葡激酶（staphylokinase,SAK）270

葡糖醛酸苷（glucuronides）228

普伐他汀（pravastatin）226

普拉克索（pramipexole）137

普兰林肽（pramlintide）306

普鲁卡因（procaine）099

普鲁卡因胺（procainamide）217

普鲁卡因青霉素（procaine benzylpenicillin）335

普罗布考（probucol）231

普罗帕酮（propafenone）219

普萘洛尔（propranolol）092,185,219,299

Q

七氟烷（sevoflurane）102

齐多夫定（zidovudine）364

齐留通（zileuton）255

前列腺素（prostaglandins,PGs）262,293

强心苷（cardiac glycoside）197

羟丁酸钠（sodium oxybate）103

羟基脲（hydroxyurea,HU）392

羟甲唑啉（oxymetazoline,氧甲唑啉）085

羟喜树碱（hydroxycamptothecin,HCPT）396

羟孕酮己酸酯（17α-hydroxyprogesterone caproate）290

青蒿琥酯（artesunate）379

青蒿素（artemisinin）379

青霉胺（penicillamine）417

青霉素（penicillin）334

青霉素 V（penicillin V）336

青霉素结合蛋白（penicillin binding proteins,PBPs）334

氢化可的松（hydrocortisone）281

氢氯噻嗪（hydrochlorothiazide）172,183

氢氧化铝（aluminum hydroxide）238

氢氧化镁（magnesium hydroxide）238

庆大霉素（gentamicin）350

秋水仙碱（colchicine）149

曲安奈德（triamcinolone acetonide）254

曲安西龙（triamcinolone）281

曲吡那敏（pyribenzamine）310

曲氟尿苷（trifluridine）368

曲格列酮（troglitazone）305

曲古霉素（trichomycin）382

曲马朵 (tramadol) 158

曲美他嗪 (trimetazidine) 210

曲妥珠单抗 (trastuzumab) 401

祛痰药 (expectorants) 251

去甲肾上腺素 (noradrenaline, NA) 084

去甲万古霉素 (norvancomycin) 344

去羟肌苷 (didanosine) 364

去氢依米丁 (dehydroemetine) 381

去铁胺 (deferoxamine) 418

去氧皮质酮 (desoxycortone, desoxycorticosterone) 285

去氧肾上腺素 (phenylephrine) 085

醛固酮 (aldosterone) 285

炔雌醇 (ethinylestradiol) 288

炔雌醚 (quinestrol) 288

炔诺酮 (norethindrone) 290, 293

炔诺孕酮 (norgestrel) 290

R

容量限定过程 (capacity-limited rate processes) 019

融合抑制药 (fusion inhibitors) 364

柔红霉素 (daunorubicin, DRN) 397

鞣酸蛋白 (tannalbin) 247

乳果糖 (lactulose) 246

乳酶生 (biofermin) 244

乳糖酸红霉素 (erythromycin lactobionate) 342

瑞舒伐他汀 (rosuvastatin) 227

S

塞来昔布 (celecoxib) 148

噻氯匹啶 (ticlopidine) 269

噻吗洛尔 (timolol) 092

噻唑烷二酮类 (thiazolidinediones) 305

三碘甲腺原氨酸 (triiodothyronine, T_3) 296

三氟拉嗪 (trifluoperazine) 125

三硅酸镁 (magnesium trisilicate) 238

三尖杉碱 (harringtonine, HRT) 399

三尖杉酯碱 (harringtonine) 398

三唑类 (triazoles) 359

三唑仑 (triazolam) 108

色甘酸钠 (sodium cromoglicate) 254

杀菌药 (bactericidal drugs) 316

沙丁胺醇 (salbutamol) 251, 262

沙克太宁 (cicletanine) 188

沙奎那韦 (saquinavir) 365

沙利度胺 (thalidomide) 374

沙林 (sarin) 067

山莨菪碱 (anisodamine) 070

山梨醇 (sorbitol) 175, 246

山梨醇铁 (iron sorbitex) 272

舌下给药 (sublingual administration) 013

舍曲林 (sertraline) 129

摄取性转运体 (uptake transporter) 011

肾上腺皮质激素 (adrenocortical hormones) 280

肾上腺素 (adrenaline, epinephrine, AD) 081

生长比率 (growth fraction, GF) 388

生物利用度 (bioavailability, F) 021

生物转化 (biotransformation) 014

石杉碱甲 (huperzine A) 138

时辰药理学 (chronopharmacology) 045

收敛剂 (astringents) 247

首次接触效应 (first expose effect) 317

首过消除 (first-pass elimination) 012

首过效应 (first-pass effect) 012

受体 (receptor) 032

舒巴坦 (sulbactam) 340

舒必利 (sulpiride) 126

舒林酸 (sulindac) 146

双醋炔诺醇 (etynodiol diacetate) 290

双氯芬酸 (diclofenac) 147

双氯西林 (dicloxacillin) 336

双嘧达莫 (dipyridamole) 268

双炔失碳酯 (anorethindrane dipropionate) 293

双香豆素 (dicoumarol) 267

双香豆素乙酯 (ethylbiscoumacetate) 267

水合氯醛 (chloral hydrate) 111

水蛭素 (hirudin) 269

顺铂 (cisplatin, DDP) 395

丝裂霉素 C (mitomycin C, MMC) 394

司来吉兰 (selegiline) 136

司帕沙星 (sparfloxacin) 328, 369, 372

司坦夫定 (stavudine) 364

司坦唑醇 (stanazolol) 292

四环素 (tetracycline) 353

四环素类 (tetracyclines) 353

四甲铵 (tetra-methylammonium, TMA) 065

梭曼 (soman) 067

羧苄西林（carbenicillin） 336
羧甲司坦（carbocysteine） 257
缩宫素（oxytocin） 260
索他洛尔（sotalol） 092,221

T

他巴唑（tapazole） 297
他克林（tacrine） 138
他克莫司（tacrolimus） 410
他莫昔芬（tamoxifen） 290,400
他索沙坦（tasosartan） 195
他汀类（statins） 225
他唑巴坦（tazobactam） 340
塔崩（tabun） 067
泰利霉素（telithromycin） 342
泰洛沙泊（tyloxapol） 257
泰乌托品（tiotropium） 253
碳青霉烯类（carbapenems） 338
碳酸钙（calcium carbonate） 238
碳酸锂（lithium carbonate） 131
碳酸氢钠（sodium bicarbonate） 239
糖皮质激素（glucocorticoids，GCs） 253,280,399
糖皮质激素受体（glucocorticoid receptor，GR） 283
特比萘芬（terbinafine） 361
特布他林（terbutalin） 251,262
特拉唑嗪（terazosin） 089
特异质反应（idiosyncratic reaction） 028
替比夫定（telbivudine） 368
替地肝素（tedelparin） 267
替考拉宁（teicoplanin） 345
替仑西平（telenzepine） 074
替莫西林（temocillin） 337
替普瑞酮（teprenone） 243
替硝唑（tinidazole） 381
停药反应（withdrawal reaction） 028
酮康唑（ketoconazole） 360
酮色林（ketanserin） 188
酮替芬（ketotifen） 254
筒箭毒碱（d-tubocurarine） 076
头孢氨苄（cephalexin） 337
头孢吡肟（cefepime） 337
头孢呋辛（cefuroxime） 337
头孢菌素类（cephalosporins） 337
头孢克洛（cefaclor） 337

头孢克肟（cefixime） 337
头孢拉定（cephradine） 337
头孢美唑（cefmetazole） 339
头孢孟多（cefamandole） 337
头孢米诺（cefminox） 339
头孢尼西（cefonicid） 337
头孢哌酮（cefoperazone） 337
头孢匹罗（cefotaxime） 337
头孢羟氨苄（cefadroxil） 337
头孢曲松（ceftriaxone） 337
头孢噻吩（cephalothin） 337
头孢噻肟（cefotaxime） 337
头孢他啶（ceftazidime） 337
头孢替安（cefotiam） 337
头孢西丁（cefoxitin） 339
头孢唑林（cefazolin） 337
头孢唑肟（ceftizoxime） 337
头霉素类（cephamycins） 339
突变（mutation） 320
吐根（ipecac） 256
托吡卡胺（tropicamide） 073
托吡酯（topiramate） 118
托拉塞米（torasemide） 171
托瑞米芬（toremifene） 400
脱氢三尖杉碱（deoxyharringtoine） 398
脱氧核糖核酸酶（deoxyribonuclease） 257
妥布霉素（tobramycin） 350
妥卡尼（tocainide） 218
妥拉唑林（tolazoline） 088

W

外排性转运体（efflux transporter） 011
外周室（peripheral compartment） 018
烷苯醇醚（alfenoxynol） 294
万古霉素（vancomycin） 344
维 A 酸（tretinoin） 401
维格列汀（vildagliptin） 306
维库铵（veacuronium） 076
维拉帕米（verapamil） 183,209,221
维生素 B$_{12}$（vitamin B$_{12}$） 273
维生素 E（vitamine E） 231
维生素 K（vitamin K） 271
维司力农（vesnarinone） 201
胃蛋白酶（pepsin） 243

文拉法辛（venlafaxine）130

稳态血药浓度（steady-state plasma concentration，C_{ss}）022

无效量（no-effect dose）028

五氟利多（penfluridol）126

戊酸雌二醇（estradiol valerate）288

X

西地兰（cedilanid）197

西咪替丁（cimetidine）240,311

西沙比利（cisapride）245

西司他丁（cilastatin）338

西他列汀（sitagliptin）306

西替利嗪（cetirizine）310

吸入（inhalation）013

吸收（absorption）009

烯丙吗啡（nalorphine）160

喜树碱（camptothecin，CPT）396

细菌耐药性（bacterial resistance）318

纤维素类（celluloses）247

线性动力学（linear kinetics）019

腺苷（adenosine）222

相互作用（drug interaction）046

香豆素类（coumarins）267

消除速率常数（elimination rate content）019

硝苯地平（nifedipine）182,262

硝基呋喃类（nitrofurans）331

硝普钠（sodium nitroprusside）187,202

硝酸甘油（nitroglycerin）205

硝酸异山梨酯（isosorbide dinitrate）207

硝酸酯类（nitrate esters）202

硝替卡朋（nitecapone）136

硝西泮（nitrazepam）108,118

效价强度（potency）030

效能（efficacy）029

协同作用（synergism）046

辛伐他汀（simvastatin）226

新斯的明（neostigmine）066

性激素（gonadal hormones）280

胸腺素 α₁（thymosin α₁）363

雄激素（androgens）291

熊去氧胆酸（ursodeoxycholic acid）248

溴丙胺太林（propantheline bromide）074

溴己新（bromhexine）257

溴甲东莨菪碱（methylbromide）074

溴隐亭（bromocriptine）137

选择性雌激素受体调节药（selective estrogen receptor modulators，SERMs）289

血浆蛋白结合率 229

血浆清除率（plasma clearance，CL_p）021

血药浓度 - 时间曲线下面积（area under concentration-time curve，AUC）021

Y

亚胺培南（imipenem）338

亚甲蓝（methylene blue）419

亚砷酸（arsenious acid）402

亚硝酸钠（sodium nitrite）419

烟碱（nicotine）065

烟酸（nicotinic acid）230

烟酸肌醇酯（inositol niaciniate）230

盐皮质激素（mineralocorticoids）280

盐酸双环维林（dicyclomine hydrochloride）074

洋地黄毒苷（digitoxin）197

氧氟沙星（ofloxacin）328,369

氧化镁（magnesium oxide）238

氧化亚氮（nitrous oxide）102

氧头孢烯类（oxacephems）339

药动学参数（pharmacokinetic parameter）020

药理效应（pharmacological effect）026

药物代谢动力学（pharmacokinetics）009

药物效应动力学（pharmacodynamics，PD）026

药物依赖性（drug dependence）049

药物转运体（drug transporter）011

药物作用（drug action）026

叶酸（folic acid）273

液状石蜡（liquid paraffin）247

一级速率过程（first order rate process）018

一室模型（one compartment model）017

伊马替尼（imatinib）401

伊曲康唑（itraconazole）360

伊维菌素（ivermectin）383

依地酸钙钠（calcium disodium edetate）418

依法韦伦（efavirenz）365

依酚氯铵（edrophonium chloride）067

依克那肽（exenatide）306

依米丁（emetine）381

依那普利（enalapril）180

依诺肝素（enoxaparin） 267

依普利酮（eplerenone） 195

依普沙坦（eprosartan） 195

依替米星（etimicin） 351

依托泊苷（etoposide,VP16） 396

依托度酸（etodolac） 146

依托红霉素（erythromycin estolate） 342

依托咪酯（etomidate） 103

依西美坦（exemestane） 400

依折麦布（ezetimibe） 228

胰蛋白酶（trypsin） 257

胰岛素（insulin） 302

胰高血糖素样肽 -1（glucagons-like peptide-1,GLP-1） 302

胰酶（pancreatin） 244

遗传药理学（pharmacogenetics） 048

乙胺丁醇（ethambutol） 369,371

乙胺嘧啶（pyrimethamine） 380

乙胺嗪（diethylcarbamazine） 383

乙菧酚（stilbestrol） 288

乙琥胺（ethosuximide） 117

乙硫异烟胺（ethionamide） 369,372

乙酰半胱氨酸（acetylcysteine） 257

乙酰胆碱酯酶（acetylcholinesterase,AChE） 065

乙酰螺旋霉素（acetylspiramycin） 342

乙酰砷胺（acetarsol） 382

乙酰唑胺（diamox） 174

乙溴替丁（ebrotidine） 311

异丙嗪（promethazine） 310

异丙肾上腺素（isoprenaline） 085

异丙托溴铵（ipratropium bromide） 253

异氟烷（isoflurane） 102

异三尖杉碱（iso-harringtoine） 398

异烟肼（isoniazid） 369

抑菌药（bacteriostatic drugs） 316

易化扩散（facilitated diffusion） 010

吲哒帕胺（indapamide） 172,184

吲哚洛尔（pindolol） 092

吲哚美辛（indomethacin） 145,262

茚地那韦（indinavir） 365

英普咪定（impromidine,甲双咪胍） 310

尤卡托品（eucatropine） 073

有机磷酸酯类（organophosphate） 067

有效不应期（effective refractory period,ERP） 214

右美沙芬（dextromethorphan） 255

右旋糖酐（dextran） 275

右旋糖酐铁（iron dextran） 272

育亨宾（yohimbine） 089

阈剂量（threshold dose） 028

愈创甘油醚（guaifenesin） 256

原发性主动转运（primary active transport） 011

月见草油（evening primrose oil） 232

孕激素（progestins） 290

Z

再分布（redistribution） 013

扎鲁司特（zafirlukast） 255

扎那米韦（zanamivir） 366

扎西他滨（zalcitabine） 364

占诺美林（xanomeline） 138

樟磺咪芬（trimetaphan） 075

镇咳药（antitussives） 251

直肠给药（rectal administration） 013

制霉菌素（nystatin） 359

治疗量（therapeutic dose） 028

治疗指数（therapeutic index,TI） 031

治疗作用（therapeutic effect） 027

质反应（qualitative response） 029

中央室（central compartment） 018

重组人血管内皮抑素（rh-endostatin） 402

主动流出系统（active efflux system） 319

主动转运（active transport） 010

转导（transduction） 320

转化（transformation） 320

子宫平滑肌兴奋药（oxytocics） 260

紫杉醇（paclitaxel,taxol） 398

总体清除率（total body clearance,CL_{tot}） 021

组胺（histamine） 309

组织型纤溶酶原激活物（tissue-type plasminogen activator,t-PA） 270

最大效应（maximal effect,E_{max}） 029

最大有效量（maximal effective dose） 028

最低杀菌浓度（minimal bactericidal concentration, MBC） 316

最低抑菌浓度（minimal inhibitory concentration, MIC） 316

最小有效量（minimum effective dose） 028

最小致死量（minimum lethal dose） 029

最小中毒量（minimumtoxic dose） 029
左卡巴斯汀（levocabastine） 310
左旋多巴（levodopa，*L*-dopa） 135
左旋咪唑（levamisole） 385

左旋咪唑（levamisole，LMS） 414
左氧氟沙星（levofloxacin） 328
佐匹克隆（zopiclone） 111
唑类（azoles） 359

40